Laborbefunde in der Differentialdiagnostik innerer Krankheiten

Herausgegeben von Helmut Heesen

2., neubearbeitete Auflage

Unter Mitarbeit von
Rolf Burger, Gernot Jelke, Raoof Khaffaf,
Walter Kriegel, Platon Petrides, Konrad Schmidt

1982
Georg Thieme Verlag Stuttgart · New York

CIP-Kurztitelaufnahme der Deutschen Bibliothek

Heesen, Helmut:
Laborbefunde in der Differentialdiagnostik innerer Krankheiten / von Helmut Heesen. – 2., neubearb. Aufl. / unter Mitarb. von Rolf Burger . . . – Stuttgart ; New York : Thieme, 1982.

Wichtiger Hinweis: Medizin als Wissenschaft ist ständig im Fluß. Forschung und klinische Erfahrung erweitern unsere Kenntnisse, insbesondere was Behandlung und medikamentöse Therapie anbelangt. Soweit in diesem Werk eine Dosierung oder eine Applikation erwähnt wird, darf der Leser zwar darauf vertrauen, daß Autoren, Herausgeber und Verlag größte Mühe darauf verwandt haben, daß diese Angabe genau dem Wissensstand bei Fertigstellung des Werkes entspricht. Dennoch ist jeder Benutzer aufgefordert, die Beipackzettel der verwendeten Präparate zu prüfen, um in eigener Verantwortung festzustellen, ob die dort gegebene Empfehlung für Dosierungen oder die Beachtung von Kontraindikationen gegenüber der Angabe in diesem Buch abweicht. Eine solche Prüfung ist besonders wichtig bei selten verwendeten Präparaten oder solchen, die neu auf den Markt gebracht worden sind.

1. Auflage 1970

Druck: J. Illig, Göppingen

ISBN 3-13-458402-6

Vorwort zur 2. Auflage

Nachdem die Grundprinzipien des Buchaufbaus in der 1. Auflage erarbeitet worden waren, soll nunmehr in dieser 2. Auflage versucht werden, entsprechend den Erfahrungen, die bei dem praktischen Gebrauch des Buches gesammelt wurden, diese Grundprinzipien zu verfeinern. Inhaltlich wurden die einzelnen Abschnitte auf den neuesten Wissensstand gebracht, wobei die internistische Diagnostik nicht nur in bezug auf Anamnese, körperliche Untersuchungsbefunde und laborchemische Möglichkeiten, sondern auch auf die Möglichkeit der Radiologie, Isotopendiagnostik, Computertomographie, Sonographie und physikalischen Untersuchungsmethoden wiedergegeben wird.
Eine durch diese Erweiterung der Thematik an sich notwendige Änderung des Buchtitels ist leider aus autorenrechtlichen Gründen nicht möglich.
Insgesamt wurde das Buch also sowohl vom Aufbau her als auch inhaltlich völlig neu bearbeitet. Dazu gehört der Neuaufbau der alphabetisch gegliederten Abschnitte über die Symptome sowie der Untersuchungsmethoden. Die nunmehr lexikalische Form des Buches macht es möglich, auf die Kastenschemata der 1. Auflage zu verzichten und sie bei den unübersichtlicheren größeren Abschnitten des Teils 1 des Buches durch eine Inhaltsübersicht zu ersetzen. Auch die Zwischenüberschriften innerhalb der einzelnen Abschnitte konnten entfallen.
Vor Darstellung der Differentialdiagnose der einzelnen Übersichtsgruppen erfolgen in vielen Fällen Definitionen, Hinweise, Empfehlungen der als notwendig erachteten Untersuchungen.
Zur Besserung des Schriftbildes wurden die für das einzelne Symptom wichtigen und weniger wichtigen Krankheitsbilder nicht mehr durch Normal- und Kleindruck unterschieden. Vielmehr erfolgt erst die Darstellung der häufigsten differentialdiagnostischen Möglichkeiten, dann unter „seltener“ die weniger häufigen. Im einzelnen wurde auch eine schärfere Trennung zwischen beweisenden, charakteristischen und uncharakteristischen Befunden durchgeführt.

Im Teil 2 des Buches wurde auf die Beschreibung überholter Untersuchungsmethoden verzichtet und die moderneren Untersuchungsverfahren neu eingefügt. Heute noch übliche, aber inzwischen als überholt geltende Untersuchungen wurden mit entsprechenden Anmerkungen versehen. Entsprechend entfielen auch hier drucktechnische Unterscheidungsmerkmale. Die Werte werden nur noch in internationalen Einheiten und Substrateinheiten angegeben.
Für diese Arbeit konnte ich eine Reihe klinisch erfahrener Mitarbeiter gewinnen, die zumeist der Schule des leider zu früh verstorbenen Professors LUDWIG WEISBECKER entstammen bzw. im Geiste dieser Schule innere Medizin betreiben. *In dieser Schule gilt die Regel, daß eine Spezialisierung nur auf der Grundlage breiter klinischer Erfahrungen im Gesamtgebiet der inneren Medizin sinnvoll ist.* Zielsetzung Professor WEISBECKERs war, klinische Beobachtungsgabe und Kombinationsfähigkeit seiner Schüler zu entwickeln, so daß durch Wertung sorgfältig erhobener anamnestischer Angaben sowie körperlicher Untersuchungsbefunde und Auffälligkeiten über Hauptsymptome und Zusatzsymptome bereits ohne technische Hilfsmittel eine Verdachtsdiagnose erarbeitet werden kann. Klinisch-chemische und sonstige technische Zusatzuntersuchungen sollten möglichst nur der Bestätigung oder Nichtbestätigung und der weiteren Differenzierung der „Verdachtsdiagnose“ dienen. In diesem Geiste verfügen die Mitarbeiter dieses Buches zusätzlich über Spezialkenntnisse auch in Teilbereichen der inneren Medizin.
Ich danke den vielen Kollegen im In- und Ausland, die in Rezensionen und Briefen zur 1. Auflage wertvolle Anregungen, Hinweise und Besserungsvorschläge für die Neuauflage dieses Buches gaben. Ich versuchte, diese Anregungen, soweit sie in mein Konzept des Buches paßten, zu berücksichtigen.

Lüdenscheid,
im November 1981 HELMUT HEESEN

Vorwort zur 1. Auflage

Dieses Buch soll dem Medizinstudenten und jungen Arzt eine Übersicht über die diagnostischen Möglichkeiten geben und durch die Wertung von Laborbefunden die Differentialdiagnostik erleichtern. Es soll dem arbeitsmäßig und zeitlich überforderten Arzt, der in Klinik und Praxis tätig ist, als Gedächtnisstütze dienen und ihm ermöglichen, ohne allzu großen Zeitaufwand während der täglichen Arbeit Antwort auf folgende Fragen zu finden:

1. An welche Krankheiten ist bei einem bestimmten Symptom zu denken (I. Teil)?
2. Welche gezielten, möglichst einfachen Untersuchungen erlauben orientierend eine Einengung der differentialdiagnostischen Möglichkeiten, welche – evtl. sehr speziellen – Untersuchungen kommen für die endgültige Sicherung der Diagnose in Frage (I. Teil)?
3. Wie können beim einzelnen Krankheitsbild Werte verändert sein (I. Teil)?
4. Welche Deutungsmöglichkeiten haben unerwartete Laborbefunde (II. Teil)?
5. Welches sind die Prinzipien der einzelnen Laboruntersuchungen, wie annäherungsweise die Normalwerte (die von Labor zu Labor oft differieren), wie müssen Funktionsteste praktisch durchgeführt werden (II. Teil)?

Das Buch wurde ganz bewußt auf die praktischen Bedürfnisse des Arztes abgestimmt und soll das Studium von Spezialwerken nicht ersetzen. Dieses Ziel machte es notwendig, auf manche konventionellen, mehr theoretisch begründeten Einteilungsprinzipien zu verzichten und statt dessen bei den differentialdiagnostischen Überlegungen von der Symptomatik auszugehen, wie sie sich dem Arzt täglich darstellt. Weiterhin wurde zur besseren und zeitsparenden Übersicht auf jedes ausschmückende Beiwerk verzichtet und das Wichtige vom Unwichtigen drucktechnisch unterschieden. Randgebiete der inneren Medizin wurden nur kurz gestreift.

Immer werden eine sorgfältig erhobene Anamnese und eine ausführliche körperliche Untersuchung, evtl. dazu einige sonstige Routineuntersuchungen, Ausgangspunkt differentialdiagnostischer Überlegungen sein müssen. Labor- und nuklearmedizinische Untersuchungen sowie Röntgenuntersuchungen und EKG können dann bei den häufig vieldeutigen Symptomen zu Krankheitsgruppen und schließlich zu endgültigen Diagnose führen. Entsprechend soll das Buch schrittweise, wie es in der Praxis geschieht, weiterführende Untersuchungen zur Differentialdiagnostik bzw. deren jeweilige Befunde bis zur Enddiagnose aufzeigen. Daraus ergibt sich der Aufbau des Buches: Wichtige Symptome sind im I. Teil des Buches alphabetisch angeordnet und dadurch leicht auffindbar. Das einzelne Symptomkapitel ist wiederum unterteilt in „Übersichtsgruppen", die mit zusätzlichen Daten der Anamnese oder des körperlichen Untersuchungsbefundes, evtl. nach leicht erhältlichen Labor-, Röntgen- oder EKG-Befunden die weitere Einengung der differentialdiagnostischen Möglichkeiten erlauben. Soweit dann noch notwendig, führen ergänzende Untersuchungsbefunde auf die Enddiagnose bzw. hinweisend auf verwandte Krankheitsbilder, die oft erst durch speziellere Untersuchungen zu differenzieren sind.

Vielleicht wird gegen dieses Buch eingewendet werden, daß ein einzelner ein so umfangreiches Thema bearbeitete. Ich bin aber bewußt nicht vom Gesichtspunkt des Spezialisten ausgegangen, sondern vom Gesichtspunkt des Arztes, der täglich ganz konkret mit differentialdiagnostischen Problemen konfrontiert wird und diese zu lösen hat. Die Ärzte, für die dieses Buch bestimmt ist, dürften kaum ein nach Organsystemen und Spezialgebieten wohlsortiertes Patientengut zur Diagnostik bekommen. Zwar ist heute eine Spezialisierung im rein Wissenschaftlichen notwendig, sie sollte aber nicht zu einem Verzicht einer synoptischen ärztlichen Betrachtungsweise führen. Erst ein breit angelegtes Wissen kann Grundlage einer sinnvollen Spezialisierung sein.

Über jede konstruktive Kritik, jeden Hinweis auf eventuelle Ungenauigkeiten und Irrtümer sowie über jeden Besserungsvorschlag, der dieses Buch für die Praxis brauchbarer machen kann, werde ich mich freuen.

Den vielen Kollegen aus Klinik und Praxis möchte ich herzlichst danken, die mich in meinem Vorhaben bestärkten, diese Arbeit durchzuführen, die Gedanken beitrugen und unter großem zeitlichen Aufwand sich zu einer Durchsicht und Korrektur vieler Kapitel bereitfanden und von ihren Spezialgebieten her Ergänzungen beifügten. Herzlich danke ich auch meiner Frau für die Mithilfe bei der Durchführung der Korrektur und des Registers.

Dem Georg Thieme Verlag schulde ich besonderen Dank, weil er sich bei der Planung und Drucklegung dieses drucktechnisch schwer durchführbaren Buches größte Mühe gab.

Kiel, im Herbst 1969 HELMUT HEESEN

Anschriften

Helmut Heesen, Priv. Doz. Dr. med., Chefarzt der inneren Abteilung des Klinikbereiches Hellersen der Krankenhäuser des Märkischen Kreises, Akademisches Lehrkrankenhaus, Paulmannshöherstr. 21, 5880 Lüdenscheid

Rolf Burger, Dr. med., Chefarzt der inneren Abteilung des Kreiskrankenhauses Neustadt/Ostholstein, Sandberger Weg 90, 2430 Neustadt/Ostholstein

Gernot Jelke, Dr. med., Pulmologe, Stadtweg 49, 2380 Schleswig

Raoof Khaffaf, Dr. med., Oberarzt der inneren Abteilung des St. Willibrordus-Spitals Emmerich, Willibrordstr. 9, 4240 Emmerich

Walter Kriegel, Priv. Doz. Dr. med., Chefarzt der inneren Abteilung des St. Willibrordus-Spitals Emmerich, Willibrordstraße 9, 4240 Emmerich

Platon Petrides, Prof. Dr. med., ehem. Chefarzt der inneren Abteilung des Krankenhauses Bethesda, Akademisches Lehrkrankenhaus, Duisburg; *wohnhaft:* Freytagstr. 45, 4000 Düsseldorf 1

Konrad Schmidt, Prof. Dr. med., Chefarzt der inneren Abteilung des Kreiskrankenhauses Leonberg, Rutesheimer Str. 50, 7250 Leonberg

Gebrauchsanleitung

Im Teil 1 des Buches wird das Leitsymptom aufgesucht, das sich bei der Erhebung der Anamnese (z.B. Gewichtsabnahme), des körperlichen Untersuchungsbefundes (z.B. Zyanose), des Beschwerdebildes (z.B. Dyspnoe), evtl. auch durch einfach erhältliche Labor- und Röntgenuntersuchungen (z.B. Proteinurie oder Hilus- und Mediastinalverbreiterung) fand. Diese Symptome sind in alphabetischer Reihenfolge angeordnet.
Die entsprechenden Kapitel sind in der Regel zur weiteren differentialdiagnostischen Einengung in Übersichtsgruppen gegliedert, die sich wiederum aus Zusatzsymptomen ergeben. Aus den verschiedenen Abschnitten sind dann weitere anamnestische, klinische, laborchemische, röntgenologische, radioimmunologische und physikalische Daten ersichtlich. Die zu einer Übersichtsgruppe gehörigen differentialdiagnostischen Möglichkeiten sind dann in ihrer differentialdiagnostischen Gewichtung dadurch erkennbar, daß die wichtigen Krankheitsbilder zuerst beschrieben werden und dann erst unter „selten" oder „seltener" die weniger wichtigen Krankheitsbilder folgen.
Aus technischen Gründen war es nicht möglich, eine Einzelkrankheit unter jedem dafür in Frage kommenden Symptom vollständig abzuhandeln. Deshalb wurde jedes Krankheitsbild nur an einer Stelle des Buches (unter dem entsprechenden Leitsymptom) zusammenhängend dargestellt, während an den übrigen Stellen nur auf die Diagnose hinweisende, möglichst leicht erhältliche Befunde aufgeführt wurden. In diesen Fällen müssen *unbedingt vor endgültiger Diagnosestellung die Hinweise auf die neben den Diagnosen angegebenen Seitenzahlen beachtet werden!*
Eben dort sind die Krankheiten mit allen wichtigen, die Diagnose sichernden Befunden aufgeführt, soweit solche bekannt sind.
Besteht Unklarheit über Prinzip, Normalwerte, Bewertbarkeit erhobener Befunde und die Durchführung von Funktionstesten, können im 2. Teil des Buches die ebenfalls alphabetisch angeordneten Untersuchungen zur Kurzinformation aufgesucht werden.
Das Sachregister am Ende des Buches erlaubt schließlich auch das schnelle Auffinden einzelner Krankheiten, so daß eine schnelle Information über internistische Untersuchungsmethoden bei speziellen Fragen möglich ist. In diesem Falle genügt das Aufsuchen der im Register fettgedruckten Seitenzahlen.

Abkürzungen

A

ACTH	adrenokortikotropes Hormon
ADH	antidiuretisches Hormon = Vasopressin
ADnase B	Adenosindesaminase B
AG	Antigen
AK	Antikörper
ALL	akute lymphatische Leukämie
ALP	alkalische Leukozytenphosphatase
AML	akute myeloische Leukämie
cAMP	zyklisches Adenosinmonophosphat
ANF	antinukleäre Faktoren
ASL	Antistreptolysin
AST	Antistreptolysintiter
AV-Block	arterioventrikulärer Block

B

BE	Basenexzess
BEJ	butanolextrahierbares Jod
BKS	Blutkörpersenkung
BP	Basenpuffer
BSG	Blutsenkungsgeschwindigkeit
BUN	Blood urea nitrogen

C

Ca	Kalzium
cAMP	zyklisches Adenosinmonophosphat
CEA	karzinoembryonales Antigen
CHE	Cholinesterase
Ci	Curie
Cl	Chlor
CLL	chronisch-lymphatische Leukämie
CML	chronisch-myeloische Leukämie
CO_2	Kohlendioxid
CPK	Kreatinphosphokinase
CPKMB	herzmuskelspezifischer Isoenzymanteil der CPK
CRP	C-reaktives Protein
Cu	Kupfer

D

DD	Differentialdiagnose
DDAVP	1-Desamino-8-D-Arginin-Vasopressin
DHA	Dehydroepiandrosteron

E

EBK	Eisenbindungskapazität
ECHO-Virus	Enteric-cytopathogenetic-human-orphan-Viren
EDTA	Äthylendiamintetraazetat
EEG	Elektroenzephalographie
EKG	Elektrokardiogramm
EMG	Elektromyogramm
EPG	Elektropherogramm = Serumelektrophorese
EPF	exophthalmusproduzierender Faktor
ERCP	endoskopisch retrograde Cholangiopankreatikographie
Ery	Erythrozyten
EZV	Extrazellulärvolumen

F

Fe	Eisen
F.I.	Färbeindex
fl	Femtoliter
fl	Volumeneinheit, entsprechend μ^3
FSH	follikelstimulierendes Hormon = gonadotropes Hormon
FTA-ABS-Test	Fluoreszenz-Treponemen-Antikörper-Absorptionstest
FTA-Test	Fluoreszenz-Treponemen-Antikörper-Test

G

γ-GT	Gamma-Glutamyl-Transpeptidase
γ-M-FTA-Test	Gamma-M-Fluoreszenz-Treponema-Antikörper-Test
GLDH	Glutamat-Dehydrogenase
G-6-PDH	Glukose-6-Phosphatdehydrogenase
GTT	Glukosetoleranztest

H

HAA	hepatitisassoziiertes Antigen = Australia-Antigen
HAR	Hämagglutinations-Reaktion
HAV	Hepatitis-A-Virus
Hb	Hämoglobin
HbC	bei der Thalassämie (= HbC-Krankheit) vorkommendes Hb
HBDH	α-Hydroxybutyrat-Dehydrogenase
HbE	Hämoglobingehalt eines Einzelerythrozyten in Pikogramm (pg)
HbF	fetales Hämoglobin
HbS	Hämoglobin bei Sichelzellanämie
HCG	Human chorionic gonadotropin
HDL	High density lipoproteins
Hk	Hämatokrit
HLA-System	Human-lymphocytic-antigen-System
HMG	Human menopausal gonadotropin
HVL	Hypophysenvorderlappen
HWS	Halswirbelsäule

I

IE	Internationale Einheit
IgA, E, G, M	Immunglobulin A, E, G, M
IgA-FTA-Test	Immunglobulin-Fluoreszenz-Treponema-Antikörper-Test
INH	Isonikotinsäurehydrazid
IU	International unit (= IE)
i.v. GTT	intravenöser Glukose-Toleranz-Test
IZV	Intrazellulärvolumen

K

K	Thrombusbildungszeit
K	Kalium
KBR	Komplementbindungsreaktion
KE	Kolonkontrasteinlauf
kg/KG	Kilogramm/Körpergewicht
17-KS	17-Ketosteroide

L

LAP	Leuzinaminopeptidase
LDH	Laktatdehydrogenase
LDL	Low density lipoproteins
LE	Lupus erythematodes
LEBK	latente Eisenbindungskapazität
LH	luteinisierendes Hormon
LHRH-Test	LH-Releasing-Hormon-Test
LP-X	abnormes Lipoprotein
LTH	luteotropes Hormon
LWS	Lendenwirbelsäule

M

M	Mol
ma	Maximalamplitude oder Maß für die Thrombelastizität
MCH	mittlerer Hämoglobingehalt der Erythrozyten in Pikogramm (pg)
MCHC	mittlere Hämoglobinkonzentration der Erythrozyten in Gramm pro Deziliter (g/dl)
MCV	mittleres Zellvolumen der Erythrozyten in μm^3 = fl
MDP	Magen-Darm-Passage (Röntgen)
Mg	Magnesium
mol	Molar
mval	Milliäquivalent = Atomgewicht in mg, geteilt durch Valenz
MZV	mittleres Zellvolumen

N

Na	Natrium
Na/K-Quotient	Natrium-Kalium-Quotient
NBZ	Nüchternblutzucker
NNR	Nebennierenrinde

O

OGTT	oraler Glukose-Toleranz-Test
17-OH-CS	17-Hydroxy-Kortikosteroide

P

P	Phosphat
PAS	P-Aminosalizylsäure
PAS-Reaktion	Perjodsäure-Schiff-Reaktion
PBJ	Proteingebundenes Jod
PE	Probeexzision
pCO_2	Kohlensäurepartialdruck
pH	Wasserstoffexponent
PKG	Phonokardiogramm
pO_2	Sauerstoffpartialdruck
PTC	perkutane transhepatische Cholangiographie
PTT	partielle Thromboplastinzeit
PTZ	Prothrombinzeit
PVP-Test	Polyvinylpyrrolidin-Test

R

R	Reaktionszeit
RES	retikuloendotheliales System
RF	Rheumafaktor
RH	Releasing hormon
RIA-T_3, -T_4, -TSH, -LH	Radioimmunoassay für Trijodthyronin, Thyroxin, thyreotropes Hormon, luteinisierendes Hormon
RING	Radioisotopennephrographie
Rö	Röntgenaufnahme
RR	Riva-Rocci, Blutdruck in mmHg

S

SD	Schilddrüse
SDH	Sorbitdehydrogenase
SGOT	Serum-Glutamat-Oxalat-Transaminase
SGPT	Serum-Glutamat-Pyruvat-Transaminase
Sia	Serum in aqua
Stb	Standardbikarbonat
STH	somatotropes Hormon-Wachstumshormon

T

TBG	thyroxinbindendes Globulin
TEBK	totale Eisenbindungskapazität
TEG	Thrombelastogramm
TPHA-Test	Treponema-pallidum-Hämmaglutinations-Test
TPI	Treponema-pallidum-Immobilisationstest
TRH	Thyreotropin-releasing hormone
TSH	thyreotropes Hormon

V

VDRL-Test	Veneral-disease-research-laboratorytest = Mikroflockungstest
VLDL	Very low density lipoproteins

W

WaR	Wassermannreaktion
WPW-	Wolff-Parkinson-White-Syndrom

Inhaltsverzeichnis

Teil 1

Differentialdiagnose der Symptome

Abdominalschmerzen, s. Akutes Abdomen und Bauchschmerzen

Absolute Arrhythmie, s. Vorhofflimmern und -flattern

Acantosis nigricans, s. Pigmentation

Adie-Syndrom, s. Pupillenstarre

Adipositas (Übergewicht und Fettsucht)

Definitionen: Normalgewicht in kg
Männer: Körpergröße in cm über 100 ± 10%,
Frauen: Normalgewicht der Männer minus 10%.
Idealgewicht: Normalgewicht minus 10%,
Übergewicht: 10–20% über Normalgewicht,
Fettsucht: mehr als 20% über Normalgewicht.

1. Allgemeine Fettsucht

Alimentäre Fettsucht
Ernährungsanamnestisch überhöhte Kalorienzufuhr durch Speisen und Getränke.
Oft Hyperglykämie bzw. pathologischer Glukosebelastungstest, dabei anfangs Hyperinsulismus, später Hypoinsulismus, weiterhin Hyperurikämie und Hyperlipidämie. Leberfermente häufig pathologisch vermehrt. Im 24-Std.-Urin oft vermehrte 17-KS- und 17-OH-CS-Ausscheidung.

Seltener:
Hyperinsulismus (S. 89)
Hyperglykämieneigung, pathologischer Ausfall des Tolbutamidtestes, Hyperinsulismus.

Hypothyreose (S.164 f)
In Serum RIA-T_3 und -T_4 erniedrigt, RIA-TSH erhöht bei Hypercholesterinämie. Charakteristisches Schilddrüsenszintigramm.

Zerebrale Fettsucht
Anamnese! Im EEG, Enzephalo-, Hirnangio- oder Computertomogramm Zeichen einer zerebralen Schädigung. Sonst Befunde wie bei alimentärer Fettsucht.

2. Lokalisierte Fettsucht

Lipodystrophie
Totenkopfgesicht, Fettansammlung an Becken und Oberschenkel.

Lipomatosis (auch dolorosa)
Histologischer Befund der tastbaren Knoten

Madelung-Fetthals
Fettanhäufung am Hals

Steatopygie
Bei Negern Fettanhäufung am Gesäß

3. Stammfettsucht

Morbus Cushing und Cushing-Syndrom
Plasmakortisolspiegel erhöht bei Aufhebung des Plasmakortisol-Tagesrhythmus. Im 24-Std.-Urin deutlich erhöhte 17-OH-CS-, meist auch 17-KS-Ausscheidung; Na/K-Quotient im Urin meist unter 1. In 50% Hyperglykämie und Glukosurie (insulinresistent!); in 75% pathologischer Glukosebelastungstest. Im Blutbild in 20% Polyglobulie, weiterhin Eosinopenie und Lymphopenie. Meist keine wesentliche Änderung des hohen spezifischen Uringewichtes im Konzentrations- und Verdünnungsversuch; Serum-K evtl. erniedrigt, -Na erhöht, evtl. auch erniedrigt, Ca und P oft erniedrigt, evtl. Erhöhung der alkalischen Serumphosphatase. Bei Hypokaliämie oft Alkalose mit Blut-pH bis 7,5.

Besonderheiten:
Morbus Cushing (sekundäre NNR-Überfunktion)
Evtl. Nachweis von Sellaveränderungen durch Computertomographie, Sella-Rö. Dexamethasontest meist normal, Metopirontest dagegen pathologisch. RIA-ACTH meist erhöht.

Cushing-Syndrom (Primäre NNR-Überfunktion)
Evtl. typische perirenale Luftfüllung, Computertomographie, evtl. charakteristisches Sonogramm, Angiogramm oder ^{131}J-19-Cholesterinszintigramm.
Beweisend: Histologischer Befund.
Beim *NNR-Karzinom* primär stärkste Erhöhung der 17-OH-CS- und der 17-KS-Ausscheidung mit starker Erhöhung (über 50%) des Dehydroepiandrosteronanteils der 17-KS; meist erhöhte Östrogenausscheidung. ACTH-, Metopiron- und Dexamethasontest pathologisch. RIA-ACTH meist nicht nachweisbar. Beim *Adenom* oder der *Hyperplasie* im ACTH- und Metopirontest geringer Anstieg, im Dexamethasontest geringer Abfall der 17-KS und 17-OH-CS.

Medikamentöser Hyperkortizismus
Wie bei Morbus Cushing und Cushing-Syndrom, dazu vorhergehende Nebennierenrindensteroid-Therapie.

4. Sonderformen

Dystrophia adiposogenitalis (Fröhlich)
Seltenes Krankheitsbild, meist verwechselt mit der „Pubertätsfettsucht“. Fehlender STH-Anstieg im Blut nach Insulin- und Argininbelastung, oft verminderte Gonadotropinausscheidung bei

positivem Choriongonadotropintest. Oft pathologischer Ausfall des Glukosebelastungstests.

Laurence-Moon-Biedl-Syndrom
Retinitis pigmentosa, Kleinwuchs, Hypogonadismus, Debilitas, Poly- oder Syndaktylie. Sonstige Befunde wie bei Dystrophia adiposogenitalis.

Morgagni-Syndrom
Keine eigenständige Endokrinopathie. Unbekannte Ursache, evtl. dominanter Vererbungsmodus.
Symptomatologie: Kopfschmerzen, Mattigkeit, Somnolenz, Schwindel, Amenorrhö. Beginn vorwiegend bei Frauen um das 45. Lebensjahr, evtl. mit Hypertonie, Diabetes, Psychosen, zerebralem Leistungsabbau verbunden; Adipositas, Hirsutismus. Röntgenologisch symmetrische Hyperostosis frontalis interna. Histologisch benigne, nicht entzündliche Knochenablagerung im frontalen Schädelbereich.

Agranulozytose

(vgl. auch Aplastische Anämie, S. 8, und Panmyelophthise, S. 147)

Typisch: Im Blutbild Verminderung der Leukozytenzahl auf Werte zwischen 3000 und 500/μl (3–0,5 x 10^9 /l), im Differentialblutbild Granulozytopenie bzw. völliges Fehlen der Granulozyten. Oft zusätzliche Monozytopenie, auch Anämie, Thrombozytopenie, absolute Lymphopenie. Im Knochenmarksausstrich je nach Zeitpunkt der Untersuchung und Schwere des Krankheitsbildes völliges Fehlen der Granulopoese (aplastisches Stadium), vereinzelte unreife Vorstufen (hypoplastisches Stadium), später ggf. Vermehrung der neutrophilen Vorstufen (hyperplastisch-promyelozytäres Stadium).

Allergische Agranulozytose
Vorkommen bei Medikamentengabe (insbesondere Analgetika, Antirheumatika, Thyreostatika), Exposition mit chemischen Giften, Insektenvertilgungsmitteln u.a. Agranulozytose ist unabhängig von der Dosishöhe. Meist charakteristische Anamnese.

Toxische Leukopenie nach ionisierenden Strahlen, Medikamenten, Zytostatika, chemischen Giften
Hier meist keine isolierte Leukopenie, sondern Agranulozytose und Panmyelophthise. Ursachen und Besonderheiten s. unter *Panmyelophthise,* S. 147.

Granulozytopenie bei rheumatischen Krankheiten und Sarkoidose
Charakteristisch ist das klinische Bild des *Morbus Felty* (S. 55) oder *Lupus erythematodes* (S. 55), dazu positiver RF- oder LE-Faktor. AST evtl. erhöht. Bei der *Sarkoidose* (S. 42) beweisend histologischer Lymphknotenbefund.

Leukozytopenie bei Infektionskrankheiten
Klinisch Entzündungszeichen, evtl. Lymphome, Spleno- und/oder Hepatomegalie. Beweisend direkter oder serologischer Erregernachweis im Blut, Sputum, Stuhl, Punktaten. Charakteristisch BSG-Beschleunigung, α_2- und/oder γ-Globulinerhöhung in der Serumelektrophorese.

Vorkommen bei *Virusinfektionen* (vgl. S. 29) – hier meist Granulopenie bei Lymphozytose, oft positiver serologischer Erregernachweis –, bei der *Mononucleosis infectiosa* (S. 11) – positiver Paul-Bunnel-Test, positive Hanganutziu-Deicher-Reaktion bei charakteristischem Blutbild –, *Tuberkulose* (S. 41), *Typhus* (S. 28) – Erregernachweis im Stuhl, positive und ansteigende Gruber-Widal-Reaktion –, bei der *Diphtherie* (S. 51) – kultureller oder direkter Erregernachweis –, beim *Morbus Bang* (S. 174) – positive Agglutinationreaktion, evtl. positiver KBR. Bei der *Hepatitis epidemica* (S. 73) serologischer AK- und Antigennachweis.

Agranulozytose bei Hämoblastosen, Knochenmarkskarzinosen und -sarkomen
Vorkommen bei Leukämien, Myelom, Makroglobulinämie, Osteomyelosklerose und Marmorknochenkrankheit, Sarkomen und Karzinomen, s. *Panmyelophthise,* S. 147.

Seltener:
Hyperspleniesyndrom (S. 171)
Klinisch Splenomegalie. Meist *Panzytopenie!* (S. 147)

Zyklische Agranulozytose
Klinisch in Phasen auftretende isolierte Agranulozytose mit erhöhter Infektionsbereitschaft meist über 3–4 Wochen. Ursache unbekannt.

Idiopathische und familiäre Panzytopenie
Ausschlußdiagnose. Meist familiäre Häufung. Evtl. Mißbildungen.

Akromegalie, Akromegaloid und hypophysärer Riesenwuchs (bei Kindern)

Während beim Akromegaloid alle Laborbefunde unauffällig sind, findet sich bei der Akromegalie in über 40 % eine diabetische Stoffwechsellage, in 20 % ein manifester Diabetes mellitus. Meist ist im akuten Stadium das Serum-P, das Somatotropin (STH) in Urin und Blut und die Hydroxyprolinausscheidung nach fleisch- und gelatinefreier Kost im Urin erhöht. Unter Insulin, Tolbutamid oder Glukose keine STH-Konzentrationsänderung. Typisch für die Akromegalie ist klinisch ein fortschreitendes Akrenwachstum, oft eine Knotenstruma, röntgenologisch meist eine Erosion oder Erweiterung der Sella (Rö, Computertomogramm) oder Tumoren am Rachendach oder in der Keilbeinhöhle.

Sonst: Evtl. leichte Erhöhung der 17-KS- und 17-OH-CS-Ausscheidung im 24-Std.-Urin. In 25 % Proteinurie (bei sonst normaler Nierenfunktion) und vermehrte Kreatin- und Kreatininausscheidung. Serum-Ca evtl. erhöht.

Akromikrie, s. Hypophysärer Zwergwuchs, S. 193
Keine pathologischen Laborbefunde bei einer Konstitutionsanomalie!

Akrozyanose, s. Arterielle Gefäßstörungen

Akutes Abdomen

(vgl. Bauchschmerzen)

Notwendige Untersuchungen: (*schnell durchführbar): Schmerztyp (z.B. Kolik), organbezogene Lokalisation, evtl. Belastungsabhängigkeit, umschriebene Abwehrspannung, Entzündungszeichen, Obstruktion, Perforation. Wichtig: rektale und gynäkologische Untersuchung!
Labor: Blut in Erbrochenem*, Stuhl, Urin; Blutbild*, Urinstatus*, Urin- und Serumamylase, Blutzucker*, Na*, K*, Transaminasen, Astrup-Analyse, alkalische Phosphatase. *Evtl.* harnpflichtige Substanzen*, Bilirubin, LDH/HBDH, Porphobilinogen im Urin (Watson-Schwartz-Test*). BSG.
Weiter: Abdomen-Rö. leer im Stehen oder im Liegen in Seitenlage*, Sonographie*, EKG*, Thorax-Rö*.

1. Intraabdominelle Krankheiten
2. Extraabdominelle Krankheiten Herzkrankheiten Lungen- und Pleurakrankheiten *Seltener:* Blutkrankheiten Infektionskrankheiten Intoxikationen und medikamentöse Nebenwirkungen Stoffwechselkrankheiten

1. Intraabdominelle Krankheiten

Meist charakteristischer Ausfall der obigen notwendigen Untersuchungen. Bei *Perforationen* deutliche Linksverschiebung im Differentialblutbild. Gastroskopiebefund bei Blutungen aus Magen, Duodenum. Beim *Aneurysma dissecans* pulsierender Tumor und systolisches Schwirren, charakteristischer Sonographiebefund.

Akute Appendizitis
Klinik: Bei Kleinkindern und alten Menschen atypisch. Rektale Untersuchung!
Labor: Leukozytose, evtl. geringe Protein- und Erythrozyturie (alle übrigen Laborwerte sind Spätsymptome).

Akute Cholezystitis, Cholangitis, Cholelithiasis
Klinik: Meist typisch in Schmerz und Lokalisation, evtl. Fieber, Schüttelfrost, Übelkeit, Erbrechen, Resistenz.
Labor: Leukozytose, bei Gallengangbeteiligung alkalische Phosphatase, LAP, γ-GT erhöht, evtl. auch SGOT, SGPT. Urobilinogen im Urin bei flüchtigem Verschluß positiv. Hyperbilirubinämie.
Wichtig: Gallenblasen-Rö-Leeraufnahme (Steinschatten), Sonographie, ausnahmsweise i.v. Cholezystographie.

Akute Pankreatitis, Pankreasnekrose, Pankreasinfarkt
Klinik: Anamnese: Gallensteine, Alkohol, Virusinfekt.
Labor: Amylase, Lipase erhöht, in 50 % Hyperglykämie, Glukosurie, aber auch Hypoglykämie, Hypokaliämie, Hypokalzämie (schlechte Prognose), Rest-N, Kreatinin erhöht, Proteinurie, Erytrozyturie, Zylindrurie, metabolische Alkalose, evtl. auch Azidose, Leukozytose bis 30000/µl (30×10^9 /l). In 75% erhöht SGOT, SGPT, LDH.
Wichtig: Sonographie, evtl. Abdomen-Rö (Kalzifizierung), Thorax-Rö (evtl. Pleuraerguß), evtl. Computertomographie.

Peritonitis
Klinik: Tachykardie, Bauchdeckenspannung, Brechreiz, Schmerz (z.T. atemabhängig), positiver Schockindex (seltene Sonderform, sog. periodische Peritonitis unklarer Pathogenese).
Labor: Leukozyten über 20000/µl (20×10^9 /l) (aber auch Leukopenie), Rest-N-Erhöhung, Elektrolytentgleisung, Azidose, Hämokonzentration. Bei Infektionen Septikämie und Bakteriurie.
Rö: Abdomenübersicht.

Akute Gastroenteritis (vgl. S. 28)
Klinik: Infektiöse Epidemie, evtl. durch Nahrungsmittelallergene, Auslandsreisen (Schmerzen, Diarrhöen, Erbrechen).
Labor: Evtl. Leukozytose, BSG erhöht, Eosinophilie. Häufig nur Endotoxinwirkung (s. Diarrhöen). Trotzdem sofort bakterielle Stuhluntersuchung bei Verdacht auf Bakterien, Gruber-Widal-Reaktion.

Perforation des Intestinums (auch Ösophagusruptur bedenken!)
Klinik: Meist plötzlicher Vernichtungsschmerz. Bei freier Perforation rasche Ausbreitung, Peritonismus (Schweißausbruch, Tachykardie, Erbrechen, Abwehrspannung, paralytischer Ileus). Evtl. nach Traumen.
Auch gering ausgeprägte Symptomatik möglich, z.B. bei Gallenblasenperforationen.
Labor: Zeichen des Schocks, später Leukozytose mit Linksverschiebung.
Beweisend Thorax-Rö bzw. Abdomen-Rö im Stehen und Laparotomie.

Mechanischer Ileus, Invagination, inkarzerierte Hernie (evtl. Adhäsion und Valvulus)
Ein paralytischer Ileus tritt nicht unter den Zeichen eines akuten Abdomens auf!
Klinik: s. unter Ileus.
Labor: Indikanurie, granulierte Zylindrurie, erst später Leukozytose und BSG-Anstieg, zunehmende Alkalose, K- und Na-Verlust, Hämokonzentration (Hämatokrit und Gesamteiweiß erhöht).
Abdomen-Rö im Stehen (auch Kontrolle Zwerchfell und Kleine-Becken-Region; wenn nicht durchführbar, dann in Seitenlage).

Akute Blutung (intestinale Blutung, Darmwandhämatom, Blutung in den Mesenterialraum, Retroperitonealblutung, Blutung in die Nierenkapsel usw.). Evtl. sonographischer Nachweis.
Klinik: Zentralisation, Volumenmangelschock, evtl. Kollaps, Gerinnungsstörung (*cave:* Antikoagulantientherapie).
Labor: Zunächst o.B. Später Hämokonzentration, dann zunehmende Anämie, Leukozytose bis 20000/μl (20×10^9/l) bei Retikulozytenanstieg (in jedem Fall Quick-Wert-Kontrolle).

Akuter Mesenterialgefäßverschluß
Klinik: Schmerz, evtl. Schock, allgemeines Gefäßleiden, Angina abdominalis, höheres Alter, Herzerkrankung.
Labor: Leukozytose bis 30000/μl (30×10^9/l), Polyglobulie, evtl. LDH, SGOT, SGPT-Anstieg, Proteinurie
Typisch: Angiographie, evtl. Punktat.

Akute Leberkrankheiten mit starker Kapselspannung (z.B. Stauungen, Thrombosen)
Labor: Evtl. SGOT, SGPT gering erhöht.
Sonographie (evtl. Szintigraphie) charakteristisch.

Akute Nieren- und Uretererkrankung (Steine, Kolik, Pyelitis, paranephritischer Abszeß, Niereninfarkt, Nierenruptur, S. 132 ff und S. 121 f.
Klinik: Lokalbefund und Anamnese mit Steinen, Gicht, Trauma.
Labor: Erythrozyturie, Proteinurie (evtl. Leukozyturie und Bakteriurie), Leukozytose, BSG-Anstieg, später evtl. Kreatinin- und Rest-N-Anstieg bei reflektorischer Anurie.
Rö: Nierenleeraufnahme in Rückenlage (nur ausnahmsweise i.v. Pyelogramm).
Wichtig und leicht durchführbar: Frühzeitige *Sonographie* bzw. sonographische Kontrollen.

Allergische intestinale Erkrankung
Klinik: Akute oder protrahierte Zeichen einer allergischen Reaktion, Schockfragmente mit Kreislaufreaktion.
Labor: Leukozytose, evtl. Eosinophilie, IgE-Spiegel im Serum evtl. erhöht.

Gynäkologische Erkrankung (insbesondere Ruptur einer Tubargravidität, Stieldrehung einer Ovarialzyste, Adnexitis, Follikelsprung (s. gynäkologische Fachbücher).

Seltener:
Divertikulitis („linksseitige Appendizitis")
Klinik: Patient älter, evtl. Stuhl mit Schleim oder wenig Blut.
Labor: BSG erhöht, Leukozytose. Typischer Röntgenbefund (cave: Perforation, evtl. wäßrige Kontrastlösung), Endoskopie ebenfalls möglich (jedoch auch Perforationsgefahr).

Lymphadenitis mesenterialis acuta
Klinik: Häufig Kinder, mit Appendizitis zu verwechseln.
Labor: Evtl. bakteriologische Untersuchung des exstirpierten Lymphknotens: Yersinia pseudotuberculosa bzw. enterocolica. Im klinischen Verlauf auch Titeränderungen.

Enteritis necroticans (S. 29)

Ileitis terminalis (Morbus Crohn) bzw. regionale Enteritis
Klinik: Diarrhöen, Fieber, Schüttelfrost bei Abszedierung, Fissuren, Fisteln.

Labor: Leukozytose, BSG-Erhöhung, evtl. Eosinophilie, Blut im Stuhl positiv. Röntgen-MDP: Pflastersteinphänomen im terminalen Ileum oder dem betroffenen Darmabschnitt. Endoskopie: Biopsie, histologischer Befund.

Milzinfarkt, Milzruptur
Klinik: Linksschmerz, evtl. atemabhängig (Vorerkrankung mit Hämoblastosen, Herzklappenfehler).
Typisch: Szintigraphie, Sonographie.
Labor: Uncharakteristisch (Entzündung, Blutung).

Akute Harnsperre (S. 121)
Klinik: Ausnahmsweise auch als akutes Abdomen. Rektale Untersuchung, Restharnbestimmung wichtig.
Labor: Evtl. Kreatininanstieg bei längerer Dauer.

Aneurysma dissecans der Bauchaorta bzw. der großen Gefäße (vgl. S. 10)
Klinik: Schock, sehr heftiger Schmerz, bohrend, in den Rücken, vor allem in das Kreuzbein ausstrahlend, evtl. pulsierender Tumor.
Labor: Evtl. Abfall der Ery bzw. vorübergehende Hämokonzentration, geringe Leukozytose, LDH-Anstieg bei ausgedehnter Blutung, Gerinnungsstörung im Sinn einer Verbrauchskoagulopathie, d.h. Abfall der Thrombozyten, des Fibrinogen und der Faktoren V–VIII.
Rö: Abdomenübersicht (Weichteiltumor), evtl. Aortographie. Frühzeitig beweisend Sonographie!

Karzinoid (Dünndarm, Appendix, Dickdarm)
Klinik: Nur bei größeren Tumormassen und Leberbefall Flush, Diarrhö, Asthma, Herzbeschwerden, Schweißausbrüche.
Labor: 5-Hydroxytryptamin (= Serotonin) im Urin (evtl. Provokationstest mit Adrenalin oder Reserpin).

2. Extraabdominelle Krankheiten

Herzkrankheiten (s. Dyspnoe, Thoraxschmerzen, Zyanose)
Bei *Herzinfarkt* CPK-, SGOT-, SGPT-, LDH/HBDH-Erhöhung bei typischem EKG (S. 184). Bei der *Perikarditis* neben dem Auskultationsbefund oft typisches EKG und Thorax-Rö. Dazu Leukozytose und BSG-Beschleunigung meist nachweisbar. Klinisch belastungsabhängiger Thoraxschmerz.

Lungen- und Pleurakrankheiten (s. Dyspnoe, Thoraxschmerzen)
Bei der *Lungenembolie* plötzlich einschießender Schmerz, der atemabhängig ist. LDH oft erhöht (mit geringem HBDH-Anteil). Evtl. typische Thorax-Rö. Bei der *Pleuritis* neben dem klinischen Bild BSG-Beschleunigung, oft Leukozytose (S. 183).

Seltener:

Blutkrankheiten
Bei *hämolytischen Krisen* Erhöhung des indirekten Bilirubins, der LDH/HBDH, Retikulozytose und Anämie. Bei *Leukämie* (DD S. 117) meist Leukozytose mit unreifen weißen Vorstufen, typisches Sternalpunktat. Bei der *Polyzythämie* (S. 153) Erhöhung der Ery, des Hb, Hk, MCH, MCV.

Infektionskrankheiten (besonders Nasenracheninfektionen, Unterlappenpneumonien und tabische Krisen)
Neben dem klinischen Befund meist ansteigende BSG und Leukozytose, oft mit Linksverschiebung, evtl. typische Thorax-Rö. Bei tabischen Krisen positive Luesreaktionen.

Intoxikationen und medikamentöse Nebenwirkungen
Klinisch Magenbluten (*Benzoesäure, Salizylate*), Magengeschwüre (*bes. NNR-Steroide?*, ACTH? , Antirheumatika, Nikotin, Alkohol, Blei, Schwefelwasserstoff, Tetrachlorkohlenstoff), Magenperforation (Laugen, Säuren, Aldehyde), paralytischer Ileus (Botulismus, Ganglienblocker, Morphine, Schellack u.a.), Darmspasmen (Blei, Thallium), Pankreatitis (Chlorothiazide), Volvulus (Blei), akute Gastroenteritis (bes. Alkohol, Aloe, Laugen, Säuren, Ammoniak, Arsen, Barium, Cadmium, DDT, Chrom, Colchizin, Dimethylhydrazin, Dinitrobenzol, Dinitrophenol, Fluor, Fluoride, Formaldehyd, Formalin, Glykole, hohe Dosen Glyzerin, Kresol, Kupfersalze, Nikotin, Phenylhydrazin, Phosphor, Phosphorwasserstoff, Physiostigmin, Pilze, Piperazin, Quecksilberpräparate, Santonin, Saponin, Sublimat, Schwefelwasserstoff, Terpentin, Tetrachlorkohlenstoff, Tranquilizer, Trichloräthylen, Triorthokresylphosphat).
Versuch eines toxischen Giftnachweises in Tabletten- oder Chemikalienresten, Blut, Urin, Mageninhalt, Stuhl notwendig.

Stoffwechselkrankheiten
Bei der *Addisonkrise* (S. 108) Hypoglykämie, verminderte 17-KS- und 17-OH-CS-Ausscheidung im 24-Std.-Urin.

Beim *diabetischen Koma* bzw. Präkoma (S. 107 f) starke Hyperglykämie.
Beim *urämischen Koma* bzw. der Präurämie (S. 108) starke Erhöhung des Kreatinins und des Harnstoff-N, pathologischer Urinbefund.
Bei *Hyperlipidämien* im Serum Erhöhung des Cholesterins und/oder der Triglyzeride, typische Lipidelektrophorese (Typ I, IV, V nach Frederikson, DD S. 189 f). Bei Typ I und V lipämisches Serum. Bei der *Porphyrie* (DD S. 154 f) Porphyrinurie.
Bei der *Tetanie* Serum-Ca. erniedrigt. Bei der thyreotoxischen Krise RIA-T_3 und RIA-T_4 im Blut erhöht. Negativer TRH-Test (S. 164).

Akutes Nierenversagen, s. Anurie, Oligurie und Harnretention

Albuminurie, s. Proteinurie

Alopezie, s. Haarausfall

Anämie

(vgl. auch Blässe)

Definition: Verminderung des Hämoglobinwertes auf unter 14 g/100 ml (140 g/l) beim Mann bzw. auf unter 12 g/100 ml (120 g/l) bei der Frau.

Richtwerte:

MCH = mittlerer Hämoglobingehalt der Erythrozyten, normal: 32 pg
MCV = mittleres Erythrozytenvolumen. normal: 80–96 fl
MCHC = mittlerer Hamoglobingehalt des Einzelerythrozyten, normal: 310–350 g/l Ery

1. Hyperchrome Anämie
2. Hypochrome Anämien
3. Normochrome Anämien
   3.1. Akute Blutungsanämie
   3.2. Aplastische Anämie
   3.3. Hämolytische Anämien
   3.3.1. Korpuskuläre hämolytische Anämien (selten)
   3.3.2. Serogene hämolytische Anämien
   3.3.3. Toxische hämolytische Anämien

1. Hyperchrome Anämie

Erhöhung von MCV, MCH, normaler MCHC (Ausnahmen s. unten)

Genuine perniziöse Anämie

Beweisend: Sternalpunktat: Megaloblasten, Riesenmetamyelozyten, Hyperplasie der Erythropoese. Dazu Nachweis von Autoantikörpern gegen Intrinsic-Faktor (im Schilling-Test verminderte Vitamin-B_{12}-Ausscheidung in den Urin, normaler Testausfall nach Gabe von Intrinsic-Faktor).
Weitere typische Befunde: Granulozytopenie, Thrombopenie (Panzytopenie), Erhöhung von LDH, pentagastrinrefraktäre Achylie, Fehlen von Belegzellen in einer Magenschleimhautbiopsie, Anstieg der Retikulozytenzahl nach Injektion von Vitamin B_{12} („Retikulozytenkrise“).
Differentialdiagnose: Symptomatische hyperchrome Anämien *nach Magenresektion,* bei *Malassimilation* (S. 33) – z.B. Sprue, exokrine Pankreasinsuffizienz – *Leberzirrhose* (S. 75), *Karzinomen* (S. 118 ff), *Leukämie* (S. 117), bei Einnahme verschiedener *Medikamente* (z.B. Hydantoin, PAS).

2. Hypochrome Anämien

Erniedrigung von MCV und MCH. MCHC niedrig bis normal.

Typisch: Im Blutausstrich Hypochromie der Erythrozyten, Anulozyten, Mikrozytose, im Knochenmarksausstrich Verminderung oder Fehlen der Sideroblasten (Berliner-Blau-Reaktion).

Eisenmangelanämie

Vorkommen: Unterernährung, chronische Blutungen, Schwangerschaft, Chlorose bei jungen Mädchen, essentiell bei Frauen mittleren Alters mit Hypo- oder Anazidität.
Beweisend: Erniedrigtes Serumeisen, erhöhte Eisenbindungskapazität. Bei Resorptionsstörungen negativer Ausfall des Eisenbelastungstestes.

„Tumor- und Infektanämie“

Meist Hypochromasie, aber auch normochrome Anämie, Mikrozytose, Serumeisen und Eisenbindungskapazität erniedrigt, verminderte Anzahl der Sideroblasten bei nachweisbarem retikuloendothelialem Markeisen, fehlender Effekt durch Eisenmedikation (s. Malignomsuche, S. 118 ff).

Seltener:

Sideroblastische Anämien (sideroachrestische Anämien)

Erhöhung des Serumeisens, bei einigen Formen

„dimorphes Blutbild", im Knochenmarksausstrich Hyperplasie der Erythropoese, Ringsideroblasten, d.h. bei der Eisenfärbung ringförmige Umlagerung des Kerns mit Eisenkörnern, Siderose der Leber.

Kongenitale Atransferrinämie, idiopathische Lungenhämosiderose (S. 42), **Thalassämie** (S. 9)

3. Normochrome Anämien

Normalwerte für MCV, MCH und MCHC.

3.1. Akute Blutungsanämie

Klinisch: Kollapssymptome wie Tachykardie und Blutdruckabfall. Meist Nachweis von Blut im Stuhl, Urin, aus Vagina, im Erbrochenen oder Sputum oder Zeichen der hämorrhagischen Diathese (S. 63ff). Oft nach Traumen. Intrakorporale Blutungen evtl. sonographisch nachweisbar. Evtl. endoskopischer Blutquellennachweis notwendig!

Charakteristisch: Nach akutem Blutverlust oft zunächst noch Normalwerte für Hb, Hk, Ery, dann rascher Abfall, Leuko- und Thrombozytose.

3.2. Aplastische Anämie

Ursachen: s. *Panmyelophthise,* S. 147.

Selten isoliertes Versagen der Erythropoese (Erythroblastophthise), meist unterschiedlich ausgeprägte Kombination von (normochromer) Anämie, Granulozytopenie, Thrombozytopenie (Panzytopenie). Verminderung der Retikulozyten, im Knochenmarkspunktat oft nur vereinzelte hämatopoetische Vorstufen (sog. aplastisches oder hypoplastisches Mark), aber auch Steigerung und Linksverschiebung der Erythro- und Granulozytopoese („pseudohyperregeneratorisches Mark").

Vorkommen bei infektiös-toxischen oder Strahlenschäden, als Intoxikationsfolge, bei Verdrängung der Erythropoese bei Hämoblastosen und Tumoren, bei Kwashiorkor (S. 142).

3.3. Hämolytische Anämien

Bemerkung: Es handelt sich um Anämien, deren Hauptursache im vorzeitigen intravasalen Zerfall der Erythrozyten liegt. Durch vermehrte Regeneration kann die Hämolyse kompensiert werden.

Übersteigt die Hämolyse die Mehrproduktion im Knochenmark, resultiert die hämolytische Anämie. Unabhängig von ihrer Ursache finden sich bei allen hämolytischen Anämien Zeichen der Hämolyse und gesteigerten Regeneration. Sie sind die Grundlage der Such- oder Globaltests. Erst ihr pathologischer Ausfall erfordert zur weiteren Zuordnung sog. Spezialtests.

Globaltests:

1. Blutbild: normochrome Anämie, Retikulozytose, evtl. Normoblasten. Erniedrigung der Ery-Überlebenszeit (Cr.-51-Methode).

2. Serum: Erhöhung des indirekten Bilirubins, der LDH, des Serumeisens (nicht obligat).

3. Knochenmark: Hyperplasie der Erythropoese.

Spezialtests: s. folgende Abschnitte

Typisch: Im Serum Erhöhung des indirekten Bilirubins, des Eisens, meist der LDH, HBDH und des freien Hb (mit Verminderung des Haptoglobins). Im Blutbild Retikulozytose (grobes Maß der Erythrozytenüberlebensdauer), meist Mikrosphärozytose, Aniso- und Poikilozytose und Polychromasie.

3.3.1. Korpuskuläre hämolytische Anämien

Verkürzung der Erythrozytenüberlebenszeit (durch einen im Ery gelegenen Defekt). Hereditäre Erythropathie mit Ausnahme der Marchiafava-Anämie!

Familiäre hämolytische Anämie (Kugelzellanämie)

Normochrome Anämie bei Mikrosphärozytose (Blutausstrich). Linksverschiebung der Price-Jones-Kurve, Erniedrigung der osmotischen Resistenz.

Besonderheiten: Interkurrente aplastische Krisen mit Panzytopenie. Anstieg von direktem Bilirubin und alkalischer Phosphatase als Hinweis auf konkrementbedingten Gallengangsverschluß (60% der Patienten mit Kugelzellanämie sind Gallensteinträger).

Hereditäre nichtsphärozytäre hämolytische Anämie mit Spontanhämolyse

Normochrome, normozytäre oder makrozytäre Anämie, normale osmotische Resistenz. Weitere Klassifizierung durch Nachweis des jeweiligen angeborenen Fermentdefektes.

Arzneimittelinduzierte („enzymopenische") hämolytische Anämie

Favismus. Hereditärer Fermentdefekt in Form des Glukose-6-Phosphatdehydrogenase-Mangels, der unter Einwirkung exogener Noxen (verschiedener Medikamente, Vegetabilien) zur akuten Hämolyse führt. Medikamentenanamnese (z.B. verschiedene Antipyretika, Sulfonamide u.a.), Nachweis des G-6-PDH-Mangels durch Farbreaktionsmethode (z.B. Motulsky-Test).

Hereditäre Elliptozytose

Elliptische Form eines Teils der Erythrozyten (Ovalozyten). Nur bei einem Teil der Träger altersabhängige Manifestation einer hämolytischen Anämie. Osmotische Resistenz, weißes Blutbild, Thrombozyten normal. Abgrenzung zur sekundären Elliptozytose bei megaloblastärer Anämie, chronischer Myelose, Thalassämie (HbF) und Sichelzellanämie (HbS).

Paroxysmale nächtliche Hämoglobinurie (Typ Marchiafava)
Erworbene Erythrozytenanomalie mit gesteigerter nächtlicher Hämolyse und nächtlicher Hämoglobinurie (Dunkelverfärbung des Nachturins). Positive Benzidinreaktion, positive Berliner-Blau-Reaktion im Nachturin, Hämoglobinämie. Positiver Ausfall des „Säuretestes" oder des Wärmeresistenztestes.
Häufige Zusatzbefunde: Leukopenie, Thrombopenie.
Klinische Besonderheit: Uncharakteristische, u.U. akute abdominelle Beschwerden, Thromboseneigung.

Thalassämie (Mittelmeeranämie)
Je nach Erbgang (homozygote, heterozygote Form) unterschiedliche klinische Manifestation. Färberischer Nachweis von fetalem Hämoglobin (HbF). Röntgenologisch „Bürstenschädel", „Osteoporose".

Weitere Hämoglobinopathien sind Sichelzellkrankheit, HbC-, HbE-Krankheit und Kombinationsformen, Akanthozytose.

3.3.2. Serogene hämolytische Anämien

Nachweis von Autoantikörpern wie Wärme- und Kälteagglutinine, von Isoantikörpern oder Immunkomplexadsorption an den Erythrozyten durch Medikamente.

a) Autoimmunhämolytische Anämien – idiopathische Formen

Durch Wärmeagglutinine hervorgerufene hämolytische Anämie
Im Differentialblutbild Anisozytose, kernhaltige rote Vorstufen, während hämolytischer Krisen Leukozytose mit Linksverschiebung bis zu den Promyelozyten, ferner Nachweis inkompletter Wärmeagglutinine mit Reaktionsoptimum bei 37 °C durch den direkten Coombs-Test.

Durch Kälteagglutinine bedingte hämolytische Anämie
Bereits makroskopisch erkennbare Autoagglutination der Erythrozyten bei Zimmertemperatur, z.B. in der Blutpipette, auf dem Objektträger, nicht dagegen in vorgewärmten Gefäßen. Auflösen von Agglutinaten bei vorsichtiger Erwärmung eines Tropfens Zitratblutes auf dem Objektträger. Ehrlichscher Fingerversuch: Venöse Stauung 10 Min. im Eiswasserbad, dann 10 Min. bei 40 °C, anschließend Nachweis von hämolytischem Serum im Kapillarblut. Beweisend der serologische Nachweis eines erhöhten Kälteagglutinintiters. Immunelektrophoretisch handelt es sich um IgM-Globuline mit ausschließlich L-Ketten vom Kappa-Typ (monoklonale Gammopathie).
Klinischer Hinweis: Livide, blaue Verfärbung kälteexponierter Körperteile (Finger, Ohren).

Hämolytische Anämie durch bithermische Antikörper (Donath-Landsteiner)
Durch Rückgang der Lues seltener gewordene Erkrankung, nur in Einzelfällen nicht syphilitische Formen. Nachweis bithermischer Kältehämolysine im Donath-Landsteiner-Test (Speziallabor). Lues-Seroreaktionen positiv.

b) Autoimmunhämolytische Anämien – symptomatische Formen
Begleiterscheinung zahlreicher Grunderkrankungen wie Autoimmunkrankheiten, Hämoblastosen, Tumorleiden, Infekte (z.B. Mykoplasmapneumonie). Chronisch aktive Hepatitis (S. 75). Nachweis von Wärme- oder Kälteagglutininen.

Hämolytische Anämien durch Isoantikörper, fetale Erythroblastose
Meist Folge einer Rh-Inkompatibilität, in seltenen Fällen einer Gruppenunverträglichkeit im AB0-System. Im Differentialblutbild (Nabelvene) erhebliche Vermehrung kernhaltiger roter Vorstufen, positiver direkter Coombs-Test mit Nabelschnur-Erythrozyten, positiver indirekter Coombs-Test im Nabelvenenserum.

Transfusionszwischenfälle
Größter Teil hämolytischer Transfusionszwischenfälle durch Unstimmigkeit im AB0- und Rh-Blutgruppensystem. Initialer Schock, dann Hämolysezeichen, evtl. hämorrhagische Diathese (Verbrauchskoagulopathie), Anurie.

Arzneimittelbedingte immunhämolytische Anämien durch
- Immunkomplexadsorption an Erythrozyten. Akute Hämolyse durch kleinste Mengen eines Medikamentes, z.B. PAS, Sulfonamide, Chinin u.a. Positiver Coombs-Test durch Komplementfixation an den Erythrozyten.
- Fixation eines Medikamentes an der Erythrozytenoberfläche. Manifestation der hämolytischen Anämie nach mehrtägiger hochdosierter Therapie mit Penizillin. Positiver Coombs-Test durch zellfixiertes IgG.
- Induktion einer autoimmunhämolytischen Anämie (Autoimmuntyp) z.B. durch Methyldopa. Positiver Coombs-Test.

DD: Arzneimittelempfindliche Erythropathien (G-6-PDH-Mangel) z.T. durch die gleichen Medikamente auslösbar.

3.3.3. Toxische hämolytische Anämien (als akute und chronische Hämolyse)
Einwirkungen endogener oder exogener toxischer Substanzen auf primär normale Erythrozyten. Kein Antikörpernachweis möglich.

Chemisch-toxische hämolytische Anämie
Häufigste toxisch wirksame Substanzen: Phenazetin, Blei, Nitrite, Benzol, Anilin, tierische Gifte, Schwefelwasserstoff, Schwermetalle, Seifenabort.

Endogen-toxische hämolytische Anämie
Häufigste Ursachen: *schwere Infektionen* mit Erregern wie B. perfringens, B. coli, Strepto-, Staphylo-, Pneumokokken, Typhus, Malaria, Kala-Azar, Histoplasmose, s. unter anderen Leitsymptomen!
Weiterhin *Verbrennungen, Zellzerfall* (z.B. *Tumoren,* evtl. unter Strahlentherapie oder Zytostatika), nach schweren Anstrengungen als *Marschhämoglobinurie.*

Seltener:
Fraglich toxische hämolytische Anämien:

Zieve-Syndrom
Trias: Hämolytische Anämie, Hyperlipidämie, Hyperbilirubinämie bei Alkoholikern. Retikulozytenanstieg oft erst nach absetzen der Noxe.
DD: Autoimmunhämolytische Anämie bei chronisch aktiver Hepatitis (S. 75).

Hämolytische Anämie bei thrombotisch-thrombozytopenischer Purpura (Moschkowitz-Syndrom)
Klinische Leitsymptome: Purpura, (hämolytische) Anämie, Fieber und neurologische Ausfallserscheinungen. Thrombopenie, freies Hämoglobin im Plasma, Granulozytose, Fragmentierung von Erythrozyten.

Hämolytisch-urämisches Syndrom (Gasser)
Akutes Nierenversagen, hämolytische Anämie, Thrombopenie bei Kindern. Im Blutbild fragmentierte Erythrozyten, im Serum Nachweis von Fibrinogenspaltprodukten.

Aneurysmen

Typisch: Klinisch pulsierende Tumoren und systolisches Schwirren.
Charakteristisch: Angiographie, Kymogramm, evtl. Thorax-Rö. Beim arteriovenösen Aneurysma oft Polyglobulie.
Beweisend: Arteriographie, im Abdominalbereich: Sonographie.

Arteriosklerotische Aneurysmen (S. 13)
Charakteristisch: Befall der Aa. abdominalis, iliaca oder poplitea, röntgenologischer Nachweis von Gefäßkalk.

Luetische Aneurysmen (S. 233f)
Charakteristisch: Befall der thorakalen Aorta. Lues-Reaktionen positiv.

Seltener:
Bakterielle Aneurysmen
Bei der *Endokarditis* (S. 184) Auskultationsbefund, Entzündungszeichen, BSG-Beschleunigung, pathologisches EKG. Bei der *Tuberkulose* (S. 41) Nachweis sonstiger Lokalisationen und direkter, kultureller oder tierexperimenteller Erregernachweis.

Traumatische Aneurysmen
Charakteristische Anamnese.

Aneurysmen bei Gefäßanomalien
Beim *Marfan-Syndrom* und der Homozystinurie Spinnenfingrigkeit, oft angeborene Herzfehler, Aneurysma dissecans und evtl. Spina bifida u.a.
Bei der *Homozystinurie* Schwachsinn blonder Jungen, Rotfärbung des Urins bei Zusatz von Zyanidnitroprussit.
Bei sonstigen *Gefäßanomalien* keine sonstigen Besonderheiten.

Aneurysma der A. subclavia durch Halsrippe
Röntgenologischer Nachweis einer Halsrippe.

Angina abdominalis, S. 19

Angina pectoris, s. Thoraxschmerzen

Angina tonsillaris, Tonsillen- und Mundschleimhautveränderungen

Notwendig: Mandelabstrich mit Versuch eines direkten, kulturellen oder (bei Tbc-Verdacht) tierexperimentellen Erregernachweises.
Evtl. histologischer Befund des Exzisionspräparates.

Differentialdiagnostische Möglichkeiten:

1. Bläschen, Eiterpfropfen und/oder Zerklüftung bei:
Akuter Tonsillitis, Angina herpetica und *Stomatitis aphthosa,* Diphtherie, *Mononucleosis infectiosa, Scharlach,* Stomatitis epidemica.

2. Mit Membranbildung bei:
Diphtherie, Mononucleosis infectiosa, Scharlach, nach Tonsillektomie, Lues II.

3. Mit Rötung und Schwellung bei:
Begleitangina bei verschiedenen Infektionen,

Scharlach, beginnender Diphtherie, Serumkrankheit.

4. Mit ulzerös-nekrotischen Veränderungen bei: *Begleitangina bei Agranulozytose, Panzytopenien, Leukämien* (S. 117), *unter Zytostatika* und *Immunsupressiva, Quecksilber,* Angina Plaut-Vincenti, Lues I, Mononucleosis infectiosa, Stomatitis epidemica.

5. Mit tumorösen Veränderungen (mit oder ohne Ulzerationen) bei:
Tumoren und leukämischen Infiltrationen, Tonsillarabszess, Tuberkulose, Lues III, Tangierkrankheit.

Akute Tonsillitis
Charakteristisch: Nachweis von Streptokokken (hier auch positiver Antistreptolysintiter), Staphylokokken, Pneumokokken, Haemophilus influencae u.a. Dazu meist BSG-Beschleunigung, Leukozytose mit Linksverschiebung. Evtl. geringe Proteinurie.
Komplikationen: Sepsis, Myokarditis (hier CPK, SGOT, LDH oft erhöht, dazu EKG-Veränderungen) – s. auch S. 184 f –, Glomerulonephritis mit Protein- und Erythrozyturie, Kreatinin- und Harnstoff-N-Anstieg (S. 134 f), Infektarthritis (S. 52 f).

Angina herpetica und Stomatitis aphthosa
Serologisch positive KBR und Neutralisationstest (ab 10.–14. Tag), BSG beschleunigt, im Blutbild meist Leukopenie bei relativer Lymphozytose.

Begleitangina
Bei der *Grippe* positiver Hirst-Test; KBR höher als 1 : 16, bei *Masern* typisches klinisches Bild mit Exanthem und Koplik-Flecken (S. 69), bei der *Poliomyelitis* (S. 130) im Liquor Pleozytose bis 100/3 Zellen und Eiweißvermehrung bis 150 mg%.
Beim *Typhus abdominalis* Bakteriennachweis im Stuhl, Harn und Blut, Gruber-Widal-Reaktion über 1 : 100 (O) bzw. 1 : 200 (H) positiv und ansteigend (S. 28 f).
Bei der *Lues* positiver Ausfall der Lues-Reaktionen, bei der *Agranulozytose, Panzytopenie, Leukämie* typisches Blutbild (und Sternalpunktat).
Nach Zytostatika, Immunsuppressiva oder *Quecksilber* anamnestische Hinweise.

Diphtherie
Im Abstrich direkter oder kultureller Erregernachweis (vor Therapiebeginn). Sonst Antitoxinnachweis im Blut möglich. Im Blutbild polynukleäre Leukozytose und Eosinopenie.
Bei *Nierenbeteiligung* starke Proteinurie, Leukozyturie und hyaline Zylindrurie, bei Beteiligung des ZNS im Liquor Eiweißvermehrung.
Bei *Myokarditis* (S. 38) EKG-Veränderungen.
Sonst: Bei Anwesenheit von Diphtherietoxin-Antikörpern negativer Hauttest mit Diphtherietoxin (Schick-Test).

Leukämie (S. 117)
Im Blutbild meist hochgradige Leukozytose, oft Gumprecht-Schollen und Normoblasten und andere weiße Vorstufen. Typischer Knochenmarksbefund.

Mononucleosis infectiosa (Pfeiffersches Drüsenfieber, Kußkrankheit)
Im Blutbild meist starke Leukozytose (evtl. auch Leukopenie) bei Auftreten von Lymphomonozyten (bis über 90% der Leukozyten) und Plasmazellen. In etwa 70–90% Paul-Bunnel-Test (Hanganutziu-Deicher-Reaktion) ab 8. Tag mit einem Titer über 1 : 64 positiv; in etwa 75% positiver Mononukleosetest (Schnelltest).
WaR und Kälteagglutinine oft positiv, LDH manchmal erhöht.
Bei *Leberbeteiligung* erhöhte Leberfermente einschließlich der alkalischen Serumphosphatase (vgl. S. 73), WaR evtl. positiv.
DD: Toxoplasmose (S. 116), lymphoproliferative Erkrankungen, akute Myelose, Agranulozytose, Röteln (S. 69) u.a.

Scharlach
Charakteristisch: Im Abstrich Streptokokkennachweis.
Positives Auslöschphänomen durch antitoxinhaltige Seruminjektionen. Starke BSG-Beschleunigung und Anämie, Leukozytose mit Lymphopenie, in über 50% mit Eosinophilie, Nachweis Doehlescher Körperchen.
AST ab 7.–10. Tag erhöht.

Tonsillarabszeß
Evtl. starke BSG-Beschleunigung. Im punktierten Eiter Erregernachweis.

Seltener:

Angina Plaut-Vincenti
Im Abstrich Fusobakterien und Spirillen, im Blutbild Lymphomonozytose bei mäßiger Leukozytose.

Lues (S. 233 f)
Lues-Reaktionen ab 7. Woche positiv. Bei der Lues I Erregernachweis im Abstrich. Bei Lues III syphilitisches Granulationsgewebe im Exzisionsbefund.

Serumkrankheit (S. 114)
Klinisch: Urtikaria, Fieber. Eosinophilie und Proteinurie.

Stomatitis epidemica (Maul- und Klauenseuche)
Tierexperimenteller Virusnachweis im Bläscheninhalt an Meerschweinchen. Serologisch evtl. positive KBR und Neutralisationstest (unzuverlässig).

Tangier-Krankheit (Hypo-α-Lipoproteinämie)
Klinisch: Hepato- und Splenomegalie.
Charakteristisch: Im Serum Cholesterin und Phosphatide erniedrigt, in der Lipidelektrophorese Nachweis eines α-Lipoproteinmangels. Im Sternalpunktat oft Schaumzellen nachweisbar. Hoher Cholesteringehalt der Tonsillen. Serumtriglyzeride meist erhöht.

Tuberkulose (S. 41)
Im Exzisionsbefund Langerhans-Riesenzellen und evtl. Erregernachweis. Tuberkulinhauttest meist stark positiv.

Tumoren
Malignomzeichen (S. 118ff). Im Exzisionsbefund Tumorzellennachweis.

Anorexia mentalis, s. Gewichtsabnahme

Anorexia nervosa, S. 58

Anurie, Oligurie, Harnretention und akutes Nierenversagen

Definition: Urinausscheidung weniger als 200 ml/24 h = Anurie, Urinausscheidung weniger als 400 ml/24 h = Oligurie.

Typisch: Allmähliche Ausbildung einer Azotämie mit negativem BE; CO_2-Druck meist erniedrigt als Folge einer Hyperventilation; Urämie; hohes Kalium. Dann je nach Trinkverhalten und falscher Behandlung Überwässerung mit Konsequenzen auf Herzleistung, Herzinsuffizienz, Fluid lung, Hirnödem mit Krampfbereitschaft.

1. Prärenales Nierenversagen

Zirkulatorisch bedingt: Hypovolämie, septischer Schock, Endotoxinschock, kardiogener Schock mit Konsequenz des Blutdruckabfalls.
Volumenmangel: Blutverlust gleich welcher Ursache.
Wasser- und Elektrolytmangel bei Erbrechen, Durchfällen, Verbrennung, Ileus.
Volumenmangel meist kombiniert mit Blutdruckabfall.
Urin: Na niedrig <40 mval/l (<40 mmol/l), spez. Gewicht erhöht >1020 g/l (rel. Dichte >1,020).
Sonographie und Nierenleeraufnahme: Nierengröße normal, Kontrastmitteluntersuchung sinnlos bzw. schädlich.

2. Renales Nierenversagen

Toxische Schädigung der Niere

- *Endogen:* Hämolyse, falsche Bluttransfusion.
  Infektiös toxisch: Hämolytisches urämisches Syndrom (S. 67), Gasbrand (S. 29) u.a.
  Bei Leber- und Gallenerkrankungen (S. 97f); sog. hepatorenales Syndrom (S. 138) (Gallensteine [S. 97f], Morbus Weil [S. 173], akute Pankreatitis mit Peritonitis [S. 4], Ileus).
- *Exogen:* Chemikalien, z.B. Tetrachlorkohlenstoff, Schwermetalle u.a.
  Antibiotika: Glykosidverbindungen und viele Medikamente: Salizylate u.a., Röntgenkontrastmittel bei Albuminurie (Morbus Kahler).

Nierenkrankheiten
Akut: Bei Glomerulonephritis, subakuter Glomerulonephritis (S. 134f), akuter Pyelonephritis (S. 135f), Leptospirosen (S. 74), vaskulären Nierenerkrankungen (S. 132ff), Eklampsie (S. 46).
Finalstadium chronischer Nierenerkrankungen: Glomerulonephritiden, Pyelonephritis, vaskuläre Nierenerkrankungen.
Toxinanamnese: Bei Nierenerkrankungen Vorgeschichte.
Bei Parenchymschaden: Na im Urin hoch, über 50 mval/l (50 mmol/l), spez. Gewicht im Urin niedrig, unter 1016 g/l (unter 1,016), evtl. typischer Sedimentbefund. C_3-Komplement; Sonographie und Nierenleeraufnahme: Kleine Nieren.

3. Postrenale Anurie

Bei Verlegen der Tubuli (Hyperurikämie bei behandelter akuter Leukose), Verschluß der Ureteren: Gynäkologische Tumoren mit Metastasen. Nach Ureterdarstellung oder retrograder Uretersondierung.
Verlegung der unteren Harnwege: Bei Prostatavergrößerung (S. 121) oder neurogenen Blasenstörungen.
Sonographien der Niere decken typischen Befund des gestauten Nierenbeckens auf. Hier Sonographie gegenüber dem Röntgen eindeutig überlegen.

Apoplektischer Insult, s. Zerebraler Insult

Arrhythmien

Übersichtsgruppen nach dem EKG-Befund:

1. Sinusarrhythmien

Respiratorisch bedingt
Typische Frequenzzunahme in Inspirationsphase, Abnahme während der Exspiration. Klinisch keine Bedeutung, kann verstärkt ausgeprägt sein bei vegetativer Dystonie.

Von der Atemphase unabhängige Sinusarrhythmien
SA-Block 2. Grades (sog. Wenkebach oder Typ I mit der Folge wechselnder Überleitung). Kriterien s. spezielle EKG-Bücher.

Sinusextrasystolen
Sie treten blockiert und nicht blockiert auf und sind nur im EKG zu diagnostizieren.

Supraventrikuläre Parasystolie
Im langen EKG-Streifen diagnostizierbar; auf die Kriterien der Parasystolie ist zu achten (s. spezielle EKG-Bücher).

Sinusarrest, Ausfall der Erregungsbildung im Sinusknoten,
Gehört zum sog. *Sick-Sinus-Syndrom* (Sinusknotensyndrom)
Vorkommen: Zunächst immer an Nebenwirkung von Digitalis denken, vor allem in Verbindung mit Hypokaliämie oder unter Digoxin bei erhöhten harnpflichtigen Substanzen. Nebenwirkung von Antiarrhythmika mit und ohne Digitalis. Hinterwandinfarkt (S. 184).
Sinusarrest kommt auch nach Tachykardieanfällen vor. Diagnostisch wird er beim sog. Sick-Sinus-Syndrom zur Bestimmung der Sinusknotenerholungszeit herangezogen.

2. AV-Blockierung

Mobitz I (Wenkebach)
Blockierungsgrad kann vermutet werden aus der Schlagfolge des Pulses. Letztlich jedoch EKG-Diagnose (langer Streifen).

Mobitz II
Manifestiert sich nur bei wechselnder Blockierung als Arrhythmie, sonst als Bradykardie.
Merke: AV-Block 1. Grades und 3. Grades bewirken keine Arrhythmie.
Vorkommen: Digitalis! Antiarrhythmika! Hinterwandinfarkt (S. 184) (neben Sinusknotenerkrankung alle Formen des AV-Blockes). Myokarditis (S. 38 f), degenerative Herzmuskelerkrankung, Kardiomyopathie (S. 39).

3. Extrasystolie

DD: S. 49.

4. Vorhofflimmern und -flattern

DD: S. 188 f.

Arterielle Gefäßstörungen

(vgl. Zerebraler Insult)

1. Generalisierte Gefäßstörungen
2. Lokalisierte akute Gefäßverschlüsse
3. Lokalisierter Befall der Akren 3.1. Mit Akrozyanose oder kalten Extremitäten 3.2. Mit intermittierenden Verschlüssen auf Kältereiz (Raynaud-Syndrom) 3.3. Mit Nekrosen
4. Lokalisierter Befall bestimmter Gefäße (selten)

1. Generalisierte Gefäßstörungen

Klinische Manifestation an verschiedenen Organsystemen (z.B. Stenokardien, zerebrale Symptome, Claudicatio intermittens, Hypertonus u.a.), pathologisches EKG. Bei Nierenbefall Protein- und Erythrozyturie, erhöhte harnpflichtige Substanzen.

Arteriosklerose und Artherosklerose
Charakteristisch: Röntgenologischer Gefäßkalknachweis (Thorax-Rö, Abdomen-Rö leer oder Weichteilaufnahme), pathologisches EKG oder Angiogramm (Beginn proximal!).
Im Serum oft Erhöhung des Cholesterins und der Triglyzeride – evtl. bei entsprechendem Ausfall der Lipoproteinelektrophorese –, Hyperurikämie oder Hyperglykämie bzw. pathologischer Ausfall des Glukosebelastungstestes. Evtl. lipämisches Serum noch mehrere Stunden nach dem Essen.
Uncharakteristisch: In 33% Leukolymphozytose, in 20–40% erhöhter AST, dazu bis mittelgradige BSG-Beschleunigung. Bei peripherem Befall pathologisches Oszillogramm.

Besonderheiten:
Bei **Nekrosen** α_2- und/oder γ- (evtl. auch β-)Globulin-Erhöhung in der Serumelektrophorese bei entsprechender Albuminverminderung; CRP dann positiv.

Beim **Diabetes mellitus** (S. 84 ff). Hyperglykämie und Glykosurie und/oder pathologischer Ausfall des Glukosebelastungs- oder Tolbutamidtestes.
Bei **Hyperlipidämien** (DD S. 189 ff) im Serum Cholesterin und/oder Triglyzeride, Phosphatide u.a. vermehrt. Typische Lipoproteinelektrophorese.
Bei der **Gicht** (S. 139) Harnsäure im Serum (evtl. nach Provokation durch Diuretika) erhöht.
Beim **Myxödem** (S. 164 f) Cholesterin im Serum vermehrt, RIA-T_3, -T_4 erniedrigt, RIA-TSH meist stark vermehrt.
Bei **Nephrosen** starke Proteinurie und Erniedrigung des Gesamteiweiß im Serum; Cholesterin, Neutralfette und Phosphatide vermehrt; α_2- und β-Globulinvermehrung in der Serumelektrophorese (S. 137).

Endangiitis obliterans
Labor: Nur uncharakteristisch: in 30% mäßige Leukozytose bei Lymphozytose und geringe γ-Globulinvermehrung in der Serumelektrophorese.
Bei akuten Schüben BSG-Beschleunigung, CRP positiv und Vermehrung der γ- und evtl. α_2-Globuline in der Serumelektrophorese.
Bild wie bei der Arteriosklerose. Es erkranken eher jüngere Menschen, insbesondere Männer. Initial oft Thrombophlebitis migrans.
Charakteristisch ist der angiologische Nachweis von Obliterationen der distalen Abschnitte der Extremitätenarterien.

Panarteriitis nodosa
Klinik: Meist akuter Befall; sepsisartiger und sprunghafter Verlauf, Schmerzen im befallenen Gebiet; oft Bauchkrämpfe.
Labor: Meist sehr starke BSG-Beschleunigung, bis starke polymorphkernige Leukozytose (15 000–75 000/µl [15–75 x 10^9/l]) bei normo- bis hypochromer Anämie, Eosinophilie (in 25%) mit oder ohne polynukleäre Eosinophilie (90–95%). In der Serumelektrophorese Zunahme der α_2- und/oder γ-Globuline. WaR selten, Waaler-Rose-Test in etwa 20% positiv. Evtl. typischer Muskelbiopsiebefund. Cave: Biopsiewunden heilen nicht oder nekrotisieren schnell!
In 70–80% besteht eine *Nierenbeteiligung* mit leichter Proteinurie, Hämaturie und Zylindrurie. Bei einer *Leberbeteiligung* bioptischer Nachweis einer chronischen Hepatitis mit Erhöhung der SGOT, SGPT und mit pathologischem Bromthaleintest. Bei einer *Muskelbeteiligung* Erhöhung der CPK, SGOT, SGPT, evtl. LDH/HBDH.

Sonderform der Panarteriitis nodosa: Wegnersche Granulomatose
Hier zusätzlich Schleimhautbefall. Nachweis einer Riesenzellangiitis bei der Haut- und Schleimhautbiopsie. Evtl. Eosinophilie.

Kryoglobulinämie und Kälteagglutinationskrankheit (S. 15 f und unter 3.)
Klinisch schnelle Gelierung des Blutes, Akrenzyanose. Bei der Kryoglobulinämie deutliche BSG-Beschleunigung bei Zimmertemperatur, normale BSG bei Kälte (0 °C). Bei der Kälteagglutinationskrankheit BSG in Kälte extrem beschleunigt, Nachweis von Kälteagglutininen.

2. Lokalisierte akute Gefäßverschlüsse

Klinisch plötzlich einschießender Schmerz im Gefäßgebiet. Evtl. fehlende Pulse. Pathologisch: Doppler-Sonogramm, Rheogramm, Angiogramm (Oszillogramm). Oft pathologischer EKG-Befund.

Embolien und Pseudoembolien
Weißfärbung, bei Pseudoembolien rötlich-zyanotische Verfärbung.

Thrombosen (DD S. 185 f)
Zyanotische Verfärbung und Schwellung. Bei tiefen Thrombosen Plantardruckschmerz. Evtl. Thrombozytose.

3. Lokalisierter Befall der Akren

3.1. Mit Akrozyanose oder kalten Extremitäten
Die Symptomatik kommt vor bei der *Akrocyanosis* bzw. *Erythrocyanosis puellarum,* der *Cutis marmorata;* kommt gehäuft vor bei der *Endangiitis obliterans* (S. 14 unter 1.), beim *Diabetes mellitus* (Hyperglykämie und Glykosurie), bei der *Polyzythämie* (im Blutbild Erhöhung der Erythrozytenzahl, des Hb und Hämatokrits, S. 153). Zu denken ist an *Thrombophlebitiden* (S. 185) und *Frostbeulen.*
Bei der *Erythromelalgie* Anfallsauslösung durch Wärme.

3.2. Mit intermittierenden Verschlüssen auf Kältereiz
Untersuchungsschema: S. 15 oben.

a) Raynaud-Syndrom
Ausschluß eines sekundären Raynaud-Syndroms notwendig!
Charakteristisch: frühzeitig Abweichungen des kapillarmikroskopischen Bildes.
Anamnestisch: oft Arbeiten an Erschütterungswerkzeugen und Schreibmaschinen. Kein Nachweis einer Grundkrankheit möglich.

Untersuchungsschema:

BSG → normal → *Raynaud-Syndrom*
→ bestimmte Formen des *sekundären Raynaud-Syndroms* (DD s. unten)

beschleunigt → extrem in Kälte, Kälteagglutinine positiv → *Kälteagglutinationskrankheit* (s. unten)

in Wärme → bestimmte Formen des *sekundären Raynaud-Syndroms* (DD s. unten)
→ SIA-Probe positiv, schmalbasige Globulinbande in der Serumelektrophorese, typisches Immunogramm und Immunelektrophorese → *Makroglobulinämie Waldenström* (S. 148)

in Kälte normale BSG, Kryoglobulinnachweis:
primäre oder sekundäre Kryoglobulinämie (S. 16 und unten)

b) Sekundäres Raynaud-Syndrom ohne BSG-Beschleunigung

Typische Anamnese: posttraumatisch. Möglicherweise Nachweis einer Sudeckschen Atrophie durch Röntgen.

Arteriosklerose (S. 13)
Rö-Nachweis von Gefäßkalk, angiographische Veränderungen, oft Hyperlipidämie, Hyperurikämie, Hyperglykämie oder pathologischer Glukosebelastungstest.

Seltener:
Intoxikationen
Anamnestisch oder Nachweis von Schwermetallen, Ergotamin, Serotonin, Zyanidverbindungen, Strychnin, Pilzen wie Faltentintling.

Skalenus-anterior-Syndrom
Charakteristisch: Nachweis einer Halsrippe.

Sklerodermie (S. 55)
Charakteristisches klinisches Bild, Hautbiopsiebefund.

Thrombotische thrombopenische Purpura (S. 67)
Charakteristisch Thrombopenie, im Knochenmark typische Plattenthromben. Oft Hämaturie und Hyperbilirubinämie.

Essentielle hämorrhagische Thrombozytopenie (S. 65)
Charakteristisch die starke Thrombozytose.

c) Sekundäres Raynaud-Syndrom mit BSG-Beschleunigung

Kälteagglutinationskrankheit
Ursachen: Idiopathisch (selten) oder symptomatisch.
Klinik: Nicht wegdrückbare Zyanose.
Labor: BSG in Wärme stark, in Kälte extrem beschleunigt; Gelifizierung des Blutes nach der Blutentnahme (die durch Verdünnung des Blutes mit physiologischer Kochsalzlösung nicht aufgehoben wird); im Blutbild oft Mikrosphärozytose und Retikulozytose; Harnfarbstoffe oft vermehrt. Serologisch hoher Kälteagglutinationstiter und positiver indirekter Coombs-Test (mit kältesensibilisierten Testerythrozyten). Indirektes Bilirubin oft erhöht.

Besonderheiten der symptomatischen Formen:
Typisches Blutbild (und evtl. Sternalpunktat) bei **Leukämien** (S. 117) und **hämolytischen Anämien** (S. 8 ff), typische Serumelektrophorese bei **Myelomen** (S. 147).
Typische Thorax-Rö, Lymphknoten- bzw. Leberpunktatbefunde bei der **Lymphogranulomatose** (S. 116); Leberfermente vermehrt und/oder pathologische Leberteste bei **Leberkrankheiten** (bei stärkerer Erhöhung der alkalischen Serumphosphatase s. Ikterus, sonst Hepatomegalie).
Typische Thorax-Rö bei der **Viruspneumonie** (S. 40), oft bei sonstigen Virusinfektionen.

Makroglobulinämie Waldenström (S. 148)
Befunde s. Untersuchungsschema!

Primäre Gefäßkrankheiten (s. unter 1.)
Das sekundäre Raynaud-Syndrom mit BSG-Beschleunigung hat als Grundkrankheit möglicherweise die *Arteriosklerose,* die *Panarteriitis nodosa* oder die *Wegnersche Granulomatose* (hier meist chronischer Schnupfen, Haut- und Schleimhautulzerationen, beim Thorax-Rö Lun-

genherde und Pleuraergüsse. Charakteristisch sind Haut- und Schleimhautbiopsiebefunde, evtl. typischer Nierenbiopsiebefund. Evtl. findet sich eine Eosinophilie, bei der Nierenbeteiligung Erythrozyturie, Proteinurie und Leukozyturie.

Seltener:

Kryoglobulinämie
Wie im Untersuchungsschema! Dazu ist oft auffällig die Gelefizierung des Blutes bei der Blutentnahme. Mittelbasige Globulinvermehrung in der Serumelektrophorese. Entscheidend ist der Nachweis von Kryoglobulinen.
Grundkrankheiten: Glomerulonephritis (S. 134f), Leberzirrhose (S. 75), Panarteriitis nodosa (S. 14), bakterielle Endokarditis (S. 184), Plasmozytom (S. 147), Leukämien, Polyarthritis rheumatica (S. 54), Lupus erythematodes (S. 55), Mononucleosis infectiosa (S. 11), Lues (S. 233f).

Rheumatische Krankheiten (DD S. 52ff)
Chronische Polyarthritis rheumatica (als Grundkrankheit fraglich!)
Charakteristisch neben dem klinischen Bild positiver Rheumafaktornachweis, meist deutliche γ-Globulin-, im akuten Stadium auch α_2-Globulinerhöhung in der Serumelektrophorese.

Lupus erythematodes (S. 55)
Nachweis des LE-Faktors, oft Protein- und Hämaturie.

Dermatomyositis (S. 125)
Charakteristischer Muskelbiopsiebefund. Im Urin vermehrte Kreatin- und Kreatininausscheidung, im Blut Erhöhung der CPK, SGOT, SGPT.

Arteriitis temporalis (fraglich als Grundkrankheit)
Neben dem typischen klinischen Bild starke BSG-Beschleunigung, Leukozytose, Anämie, α_2-Globulinerhöhung in der Serumelektrophorese und typischer Gefäßbiopsiebefund.

3.3. Mit Nekrosen

Typisch: *Labor:* BSG beschleunigt; α_2- und/oder β- bzw. γ-Globulin-Erhöhung in der Serumelektrophorese bei entsprechender Albumin-Verminderung.

Sekundäres Raynaud-Syndrom (s. unter 3.2)

Nekrotisierende Panangiitis
Auftreten oft nach Gabe von Antibiotika, Thiourazil, Diphenylhydantoin, Kumarinen, Steroiden, Ovulationshemmern. Der Tod tritt meist durch eine nekrotisierende Glomerulonephritis (S. 134f) ein. Vorher Proteinurie, Hämaturie und Anstieg des Kreatinins und Harnstoff-N im Serum. Dazu deutliche BSG-Beschleunigung, α_2-Globulinvermehrung in der Serumelektrophorese, im Blutbild starke Leukozytose und Eosinophilie.

Angiopathien bei Diabetes mellitus (S. 84ff) und **Gicht** (S. 139)

Diabetes mellitus
Charakteristisch ist die Hyperglykämie und Glukosurie.

Seltener:

Arthritis urica (Gicht)
Charakteristisch ist die Hyperurikämie.

4. Lokalisierter Befall bestimmter Gefäße

Charakteristisches Arteriogramm, evtl. Thorax-Rö.

Arteriitis temporalis
Charakteristischer Gefäßdruckschmerz, Fieber, starke BSG-Beschleunigung, Leukozytose, Anämie, α_2-Globulinvermehrung.
Beweisend Gefäßbiopsiebefund!

Aortenaneurysmen (DD S. 10)
Rö-Nachweis von Gefäßkalk, im Abdominalbereich sonographischer Befund. Bei der *Lues* (S. 233f) positive Luesserologie.

Aortenbogen- und Subklaviasyndrom
An den oberen Extremitäten fehlende oder abgeschwächte Pulse und Blutdruckdifferenzen. In 50% Blutdruckerhöhungen an den Beinen.

Aortenisthmusstenose (S. 39)
Hypertonie an den Armen, fehlende Pulse oder Hypotonie an den Beinen. Bei typischem Auskultationsbefund Rö-Nachweis von Rippenusuren.

Subclavian-steal-Syndrom
Bei manueller Arbeit Mangeldurchblutung des Gehirns und eines Armes (Belastungsschmerz).
Beweisend: Aortenbogenangiographie.

Aszites

(vgl. Ergüsse)

Hinweis: Die Diagnose wird zunächst klinisch gestellt. Nachweis kleiner Aszitesmengen sonographisch möglich. Untersuchung des Aszitespunktates mikroskopisch, bakteriologisch (insbesondere Tbc) notwendig! Chemisch: spez. Gewicht, Eiweiß bzw. Rivalta-Probe, Glukose, LDH, Prothrombinzeit.

Differentialdiagnostisch muß an einen *Pseudoaszites* durch Ovarialtumor oder anderen Tumor ähnlicher Konsistenz gedacht werden. Hier sind eine sorgfältige klinische Untersuchung einschließlich einer gynäkologischen Untersuchung und die Sonographie hilfreich!

1. Exsudat
2. Transsudat
3. Chylöser Aszites (selten)
4. Gelatinöser Aszites (selten)

1. Exsudat

Spez. Gewicht über 1,015, Rivalta-Probe positiv, Proteingehalt über 3g/dl (30g/l), zellreich.

Peritonitis tuberculosa (vgl. Tuberkulose, S. 41)
Klinik: Mit Fieber, Nachtschweiß, Thorax-Rö.
Labor: Seröses, evtl. hämorrhagisches Exsudat, Tbc-Kultur und Tierversuch positiv.

Bakterielle Peritonitis (S. 4)
Klinik: Typische Peritonitis.
Labor: Seröses, fibrinöses oder eitriges Exsudat, Leukozytose und Linksverschiebung, Aszitesglukose niedriger als Serumglukose.

Pankreatitischer Aszites (vgl. S. 20)
Klinik: Zeichen der chronischen Pankreatitis, Gewichtsverlust trotz Flüssigkeitsansammlung.
Labor: Seröser Aszites, Aszitesamylase und -lipase höher als Serumamylase.

Peritoneale Karzinose, abdomineller Tumor
Klinik: Tastbarer Tumor. Sonographie!
Labor: Seröses, hämorrhagisches Exsudat, Tumorzellnachweis, LDH erhöht, Aszitesglukose höher als Serumglukose, Aszites-SGPT mehr als 35% der Serum-SGPT.

Seltener:
Kollagenosen, insbesondere viszeraler Lupus erythematodes
Klinik: Symptome der Grundkrankheit (S. 52ff).
Labor: Seröses Exsudat, im Serum LE-Fluoreszenztest, LE-Faktor positiv, Anti-DNS sowie native Doppelstrang-Anti-DNS positiv. BSG stark erhöht, Anämie, evtl. Leukopenie usw.

2. Transsudat

Spez. Gewicht unter 1,015, Rivalta-Probe negativ, Proteingehalt unter 3g/dl (30g/l), zellarm.

Rechtsherzinsuffizienz
Klinik: Hepatomegalie, kardiale Ödeme, Veneneinflußstauung. sonographisch schallarme Leber. Bei frühzeitigem Aszites in großen Mengen: Verdacht auf konstriktive Perikarditis, Trikuspidalstenose oder kardiale Tamponade.
Thorax-Rö: Kalksichel im Perikard, EKG.

Portale Hypertension (Leberzirrhose, Pfortaderthrombose, Budd-Chiari-Syndrom (vgl. S. 155ff)
Klinik: Evtl. Zeichen der Grunderkrankung.
Labor: Cholinesterase erniedrigt, SGOT, SGPT, γ-GT im Serum erhöht, Elektrophorese! Aszitesglukose höher als Serumglukose, Aszites-LDH niedriger als 400U/l.
Wichtig: Sonographie, Laparoskopie.

Primäres Leberkarzinom und Metastasen (S. 76)
Klinik: Tastbare Knoten.
Labor: α_1-Fetoprotein, entscheidend Laparoskopie und Histologie.

Seltener:
Meigs-Syndrom
Klinik: Nachweis eines Ovarialtumors, von Pleuraergüssen.
Labor: Seröses, evtl. hämorrhagisches Transsudat, im Sediment Lymphozyten, mononukleäre Endothelzellen.

Nephrotisches Syndrom (S. 137)
Klinik: Allgemeine Wasserretention oft mit Zeichen eines Hydrothorax.
Labor: Hypalbuminämie, Proteinurie, evtl. Nierenbiopsiebefund.

3. Chylöser Aszites

Bei Obstruktion, Erosion oder Ruptur intraabdomineller Lymphbahnen, selten bei Thrombose der V. subclavia, außerdem bei Peritonealkarzinose.
Labor: Spez. Gewicht über 1,012, Proteingehalt über 3g/dl (30g/l), milchig-weiß. Mikroskopisch Fettkugeln (nach oraler Gabe von 100mg Sudan III und 10g Butter Rotfärbung des Ergusses). Weitere Abklärung durch Lymphographie, evtl. Sonographie des Abdomens.

4. Gelatinöser Aszites

Schlecht aspirierbar, viskös, zellfrei.
Vorkommen: Bei Ruptur einer Ovarialzyste oder Mukozele der Appendix, Pseudomyocoma peritonei oder Metastasen schleimbildender Karzinome, selten Mesotheliome des Peritoneums. Sonographisch Diagnosehinweis möglich.

Atemnot, s. Dyspnoe

Auswurf, s. Husten

Bakteriurie, s. Urinsediment, S. 258f

Bauchschmerzen
(mit Ausnahme des akuten Abdomens)

Die Ursachen dieses vieldeutigen Symptoms sind trotz intensiver Diagnostik häufig (z.B. bei funktionellen Bauchbeschwerden) nicht objektivierbar oder unserer heutigen Diagnostik noch nicht zugänglich (beginnende Karzinome, besonders Pankreasschwanzkarzinom). In vielen Fällen wird man sich mit Ausschlußdiagnosen zufriedengeben müssen. Bei dringendem Verdacht auf ernsthafte abdominelle Krankheiten hilft evtl. nur eine Probelaparotomie weiter.
Entscheidend ist oft eine sorgfältige Anamnese mit Feststellung einer differenzierten Symptomatik, dazu die genaue Lokalisation des Hauptschmerzes. Man achte auf Früh-, Steh-, Dauerschmerzen, Geschwindigkeit ihres Einsetzens, auf Druck- und Loslaßschmerz.
Hinweise s. bei akutem Abdomen, Aszites, Diarrhöe, Hämatemesis, Ikterus, Miktionsbeschwerden, Obstipation, Rückenschmerzen, bei Anurie und Oligurie, Blut- und Teerstuhl, Erbrechen, Hepatomegalie, Ileus, Nierenkoliken, Splenomegalie.

1. Bauchschmerz bei eindeutiger Anamnese und Beschwerdebild
2. Bauchschmerz bei eindeutiger Lokalisation 2.1. Im Epigastrium 2.2. Im rechten Hypochondrium 2.3. Im linken Hypochondrium 2.4. In der Nabelgegend 2.5. Im rechten Unterbauch und in der Fossa iliaca 2.6. Im linken Unterbauch bzw. in der linken Fossa iliaca 2.7. Oberhalb der Symphyse 2.8. Bei der rektalen und gynäkologischen Untersuchung
3. Diffuse und nicht lokalisierbare Bauchschmerzen 3.1. Bei intraabdominellen Krankheiten 3.2. Bei extraabdominellen Krankheiten

1. Bauchschmerz bei eindeutiger Anamnese und Beschwerdebild

Siehe bei Anurie, Oligurie oder Harnretention, bei Diarrhöen, bei Obstipation, bei akut auftretenden Rückenschmerzen (z.B. Diskushernie).

Infektionskrankheiten mit bakteriellen Darmkeimen, aber auch Würmern (s. Obstipation, Diarrhö)
Klinik: Bei akuten Infekten plötzlich Diarrhöen, evtl. mit Fieber, katarrhalischen Erscheinungen und Exanthemen.
Labor: Anstieg der BSG, meist Leukozytose mit Linksverschiebung. Im Stuhl Erreger-, Wurm-, Blut- und Eosinophilennachweis. Serologischer Nachweis entsprechend der Infektion, z.B. bei Salmonellen. Im Blutbild evtl. Eosinophilie.

Nach Bauchoperationen (bes. bei Dünndarm-, Gallen- und Pankreasfisteln)
Ausschluß zusätzlicher Bauchkrankheiten besonders durch Sonographie, Gallenwege-Rö, Magen-, Kolon-Kontrastdarstellung notwendig. Bei Dünndarm-, Gallen-, Pankreasfisteln Erniedrigung der Alkalireserve, des CO_2-Drucks und Blut-pH.
Klinisch Schmerz nach Nahrungsaufnahme.

Intoxikationen
Nach Einnahme oder Exposition von/mit Blei, Thallium, Antimon, Kadmium, Schwermetallen, exzessivem Alkohol- und Nikotinabusus. Labor entsprechend des Giftes, z.B. bei Blei Bleisaum; basophile Tüpfelung der Erythrozyten, Bleinachweis im Urin oder Haar bzw. Nachweis von δ-Aminolävulinsäure (DD: Alkohol, Porphyrin).

Medikamentenunverträglichkeit
Medikamentenanamnese, evtl. Serumspiegelnachweis bei Überdosierung (z.B. Digitalis).

Funktionelle Bauchbeschwerden
Uncharakteristische Bauchschmerzen oder intermittierende Bauchkrämpfe. Anamnestisch psychische Belastungen, klinisch vegetative Zeichen; oft typisches psychisches Verhalten. Ausschlußdiagnose!

Analkrampf
Typisches Beschwerdebild; rektaler Untersuchungsbefund.

Abdominelle Migräne (zerebrales Anfallsleiden)
Klinisch zu den krampfartigen Bauchschmerzen gleichzeitig meist halbseitiger Kopfschmerz, oft mit Hör- und Sehstörungen. Dazu Übelkeit und Erbrechen. Oft pathologisches EEG.

Allergie mit gastrointestinaler Manifestation
Bauchschmerz und Durchfälle nach bestimmten Nahrungsmitteln; evtl. Purpura.
Im Blutbild oft Eosinophilie, im Stuhl evtl. Eosinophilennachweis; Sub- oder Anazidität des Magensaftes häufig; evtl. positiver Provoka-

tions- und Karenztest (allergologische Hautteste meist negativ).

Seltener:

Angina abdominalis (Ortnersche Krankheit)
Krampfartiger Bauchschmerz 20–30 Min. nach fettreichen Mahlzeiten; oft Fettstuhl und Blut im Stuhl.
Rö: Gefäßkalk, typischer Angiographiebefund.

Pleuritis diaphragmatica (bei Pneumonie S. 40f, Perikarditis S. 185, Lungeninfarkt S. 40).
Atemabhängiger Bauchschmerz; evtl. Fieber, typisch: Thorax-Rö, EKG- und Herzbefunde. Im Sputum Blut- oder Erregernachweis. Meist BSG-Beschleunigung und Leukozytose.

Samenstrangneuralgie
Kolikartige Schmerzen entlang dem Samenstrang (oft bei Neuverehelichten); evtl. Hodenschmerz (s. Hodenkrankheiten, S. 91).

Tabische Krisen (S. 233f)
Lues in der Anamnese; neurologische Symptome, Argyll-Robertson-Phänomen positiv. Positive Lues-Reaktionen.

Tetanie (DD S. 181f)
Tetanische Anfälle, positiver Chvostek. Serum-Ca erniedrigt.

2. Bauchschmerz bei eindeutiger Lokalisation

2.1. Im Epigastrium

Hiatushernie
Klinik: Druck- oder beklemmende Schmerzen, Luftaufstoßen, Sodbrennen, retrosternale Schmerzen, nächtliche Angina bzw. Angina vorwiegend in Horizontallage.
Labor: Evtl. hypochrome Anämie, hämatinisiertes Blut im Stuhl (evtl. Toluidin-Probe).
Typisch: Röntgenbefund, Endoskopie.

Magen- und Duodenalulzera
Klinik: Häufig umschriebener Druckschmerz.
Labor: Hb-Abfall bei Blutung, Serumeisenmangel, evtl. erhöhte BSG bei Ulcus ventriculi. Hämatinisiertes Blut im Stuhl und im Erbrochenen.
Typisch: Gastroduodenoskopie mit Biopsie, Röntgen (Magensaftuntersuchungen ohne wesentliche Bedeutung).

Gastritiden (Gastritis, Duodenitis, Reizmagen)
Klinik: Psychosomatische Zusammenhänge.
Labor: An-, Sub- und Hyperazidität des Magensekretes, d.h. uncharakteristisch (außer bei Sonderformen), evtl. Leukozyten im Magensaft, evtl. Eosinophilie bei Nahrungsmittelallergien.
Typisch: Endoskopie. Die histologische Diagnose ist vom Beschwerdebild fast unabhängig.

Sonderformen:

- **Erosive Gastritis**
  Teerstuhl, Anämie.
- **Atrophische Gastritis**
  Labor: Anazidität, megaloblastäre Anämie, Vitamin-B_{12}-Resorptionsstörung (z.B. Schilling-Test).

Magen- und Duodenaltumoren
Klinik: Häufig unauffällig, insbesondere im Frühstadium. Evtl. Zeichen einer atrophischen Gastritis, später Gewichtsabnahme, Schmerzen, Erbrechen bzw. Passagestörung.
Labor: Frühstadium uncharakteristisch, später BSG beschleunigt, megaloblastäre Anämie, Serumeisen meist erniedrigt, Serumkupfer und LDH evtl. erhöht. In der Elektrophorese evtl. α-, β- und γ-Globuline vermehrt; evtl. hämatinisiertes, okkultes Blut im Stuhl, im Magensaft Tumorzellennachweis manchmal möglich.
Typisch: Gastroduodenoskopie mit mehrfachen Biopsien, Rö-Untersuchung.

Epigastrische und nichtepigastrische Peritonitis

Akute Appendizitis (S. 4)
Akute Pankreatitis (S. 4)

Myokardinfarkt (S. 184)
Klinisch: Evtl. Kreislaufsymptomatik, jedoch manchmal sehr täuschend.
Labor: Pathologische CPK, LDH, SGOT. Typischer EKG-Befund.

Seltener:

Fibrosierende Antrumgastritis und Gastropathia hypertrophica gigantica
Klinik: Uncharakteristisch.
Labor: Sub- bis Anazidität bei hoher Pufferungsfähigkeit, in 50% Hypoproteinämie und pathologischer Ausfall des sog. PVP-Testes.
Typisch: Rö mit extrem verbreiterten Schleimhautfalten. Endoskopie mit Histologie.

Perigastritis
Röntgen: Magendeformierung, evtl. Magendivertikel. Anastomositis.
Klinik: Operationsanamnese.
Typisch: Endoskopie mit Histologie.

Aortenaneurysma (S. 10)
Klinik: Sehr starke Schmerzen, evtl. systolisches Geräusch und pulsierender Tumor.

Labor: Zunehmende Anämie, Leukozytose, Erhöhung der LDH, Hyperbilirubinämie.
Typisch: Angiographie bzw. Sonographie.

Lungen- und Pleurakrankheiten (z.B. Pneumonie und Pleuritis, S. 183)
Besonders typisch atemabhängige Schmerzen, Dyspnoe. Charakteristisch meist Thorax-Rö.

Zollinger-Ellison-Syndrom
Klinik: Multiple rezidivierende Ulzera im Magen, Ösophagus und Duodenum, Blutungen und Diarrhö.
Labor: Hypersekretion, Hyperazidität, dabei typisch: Gastrinbestimmung, evtl. Provokationstest mit Sekretin.

Folgen von Medikamenteneinnahme
Klinik: Sowohl Medikamentenmißbrauch als bei Normaldosierung vom „Reizmagen" bis zum Ulkus.
Besonders typisch Anamnese mit Salizylaten, Phenylbutazonen, Kortikosteroiden u.a.
Labor: Je nach Ausprägung des Lokalschadens.

2.2. Im rechten Hypochondrium

Akute Cholezystitis, Cholangitis, Cholelithiasis mit und ohne Ikterus (s. dort), mit akutem Abdomen (s. dort).

Lebererkrankungen (Stauung, Abszeß, Hepatitis, s. Hepatomegalie)

Akute Perforation eines Ulcus duodeni
Klinik: Druckschmerz mit Abwehrspannung, sich ausbreitend, Periodizität der Beschwerden, evtl. Erbrechen bei Pylorusstenose.
Labor: Blutbild, Hb-Abfall, Hk-Anstieg, Anstieg von Lipase im Serum, Amylase im Serum und Urin (evtl. Anämie bei Ulkusblutung).
Typisch: Thorax-Rö und Abdomenübersicht, mit Vorsicht durchgeführte Endoskopie.

Nierenkrankheiten, bes. Niereninfarkt (S. 132 ff)
Labor: Hämaturie, Isosthenurie, oft Erhöhung der harnpflichtigen Substanzen.
Wichtige Untersuchungen: Sonographie, Nierenszintigramm, Röntgen.

Seltener:
Parasiten
Klinik: Untypisch (evtl. nächtlich vermehrte Speichelsekretion).
Labor: Oft Eosinophilie, evtl. hypochrome Anämie, okkultes Blut im Stuhl, Parasitennachweis im Stuhl, bei Lamblien im Duodenalsaft.

Hämochromatose (S. 76)
Klinik: Hepatomegalie und Hautpigmentierung.
Labor: Hyperglykämie und Glukosurie, Erhöhung von SGPT, Bilirubin (pathologischer Bromthaleintest).
Typisch: Deutlich erhöhtes Serum-Fe, Laparoskopie mit Histologie.

Arteriomesenteriale Duodenalkompression
Klinik: Druckschmerz im Epigastrium.
Labor: Ohne Befund.
Typisch: Röntgenbefund (Duodenum mobile, Duodenaldivertikel).

2.3. Im linken Hypochondrium

Penetrierendes Ulcus ventriculi
Klinik: Diffuser Druckschmerz mit Abwehrspannung (Brettbauch), evtl. Schock.
Labor: Leukozytose, Schocksymptomatik.
Typisch: Rö-Abdomenübersicht und Thoraxübersicht: subphrenische Luftsichel, im übrigen s. akutes Abdomen.

Pankreopathien:
Akute Pankreatitis (S. 4)
Chronische Pankreatitis
Klinik: Anamnese mit Gallenwegs-, Magen- oder Darmerkrankungen, z.T. postoperativ, chronischer Alkoholismus, chronische Bleivergiftung. Bohrend-krampfartiger Spontanschmerz, oft nach den Mahlzeiten, Druckschmerz, Gewichtsabnahme, Übelkeit, Unverträglichkeit, Steatorrhö.
Orientierende Untersuchung: Sonographie.
Labor: (zur Ätiologie: Hyperlipoproteinämie, Hyperparathyreodismus: Kalziumspiegel) BSG erhöht, Hyperglykämie, Glukosurie, Amylase in Serum und Urin erhöht. Lipase besonders im akuten Schub erhöht (Bilirubin evtl. bei Verschlußsyndromen erhöht). Leukozytose. Stuhl auf Nahrungsbestandteile: quergestreifte Muskulatur, Fett, Seifen (Belastungskost überholt). Stuhlmengen in 24 Std. über 200 g, Stuhlfettausscheidung über 7 g (zuverlässiger Test). Xylosebelastungstest normal, Stärkebelastungstest dabei oft pathologisch.
Sekretintest: Verminderung der Sekretmenge und der maximalen Bikarbonatkonzentration.
Sekretin-Pankreozymin-Test: Auch Verminderung der Enzyme im Pankreassaft. Verminderte Aktivität des Trypsins und Chymotrypsins im Stuhl.
Weitere Untersuchungen: Rö: Abdomenübersicht, Galle, Magen, Darm, insbesondere hypotone Duodenographie, ERCP, Splenoportographie, Computertomographie.
Methode zur Verlaufsbeobachtung: Sonographie. Evtl. Probelaparatomie.

Pankreaskarzinom
Klinik: Kombination von Bauchschmerz, Rückenschmerz und Gewichtsverlust, Neigung zu Phlebothrombosen, unbestimmte gastrointestinale Störungen.
Orientierende Untersuchung: Sonographie.
Labor: BSG erhöht, später Anämie, Serumeisen erniedrigt, Anstieg des Serumkupfers. Gesamteiweiß erniedrigt, Elektrophorese mit „Tumorkonstellation". Duodenalsaft: in 30% Tumorzellnachweis (ERCP und Sondierung). Sekretin-Pankreozymin-Test positiv bei 60–80%, im Stuhl verminderte Aktivität von Trypsin und Chymotrypsin, im Serum oft Erhöhung der LAP, der LDH, bei Gangbeteiligung evtl. der alkalischen Phosphatase sowie der Transaminasen. Insgesamt keine charakteristischen Veränderungen der Laborbefunde.
Beweisend: Histologische Untersuchung durch Punktion (mit Sonographie, Laparoskopie) oder Probelaparotomie. Evtl. Computertomographie.

Pankreaszysten und Pseudozysten
Klinik: Gut abgrenzbarer, wenig druckdolenter Oberbauchtumor, evtl. persistierender Schmerz.
Beweisend: Sonographie.
Labor: Evtl. persistierende Erhöhung der Amylase im Serum nach einem Schub.
Weitere Untersuchungen: Röntgensymptome durch Verdrängung der Nachbarorgane, bei ERCP Gefahr der Zysteninfektion, evtl. Computertomographie.

Nierenkrankheiten (S. 132 ff, besonders Niereninfarkt)
Labor: Hämaturie, Isosthenurie, oft Erhöhung harnpflichtiger Substanzen.
Wichtige Untersuchungen: Sonographien, Nierenszintigraphie, Rö-Kontrastmitteldarstellung.

Kolon- und Dickdarmerkrankungen (Strikturen, Tumoren, Divertikulose, Divertikulitis)
Klinik: Stuhlgangunregelmäßigkeiten.
Labor: BSG erhöht, Stuhl auf Blut positiv, im Stuhl Erreger, im Stuhl eosinophile Zellen.
Beweisend: Endoskopie mit Biopsie bzw. Rö-Kolonkontrasteinlauf.

Syndrom der linken Kolonflexur
Klinik: Meteorismus, psychovegetative Störung.
Labor: Negativ.
Röntgen: Meteorismus.

Seltener:
Zystische Pankreasfibrose bei Mukoviszidose
Klinik: Massive stinkende Stühle, chronische Lungeninfekte, Entwicklungsstörung.
Oft entscheidend: Sonographie.
Labor: NaCl in Speichel, Schweiß und Tränendrüsen erhöht (im Schweiß über 70 mval/l [= mmol/l] Chlor und über 80 mval/l [= mmol/l] Natrium). Im Duodenalsaft Verminderung der Karboanhydrase, weniger der Lipase und des Trypsins. Diastase meist normal, evtl. auch Afermentie.

Pankreassklerose (primär sklerosierende Pankreatitis)
Klinik: Geringe Schmerzen, Verschlußikterus, Fieber.
Labor: Zeichen des Verschlußikterus, Hypergammaglobulinämie, Ig A und Ig G vermehrt.

Sekundäre Pankreassklerose
Klinik: Anamnese mit Vorschädigung, insbesondere Alkohol. Im Röntgenbild Verkalkungen im Pankreasgebiet.

Pankreasadenom mit Hyperinsulinismus (Insulinom, S. 89)
Klinik: Zeichen der Hypoglykämie.
Labor: Im Hungerversuch Blutzuckerabfall, im Tolbutamidtest (Glukose bereithalten!) Blutzuckerabfall um 50–70% in 20 Min. Nach 3 Std. Blutzuckerwerte noch 50% unter Ausgangswert.
Dazu: Sonographie, Zöliakographie, evtl. Computertomographie.

2.4. In der Nabelgegend

Akute Appendizitis (S. 4)
Inkarzerierte epigastrische Hernie oder Nabelhernie

2.5. Im rechten Unterbauch und in der Fossa iliaca

Appendicitis (S. 4)
Urologische Krankheiten (Pyelitis, Nephro- und Ureterolithiasis usw., DD S. 138 f)

Zökumkarzinom
Klinik: Gering ausgeprägt, evtl. Leistungsschwäche, evtl. Obstipation, im Spätstadium Meteorismus, Diarrhö, wechselnd mit Obstipation, Blut- und Schleimabgang, Gewichtsverlust.
Labor: BSG erhöht, Stuhl auf Blut positiv.
Typisch: Koloskopiebefund mit Biopsie, Kolon-Rö (Kontrasteinlauf). Hinweis evtl. durch Sonographie. CEA oft erhöht.

Morbus Crohn (S. 31)

Beckenvenenthrombose
Klinik: Anamnese mit Beinvenenthrombosen, septischen Prozessen, Tumoren, Traumen; fieberhafte Aborte. Lokalisierter Schmerz, Unvermögen, das Bein im Liegen anzuheben, Beinschwellung.

Labor: BSG beschleunigt, Leukozytose, Polyglobulie, Proteinurie.
Sonstige Untersuchungen: Phlebographie, Beckenübersichtsaufnahme, Sonographie.

Lymphadenopathien (s. Lymphome; Malignomsuche)

Douglas-Abszeß
Klinik: Typischer rektaler Untersuchungsbefund.
Labor: BSG-Erhöhung, Leukozytose, Erregernachweis im Punktat.

Gynäkologische Erkrankungen wie z.B. extrauterine Gravidität, Stieldrehung einer Ovarialzyste usw. (s. gynäkologische Fachbücher)

Seltener:
Pleuritis diaphragmatica (bes. bei Kindern)

2.6. Im linken Unterbauch bzw. in der linken Fossa iliaca

Divertikulose und Divertikulitis (meistens des Sigmas)
Klinik: Intermittierend Schmerzen, Obstipation und Diarrhöen, hin und wieder Fieber, hin und wieder Stuhl mit Blut und Schleim.
Labor: BSG erhöht, Leukozytose, Stuhl auf Blut positiv.
Typisch: Kolonkontrasteinlauf, Sigmoidoskopie.

Kolonkarzinom im Bereich des Colon descendens
Typisch: Koloskopie mit Biopsie, Rö, Histologie. CEA oft vermehrt.

Nephro- und Urethrolithiasis, Niereninfarkt, Pyelitis, Ureterstriktur (s. Nierenkrankheiten, S. 132 ff, urologische Krankheiten, S. 120 ff)

Colitis ulcerosa (S. 31)

Colon irritabile
Klinik: Schmerz bei der Palpation, Diarrhö und Obstipation, Unverträglichkeit von Nahrungsmitteln, vor allem vegetative Störung.
Labor: Unauffällig, Schleimbeimengungen zum Stuhl. Blutspuren sind verdächtig auf andere Krankheiten.

Rektumkrankheiten (Proktitis, Fistel, Fissuren, Tumor usw.)
Klinik: Defäkationsstörung, Stuhl mit Blut oder Schleimbeimengungen, Schmerzen.
Labor: Je nach Grundkrankheit positiver Blut-, Erregernachweis. Bei Entzündungen auch an Lues, Gonorrhö, Lymphogranuloma inguinale oder Adenomykose denken: Labor dann mit entsprechender Serologie.

Beckenvenenthrombose (s. unter 2.5.)

Gynäkologische Erkrankungen (s. unter 2.8.)

2.7. Oberhalb der Symphyse

Harnblasenerkrankungen (S. 180 f)
(Tumoren, Zystitis, Harnretention)
Klinik: Evtl. tastbare Blase.
Charakteristisch: Urinstatus, evtl. Zystoskopie und Sonographie.
Beweisend: Evtl. Histologie.
DD: Samenstrangneuralgie (S. 19), Aortenaneurysma (S. 10). Hier Palpations- und Auskultationsbefund; gynäkologische Krankheiten, s. unten, Prostatakrankheiten, S. 121. Hier rektaler Untersuchungsbefund, evtl. Punktat oder Biopsie.

2.8. Bei der rektalen und gynäkologischen Untersuchung

Prostatakrankheiten (S. 121)
Charakteristischer Tastbefund, evtl. Sonographiebefund. Beweisend oft Prostatapunktat.

Rektumkrankheiten
Oft charakteristischer Tast- und Rektoskopiebefund. Beweisend Exzisionsbefund oder Punktat mit Tumorzell- oder Erregernachweis.
Bei der *Lues* (S. 233 f) positive Luesreaktionen, bei *Gonorrhö* (S. 122) und *Lymphogranuloma inguinale* (S. 70) positive KBR. Bei der *Aktinomykose* (S. 29) Drusennachweis im Stuhl, KBR und Kutanreaktion positiv.

Kolontumoren (vgl. S. 118 ff)
Charakteristisch: Leere Ampulle tastbar. Beweisend Koloskopiebefund mit Biopsie, auch Kolon-Rö-Kontrasteinlauf. CEA oft erhöht.

Douglas-Abszess
Charakteristisch: Tastbefund, dazu BSG-Beschleunigung, Leukozytose, α_2 Globulinvermehrung in der Serumelektrophorese, evtl. Sonographiebefund.
Beweisend: Erregernachweis im Punktat.

Gynäkologische Krankheiten (s. Gynäkologische Fachbücher)
Charakteristisch: Oft Tastbefund, Sonographie.
Beweisend oft zytologischer oder histologischer Befund.

3. Diffuse und nicht lokalisierbare Schmerzen

Hinweis: Beachte die Hinweise auf Zusatzsymptome und andere Stichworte zu Beginn dieses Kapitels.

3.1. Bei intraabdominellen Krankheiten

Akutes Abdomen, Aszites, Diarrhö, Ileus und Subileus, Obstipation
Siehe unter den entsprechenden Kapiteln. Charakteristische Symptomatik, Palpations- und Auskultationsbefunde.

Bauchdecken-, Nabel- und Leistenbrüche
Charakteristischer Palpationsbefund.

Gallertbauch, Ovarialzysten, Kystome
Charakteristisch: Tastbefund, Sonographie und gynäkologischer Untersuchungsbefund.

Peritonealkarzinose (s. auch Malignomverdacht)
Klinik: Gewichtsabnahme und charakteristischer Tastbefund.
Labor: Meist beschleunigte BSG, Erhöhung der LDH, des Serumkupfers bei Serumeisenverminderung. Im eiweißreichen Aszites Erythrozyten, beweisend Tumorzellnachweis.
Sonst: Befund der Sonographie, evtl. Computertomographie. Oft (z.B. bei Ovarialkarzinomen) charakteristischer gynäkologischer Untersuchungsbefund.

Mesenteriallymphome und -metastasen (vgl. Lymphome)
Charakteristisch: Sonographie, Galliumszintigraphie, evtl. Computertomographie oder Lymphographie. Bei *Tuberkulose* (S. 41) stark positive Tuberkulinreaktionen, bei *Toxoplasmose* (S. 116) positiver Sabin-Feldmann-Test. Beweisend nur Histologie (evtl. bei Probelaparotomie).

Hyperperistaltik des Darms
Klinik: Meist wechselnd lokalisierter Bauchschmerz, oft kombiniert mit spastischer Obstipation oder dünnen Stühlen. Dazu „Magenknurren", auskultatorisch mehr diffuse Hyperperistaltik. Besserung nach Gabe von Bellafolinhaltigen Medikamenten oder Atropintropfen. Ausschlußdiagnose!

Arterielle Gefäßkrankheiten (s. dort)
Bei *Aortenaneurysmen* systolisches Geräusch bei tastbarem pulsierendem Tumor. Aneurysma sono- und arteriographisch nachweisbar. Sonst meist Nachweis von Gefäßkalk durch eine Rö-Abdomenleer-Aufnahme.
Bei der *Panarteriitis nodosa* (S. 14) Leukozytose und Eosinophilie, deutliche α_2-Globulinvermehrung bei starker BSG-Beschleunigung. Im Urin meist Nachweis von Erythrozyten.
Beweisend: Muskelbiopsiebefund.

Bauchvenenthrombosen
Bauchschmerz meist bei Nachweis von Beinvenenthrombosen oder nach Bauchoperation.
Labor: Blutstuhl, BSG-Beschleunigung, Leukozytose und oft Proteinurie.
Beweisend Rö-Phlebographie oder Splenoportographie.

Seltener:

Retroperitoneale Fibrose und Tumoren
Oft Nachweis von Ureterenverschluß durch Pyelographie oder Nierenfunktionsszintigraphie. Tumornachweis oft sonographisch und computertomographisch möglich. Evtl. Befund der retroperitonealen Luftfüllung oder Lymphographie (vgl. auch Malignomverdacht und auch Lymphome).

3.2. Bei extraabdominellen Krankheiten

Wirbelsäulenkrankheiten, Rückenmarkserkrankungen (DD S. 158 ff), **Herz-, Lungen-, Pleurakrankheiten** (S. 182 ff)
Klinik: Bei Pleurakrankheiten atemabhängiger, bei Herzkrankheiten belastungsabhängiger, bei WS-Krankheiten vom Rücken ausstrahlender Schmerz (bes. in Ruhe).
Charakteristisch: Physikalischer, röntgenologischer, EKG-Befund, Myelographie.

Seltener:

Akutes Glaukom
Augenbulbusschmerz und erhöhter Bulbusdruck.

Addison-Krise (S. 108)
Klinik: Meist charakteristische Pigmentierung, Adynamie, Hypotonie.
Labor: Hypoglykämieneigung. Verminderte Ausscheidung an 17-KS und 17-OH-CS im 24-Std.-Urin. Plasmakortisol vermindert.

Blutkrankheiten (Anämie; Polyglobulie; Leukämie, S. 117)
Charakteristisch: Blutbild und Knochenmarkspunktat.

Diabetes mellitus (S. 84 ff)
Charakteristisch: Hyperglykämie und Glukosurie.

Elektrolytstörungen
Hypokaliämie oder Hyperkalziämie.

Köhlemeier-Degos-Krankheit
Charakteristisch: Rötliche Hautpapeln bei intermittierendem oder akutem Bauchschmerz.

Lupus erythematodes (S. 55)
BSG stark beschleunigt bei positivem LE-Test, LE-Faktor und LE-Fluoreszenztest und DNS-AK-Nachweis. Meist pathologischer Herzauskultations- und EKG-Befund, Erythrozyturie.

Periarteriitis nodosa (S. 14)
Labor: Leukozytose und Eosinophilie, BSG-Beschleunigung, α_2- und γ-Globulinvermehrung, im Urinsediment Erythrozyten.
Beweisend: Muskelbiopsiebefund.

Peutz-Jeghers-Syndrom
Klinik: Lippenmelanose und Nachweis polypoider Papillome durch die Ösophagogastro-Duodenoskopie.
Beweisend: Histologischer Befund.

Porphyrie (S. 154f)
Charakteristisch: Nachdunkeln des Urins bei längerer Lagerung. Sistieren der Urobilinogenreaktion.
Beweisend: Porphyrinnachweis im Urin.

Sklerodermie (S. 55)
Charakteristisches klinisches Bild. Röntgenologisch Starre des Magen-Darm-Traktes und des Ösophagus, dazu charakteristischer Endoskopiebefund.

Tabische Krise (S. 233f)
Lues-Reaktionen positiv.

Thyreotoxische Krise (S. 164)
Charakteristisches klinisches Bild.
Beweisend: RIA-T_3 und -T_4 erhöht bei erniedrigtem RIA-TSH und negativem TRH-Test.

Urämie (S. 108)
Starke Erhöhung der harnpflichtigen Substanzen, Proteinurie und pathologischer Urinstatus.

Bewußtseinsstörungen
(kürzer als 1 Stunde)

Hinweise: Bei langanhaltender, tiefer Bewußtlosigkeit s. komatöse Zustände, bei kardiovaskulärer Ohnmacht mit Hypotonie, S. 94f oder Bradykardie.

1. Bewußtseinsstörungen mit Krämpfen

Zerebrale Krampfleiden
Klinisch meist Zungenbiß, Einnässen, Einkoten. EEG in 50% pathologisch. Computertomographie!

Seltener:
Adams-Stokes-Anfälle
Klinisch Pulslosigkeit, dazu oft typischer EKG-Befund.
Labor: In der Astrup-Analyse meist Nachweis einer metabolischen Azidose, oft deutliche Erhöhung der LDH/HBDH, SGOT, SGPT, evtl. Anstieg der harnpflichtigen Substanzen. Oft Hypokaliämie.

Psychogene Bewußtseinsstörungen
Klinisch vegetative Zeichen, keine Verletzungen, Ausschluß von zerebralen Krampfleiden und Adams-Stokes-Anfällen.

2. Bewußtseinsstörungen ohne Krämpfe

Commotio und Contusio cerebri
Anamnestisch vorausgegangene Hirntraumen.

Kardiovaskulär bedingte Bewußtlosigkeit (s. Hypotonie)
Klinisch plötzlicher Blutdruckabfall, schwere Herzrhythmusstörungen, Bradykardie oder Asystolie (Adams-Stokes-Anfälle). Zeichen des akuten Herzversagens oder von Lungenembolien. Evtl. Überdosierung von Antihypertensiva. Charakteristisch Nachweis von Rhythmusstörungen im EKG (evtl. bei Langzeitmonitorüberwachung) oder von Infarktzeichen bzw. bei Thorax-Rö Nachweis einer Lungenembolie.
Labor: Oft Hypokaliämie, nach Schock metabolische Azidose in der Astrup-Analyse, deutliche Erhöhung der LDH/HBDH, SGOT, SGPT. Bei *Herzinfarkt* typisches Enzymmuster (S. 184).

Situationsbedingte Bewußtseinsstörungen
Nach körperlichen oder psychischen (als neurotische Reaktion) Traumen, z.B. Schreck.
Bei Kleinkindern oft bei *Schreianfällen.*

Seltener:
Zerebrale Krampfleiden (wie oben)

3. Bewußtseinsstörungen mit plötzlichem Einschlafen

Seltener:
Pickwick-Syndrom (s. Adipositas)
Klinisch extreme Fettsucht.
Polyglobulie, im arteriellen Blut erniedrigter O_2- und erhöhter CO_2-Druck. Evtl. pathologisches EEG.

Narkoleptisches Syndrom (Langeweile)
Einschlafen auch ausgeruhter Menschen in schlaffördernden Zuständen (z.B. Fernsehen).

Lach- und Hustenschlag
Anamnestisch Hirnkrankheiten oder -traumen. Oft pathologischer EEG-Befund.

Nach Medikamenten, Alkohol, Psychopharmaka und Drogen
Hier typische Anamnese oder toxikologischer Substanznachweis in Erbrochenem, Blut, Urin, Stuhl oder Substanzresten.

Blässe

Dieses Symptom ist vieldeutig und als Leitsymptom nur beschränkt nutzbar. Es sollte deshalb immer nach anderen Leitsymptomen gesucht werden.
Liegt keine *konstitutionelle Blässe* vor, denke man besonders an *Anämien* (typisches rotes Blutbild), an *Schockzustände* (s. Hypotonie), an *Hypothyreosen* (hier T_3- und T_4-RIA erniedrigt bzw. T_3- bzw. T_4-Test im Hypothyreosebereich), an *Nierenkrankheiten* (DD S. 132 ff) – hier Proteinurie und pathologisches Urinsediment, erhöhte harnpflichtige Substanzen –, an *Infektionskrankheiten* (klinische Symptomatik, meist BSG-Beschleunigung, Leukozytose), daneben an *Intoxikationen, Nebennierenrinden-* und *Hypophyseninsuffizienz* (S. 108) und schwere *Leberkrankheiten.*
Generalisierte *Ödeme* können zu einem blassen Aussehen führen.

Blutdruckabfall, s. Hypotonie

Bluterbrechen, s. Hämoptoe

Blut- und Teerstuhl (Meläna)

(vgl. akutes Abdomen, Hämatemesis, Bauchschmerzen, Diarrhö)

Definition:

Blutstuhl
Hellrotes, mit dem Stuhl vermischtes oder aufgelagertes Blut aus dem distalen Kolon, Rektum, Analkanal (besonders Tumoren, Fissuren, Hämorrhoiden, Kolitis).

Teerstuhl (Meläna)
Schwarz, glänzend, klebrig, meist ungeformter Stuhl von penetrantem Geruch (*cave:* Verwechslung mit Schwarzfärbung der Stühle durch Eisen, Kohle, Nahrungsmittel, z.B. Heidelbeeren).
Anamnese: Abgesehen von Stuhlgangbeschwerden, z.B. vor allem Wechsel von Obstipation und Durchfällen, sind vorausgegangene Behandlungen mit Medikamenten, frühere Hepatitiden, Alkoholismus, aber auch Magenbeschwerden wichtig. *Cave:* Diagnose Hämorrhoiden darf erst nach Ausschluß anderer Möglichkeiten abschließend gestellt werden, selbst wenn Hämorrhoiden vorhanden sind.
Allgemeine Klinik: Je nach Stärke der Blutung von Müdigkeit bis Tachykardie und Schock.
Allgemeines Labor: Zu Beginn der Blutung sind Ery, Hb, Leuko, Hk normal, sinken dann innerhalb von Stunden ab (auch wenn die Blutung schon wieder steht). Zunehmende hypochrome Anämie, Retikulozytose. Bei schwerem Bluten Anstieg der harnpflichtigen Substanzen, Leukozytose, Gerinnungsstörung als Zeichen einer Grundkrankheit oder in Folge sehr starker Blutungen (Defektkoagulopathie), Störung der leberspezifischen Fermente und Leberfunktionen. Verschiebung der Elektrophorese. Stuhl auf Blutprobe (z.B. Hämokult, Hämofec usw.) nur sinnvoll bei Blutungen aus dem Kolon. Auf Verfallsdatum der Testbriefe achten!
Toluidinprobe (früher Benzidinprobe): Positiv bei Blutungen aus dem gesamten Magen-Darm-Trakt inkl. Nasen-Rachen-Raum.
(Wird neuerdings nicht mehr verwendet.)

1. Blutungen aus dem Nasen-Rachen-Raum und Hämoptoe (verschlucktes Blut – selten)
2. Blutungen aus dem Ösophagus (selten)
3. Blutungen aus Magen und Duodenum (selten)
4. Blutungen aus dem Darm
5. Blutungen bei Rektumkrankheiten
6. Blutungen bei Endometriose (selten)
7. Blutungen durch Therapie, d.h. Medikamente, Bestrahlungen usw.
8. Blutungen bei hämorrhagischer Diathese

1. Blutungen aus dem Nasen-Rachen-Raum und Hämoptoe (verschlucktes Blut)

Klinik: Hellrotes, schaumiges Blut, Hämoptoe. Dazu evtl. Teerstuhl. (Beachte hämatologische Systemerkrankung, Morbus Osler, Schönlein-Hennoch usw.).
In jedem Fall notwendig Thorax-Rö, H-N-O-fachärztliche Untersuchung, Bronchoskopie.

2. Blutungen aus dem Ösophagus

(Ösophagusvarizen [s. Hepatomegalie, portale Hypertonie], erosive Ösophagitis, Ösophaguskarzinom, Mallory-Weiss-Syndrom, d.h. Schleimhautriß von Ösophagus und Kardia nach starkem Würgen und Erbrechen. Häufig bei Alkoholikern, auch bei Hyperemesis gravidarum.
Klinik: Beschwerden, retrosternale Schmerzen, Bluterbrechen, evtl. völlig unauffällig.
Labor: Zeichen des Blutverlustes, Kontrolle der Leberfermente, Leberfunktionsteste, bei Verdacht auf Leberkrankheiten entscheidende Untersuchung: Ösophagogastroskopie (auch als Notfallendoskopie, evtl. Röntgendarstellung).
Im übrigen s. auch bei Dysphagien, Thoraxschmerzen, Ikterus und Cholestase.

3. Blutungen aus Magen und Duodenum

(Hiatushernien, gastroduodenales Ulkus, hämorrhagische und erosive Gastritis, Dünndarmtumoren, Hämangiome, Tumoren, Kardiavarizen, akutes Abdomen, Bauchschmerzen).
Klinik: Hämatemesis und Meläna oder Meläna allein.
Labor: Zeichen des Blutverlustes (Hb, Ery, Hämatokrit) und evtl. des Volumenmangelschockes (Säurebasenhaushalt, Gerinnungsstörung).
Entscheidende Untersuchung: Gastroduodenoskopie, evtl. Röntgen.

4. Blutungen aus dem Darm

Bei Darminfektionen (s. Obstipation, Diarrhöe)
Klinik: Akute Diarrhö mit Blut, Schleim, Eiter, selten Teerstuhl.
Labor: Erreger oder Parasitennachweis im Stuhl, später serologischer Nachweis.

Bei Gefäßkrankheiten
Besonders bei Mesenterialinfarkt und Thrombosen, Morbus Osler des Darmes, Hämangiomen, Gefäßanomalien.
Klinik: Meist Lokalisation auch an anderen Organsystemen oder Zeichen eines akuten Abdomens.
Labor: Zeichen einer Blutung.

Bei Tumoren in Dünn- und Dickdarm (S. 32)
(s. Polyposis, Divertikulose, S. 31, Morbus Crohn und Colitis ulcerosa, S. 31)
Klinik: Entweder fehlend oder lokale Schmerzen, Stuhl mit Blut, evtl. Teerstuhl.
Labor: Evtl. BSG-Erhöhung, sonst uncharakteristisch. CEA evtl. erhöht.
Wichtig: Endoskopie, Histologie, Röntgen des Kolons oder Magen-Darm-Passage, Sonographie.

5. Blutungen bei Rektumkrankheiten

(Proktitis, Hämorrhoiden, Analfissuren, Verletzungen, Tumoren)
Klinik: Blut und Schleim dem Stuhl aufgelagert.
Labor: Uncharakteristisch.
Entscheidende Untersuchung: Digitale und rektoskopische inkl. histologische Untersuchung.

6. Blutungen bei Endometriose

Klinik: Symptomatik, d.h. Blutungen, evtl. Schmerzen während der Menses.
Labor: Uncharakteristisch.
Wichtig: Gynäkologische Untersuchung, Endoskopie.

7. Blutungen durch Therapie, d.h. Medikamente, Bestrahlungen usw.

Klinik: Insbesondere als Medikamentenanamnese: ACTH und Nebennierenrindensteroide, Antikoagulantien, Antirheumatika, Quecksilberpräparate, Tuberkulostatika, Zytostatika, Clofibrat.
Meist als Teerstuhl.
Labor: Uncharakteristisch.
Endoskopische Untersuchung ebenfalls nicht charakteristisch, jedoch wichtig.

8. Blutungen bei hämorrhagischer Diathese (S. 63ff)

Klinik: Hämatopoetische Systemerkrankungen, z.B. Hämoblastosen.
Labor: Bei jedem Teerstuhl Gerinnungsparameter, Thrombozyten bzw. Blutbild sowie Blutungszeit, evtl. Rumpel-Leede-Phänomen kontrollieren.

Bradykardien

1. Sinusbradykardien

Vorkommen: s. Karotissinussyndrom, sog. Sick-Sinussyndrom (S. 13). Extrakardial bei Intoxikationen (Digitalis, Antihypertensiva). Infektionen wie Typhus abdominalis (S. 28), Viruspneumonie (S. 40), Hepatitis epidemica (S. 73), Enzephalitis (S. 167f), Dengue-Fieber (S. 70), Gelbfieber (S. 74), Pappatacifieber (S. 178). Infektionszeichen! Bei organischen Hirnerkrankungen (Kommotio, Subduralblutungen u.a. – s. zerebraler Insult, s. Nackensteifigkeit).
Konstitutionell vor allem beim Hochleistungssport. Myxödem (S. 164f).

2. SA-Block

Der SA-Block wird wie der AV-Block eingeteilt nach:

1. Grades, wobei eine EKG-Diagnose hier nicht möglich ist;
2. Grades als Mobitz-I und Mobitz-II (Diagnostik aus sorgfältiger EKG-Aufzeichnung möglich – langer Streifen –);
3. Grades, Bild des Sinusstillstandes, Sinusknotensyndrom mit Auftreten von Ersatzsystolen, Vorhofflimmern.

3. AV-Block 2. und 3. Grades

Mobitz Typ II (Wenckebach) mit regelmäßigen Überleitungsverhältnissen 2 : 1, 3 : 1 oder höhergradig und
AV-Block 3. Grades: Vorhöfe und sekundäres, für die Ventrikel zuständiges Ersatzzentrum schlagen unabhängig voneinander.

4. Bradykardien bei Vorhofflimmern und Vorhofflattern, sog. Bradyarrhythmia absoluta

Vorkommen: Sog. Sinusknotensyndrom, das immer eine organische Ursache hat. SA-Blockierung, Vorhofflimmern und Vorhofflattern und Sinusarrest können sich dabei ablösen.
Medikamentöse Ursachen (Digitalis, Kalium, Chinidin, β-blockierende Substanzen).
AV-Blockierungen höheren Grades sind ebenfalls immer Ausdruck einer organischen Ursache.
Medikamentös wie oben.
Herzinfarkt (Hinterwandinfarkt), S. 184: Herzfermente erhöht, charakteristischer EKG-Befund.

Brustschmerzen, s. Thoraxschmerzen

Caput medusae, s. Portale Hypertonie

Carotissinussyndrom, s. Karotissinussyndrom

Cholostase (bei deutlicher Erhöhung der alkalischen Serumphosphatase), s. Ikterus und Cholostase

Claudicatio intermittens, s. Arterielle Gefäßstörungen

Darmverschluß, s. Ileus

Dehydration (vgl. Hydration)

Charakteristische gemeinsame Merkmale: Hk ↑, Ery ↑, Protein ↑, Harnvolumen ↓, Na im Harn ↓.
Bei längerem Bestehen: Harnstoff N ↑, Kreatinin ↑, evtl. Hyperkaliämie.

1. Isotone Dehydration

Konstellation: Verlust isotoner Flüssigkeit im Extrazellulärvolumen (EZV). Folge davon: EZV nimmt ab. Osmolalität im EZV ändert sich nicht. Das Intrazellulärvolumen (IZV) ändert sich nicht.
DD zur hypotonen und hypertonen Dehydration: Na^+ im Serum normal, Osmolalität normal, MZV* normal.
Klinische Ursachen: Blutverlust, Erbrechen, Aszitespunktion, Ileus, Peritonitis (S. 4), Diuretika. Azidotisches Koma bei Diabetes mellitus (S. 84ff).
Symptomatik: Müdigkeit bis Koma (mehr als 4000 ml Verlust). Durst, Tachykardie, Hypotonie, Reflexsteigerung.
Therapie: Je nach Ursache der Störung.

2. Hypotone Dehydration

Konstellation: EZV ausgeprägt vermindert, deutlicher Na^+-Verlust. Zunahme des IZV.
DD zur isotonen und hypertonen Dehydration: Na^+ im Serum ↓, Osmolalität ↓, MZV* ↑.
Klinische Ursachen: Erbrechen, Durchfall (S. 28ff) isosthenurisches Stadium bei terminalem Nierenversagen (S. 12), Aszitespunktion mit größeren Mengen, Entwässerung mit Diuretika, Nebennierenrindeninsuffizienz (S. 59), zerebrales Salzverlustsyndrom (S. 110).
Symptomatik: Haut trocken, Übelkeit, Erbrechen, tetanische Anfälle bei normalem Serum-Ca. Blutdruckabfall.
Therapie: Zufuhr von NaCl.

3. Hypertone Dehydration

Konstellation: Intra- und extrazelluläres Volumen ist vermindert.
DD zur isotonen und hypotonen Dehydration: Na^+↑, Osmolalität ↑, MZV* ↓.
Klinische Ursachen: Starkes Schwitzen. Iatrogen bei Sondenernährung mit hochprozentiger Glukose und Proteinlösung. Sekundärer Hyperaldosteronismus (S. 87f), Herzinsuffizienz (S. 195), Leberzirrhose (S. 75), Hyperosmolares Koma bei Diabetes mellitus (S. 107f), Diabetes insipidus (S. 152).
Symptomatik: Trockenheit, Fieber, Tachykardie.
Therapie: Zufuhr von freiem Wasser in Form von 5%iger Glukose und je nach Ursache.

**Erläuterung*
MZV erfaßt Störungen des IZV;
Berechnung: $\frac{\text{Hämatokrit Vol\% x 10}}{\text{Erythrozytenzahl}}$;
Normalwert 80–90 μ^3 (80–90 fl).

Diabetes insipidus, s. Polydipsie und Polyurie

Diabetes mellitus, s. Hyperglykämie

Diarrhö

(vgl. Akutes Abdomen, Bauchschmerzen)

Hinweise: Klinisch und anamnestisch: Schmerzen (Kolon!), Schmerztyp? „Stuhlschau“: Schleim, Blut, Kolon! Schafskot: spastisch! Gärung: Dyspepsie! Fötid: Pankreas!

1.	Alimentär, biochemisch und allergisch
2.	Darminfektionen mit Erregernachweis 2.1. Bakteriell 2.2. Virusbedingt 2.3. Parasiten (Protozoen, Würmer)
3.	Toxische Diarrhö (bei akuten Nahrungsmittelvergiftungen, Intoxikationen [selten], Urämie)
4.	Metabolische und endokrine Krankheiten
5.	Chronische unspezifische Entzündungen
6.	Postoperative Zustände
7.	Funktionelle und psychovegetative Diarrhöen
8.	Sekretionsstörungen
9.	Iatrogen bedingte Diarrhö
10.	Gefäß- und Blutkrankheiten (selten)
11.	Diarrhö bei Kollagenosen (selten)
12.	Darmtumoren
13.	Malassimilationssyndrom (Malabsorptions- und Maldigestionssyndrom) 13.1. Intestinale Phase (Dünndarmerkrankung) 13.2. Biläre Phase (Mangel an intraluminaler Gallensäure) 13.3. Pankreatische Phase 13.4. Erkrankungen mit verschiedenen Störungen der Digestions- oder Resorptionsphase 13.5. Pharmaka

1. Alimentär, biochemisch und allergisch

Nach Aufnahme bestimmter Nahrungsmittel. Positive Karenz- und Expositionsteste.

Allergie gegen bestimmte Nahrungsbestandteile bzw. Nahrungsmittel (z.B. Eier, Fisch, Pilze, Hefe, Hummer, Krebse, Erdbeeren)
Klinik: Akute schleimige Stühle, Koliken, allergische Manifestationen auch an anderen Organen möglich bis zum Asthma bronchiale, Quincke-Ödem, Urtikaria usw.; evtl. hämorrhagische Diathese.
Labor: Im Stuhl eosinophile Zellen, Charcot-Leyden-Kristalle, Nachweis des auslösenden Antigens (probatorische Karenz, Expositionstest, Kutandiagnostik). Nachweis des Antikörpers.

Seltener:
Enzymdefekte der Darmschleimhaut (z.B. **Laktasemangel, hereditäre Galaktose-, Fruktoseintoleranz**)
Klinik: Milchunverträglichkeit (Galaktosämie) bzw. Malabsorptionserscheinungen bei längerem Bestehen (s. auch S. 33).
Labor: Laktosetoleranztest bzw. Expositionsversuche je vermutetem Mangel pathologisch. Dünndarmbiopsie und Histochemie.

Glutenenteropathie (Zöliakie der Kinder, idiopathische oder nichttropische Sprue der Erwachsenen)
Klinik: Unverträglichkeit von Weizen und Roggen bzw. glutenhaltiger Nahrungsmittel.
Labor: Antikörpernachweis gegen Gluten (nur in Speziallabors möglich).
Typisch: In der Dünndarmbiopsie Nachweis einer Zottenatrophie. Röntgenologisch Fehlen der Dünndarmfiederung und Weitstellung der Schlingen.

2. Darminfektionen mit Erregernachweis

2.1. Bakteriell

Direkter, serologischer oder kultureller Erregernachweis möglich.

Dysenterie (Bazillenruhr, Shigellen-Erkrankung)
Dysenterie E (E-Ruhr): Gruppenerkrankung im Sommer mit S. Sonnei. Wäßrig-schleimig, oft sanguinolente Durchfälle, später eitrig, Fieber. Erregernachweis im Stuhl inkonstant (Kultur muß sofort angelegt werden!).
Gruber-Widal-Reaktion nur bei Infektion mit Shigella dysenterica positiv.
Leukozytose mit Linksverschiebung, Eosinophilie. Erregernachweis im Stuhl und Blut (Kultur). Agglutinationstiter in der 2. Woche inkonstant erhöht.

Typhus und Paratyphus
Kontinua und meist Roseolen. Leukopenie mit Linksverschiebung; Fehlen der Eosinophilen. In der 1. Woche Erregernachweis im Blut, in der 2. im Stuhl und Urin (Kultur); Gruber-Widal ab 2. Woche mit Titeranstieg oder Titer über 1:400.

(Positive Agglutination H auch bei Gesunden. Beweisend Agglutination 0 1/400 für Infektion!)

Salmonelleninfektionen
Nahrungsmittelinfektion (Gruppenerkrankung!) Erregernachweis im Stuhl, in Nahrungsmitteln, evtl. in Blut und Urin (Kultur).

Kolienteritis (Escherichia coli)
Klinik: Befällt vor allem Säuglinge (Heime, Krankenhaus). Gewisse Stämme für die Touristendiarrhö verantwortlich. Fieberloser Verlauf, wäßrige, nicht blutige Durchfälle (Enterotoxin). Die Heilung erfolgt spontan.

Staphylokokken-Enterokolitis
Meist nach Breitband-Antibiotika-Therapie. Mikroskopischer Erregernachweis im Stuhl (Gramfärbung), auch kulturell möglich. Positiver Endotoxinnachweis (Speziallabor).

Tuberkulose
Oft (evtl. makrozytäre hyperchrome) Anämie und toxisches Blutbild; Bakterienbefund im Stuhl nicht beweisend (oft pulmonalen Ursprungs), dagegen Eiter im Stuhl beweiskräftiger. Evtl. Steatorrhö, oft okkultes Blut im Stuhl. Darm-Rö, evtl. typische Thorax-Rö. Erregernachweis im Auswurf oder Magensaft. Tuberkulinteste stark positiv.
DD: Morbus Crohn, Yersinien-Infektionen.

Enterocolitis acuta
Nach Genuß verdorbener Speisen (Gruppenerkrankung!)
Erregernachweis eher in den Nahrungsmitteln als im Stuhl möglich.

Seltener:
Pseudotuberkulose (Pasteurella pseudotuberculosis bzw. Yersinia enterocolitica)
Klinik: Zeichen einer mesenterialen Lymphadenitis, Erythema nodosum, Bauchschmerz, Erbrechen, Fieber, Durchfälle, evtl. sogar blutig. Später Polyarthritis, seröse Exsudate, manchmal auch nur gering ausgeprägt.
Labor: Erhöhte BSG, Leukozytose mit relativer Lymphozytose, Agglutininnachweis im Serum ab Titer 1 : 80 positiv, positives HLA-B-27-Antigen. (Bei septischen Formen Blutkultur positiv. DD: Appendizitis [S. 4]).

Enteritis durch Gasbranderreger
Klinik: Nekrotisierende Enteritis (Darmbrand), im mittleren und höheren Lebensalter bei Unterernährung (selten).
Labor: Kultur vom Exsudat. Mikroskopische Präparate: grampositive Stäbchen.

Aktinomykose
Erreger: grampositives Bacterium actinomyces israelii, endogene Infektion.
Klinik: Zeichen einer Appendizitis, Befall der Ileozökalregion, aber auch Ösophagus, Magen, Kolon, Bauchdeckenfistel, Bauchschmerzen, Erbrechen, evtl. Ikterus, Kachexie, Psoasabszesse. Bei Wirbelsäulenbeteiligung sogar Querschnittslähmung. DD besonders Tumor, Appendizitis.
Labor: Bei Fisteln mikroskopischer, kultureller Erregernachweis (humorale Antikörper wertlos), Intrakutantest positiv.
Häufig entscheidend: Probelaparotomie.

Enteritis necroticans
Blutige Durchfälle bei akutem Abdomen (Ileus, Peritonitis, Perforation). Erregernachweis (Clostridium perfringens) inkonstant im Darminhalt und Stuhl mikroskopisch und kulturell möglich.

Cholera
Geruchloser, reiswasserähnlicher Stuhl. Erbrechen, Exsikkose, Anurie, Muskelkrämpfe. Erregernachweis im *frisch* entnommenen Stuhl (mikroskopisch und kulturell); Agglutinationstiter erhöht. Leukozytose, Azidose.

2.2. Virusbedingt („Darmgrippe")
Isolierung aus dem Stuhl oder serologischer Erregernachweis (ohne praktische Bedeutung) – (Echo-, Coxsackie-, Polio-, Grippe- und Adenoviren).

Klinik: Afebriler oder subfebriler Zustand, wäßrige Stühle, allgemeines Krankheitsgefühl, evtl. Infekt der Luftwege (Adenoviren führen bei Kindern evtl. zur Darminvagination).
Labor: Erregernachweis im Stuhl möglich (ohne praktische Bedeutung), später serologischer Nachweis (von geringer praktischer Bedeutung).

2.3. Parasiten (Protozoen, Würmer)
Meist Eosinophilie. Im Stuhl bzw. serologisch Parasitennachweis möglich. Eosinophilie oft extrem

a) Protozoen
Lamblia intestinalis (Dünndarm)
Klinik: Dyspepsie, akute oder chronische Enteritis, selten Cholangitis.
Labor: Mikroskopischer Nachweis der vegetativen Stadien in frischen Stuhlproben oder frischem Duodenalsaft. Im Stuhl evtl. Ovole, Zysten im Jodpräparat gut erkennbar.

Seltener:
Kokzidiose (Isospora belli und Isospora hominis) (in Europa selten)
Klinik: Bei starkem Befall Enterokolitis, Fieber, Gewichtsverlust.

Labor: Eosinophilie, nach Konzentration des Stuhles (Zinksulfatmethode). Oozytennachweis im Stuhl möglich.

Amöbenruhr (Entamoeba histolytica)
Klinik: In der Anamnese Reisen. Ulzerationen im Dickdarm, Abszesse evtl. in Leber und Lunge sowie Gehirn und Vagina. Im akuten Fall himbeergeleeartiger Durchfall, sonst Durchfall und Verstopfung wechselnd.
Labor: Leukozytose, bei Leberbeteiligung Komplementbindungsreaktion positiv. Sonst Nachweis im frischen Stuhl. Sonographie: evtl. Abszeßnachweis.

Balanidienruhr (Balanidium coli)
Klinik: Besonders bei Metzgern, Schweinezüchtern; blutig-schleimige chronische Diarrhöen, zeitweilig Obstipation. Kann das gesamte Kolon und Appendix befallen und nekrotisch werden.
Labor: Im frischen Stuhl mikroskopischer Nachweis, evtl. im Darminhalt.

Leishmania-Enteritis (Leishmania viscerale, Leishmania donovani [**Kala-Azar**])
Klinik: Tropenaufenthalt, Hepatomegalie, Fieber, Diarrhö, Darmblutung. Milztumor.
Labor: Leukopenie, Anämie, Serumeiweiß vermindert, Formolgelprobe positiv, Erregernachweis durch Biopsien in Kolon, Leber oder bei befallenen Lymphknoten.

Sekundäre Darmerkrankung durch Protozoenbefall [durch Malaria tertiana (Plasmodium flaciparum, S. 175), Trypanosoma grutii (Chagas-Krankheit, S. 114), Megakolon (S. 99), Toxoplasmose – abdominelle Form (S. 175)]
Labor: Jeweiliger Erregernachweis bzw. serologische Reaktion.

Pseudoparasiten
Arthropoden, Fliegenarten (z.B. Muscidae und Calliphoridae), aber auch Käsefliege (Piophila casei)
Klinik: Sehr schlechte soziale Bedingungen und schlechter Allgemeinzustand bzw. Genuß verunreinigter Nahrungsmittel, blutige Durchfälle.
Labor: Stuhluntersuchungen.

b) Durch Würmer bedingt

Bandwürmer (Cestodes) – Dünndarmbesiedlung –
Botriocephalus latus = Fischbandwurm, Taenia echinococcus = Hundebandwurm, Taenia nana = Zwergbandwurm, Taenia saginata = Rinderbandwurm, Taenia solium = Schweinebandwurm.
Klinik: Dyspeptische Beschwerden, Kopf- und Leibschmerzen, bei Zystizerken zerebrale Krampfanfälle, Hydrozephalus.
Labor: Im Stuhl Eier- oder Bandwurmteilnachweis, evtl. Charcot-Leydensche Kristalle. Im Blutbild Eosinophilie und oft Anämie (beim Botriocephalus latus evtl. megaloblastäre Anämie).

Nematodes (Fadenwürmer)
Ascaris lumbricoides, Ancylostoma duodonale, Oxyuren, Strongyloides stercoralis, Trichinen, Trichocephalus dispar, Necatur americanus, Enterobis vernicularis.
Klinik: Oft Leibschmerzen und Nasenjucken, Erbrechen, bei Trichinen Muskelschmerz.
Labor: Eosinophilie und hypochrome Anämie; im Stuhl Askariden-, Ankylostomeneier, Oxyureneier, Trichocephalus-dispar-Würmer oder -Eier, oft Blutnachweis bei der Enteritis durch Strongyloides stercoralis, Larvennachweis im Duodenalsaft; bei der Trichinose Trichinennachweis durch Muskelbiopsie, seltener im Blut und Liquor. KBR und Präzipitationsreaktion bzw. Latex-Test positiv. Positive Kohlekotkultur bei Strongyloides stercoralis, Ancylostoma duodenale, Necatur americanus. Flüchtiges eosinophiles Infiltrat der Lunge (Thorax-Rö) beim Ascaris lumbricoides.

Trematodes (Plattwürmer)
Bilharziose
Klinik: Tropenaufenthalt (Afrika, Süd- und Mittelamerika), Hepatosplenomegalie und Aszites. Kolitis mit einfacher oder blutig-eitriger Diarrhö; evtl. Hämaturie mit Dysurie.
Labor: Eosinophilie und Anämie. Eier (Schistosoma mansoni) im Urin, rektoskopisch entnommenen Stuhl sowie in der bioptisch gewonnenen Rektumschleimhaut. Charakteristische Leberbiopsie (Granulome, Fibrose). KBR positiv.

Fasciolopsis Buski – Darmegel – Dünndarmbesiedelung –
Bei Masseninfektion oft Exitus. Aszites, Gesichtsödem.
Labor: Eosinophilie, Eier und Egelnachweis im Stuhl (nach Konzentration).

3. Toxische Diarrhö

Akute Nahrungsmittelvergiftung
Durch Staphylokokkenendotoxine (keine Keime nachweisbar!). Bakteriennachweis in Nahrungsmitteln. Krankheitsdauer 2 Tage.

Urämie (DD S. 108)
Pathologischer Urinstatus, stark erhöhte harnpflichtige Substanzen.

Seltener:

Vergiftungen

Anamnese! Durch *Quecksilber* (oft Erbrechen, blutige oder schwarze Stühle), *Arsen* (Erbrochenes grün, mit Knoblauchgeruch, Arsennachweis in Erbrochenem und Urin), *Blei* (S. 18), *chronische Chromvergiftung* (bei Lederarbeitern Enterokolitis mit Ulzerationen, Pseudopolyposis, schleimig-blutiger Diarrhö. Nachweis im Urin).

Pilze

Nahrungsanamnese. Bei *Amanita muscaria* (Fliegenpilz) nach 1–2 Std., bei *Amanita phallaoides* (Knollenblätterpilz) nach 12–24 Std. Brechdurchfall, Verwirrtheit, evtl. Krämpfe, Koma u.a. Dazu bei Amanita phalloides erhöht: Hk, harnpflichtige Substanzen, Gesamteiweiß, Transaminasen; Hypoglykämie, metabolische Azidose, evtl. Gerinnungsstörungen.

4. Metabolische und endokrine Krankheiten

Symptome der Grundkrankheit. Pathologische Hormonwerte, endokrine Funktionsteste. Malabsorptionssyndrom s. S. 33.

Diabetes mellitus (einschl. Neuropathia diabetica, S. 84ff)
Intermittierende Diarrhö (graubraune, wäßrige Stühle, gelegentlich Fettstühle); bei diabetischer Neuropathie besonders nächtliche Durchfälle.
Labor: Hyperglykämie, Glukosurie, evtl. Malabsorptionssyndrom.

Hyperthyreote Funktionszustände, S. 164ff
RIA-T_3, -T_4 erhöht, TRH-Test negativ.
Evtl. Malabsorptionssyndrom.

Seltener:

Medulläre Schilddrüsenkarzinome
Klinik: Bei 30% wäßrige Diarrhöen.
Labor: (Prostaglandin F_2 und $F_2\alpha$) sowie Thyreokalzitonin im Serum erhöht (praktisch nicht bestimmbar).

Hypoparathyreoidismus, S. 182
Meist parathyreoprive Tetanie nach Strumektomie. Evtl. Fettstuhl, Bauchkrämpfe, Pollakisurie.
Labor: Hypokalzämie, Hyperphosphatämie, Sulkovitch im Harn negativ; evtl. Malabsorptionssyndrom.
DD: Enterogene Steatorrhö – Hypokalzämie und Hypophosphatämie (oder normales, nie jedoch erhöhtes Serumphosphat).

Nebenniereninsuffizienz, S. 59
Lymphozytose, Eosinophilie, Hyperkaliämie, Hyponatriämie; 17-KS und 17-OH-CS im Harn sowie Plasmakortisol vermindert.
Evtl. Malabsorptionssyndrom (S. 33ff).

Zollinger-Ellison-Syndrom
Klinik: Hartnäckige, wäßrige Durchfälle, gelegentlich Fettstühle, Ulcera duodeni, Pankreastumor.
Labor: Hypersekretion eines stark sauren Magensaftes, evtl. Malabsorptionssyndrom.
Erhöhter Gastrinspiegel, evtl. provoziert mit Glukagon oder Sekretin.
DD: Zellhyperplasie des Pankreas: Gastrinanstieg auf Fleischextrakt (der beim Gastrinom ausbleibt).

Verner-Morrison-Syndrom (pankreatogene Cholera)
Klinik: Seltene, therapieresistente, wäßrige Diarrhö mit bis zu 5 l Ausscheidung pro Tag, evtl. Tetanie (Lipom, Ganglionneurom oder Neuroblastom).
Labor: Hypokaliämie, Hypo- und Achlorhydrie, evtl. Hypokalzämie, Blutzuckeranstieg.
Wichtig: Magenschleimhaut und Gastrinspiegel unverändert, ViP-(vasoaktives, intestinales Polypeptid) Bestimmung durch RIA im Serum erhöht.

5. Chronische unspezifische Entzündungen

Entzündungszeichen, oft BSG-Erhöhung, Leukozytose, hypochrome Anämie u.a. Beweisend Rekto-, Sigmoido-Koloskopiebefund mit Histologie oder Erregernachweis.

Colitis ulcerosa und mucosa (Morbus Crohn)
Klinik: Blutig schleimige Stühle, Tenesmen, Bauchschmerz, bei 20% Obstipation, evtl. Fieber, schubweiser Verlauf, evtl. mit Polyarthritis, psychische Veränderungen. *Morbus Crohn:* oft Fisteln, Abszesse.
Labor: Evtl. völlig unauffällig, sonst Anämie, Leukozytose, Albuminverminderung, Elektrolyt- und Wasserhaushaltstörung, serologischer Nachweis von Kolon-Antikörpern (in 20% der Fälle).
Typisch: Endoskopie, evtl. Histologie, Rö.: MDP, Kolonkontrast, evtl. Mesentorikographie.

Seltener:

Divertikulitis
„Linksseitige Appendizitis" mit evtl. blutig-eitrigen Durchfällen bei Leukozytose und BSG-Beschleunigung.
Typischer Rö-Kontrasteinlauf (Cave: Perforation).

Proktosigmoiditis
Klinik: Erkrankung im Rahmen einer Gonorrhö, einer Syphilis, Strahlenbehandlung, Lymphogranulomatosis inguinalis.
Labor: Analabstrich, bakteriologische Unter-

suchung.
Wichtig: Prokto-, Rektoskopie.

6. Postoperative Zustände

Nach Magen- oder Darmresektion, trunkulärer Vagotomie; evtl. Blind-Loop-Syndrom. Zur nicht wäßrigen Diarrhö Schmerzen, Malabsorption (S. 33), evtl. Dumping-Syndrom.
Labor: Steatorrhö, pathologischer Schilling-Test (Vitamin-B_{12}-Mangel).
Charakteristisch: Befund bei Rö oder Endoskopie.

7. Funktionelle und psychovegetative Diarrhöen

Vegetative Zeichen, oft Abführmittelmißbrauch, oft vermehrte Darmspastik abwechselnd mit Diarrhö und Obstipation (Schafskot).

Angstzustände
Angstzustände (oft „Erwartungsdiarrhö").

Colica mucosa
Klinik: Walzenförmig kontrahierte Kolonabschnitte (cordon iliaque) bei Schmerzen im rechten oder linken Unterbauch; Abgang von Membranen und Schleim.
Labor: Im Stuhl eosinophile Zellen und Charcot-Leyden-Kristalle; evtl. Blutnachweis.

Irritables Kolon
Obstipation abwechselnd mit schleimig-wäßrigen Durchfällen, evtl. Schafskot. Oft walzenförmige Kolonabschnitte bei Leibschmerzen, krampfartige Bauchschmerzen, Meteorismus. Evtl. chronischer Laxantienabusus mit Hypokaliämie.

8. Sekretionsstörungen

Nachweis von Verdauungsfermenten bzw. Substitutionserfolgen.

Mangel an Pankreassekret
Klinik: Steatorrhö.
Labor: Sekretin-Pankreozymin-Test, Chymotrypsinbestimmung im Stuhl, evtl. Bestimmung der Insulinreserven.

Gallensäureverlustsyndrom (nach Gallendrainage, aber auch Leberzirrhose, Cholostase, chronische Hepatitis, chologene Diarrhöen nach Zökumresektion).
Labor: Positiver Schilling-Test, Gallensäuren-Dekonjugationstest (Atemtest).

Agastrische oder gastrogene Diarrhö
Klinik: Wäßrige Stühle ohne Blut.
Labor: Achlorhydrie.

Seltener:
Kongenitale Chloridorrhö
Klinik: Wäßrige Stühle.
Labor: Hypokaliämie, Alkalose, fehlendes Chlor im Harn, Chlorid im Stuhl erhöht.

Enzymdefekte der Mukosazellen (z.B. Laktasemangel)
Klinik: Diarrhö mit sauren Gärungsstühlen, Flatulenz, Leibschmerzen.
Labor: Laktosetoleranzteste bzw. Provokationsteste mit Nachweis von Dyspepsiestühlen.

9. Iatrogen bedingte Diarrhö

Bei Therapie mit Eisen, Digitalis, Zytostatika, Rauwolfia, Antibiotika, Laxantien, Analgetika, Antirheumatika, Biguaniden, Diuretika (Ethakrinsäure, Triamteren), Chinidin, Mannit, Sorbit. Bei Strahlendosen über 5000 R (1300 mC/kg) Herddosis z.B. Rektosigmoiditis (als Früh- oder Spätreaktion) mit Tenesmen und Schleimabgang.

10. Gefäß- und Blutkrankheiten

Bei **Leukosen** (S. 117) und **Agranulozytose** typisches Blutbild und Sternalpunktat, bei **Hodgkin-** und **Non-Hodgkin-Lymphomen** (s. Lymphome). Lymphknotenhistologie, Abdominallymphomnachweis sonographisch, lymphographisch oder durch Computertomographie, bei abdomineller Form des **Schönlein-Hennoch**, der **Purpura rheumatica** (S. 66), **Mesenterialgefäßthrombosen** (S. 5 – Angiographiebefund!) klinische Symptomatik. Bei der **ischämischen Kolitis** *älterer Menschen* typischer Endoskopiebefund einschließlich Histologie.

11. Diarrhö bei Kollagenosen

Bei **Lupus erythematodes visceralis** (S. 55) Dysphagie, Nausea, Koliken, Erbrechen, blutige Durchfälle (DD: Colitis ulcerosa). LE-Antikörpernachweis.
Bei der **Panarteriitis nodosa** (S. 14) akutes Abdomen, Fieber, subkutane Knötchen.
Labor: Anämie, hohe BSG, Eosinophilie, Leukozytose.

12. Darmtumoren (s. Malignomverdacht)

Als **Polypen, Familiäre Polyposis (Peutz-Jeghers-Syndrom** – hier Haut- und Schleimhautpigmentierung), **Malignome** und **Hämoblastosen.** Entscheidend: Histologie (gewonnen durch Gastro-, Rekto-, Sigmoido- oder Koloskopie, evtl. Laparotomie). Hinweise durch Sonographie, Rö des Magen-Darm-Trakts. Zusätzlich beim **Dünndarmkarzinoid** (S. 51) Asthma, Flush, Tachykardie u.a., erhöhte 5-Hydroxyindolessigsäure (durch Reserpin provozierbar!).

13. Malassimilationssyndrom (Malabsorptions- und Maldigestionssyndrom)

Definition:
Malabsorptionssyndrom: Unfähigkeit des Darms, verdaute Nahrung aufzunehmen. Man unterscheidet die *primäre Form:* Fehlen einzelner funktioneller Elemente, d.h. Enzyme oder Transportsysteme der Dünndarmschleimhaut oder morphologische Veränderungen des Zottenepithels.
Die *sekundäre Form:* Funktionelle Veränderungen durch Reduktion der resorbierenden Dünndarmoberfläche z.B. nach Darmresektion und Zottenatrophie.
Maldigestionssyndrom: Störung des intraluminalen Abbaus der Nahrung, d.h. Störung der Spaltung von Kohlenhydraten, Proteinen und Fetten.
Klinik: Steatorrhö entscheidet nicht darüber, ob eine Malabsorption oder Maldigestion vorliegt. Die Differenzierung ist meist aufgrund der Anamnese und der klinischen Befunde möglich.
Beiden gemeinsam sind abnorm voluminöse Stuhlentleerungen von über 200g/die, Diarrhöen, Ödeme, Infektanfälligkeit, Gewichtsverlust, Anämie. Dazu beim *Malabsorptionssyndrom:* Mangelsymptome wie Tetanie, Glossitis, Stomatitis, Blutungsneigung, Hautpigmentierungen, Knochenschmerzen. Dazu beim *Maldigestionssyndrom:* Blähungen, Flatulenz, Völlegefühl, Oberbauchschmerz, makroskopisch erkennbare Fettbeimengungen im Stuhl.
Labor: Stuhlfettausscheidung in 24 Stunden über 7g (nach Fettbelastung mit 100g/die über mehrere Tage), Stuhlgewicht über 200g. Im Serum Erniedrigung von Kalzium, Phosphor, Magnesium, Eisen, Albumin, Cholesterin und Triglyzeriden, Kalium und Chlorid, Erhöhung der alkalischen Phosphatase und der Prothrombinzeit. Oft normo-, hypo-, hyperchrome oder megaloblastäre Anämie. Pathologischer Ausfall des Laktosetoleranztestes (Diarrhö), des FLGLU-Tests (Folsäuremangel), des Schilling-Tests (Vitamin-B_{12}-Resorptionsstörung), des $^{14}CO_2$-Inhalationstests, ^{14}C-Laktose-Atemtests, H_2-Atemtests nach Gabe von markierter Laktose, des Chromalbumintests (enteraler Eiweißverlust), des Sekretin-Pankreozymin-Tests (Pankreasfunktionstest), des PABA-Tests (Paraaminobenzoesäuretest) bei gestörter exokriner Pankreasfunktion. Dünndarmbiopsie.
Sonstige Befunde: Dünndarmpassage, evtl. unter Zusatz von 50mg Laktose, hypotone Duodenographie, Angiographie, evtl. Lymphangiographie, Intestinographie, ERCP und PTC, Sonographie des Oberbauches.

13.1. Intestinale Phase (Dünndarmerkrankung)

Angeborene Erkrankungen (selten)
Laktoseintoleranz: Saccharose-Isomaltose-Intoleranz, Trehaloseintoleranz, Enterokinasemangel, Glukose-Galaktose-Intoleranz, **Hartnupsche Erkrankung (Zystinurie)** (S. 139), Tryptophanmalabsorption (Blue-diaper-Syndrom), Methioninmalabsorption (Oasthouse-Syndrom), Lowe-Syndrom (s. Spezialliteratur).
Vitamin-B_{12}-Malabsorption (angeborenes Fehlen von Intrinsic-Faktor oder Vitamin-B_{12}-IF-Rezeptor-Mangel), A-β-Lipoproteinämie.

Erworbene Störungen
Einheimische Sprue (Zöliakie), d.h. Glutenenteropathie (S. 28), tropische Sprue (S. 28), Morbus Whipple (S. 53), primäres intestinales Lymphom (S. 5), intestinale Lymphangiektasie, Hypogammaglobulinämie (S. 147f), Dermatitis herpetiformis, Gastroenteritis, Eosinophilie, Mastozytose, Amyloidose (S. 126), Parasiten (Lamblien, Strongloiden, Askariden, Ancylostoma duodenale (S. 29), Tbc (S. 41), Lymphogranulomatose (S. 116), Kwashiorkor (S. 142), Darmresektion (S. 32), intestinale Ischämie, Strahlenenteritis.

13.2. Biläre Phase

(Mangel intraluminaler Gallensäure)
Verschlußikterus, intrahepatische Cholestase, primäre, biliäre Zirrhose (S. 97), bakterielle Überwucherung des proximalen Dünndarms (Blind-loop-Syndrom), Fistelbildungen, Strikturen, Divertikel, Afferent-loop-Syndrom, Motilitätsstörungen bei Sklerodermie (S. 55) und diabetischer Neurogastroenteropathie (S. 84ff), Ileumresektion, Morbus Crohn (S. 31). Sonographie, ERCP oder PTC oft charakteristisch.

13.3. Pankreatische Phase

Chronische Pankreatitis (S. 20), Pankreasresektion, Pankreaskarzinom (S. 21), zystische Fibrose (S. 21), Zollinger-Ellison-Syndrom (S. 20). Sonographie oft charakteristisch.

13.4 Erkrankungen mit verschiedenen Störungen der Digestions- oder Resorptionsphase

Postgastrektomiesyndrom (S. 18), Hyper- und Hypothyreose (S. 164f), Hypoparathyreoidismus (S. 182), Glukagonom (S. 81), Zollinger-Ellison-Syndrom (S. 21), Morbus Addison (S. 59), Karzinoid (S. 51), Verner-Morrison-Syndrom (S. 31), Sklerodermie (S. 55), Erythematodes visceralis (S. 55), Perniziosa (S. 7). Charakteristisch: klinisches Bild oder Anamnese.

13.5. Pharmaka

Cholestyramin, diphenolische Laxantien, Colchicin, Zytostatika, Neomyzin, Paraaminobenzoesäure, Biguanide (Vitamin-B_{12}-Resorptionsstörung). Charakteristische Anamnese.

Drehschwindel, s. Schwindel

Durchblutungsstörungen, s. Arterielle Gefäßstörungen und Venöse Gefäßstörungen

Durst, s. Polydipsie und Polyurie

Dysphagien (Schluckstörungen)

1. Ösopharyngeale Erkrankungen
2. Ösophageale Erkrankungen 2.1. Mißbildungen (selten) 2.2. Erworbene Ösophaguskrankheiten und -funktionsstörungen

1. Ösopharyngeale Erkrankungen

Neurologische Leiden (s. neurologische Fachbücher)
Charakteristisch: Neurologische Symptomatik. Vorkommen bei Hirntumoren, zerebralen Insulten (DD 191 ff), bei multipler Sklerose, Poliomyelitis (S. 130), Tabes dorsalis (S. 233 f), Bulbärparalyse, Morbus Parkinson, Neuritis der Hirnnerven IX und X.

Intoxikationen
Charakteristisch: Anamnese. Auftreten besonders bei Morphin- und Barbituratvergiftung.

Glossitis, Tonsillitis (DD S. 10 ff), **Kehlkopftuberkulose** (S. 41), **Pharynxtumoren, Dysgenesien wie Wolfsrachen, Retropharyngealabszeß, Fremdkörper.**
Charakteristisch: Labor entsprechend den Grundkrankheiten. Befund der HNO-fachärztlichen Untersuchung.

2. Ösophageale Erkrankungen

Charakteristisch: Ösophagoskopie, Ösophagus-Rö, Ösophagusmanometrie, evtl. Thorax-Rö.

2.1. Mißbildungen

Gefäßmißbildungen
Doppelter Aortenbogen, aberrierende A. subclavia dextra (Dysphagia lusoria) mit Kompression des Ösophagus. Aortographie.

Ösophageale Erkrankungen
Ösophagotrachealfistel, angeborene Divertikel, fibröse Ösophagusstenose. Barrett-Ösophagus: ausgekleidet. Komplikationen:
Zylinderepithel ausgekleidet, Komplikationen: Barrett-Ulkus, Striktur, Karzinom.
Klinik: Seltene Erkrankung, nach der Geburt mit Hustenanfall, Erbrechen, Erstickungsgefahr.
Labor: Uncharakteristisch.
Typisch: Fachärztliche Inspektion und Endoskopie, evtl. Ösophagusmanometrie.

2.2. Erworbene Ösophaguskrankheiten und -funktionsstörungen

Ösophagustumoren (Karzinome, Sarkome, Leiomyome und Adenome)
Klinik: Besonders bei Malignomen Gewichtsverlust, Regurgitation von Speisen, evtl. schleimig-fauliger Fötor, Heiserkeit, retrosternaler Schmerz, unstillbares Husten, Atemnot.
Labor: Erst im Spätstadium zunehmend erhöhte BSG, Tumoranämie, im übrigen uncharakteristisch.
Typisch: Röntgen, Endoskopie (Zytologie).

Ösophagitis und Ulcus pepticum ösophagi
Klinik: Anamnese mit Verätzungen, Bestrahlungen, Operation, Morbus Crohn, Sklerodermie, Sjögren-Syndrom, Zollinger-Ellison-Syndrom, Krankheiten mit sich ausdehnender Candidiasis, Medikamentenanamnese (Tabletten, die an der Schleimhaut haften, z.B. Kaliumdragees, Tetrazyklinkapseln, evtl. auch andere, insbesondere bei alten Menschen), vor allem Refluxkrankheit (Refluxösophagitis).
Klinik: Bei Reflux von Magensaft Vorerkrankung und Erkrankungen im Bereich des Ösophagus, Aufstoßen, lageabhängige Beschwerden (z.B. Horizontallage), epigastrische Schmerzen. Kann auch symptomlos verlaufen.
Labor: Leukozytose, erhöhte BSG, evtl. hypochrome Anämie und okkultes Blut im Stuhl sowie je nach Grundkrankheit Gastrinspiegel, Glukagonbestimmung sowie Abstriche auf Candida albicans pathologisch.
Typisch: Röntgen, Endoskopie, Ösophagusmanometrie.

Ösophagusvarizen
Klinik: Oft Hämatemsis und Teerstuhl, Spleno- und Hepatomegalie. Hier charakteristische Sonographie.
Besonderheiten:
Portaler Hochdruck. Oft pathologische Leberteste und Erhöhung der Leberfermente (SGOT, SGPT u.a.). Vgl. S. 155 f.
Evtl. *retrosternale Struma* (S. 163 f) oder Mediastinalverbreiterung (S. 77 ff).
Typisch: Thorax-Rö, Schilddrüsenszintigramm und/oder Mediastinoskopiebefund.

Ösophagusstenosen (z.T. unter den obengenannten Krankheiten auftretend)

– *Im zervikalen Abschnitt:*
  Struma, Spondylosis cervicalis (!).
  Typisch: Schilddrüsenszintigramm, Thorax-Rö und Trachea-Rö oder HWS-Rö in 4 Ebenen.
– *Im thorakalen Abschnitt:*
  Mediastinaltumoren, Mediastinitis und andere Prozesse im Mediastinum, Pleura oder Perikard inklusiv retrosternaler Struma und Bronchialkarzinom.
  Klinik: Atembehinderung, Kompressionsgefühl und ausstrahlende Schmerzen in Rücken und Arme.
  Labor: Uncharakteristisch bzw. der Grundkrankheit entsprechend.
  Typisch: Röntgen, Bronchoskopie, Mediastinoskopie, Manometrie.
– *Im distalen Ösophagus:*
  Nach Ösophagogastrostomie oder Fundobliteration, nach Vagotomie, evtl. Aortenaneurysma (Schmerz hinter dem Xiphoid).
  Labor: Uncharakteristisch.
  Typisch: Anamnese, Röntgen, Endoskopie, Ösophagusmanometrie.

Seltener:

Achalasie
Funktionsstörung des unteren Ösophagus.
Klinik: Passagestörung erst für feste, später auch für flüssige Nahrung, Schmerzen, Atemnot. Bei tiefer Exspiration Erleichterung. Dabei bis hochgradige Ösophagusdilatation mit schmerzhaften, z.T. tetaniformen Kontraktionen der unteren Ösophaguspartien bes. nach Gabe von 1,5 mg Mecholyl.
Labor: Evtl. Cholinesteraseverminderung.
Typisch: Röntgen, Endoskopie, Durchzugsmanometrie.

Diffuser Ösophagusspasmus
Klinik: Harmlose, aber oft Angina-pectoris-artige Schmerzen, Dysphagie nach eisgekühltem Getränk.
Labor: Unauffällig.
Typisch: Röntgen: korkenzieherartiger Ösophagus; Endoskopie unauffällig, Manometrie unauffällig.

Plummer-Vinson-Syndrom (sideropenische Dysphagie)
Klinik: Glossitis, Dysphagie, Eisenmangelanämie, evtl. Polyarthritis, Anazidität, Mundrhagaden, Splenomegalie, später Stenose im zervikalen Ösophagusabschnitt (Präkanzerose).
Labor: Serum-Fe und Hb erniedrigt. Evtl. Ösophagomanometrie.
Wichtige Untersuchung: Röntgen (mehrere Füllungsdefekte) und Endoskopie (cave: Ösophagusriß).

Ösophagusdivertikel, Hiatushernien (Zenkersches, epibronchiales, epiphrenisches Divertikel)
Klinik: Kloßgefühl, Foetor ex ore, Kratzen im Hals, Räuspern, evtl. Heiserkeit, paradoxe Dysphagie, gelegentlich passieren feste Speisen, aber Flüssigkeit stagniert. Bei Hiatushernie Refluxösophagitis, evtl. Blutungen. Druck und Schmerz im Epigastrium, lageabhängig. Tendenz zur Stenose.
Labor: Bei Entzündungen erhöhte BSG, Leukozytose, evtl. hypochrome Anämie. Stuhluntersuchungen auf Blut positiv.
Typisch: Röntgen, Endoskopie (bei Divertikel jedoch cave: Perforation), Ösophagusmanometrie.

Dyspnoe

(vgl. Husten und Auswurf, Zyanose, Hämoptoe)

Hinweise: Für den praktisch tätigen Arzt und Internisten treten bei diesem Symptom Laborbefunde gegenüber der allgemein klinischen Untersuchung z.T. in den Hintergrund.
An erster Stelle der Untersuchungen stehen zunächst Anamnese und klinische Daten. Die richtige Beurteilung eines Ateminsuffizienten setzt große Erfahrung der einzelnen Krankheitsbilder voraus. In der Beurteilung sind zunächst die Daten, die sich aus der Inspektion, der Palpation, Auskultation und Perkussion ergeben, von großer Wichtigkeit. Spezielle Fragen in der Pulmologie und Kardiologie z.B. können dann meist erst durch aufwendige technische Untersuchungen geklärt werden (Herzkatheter, Herzszintigraphie, Koronarographie, Broncho-, Mediastino- oder Thorakoskopie, Bronchographie, Lungenszintigraphie u.a.).

1. Klinik
Zu achten ist auf folgende Zeichen:

Zyanose: Unterscheidung nach zentraler und peripherer Zyanose (evtl. Blutgasanalyse). Zentral: Arterielle Hypoxie, pulmonal oder kardial. Peripher: Niedriger zentral-venöser O_2 Druck.
Dyspnoe: DD kardiale/pulmonale Dyspnoe, Lungenauskultation.
Orthopnoe: Wichtig in der Unterscheidung der kardialen zur pulmonalen Dyspnoe.
Forward-Failure: Gestörte Blutversorgung einzelner Organe (Synkopen, Oligurie, Anurie, Schockindex, schlechte Durchblutung der peripheren Extremitäten, marmorierte Haut, Feuchtigkeit der Haut, Temperatur der Haut u.a.).
Backward-Failure: Durch venösen Rückstau einzelner Organe bedingt: Lunge bei Linksherzinsuffizienz, Zeichen des Lungenödems. Stauung der Niere, Albuminurie; Leberstauung mit Vergrößerung des Organs; Ödeme; Zeichen des sekundären Aldosteronismus (S. 87f) bei Stauung im großen Kreislauf.

Auskultation des Herzens und der Lunge: Feststellung von typischen Geräuschen, Extratönen mit dem Stethoskop. Sehr wichtige Untersuchung. Die meisten, insbesondere die erworbenen Vitien (Mitralvitien, Aortenvitien) können mit Hilfe der Auskultation diagnostiziert werden, ebenso Pneumonien, Ergüsse, Pneumothorax u.a.
Perkussion: Feststellung der Herzgröße (Beurteilung des Herzspitzenstoßes weniger hilfreich), Ergüsse, Infiltrationen u.a.
Blutdruckverhalten: z.B. große RR-Amplitude bei Aorteninsuffizienz; oder RR-Amplitude klein beim kardiogenen Schock.
Feststellen von Arrhythmien (s. Arrhythmien, Tachykardien, Bradykardien, Extrasystolien) – EKG!

2. Technische Untersuchungen
Röntgenuntersuchung des Thorax: Feststellung der Herzgröße, Bestimmung des Herz-Lungen-Quotienten, typische Umformung des Herzens bei bestimmten Vitien (mitralkonfiguriertes Herz, aortal konfiguriertes Herz). Beurteilung der einzelnen Kammern (linker Vorhof im seitlichen Durchmesser, linke Kammer im 2. schrägen Durchmesser, rechte Kammer in seitlicher Aufnahme).
Zeichen der Lungenstauung: Zeichnungsvermehrung, Hilus, Breite des Gefäßbandes im oberen Mediastinum, Auftreten von Kerley-Linien, Pleuraergüssen, Infiltrationen, Tumoren, Pneumothorax u.a.
Spezielle Untersuchungen: EKG, evtl. Mechanographie (EKG mit Phonokardiogramm [PKG] und Apexkardiogramm), Echokardiographie, evtl. zur Erkennung von Ergüssen und Tumoren, Sonographie im Real-time-Verfahren, Herzkatheteruntersuchungen. Evtl. Kardioangiographie (Darstellung der Herzhöhlen und Feststellung des Restblutvolumens, Bestimmung der Kontraktilität (s. kardiologische Spezialliteratur)) und Koronarangiographie (s. Spezialliteratur) zur Feststellung von Stenosen im Koronarkreislauf (als Voruntersuchung zu evtl. chirurgischen Eingriffen).

3. Laboruntersuchungen
BSG, Blut- und Differentialblutbild, Urinstatus mit Harnfarbstoffen und spezifischem Gewicht. Herzfermente (CPK, CPKMB, SGOT, SGPT, LDH mit HBDH-Anteil), Na, K im Serum, harnpflichtige Substanzen (Harnstoff, Kreatinin u.a.), evtl. Blutgasanalyse (Astrup-Analyse). Bestimmung des Säurebasenhaushaltes (venöser BE), Bestimmung des arteriellen und gemischt-venösen Sauerstoffdruckes (pO_2 arteriell erniedrigt: Rechts-links-Shunt, Lungenstauung. DD zur pulmonalen Hypoxie: Bei Diffusionsstörungen, Verteilungsstörungen u.a. pO_2 venös erniedrigt: Chronische Rückstauung vor dem rechten Herzen, periphere Zyanose).

1. Dyspnoe bei Adipositas
2. Dyspnoe bei Anaphylaxie
3. Dyspnoe bei Bronchial- und Trachealkrankheiten 3.1. Vorwiegend mit Dyspnoe 3.2. Vorwiegend mit Husten und Auswurf
4. Dyspnoe bei Stimmbandlähmung (selten)
5. Dyspnoe bei Stenosen der großen Atemwege
6. Dyspnoe bei Herzkrankheiten
7. Dyspnoe bei Lungenkrankheiten 7.1. Mit akutem Krankheitsbild 7.2. Mit chronischem oder schleichendem Krankheitsbild 7.3. Folgen von Lungenkrankheiten und Lungenmißbildungen
8. Dyspnoe beim nervösen Atemsyndrom
9. Dyspnoe bei Stoffwechselstörungen und Azidose
10. Zerebrale Dyspnoe und Dyspnoe bei Morphinabusus

1. Dyspnoe bei Adipositas (DD S. 2)
Adipositas bei charakteristischer Ernährungs- und Getränkeanamnese. Ausschlußdiagnose!

2. Dyspnoe bei Anaphylaxie
Unruhe, Urtikaria, Schleimhaut-, Glottisödem, evtl. Lungenödem, Schocksymptome, besonders nach Medikamenten und Seruminjektionen. Evtl. Eosinophilie.

3. Dyspnoe bei Bronchial- und Trachealkrankheiten

3.1. Vorwiegend mit Dyspnoe
Klinik: Physikalischer Befund. Zähes, evtl. eitriges Sputum (evtl. mit Eosinophilen oder Tumorzellen. Erregernachweis oft irreführend Brauchbar nur, wenn gezielt bronchoskopisch gewonnen!). Charakteristisch oft Thorax-Rö. Im EKG Hinweis auf ein Cor pulmonale. Beweisend oft Bronchoskopie- oder -graphiebefund.

Asthma bronchiale und chronische Bronchitis
Ausgeprägtes exspiratorisches Giemen, ausgeprägte obstruktive Ventilationsstörung, häufig vergrößertes Residualvolumen.

Beim Asthma bronchiale sind zu unterscheiden:
a) Atopisches Extrinsic-Asthma
Ausgeprägte Eosinophilie im peripheren Blut und im Sputum sowie im Bronchialsekret. IgE im Serum und Schleimhautabradat stark erhöht, positive Allergiereaktionen vom Typ I bei Haut- und Provokationstest.
b) Nicht atopisches Extrinsic-Asthma
Ausgeprägte Eosinophilie im Sputum und Bronchialsekret oder Schleimhautabradat, selten oder überhaupt nicht im peripheren Blut. Verhältnis

quantitativ von IgA zu IgG wie im Serum nur absolute Werte verringert im Sinne einer Verdünnung. Schleimhautabradat oder Bronchialsekret: zytologisch vermehrt Makrophagen und desquamiertes Flimmerepithel, fibrinöser Schleim. Allergiereaktionen vom Typ III (Arthus-Phänomen). Häufig von Pilzen lokal im Bronchialbaum ausgelöst bzw. unterhalten. Häufig Pilznachweis im steril entnommenen Bronchialsekret.

c) Immundefekt-Asthma

Ausgeprägter Mangel an sekretorischen Immunglobulinen (IgA) sowohl im Serum als auch im Schleimhautabradat. Vermehrte kompensatorische lymphoplasmozelluläre Reaktion mit entsprechenden Lymphknotenvergrößerungen vor allem an den Eintrittspforten exogener Reize. Beim Kind häufig Kompressionsstenose im Bereich der Trachea und großen Bronchien mit Bild des Pseudocroup. In- und exspiratorischer Stridor. Keinerlei Hinweise auf Allergie.

d) Intrinsic-Asthma

Typische Anamnese: Beginn meist nach grippalem Infekt. Dyspnoe bei Belastung, später Dyspnoe und anschließend Husten bis zum Status asthmaticus steigernd. Langzeitige Entwicklung, zunehmende Intensität und Häufigkeit der Anfälle. Häufig mit langanhaltender Behinderung der Nasenatmung verbunden (Polyposis), häufig als allergisch bedingt fehlgedeutet. Spiegelbefund der nasalen und trachealen Schleimhaut glasig, blaß, livide, wäßrig, hypersekretorisch, tracheal auch pelzig verdickt verändert. Im Bronchialsekret zytologisch zahlreiche desquamierte Flimmerepithelien, massenhaft abgeschilferte büschelförmig zusammengeballte Flimmerhärchen, mäßig viel Eosinophile (1–2/Blickfeld). Verhältnis von IgA zu IgG im Schleimhautabradat nicht verschoben, wie im Serum aber ist insgesamt IgA und IgG im Sinne einer Verdünnung im Abradat erniedrigt. Keine Eosinophilie im peripheren Blut, kein IgE im Serum oder Abradat. Damit keinerlei Allergienachweis.

Im Stadium überschießender Reaktion und Schleimhauthypertrophie Krankheitsbild wie Intrinsic-Asthma, aber zusätzlich bakteriell vorwiegend mit gramnegativen Keimen infiziertes Sputum. Im fortgeschrittenen Stadium mit zunehmender Elastizitätsminderung der Tracheobronchialwand gesteigerte Zunahme der Belastungsdyspnoe, vermehrte eitrige Auswurfmengen, auch mit Pilzen mischinfiziert. Progressive Abnahme der Wirkung von Broncholytika.

Progressive Entwicklung der exspiratorischen Dyskinesie mit typischer Verlaufskurve der Exspiration im Atemstoßtest, auch bei Thoraxdurchleuchtung besonders im schrägen Durchmesser sehr gut sichtbar. Beurteilung der einzelnen Stadien nur durch Bronchoskopie (cave: Fiberbronchoskop wegen der zusätzlichen Ventilationsstörungen) mit zusätzlicher Beatmung möglich: Schleimhautbiopsie, sterile Sekretentnahme für Keimnachweis, Prüfung der Immunverhältnisse, da häufig exzessiver IgA-Mangel auf der Schleimhaut, der im Serum nicht nachweisbar ist.

Bronchialtumoren

Dyspnoe nur bei zentralen und oder fortgeschrittenen Tumoren, nur bei Belüftungsstörung großer Bronchusäste bzw. sogar der Trachea entweder durch Obliterierung oder durch Kompression. Folge: typischer klinischer und Rö-Befund für Atelektase, Dystelektase oder auch Obstruktionspneumonie. Jede topographisch begrenzte Pneumonie (Segment, Subsegment, Lappen usw.) im Alter etwa über 40 Jahren kann eine Obstruktionspneumonie bei Tumor sein und *muß* auch nach Abklingen hinsichtlich möglicher Tumorursache geklärt werden! Anamnestisch geht mitunter längerdauernder unproduktiver Husten voraus. Tomographie (in zwei Ebenen!), Bronchographie dient ausschließlich nur zur Lokalisation. Eine Diagnose ist hierdurch *nicht* möglich. Entscheidend ist immer nur der histologische Befund durch endoskopisch gewonnenes Material oder der zweifelsfrei sichere positive Befund der Zytologie entweder des Sputums oder auch des endoskopisch gewonnenen Materials, Bronchialsekrets, Rohrgeschabsels. Katheterbiopsie bei peripheren Tumoren.

Charakteristisch: Oft Galliumszintigramm.

Bronchus- und Trachealstenosen und -arrosionen

(vgl. Hilus- und Mediastinalverbreiterung)

Bei Mediastinaltumoren (S. 78), retrosternaler Struma und Schilddrüsenmalignomen (S. 162ff), Aneurysmen (s. dort), Zysten, Senkungsabszessen (S. 78), Fremdkörpern, narbigen Verwachsungen.

Typisch: Bei Einengung der Trachea Stridor; weiterhin Husten; im Thorax-Rö meist Atelektasen und Zeichen der ursächlichen Erkrankung. Evtl. charakteristischer Bronchoskopiebefund. Oft blutiges Sputum. Komplikationen: Bronchiektasen (S. 82), Pneumonie (S. 40f), Lungengangrän (S. 43), putride Bronchitis (S. 36).

Seltener:
Sonderform der Trachealstenose ist die isolierte **tracheale Dyskinesie,** bevorzugt bei langjährigen Mundatmern.

3.2. Vorwiegend mit Husten und Auswurf,
s. unter Husten und Auswurf
(Bronchitis und Tracheobronchitis, Bronchiolitis und Bronchiektasen)

4. Dyspnoe bei Stimmbandlähmung

(s. HNO- und neurologische Fachbücher)

Charakteristischer Befund der Kehlkopfspiegelung.

5. Dyspnoe bei Stenosen der großen Atemwege

(s. Hilus- und Mediastinalverbreitung, Schilddrüsenvergrößerung)

Charakteristisch meist Thorax-Rö und Trachea-Rö, Schilddrüsenszintigraphie, Bronchoskopie.

6. Dyspnoe bei Herzkrankheiten

Charakteristisch: Pathologisches EKG, Thorax-Rö, evtl. Echokardiographie. Bei *Rechtsherzinsuffizienz* (Leber- und Nierenstauung) geringe Erhöhung des Bilirubins, der γ-GT und alkalischen Phosphatase, Proteinurie, hohes spez. Harngewicht, Na im Urin vermindert (Na/K-Quotient erniedrigt).
Bei *Herzmuskelnekrosen* Erhöhung des CPK und CPKMB (in den ersten Stunden), der SGOT und SGPT (Maximum zwischen 24 und 48 Std. nach Infarkt, bei der Myokarditis persistierend), der LDH/HBDH, nach Herzinfarkt langsam ansteigend, manchmal bis zu 14 Tagen noch erhöht, bei Myokarditis persistierend.
Bei *Digitalisierten mit Herzrhythmusstörungen* und *vor Beginn einer Digitalisierung* notwendige Bestimmungen: Na, K im Serum, harnpflichtige Substanzen (bei Hypokaliämie und Niereninsuffizienz besteht Digitalisüberempfindlichkeit [Herzrhythmusstörungen!]). Saluretikatherapie?

Koronare Herzkrankheit
Auftreten von Stenokardien, die belastungsabhängig sind. Evtl. typische EKG-Veränderungen unter Belastung (Ergometrie). Bestimmung der Risikofaktoren, evtl. weiterführende Untersuchungen mit Herzkatheter und Koronarographie zur Feststellung der Operationsindikation notwendig.
Risikofaktoren: Hyperglykämie, Hyperurikämie, Hyperlipidämie.

Herzinfarkt
Klinisch anhaltende Stenokardien, Schwindel (RR-Abfall), oft Bradykardie (Hinterwand) und/oder Rhythmusstörungen, evtl. Schocksymptome, zerebrale Verwirrtheit, Lungenödem und/oder Oligurie.

Charakteristisch oder beweisend: EKG-Veränderungen (oft erst verspätet), in den ersten Stunden Anstieg der CPK und CPKMB, dann der SGOT/SGPT (mit dem Maximum nach 24–48 Std.), dann der LDH- mit einem HBDH-Anteil von um 80% (mit oft bis 14 Tage anhaltender Erhöhung). Oft Hypokaliämie.
Unspezifisch initial Leukozytose und Hyperglykämie, BSG-Beschleunigung.

Altersherz
Zeichen der Herzinsuffizienz, Herzvergrößerung, typischer EKG-Befund, unter anderem auch arterielle Hypoxie infolge Lungenstauung, evtl. metabolische Azidose. Komplikationen von seiten des zerebralen Kreislaufs. Hypertonie. Oft Diabetes mellitus (S. 84ff) mit Hyperglykämie.

Hypertonieherz (s. Hypertonie)
Charakteristisch EKG-Befund, Herzgröße, Thorax-Rö. Sekundär Nierenschädigung (s. dort). Augenhintergrund. Zerebrale Gefäßschäden.

Myokardiopathien

Sekundäre Myokardiopathien (einschließlich Myokarditiden)
Entzündlich durch Viren und Bakterien, Coxsackie-A-, -B-, ECHO-Viren, Influenza (S. 83), Mononukleose (S. 11) (entsprechende serologische Untersuchungen, KBR), evtl. Nachweis von Muskelantigen bei chronischen Verlaufsformen. Klinisch meist Entzündungszeichen. Dazu Blutbildveränderungen, α_2 - (akut) und/oder γ-Globulinvermehrung, oft BSG-Beschleunigung. Persistierende Erhöhung der Herzfermente (CPK, CPKMB, SGOT, SGPT, LDH/HBDH) möglich.

Rheumatische Myokarditiden
Begleiterkrankung eines rheumatischen Fiebers. β-hämolytische Streptokokken (0-Antistreptolysin-Titer, Anti-NADase, Antihyaluronidase). Hohe BSG, Leukozytose, EKG-Veränderungen (zunächst als erstes Zeichen PQ-Verlängerung), dann Zeichen der *Perikarditis:* Echokardiographie, Phonokardiographie, evtl. Sonographie (real-time-Verfahren).

Bakterielle Myokardititen
In der Blutkultur Streptococcus viridans, Enterokokken, Pneumokokken, Meningokokken, Staphylokokken und verschiedene Pilzarten. Klinisch Fieber; BSG meist deutlich beschleunigt, oft Leukozytose mit Linksverschiebung, akut α_2-, chronisch γ-Globulinvermehrung.

Toxische Myokardiopathien
Oft Alkoholmißbrauch, typische Anamnese,

pathologischer Leberbefund, Polyneuropathien, Blutbildveränderungen durch Folsäuremangel, B_1-Mangel u.a.

Seltener:

Primäre Myokardiopathien (kongenitale und idiopathische Herzhypertrophie)
Nicht obstruktiv, obstruktiv: Echokardiographie, EKG, Thorax-Rö, Karotispulskurve. Laborparameter uncharakteristisch. DD zu entzündlichen Kardiomyopathien.

Myokarditis bei Lupus erythematodes
Antikörperaktivität gegen Kernbestandteile: Nukleoproteine, DNS, Histone und Glykoproteine, LE-Zellphänomen. Nierenbioptischer Befund und Glomerulonephritis charakteristisch.

Periarteriitis nodosa (S. 14)
Pathologischer Nierenbefund, Polyneuropathien. Evtl. zerebrovaskuläre Erscheinungen.

Wegenersche Granulomatose (S. 14)
Bioptischer Befund, Thorax-Rö charakteristisch.

Bei Stoffwechselstörungen
Hypothyreose (S. 164f), Hyperthyreose (S. 164), Nebennierenrindeninsuffizienz (S. 59), Urämie (S. 108), Amyloidose (S. 126), Speicherkrankheiten (S. 72). T_3-RIA, T_4-RIA oder 17-KS- und 17-OH-CS-Ausscheidung im 24-St.-Urin oder hohe harnpflichtige Substanzen, Rektum- oder Leberbiopsiebefund.

Herzinsuffizienz bei erworbenen Vitien
Hinweis: Bei *Rechts-links-Shunt* deutliche Zyanose.

Aortenstenose
Auskultatorisch typischer Geräuschcharakter, charakteristische Karotispulskurve. EKG: Linksherzhypertrophie; Thorax-Rö: Konfiguration des Herzens typisch. Sekundärzeichen durch Forward-Failure und Stauungsinsuffizienz.

Aorteninsuffizienz
Typische diastolische Geräusche über der Ausflußbahn, Linksherzhypertrophie, große Blutdruckamplitude. Typischer echokardiographischer Befund über der Aortenklappe. Karotispulskurve und Weiterführung der Untersuchung mit Herzkatheter u.a.

Aortenisthmusstenose
Hypertonie an den oberen Extremitäten, niedrige Blutdruckwerte an den Beinen. Usuren an den Rippen. Komplikationen durch Gefäßrupturen: Hirnblutungen. Aneurysmabildung. EKG: Linkshypertrophiezeichen bei längerem Bestehen.

Mitralvitium
Mitralstenose: Typisch: Auskultationsbefund, Phonokardiographie, Apexkardiogramm. Charakteristisch typischer Echokardiographiebefund. Evtl. Zeichen einer floriden Endokarditis beachten. Thorax-Rö: Lungenstauung.
Mitralinsuffizienz: Typischer Auskultationsbefund, Echokardiographiebefund, Vergrößerung des linken Vorhofs. Typischer EKG-Befund: Herzrhythmusstörungen. Thorax-Rö: Mitralkonfiguration u.a., Lungenstauung.
DD: Zu denken ist auch an Trikuspidalvitien, Vorhofs- und Ventrikelseptumdefekte, Pulmonal-, Aorten- und Aortenisthmusstenosen, Transposition der Gefäße, arteriovenöse Lungenfisteln, falsche Einmündung der Lungenvenen, an den offenen Ductus Botalli (fortgeschrittenes Stadium), Eisenmenger-Syndrom (mit Ventrikelseptumdefekt, Pulmonalstenose, Rechtshypertrophie), Fallotsche Trilogie (Vorhofsseptumdefekt, Pulmonalstenose, Rechtshypertrophie), Tetralogie (wie bei der Trilogie, zusätzlich reitende Aorta), Pentalogie (wie bei der Tetralogie, zusätzlich auch Septumdefekt), an das Lutenbacher-Syndrom (Vorhofsseptumdefekt, Mitralstenose), Taussig-Bing-Syndrom (Aortentransposition und reitende A. pulmonalis), Ebstein-Syndrom (Zweiteilung des rechten Ventrikels), an Pulmonal- und Trikuspidalatresien, Truncus arteriosus communis, Cor bi- und triloculare.

Perikarditis
Meist rheumatischer Ätiologie; in Frage kommt auch Tuberkulose (S. 41), LE (S. 55), Stoffwechselerkrankungen: Niereninsuffizienz (S. 132ff), Myxödem (S. 164f), diabetische Ketoazidose (S. 84ff). Perikarditis bei Tumoren oder Metastasen.
DD: Virusserologie (Grippeviren, Coxsackieviren, ECHO-Viren, Ebstein-Barr, Mononukleose, Lymphogranuloma venerum, Lupus erythematodes), Kalium-, Natrium-, Harnstoffbestimmung. Thorax-Rö, Tine-Test bzw. Mendel-Mantoux-Test. Auskultation, Phonokardiographie, Echokardiographie, EKG.

Erkrankungen des Endokards
Meist rheumatisch bedingt oder bei anderen Kollagenosen. Sekundär-bakterielle Endokarditiden bei Vitien. Endokarditiden nach Klappenersatz. DD: Blutkultur, Vitiumdiagnostik.

7. Dyspnoe bei Lungenkrankheiten

Charakteristisch physikalischer und Thorax-Rö-Befund. Im EKG-Zeichen des Cor pulmonale möglich. Im oft eitrigen oder evtl. blutigen Sputum evtl. Tumorzellnachweis (Erregernachweis meist nur irreführend, falls nicht bronchoskopisch gezielt entnommen!). Evtl. charakteristisch Lungenszintigramm, beweisend oft Lungenbiopsie durch direkte Punktion oder Bronchoskopie.

7.1. Mit akutem Krankheitsbild

Lungeninfarkt

Klinisch plötzlich einschießender, atemabhängiger Schmerz. Meist typische Thorax-Rö mitunter erst nach einigen Tagen. Oft Blut im Sputum; BSG-Beschleunigung bei meist geringer Leukozytose; bei größeren Infarkten im Serum Anstieg der LDH; SGOT und SGPT meist normal. Evtl. (indirekte) Hyperbilirubinämie.
HBDH/LDH-Quotient unter 0,81.
Charakteristische Lungenszintigraphie.

Lungenödem

Typisches klinisches Bild mit „brodelnder Lunge" und schaumigem Auswurf. Im Sputum meist Herzfehlerzellen; BSG-Beschleunigung, Leukozytose mit Linksverschiebung.
Beim Herzinfarkt Anstieg der SGOT, SGPT, LDH und HBDH (hier pathologisch: EKG). Thorax-Rö: deutliche Vergrößerung und Verbreiterung der Lungenvenenzeichnung gegenüber arterieller Zeichnung, mitunter wolkige Verschattung beidseits basal.

Pneumothorax

Akute Dyspnoe, evtl. Einflußstauungen und Stenokardien. Physikalischer und Lungen-Rö-Befund charakteristisch.
Bei vollständigem Pneumothorax akute Dyspnoe. Ziehende und reißende Thoraxschmerzen bei unvollständigem Pneumothorax mit Pleurasynechie.

Primäre Pneumonien (Tuberkulose s. unter 41)
Meist hohes Fieber mit Schüttelfrost.
Typisch: Thorax-Rö und physikalischer Lungenbefund.
Labor: BSG meist stark beschleunigt und α_2-Globulin-Vermehrung in der Serumelektrophorese.
Erregernachweis im Sputum meist möglich.
Besonderheiten:
Bakterielle Pneumonien: Starke Leukozytose mit Linksverschiebung und toxischen Granulozyten und Lympho- und Eosinopenie; im zähen, evtl. rostbraunen oder mit Blutfäden durchzogenen Sputum Erregernachweis (einzelne Bakterien haben keinen diagnostischen Wert!). Evtl. auch Erregernachweis in der Blutkultur. Oft positive Hautreaktionen gegenüber dem entsprechenden Erregerstamm. Häufig Proteinurie, im Urinsediment viele granulierte Zylinder.
Viruspneumonien: Selten stärkere Leukozytose mit Linksverschiebung; Aneosinophilie, später Lymphozytose und mäßige BSG-Beschleunigung. Oft Proteinurie, im Urinsediment oft Erythro-, Leukozyten und evtl. Zylinder. In 80% ab 7. Tag erhöhter Kälteagglutinationstiter über 1:256; Streptokokkenagglutinationstiter evtl. über 1:40 und Nachweis von inkompletten Kälteantikörpern und Kältehämolysinen. KBR auf Mycoplasma pneumoniae positiv.
Positiver Hirst-Test bei der Grippe, Monozytose und Eosinophilie bis 25% beim Febris monozytaria-eosinophilica; bei Adenovirusinfektionen positiver Neutralisationstest und KBR mit Titeranstieg ab 2. Woche.
Psittakose (Papageienkrankheit) und Ornithose: Expositionsmöglichkeit mit Vögeln. Leukopenie (Lymphopenie) mit Linksverschiebung und Aneosinophilie bei evtl. später stärkerer BSG-Beschleunigung. KBR ab 10. Tag über 1:20 positiv und evtl. positive WaR. Im Mäuseversuch Virusnachweis aus Blut und Sputum möglich. Im Urin oft positive Diazoprobe.
Selten:
Rickettsienpneumonien, Q-Fieber(Balkangrippe): Leukopenie mit Linksverschiebung; KBR ab 7.–14. Tag über 1:20 ansteigend, Agglutinationstest auf Rickettsien ab 4. Woche positiv. Zu Beginn der Infektion evtl. tierexperimenteller Erregernachweis im Blut, Urin, Sputum oder/und Liquor möglich.

Stauungspneumonie

Klinisch Herzinsuffizienzzeichen; typischer physikalischer und Thorax-Rö-Befund.
Meist Leukozytose mit Linksverschiebung, BSG-Beschleunigung. Oft pathologisches EKG.

Sekundäre Pneumonien

Bei Kachexien, akuten Infektionskrankheiten (bes. Keuchhusten, Sepsis, Grippe, Masern, Typhus und Paratyphus u.a.), bei Bronchialkrankheiten (S. 36ff), durch Reizgase, Lungeninfarkt und Wabenlunge und nach Aspiration. Meist BSG-Beschleunigung und Leukozytose mit Linksverschiebung; Erregernachweis im Sputum möglich.
Bei der Lipoidpneumonie Fetttropfen im Sputum.

Seltener:
Periarteriitis der Lunge (S. 14)
Klinisch oft Hypertonie, Bauchkrämpfe, septi-

sche Temperaturen. Im Blutbild Eosinophilie und Leukozytose, im Urin meist Erythrozyten, Leukozyten, Fett- und Wachszylinder.
Meist typischer Muskelbiopsiebefund.

Toxomykose (Farmer's disease)
Nach Dreschen von Getreide und Früchten hohes Fieber und katarrhalische Erscheinungen.

7.2. Mit chronischem oder schleichendem Krankheitsbild

Chronische Pneumonien
(als sekundäre Pneumonien nach akuten Pneumonien, bes. nach Grippe, Masern, Keuchhusten u.a.)
BSG bis stark beschleunigt. Evtl. Erregernachweis im u.U. eitrigen Sputum möglich (besser im bronchoskopisch entnommenen Bronchialsekret).
γ-Globulinvermehrung in der Serumelektrophorese.
Meist typischer physikalischer und Thorax-Rö-Befund.
Besonderheiten:
Brucellosen-Pneumonien (Bang-Pneumonie): Leukopenie mit relativer Lymphozytose und Eosinopenie; BSG meist mäßig beschleunigt. Agglutinationstiter über 1:40, KBR evtl. positiv. Positive Hautreaktionen.
Cholesterinpneumonie: Fehlender Erregernachweis; typischer Lungenbiopsiebefund (bronchoskopisch).
Pilzpneumonien: Therapieresistente chronische Pneumonien mit intermittierenden Temperaturen, oft nach Antibiotika.
Oft positive KBR und Agglutinationsreaktionen auf die verschiedenen Pilze; bei Aktinomykose, Aspergillose, Histoplasmose und Blastomykose positive Hautteste. Oft direkter Pilznachweis im Sputum, besser im bronchoskopisch entnommenen Bronchialsekret, evtl. im Magensaft möglich.
Lungen-Lues: Positiver WaR und Nebenreaktionen und Nelson-Test. Evtl. hämorrhagisches Sputum.
Spirochaetosis bronchialis Castellani: Tropenkrankheit! Erregernachweis im blutigem Sputum (bei allen Erregernachweisen die Möglichkeit der sterilen Sekretentnahme, transtracheal oder bronchoskopisch, beachten und anstreben!).
Wassermann-positive pseudoluetische Bronchopneumonie (Fanconi-Hegglin): Positive Lues-Reaktionen (Meinicke-Test meist negativ).
Nach Abklingen der Symptome Negativwerden der Reaktionen. BSG mäßig beschleunigt.

Lungenemphysem
Typisch: Thorax-Rö und Lungenfunktionsproben. Oft Cor pulmonale. Meist symptomatische Polyglobulie und (bei häufiger Emphysembronchitis) beschleunigte BSG.

Lungentuberkulose
BSG nicht verwertbar. Selbst bei größten Kavernen oft völlig unauffällige labor-chemische Befunde. Nur deutliche pathologische Veränderungen dieser Werte deuten auf die Schwere hin.
Dyspnoe nur in den seltensten, dann präfinalen und sehr ausgedehnten Fällen.
Symptome: Abgeschlagenheit, Mattigkeit, Appetitstörungen, Heißhunger und doch nicht Essen mögen, Nachtschweiß meist nur in den Primärstadien, besonders bei gleichzeitiger progressiver, spezifischer Pleuritis. Sonst vorherrschendes Merkmal der völligen Symptom- und Regellosigkeit bei mitunter schon ausgedehnten, röntgenologisch sichtbaren Befunden. Weder BSG noch sonstige Laborchemie signifikant verwertbar.
Nur der Erregernachweis, der energisch erstrebt werden muß (Sputum, Sammelsputum, Kehlkopfabstrich, Magenspülwasser, Bronchialsekret), ist beweisend.
Thorax-Rö und Tomogramme: Ausgesprochen vielgestaltige, fleckförmige, unregelmäßige, teils konfluierende Strukturen sehr unterschiedlicher Strahlenabsorption, schubweiser Verlauf.
Kraniokaudales Fortschreiten der Erkrankung.

Maligne Lungentumoren, Lymphangitis carcinomatosa und Lungenmetastasen
Immer ist nur histologischer oder zytologischer Befund entscheidend (Bronchoskopie [evtl. Sekret, evtl. Sputum], Katheterbiopsie, transthorakale Nadelbiopsie, Thorakoskopie, Thorakotomie – je nach Lage und Möglichkeiten unterschiedliche Anwendung der Methode –). Sonstige labor-chemische Befunde in keinerlei Weise zur Diagnose verwertbar.
Charakteristisch: Galliumszintigramm, Computertomographie, evtl. Sonographie bei pleuranahen Prozessen und Ergüssen.

Pneumokoniosen
Typische Berufsanamnese: Aluminiumlunge, Anthrakose (Kohlenstaub), Asbestose bei Schweißern und Walzwerkarbeitern; Chromatose, Gießersilikose, Kalikosen (Kalk), Siderosen (Eisen) bei Schweißern und Walzwerkarbeitern; Silikosen (Kieselsäure) bei Bau-, Steinbruch-, Sandstrahlarbeitern, Bergleuten, Steinhauern, Schleifern u.a.; Talkumlunge bei Gummiarbei-

tern. Bei gleichzeitiger Tuberkulose Erregernachweis im Sputum und Magensaft. Es ist die histologische und mineralogische Sicherung anzustreben (sowohl qualitativ als auch quantitativ). Die Ergebnisse müssen übereinstimmen mit der Exposition! Hierzu dient die Lungenbiopsie, besser die Minithorakotomie.

Lungenfibrosen und -zirrhosen
Oberflächliche Atmung, trockener Husten, später Trommelschlegelfinger, Zyanose und Rechtsinsuffizienz. Hochstehende Lungengrenzen.
Röntgen: Streifig-knotige Lungenzeichnung, meist Hilusvergrößerung.
Typisch: Lungenfunktionsproben, Cor pulmonale. Meist Polyglobulie. Histologie (Punktion, Mikrothorakotomie).
Besonderheiten:
Lymphogranulomatose (Hodgkin-Lymphom) (S. 116):
Meist Hilusverbreiterung. Möglich auch isolierte Lungenrundherde peripher. Evtl. Erguß mit Hodgkin-Zellen. Oft mäßige Leukozytose, Lymphopenie und Eosinophilie. Mendel-Mantoux oft bis 1 : 100 negativ. Typischer Lymphknoten- und Hilusknotenbefund (Mediastinoskopie).

Lungensarkoidose (Morbus Boeck):
Thorax-Rö: Meist auffallende Symmetrie und Gleichförmigkeit, aber auch vielgestaltig: feinstfleckig-netzig bis feinfleckig-disseminiert oder bis zu unregelmäßigen Schwielenbildungen in der Peripherie.
Labor uncharakteristisch, evtl. leichte Anämie, Lymphopenie und Eosinophilie sowie BSG-Beschleunigung. In 10% Hyperkalzämie. Mendel-Mantoux-Hauttest oft bis 1 : 100 oder 1 : 10 negativ (oft nicht verwertbar, da Morbus Boeck und Tbc nebeneinander bestehen können; nur wichtig zur Therapieentscheidung). Positiver Nickerson-Kvein-Test mit Aufschwemmung von Boeckschem Hautgewebe (praktisch unbedeutend, da frisches Hautgewebe bei Morbus Boeck nicht erhältlich!).
Beweisend: Histologie der Lymphome (evtl. gewonnen durch Mediastinoskopie).

Amyloidose: Pathologische Kongorotprobe (S. 126), Rektumbiopsiebefund.
Lupus erythematodes (S. 55): LE-Zelltest, LE-Faktor, LE-Fluoreszenztest positiv.
Periarteriitis nodosa (S. 14): Eosinophilie, Leukozytose, Muskelbiopsiebefund.
Polyarthritis rheumatica (S. 54): Rheumafaktoren positiv bei typischem klinischem Bild.
Sklerodermie (S. 55): Klinisches Bild; Hautbiopsiebefund.
Lungenhämosiderose: Rö: multiple Lungenverschattungen.
Im Sputum viele Herzfehlerzellen, im Blutbild hypochrome Anämie bei Erniedrigung des Serum-Fe. Meist typischer Leberbiopsiebefund.
Wegenersche Granulomatose: Meist chronischer Schnupfen, oft exulzerierende Haut- und Schleimhautgranulome.
Typischer Granulom-Exzisionsbefund; oft Proteinurie und Hämaturie.
Lungenfibrosen nach Pneumonien, Strahlen- und Hexamethonium-Therapie: Typische Anamnese. Diagnostik nur lungenbioptisch möglich.

Interstitielle Lungenfibrose (Hamman-Rich): Blutiger Auswurf. Diagnosestellung nur histologisch möglich.

Lungenfibrose bei Bronchiolitis:
BSG-Beschleunigung bei schleimig-eitrigem, evtl. blutigem Auswurf. Die Diagnose ist nur histologisch zu erfassen, sonst keine labor-chemische Signifikanz.

Seltener:
Arteriovenöses Aneurysma und Osler-Teleangiektasien
Klinisch Trommelschlegelfinger.
Beim Thorax-Rö Rundschatten oder streifenförmige Verschattungen. Polyglobulie und typischer Ausfall des Farbstofftestes.

Sequestion im Unterlappen
Eitriger Auswurf, meist Leukozytose, BSG-Beschleunigung und Erregernachweis im Sputum.

Eosinophile Infiltration und Parasiten der Lunge
Chronisch eosinophiles Infiltrat (Eckerström-Kartagener): Lungeninfiltrate über Wochen und Monate. Lang anhaltende Eosinophilie, meist leichte BSG-Beschleunigung.
Eosinophiles Lungeninfiltrat (Löffler): Allergieneigung; höchstens 10tägiges Lungeninfiltrat. Zähes, evtl. hämorrhagisches Sputum mit Eosinophilen und Charcot-Kristallen. Im Blutbild Eosinophilie bis 70% bei mäßiger Leukozytose; BSG-Beschleunigung. Evtl. positive Askariden-Hautteste und im Stuhl nach einigen Monaten Askaridennachweis.
Parasiten der Lunge: Rundherde und lang anhaltende Lungeninfiltrate. Klinisch Fieber.
Im schleimig-blutigen Sputum, evtl. im Pleurapunktat Parasitennachweis. Oft stärkere Eosinophilie und geringe Leukozytose. Besonders bei Echinokokken (mit Hakennachweis im Sputum)

positive KBR und Präzipitationsreaktionen und Hautreaktionen mit Hydatidenflüssigkeit.
Tropische Eosinophilie: Über die Lunge verteilte kleine Rundherde. Mäßige BSG-Beschleunigung, sehr starke Eosinophilie. Im schleimig-eitrig-klumpigen Auswurf massenhaft eosinophile Zellen. KBR auf Filaria oft positiv, evtl. Filariennachweis im Blut. Kälteagglutinationstiter oft erhöht, WaR evtl. positiv.

Lungenadenomatose und Proteinose
Starker schaumig-schleimiger Auswurf (bis 1 l täglich) bei Husten. Bei der Adenomatose Nachweis ovaler Epithelzellen (Adenomzellen) im Sputum oder im bronchoskopisch entnommenen Sekret.

Gutartige Lungentumoren
Histologischer Exzisionsbefund (Bronchoskopie). Hypoglykämieneigung evtl. bei Teratomen und Dermoidzysten.

7.3. Folgen von Lungenkrankheiten und Lungenmißbildungen

Atelektasen
Durch Bronchusverschluß oder Kompression von Lungengewebe meist durch Tumoren, Fremdkörper, Schleimpfröpfe.
Typischer physikalischer Befund.
Thorax-Rö: Homogene Verschattung bei Zwerchfellhochstand und Verziehung des Mediastinums. Typischer bronchoskopischer und -graphischer Befund.

Lungenabszesse
Evtl. massiver eitriger Auswurf (manchmal über 300 ml).
Typisch: Thorax-Rö und Tomogramm.
Starke BSG-Beschleunigung; bis starke Leukozytose mit Linksverschiebung und toxischer Granulation; im eitrigen Sputum (bei Anschluß der Abszeßhöhle an die Bronchien) elastische Fasern, Fettsäurenadeln, Cholesterinkristalle und Erregernachweis.

Lungengangrän
Thorax-Rö: Infiltrationen und Höhlen.
Im Auswurf Gewebsfetzen, elastische Fasern und Bindegewebe, Dittrich-Pfröpfe, Fettsäurenadeln bei Dreischichtung und massivem Erregernachweis.
Starke BSG-Beschleunigung; im Blutbild Leukozytose mit Linksverschiebung und toxischer Granulation; im Urin Eiweiß und vermehrte Harnfarbstoffausscheidung; Leberfermente (SGOT, SGPT u.a.) oft erhöht.

Mittellappensyndrom
Atelektatisch durch Bronchusobliterierung (Tumor, Fremdkörper) durch Kompression, Lymphknotenvergrößerung (besonders Tuberkulose). Diagnosesicherung durch Galliumszintigraphie, Bronchoskopie und Biopsie oder Sekretentnahme. Evtl. Computertomographie notwendig! Evtl. Tumorzellnachweis durch zytologische Sputumdiagnostik.

Wabenlunge
Klinisch symptomlos oder Dyspnoe und Sekundärpneumonien.
Thorax-Rö und Tomogramm: Zystennachweis.
Bei aufgepfropften Entzündungen s. Sekundäre Pneumonie (S. 40f).

Lungenfibrosen und -zirrhosen, s. unter 7.2.

8. Dyspnoe beim nervösen Atemsyndrom

Wegen des Gefühls, die „Luft nicht durchzubekommen", Hyperventilation. Folge: Angstgefühl, Herzklopfen, Kribbeln in Händen und Füßen bis zur Pfötchenstellung. Starke Reflexsteigerung. Chvostek-Zeichen positiv. Vegetative Zeichen. Besserung beim Luftanhalten oder beim Atmen in einen Plastikbeutel.

9. Dyspnoe bei Stoffwechselstörungen und Azidose

Ursachen S. 200.
Kußmaulsche Atmung. Urin sauer. Erniedrigt: Alkalireserve, Standardbikarbonat, aktueller Blut-pH-Wert. Beweisend Astrup-Analyse.

10. Zerebrale Dyspnoe und Dyspnoe bei Morphinabusus

Siehe Fachbücher der Neurologie.
Neurologische Symptome. Evtl. pathologisch: EEG, Liquor, evtl. Hirnszintigramm und Computertomogramm. Meist Cheyne-Stokes- oder Biot-Atmung. Bei Morphiumabusus engste Pupillen.

Dysproteinämien, s. Serumelektrophorese, S. 251; Paraproteinämien

Dysurie, s. Miktionsbeschwerden

Effloreszenzen der Haut, s. Hauterscheinungen

Embolien

(vgl. Akutes Abdomen, Thoraxschmerzen, Zerebraler Insult)

Typische Hinweise: Bei *peripheren Embolien* Weißfärbung der Extremitäten distal des Embolus, bei *Lungenembolien* plötzlich einschießender Thoraxschmerz, Dyspnoe und *Tachykardie,* bei Hirnembolien plötzlich auftretende Zeichen eines *zerebralen Insults,* bei *Niereninfarkten* neben dem einschießenden Nierenschmerz Hämaturie.

1. Thrombembolien bei arteriellen Gefäßkrankheiten

Klinisch meist Symptome von Durchblutungsstörungen verschiedener Organsysteme. Oft pathologische Arteriogramme und Oszillogramme.

Besonderheiten:

Arteriosklerose: Rö-Nachweis von Gefäßkalk (S. 13).
Arteriitiden: Meist BSG-Beschleunigung, Leukozytose, typischer Haut- oder Muskelbiopsiebefund (S. 14).
Aneurysmen (DD S. 10): Oft systolisches Schwirren oder pulsierende Tumoren. Typisches Arteriogramm, evtl. Thorax-Rö-Befund. Sonogramm.

2. Thrombembolien bei Herzkrankheiten

Klinisch Herzinsuffizienz, Herzrhythmusstörungen, Auskultationsbefund, typisches EKG.

Besonderheiten:

Herzklappenfehler (S. 39): Typischer physikalischer Herzbefund, Thorax-Rö, Ergebnis des Herzkatheterismus u.a.
Endokarditis (S. 184): Oft Temperaturerhöhung, evtl. Milzvergrößerung. BSG-Beschleunigung bei (meist nur mäßiger) Leukozytose, evtl. Leukopenie; normo-, hypo- oder hyperchrome deutliche Anämie. In der Serumelektrophorese α_2- (evtl. γ-)Globulinerhöhung. Möglicherweise Erregernachweis in der Blutkultur (mehrfach wiederholen!) oder serologischer Erregernachweis (z.B. AST).
Herz- und Koronarinsuffizienz, Herzinfarkt: Neben dem typischen Beschwerdebild bei Herzinfarkt Erhöhung der CPK, SGOT, SGPT, LDH/HBDH.

3. Thrombembolien bei Venenkrankheiten (DD S. 185ff) und Hyperkoagulopathien (S. 63ff)

Klinisch Nachweis von Thrombosen und Thrombophlebitiden. Evtl. im Phlebogramm bei Venenkrankheiten oder bei der Hyperkoagulopathie Thrombozyten vermehrt, vermindert oder in der Funktion gestört (Thrombelastogramm), möglicherweise *Polyzythämie* oder *Polyglobulie* (S. 153f).
Bei **Hyperlipidämien** Gesamtlipide, Cholesterin und/oder Triglyzeride erhöht bei typischer Lipidelektrophorese (DD S. 189ff).
Bei **Fettsüchtigen** unter Reduktionskost oder Nulldiät, oft dazu Polyglobulie durch Flüssigkeitsverlust (DD S. 2f).

Seltener:

4. Fett-, Gas-, Fremdkörper- und Tumorembolien

Charakteristisch meist Vorgeschichte (Traumen, Aborte, Operationen, bei schnellem Auftauchen, Einbringen von Fremdkörpern [z.B. Katheter] oder vorhandene Tumorkrankheit).

Besonderheiten:

Caissonkrankheit: Nach zu schnellem Auftauchen neben zentralnervösen Störungen oft Lungenriß und röntgenologisch Knochenaufhellungen, besonders am Schenkelkopf und -hals.
Fettembolien: Auftreten gelblicher Petechien (etwa am 3. Tag nach dem Ereignis), evtl. Fettnachweis in Blut und Urin möglich.

5. Pseudoembolien

Rötlich-zyanotische Verfärbung bei Venenthrombosen, Verletzungen oder Tumormetastasen. Histologie des Exzisionsmaterials aus dem betroffenen Gebiet typisch.

Enophthalmus, s. Horner-Symptomenkomplex

Erbrechen

Bei starkem Erbrechen Exsikkose und Polyglobulie, im Blutserum Erniedrigung des Na, Cl, K, evtl. Anstieg der harnpflichtigen Substanzen. In der Astrup-Analyse metabolische Alkalose (bei Magensaftverlust) oder metabolische Azidose (vgl. S. 200).

1. Erbrechen bei typischer Anamnese und klinischer Symptomatik
2. Erbrechen bei Dysphagien
3. Erbrechen bei Dyspnoe
4. Erbrechen bei akutem Abdomen
5. Erbrechen bei chronischen oder schleichend verlaufenden Bauchschmerzen

1. Erbrechen bei typischer Anamnese und klinischer Symptomatik

Typisch: Anamnestische Hinweise auf Intoxikationen, Schwangerschaft, Tetanie, psychogenes Erbrechen, Phäochromozytom, thyreotoxische Krise, Malignome und Hämoblastosen (Gewichtsabnahme, Kachexie), klinische Hinweise auf Addison-Krise u.a.

Intoxikationen, Verätzungen, Röntgenstrahlen
Nach Exposition mit oder Einnahme von Alkohol, Anilin, Antibiotika, Barbituraten, Bariumchlorid, Blei, Butazolidin, Benzin, Chinidin, Kohlenmonoxid, Digitalis, Hydantoin, Kalium, Methylalkohol, Laugen und Säuren, Nikotin, Nitrobenzol, Oxalsäure, Phosphat, Prostigmin, Salizylsäure, Tetrachlorkohlenstoff, Wurmfarn, Zytostatika und Röntgenstrahlen u.a. Toxikologischer Nachweis der Substanzen in Urin und Blut meist möglich.
Erbrechen tritt oft bei Patienten auf, die ärztlicherseits zu viele Medikamente verordnet bekamen!

Malignome und Hämoblastosen (bes. Lymphogranulomatose, S. 116, s. „Malignomsuche")
Meist Anämie bei Erniedrigung des Serum-Fe und -Cu-Erhöhung, LDH und alkalische Phosphatase evtl. vermehrt. Rö-Nachweis der Tumoren, evtl. typisches Lymphknoten- oder Leberpunktat.

Psychogenes Erbrechen
Anamnese (Situation) oder typische biographische Anamnese (hysterische Reaktionen, körperliche und psychische Überlastung, Neurosen). Ausschlußdiagnose!

Schwangerschaftserbrechen
Positive Schwangerschaftsteste.

Seltener:

Addison-Krise (S. 59)
Klinik: Adynamie, Kollapsneigung, braune Hautpigmentierung.
Labor: Hypoglykämie, verminderte 17-KS- und 17-OH-CS-Ausscheidung im 24-Std.-Urin.

Phäochromozytom (S. 87)
Klinik: Anfallsweises Erbrechen und Blässe bei gleichzeitigen Blutdruckkrisen; Histamin- und Regitintest oft positiv. Vermehrte Vanillinmandelsäureausscheidung im 24-Std.-Urin in 90% nachweisbar.

Tetanie (DD: S. 181 f)
Klinik: Positives Chvostek-Zeichen, tetanische Anfälle.
Labor: Serum-Ca erniedrigt.

Thyreotoxische Krise (S. 164)
Klinik: Adynamie, Tachykardie, Durchfälle, schwirrende Struma.
Labor: RIA-T_3 und -T_4 erhöht, RIA-TSH erniedrigt, nach TRH-Gabe kein TSH-Anstieg (negativer TRH-Test).

2. Erbrechen bei Dysphagien

Charakteristisch bei Ösophaguskrankheiten: Ösophagus-Rö, evtl. Thorax- und Ösophagoskopiebefund. DD: S. 34f.

3. Erbrechen bei Dyspnoe (vgl. Dyspnoe)

Akute Herzinsuffizienz
Charakteristische Symptomatik. Bei Thoraxschmerzen s. dort, bei Zyanose s. dort, bei Dyspnoe s. dort.

Lungenembolien (S. 40)
Plötzlich einschießender atemabhängiger Thoraxschmerz, oft Thrombophlebitiden, typisches Thorax-Rö, Lungenszintigramm.

Lungenödem (S. 40)
Charakteristische Symptomatik.

4. Erbrechen bei akutem Abdomen

Charakteristische klinische Symptomatik. DD s. Akutes Abdomen.

5. Erbrechen bei chronischen oder schleichend verlaufenden Bauchschmerzen

Darmkrankheiten (s. Diarrhö)
Meist Diarrhöen, evtl. Erregernachweis serologisch oder im Stuhl.

Gallen- und Leberkrankheiten
Bei Erhöhung der alkalischen Phosphatase und Bilirubins s. Ikterus.
Bei Erhöhung der SGOT, SGPT s. Hepatomegalie.

Gynäkologische Leiden
Charakteristischer gynäkologischer Befund.

Magen- und Ösophaguskrankheiten
(bes. bei Stenosen, Tumoren, akuter Gastritis)
Charakteristischer Ösophago-, Gastroskopie-

befund, evtl. Ösophagus-Rö und Magen-Rö (DD S. 19 f bzw. S. 34 f).

Nierenkrankheiten
Charakteristisch Proteinurie und pathologisches Urinsediment, im Serum Erhöhung der harnpflichtigen Substanzen (DD S. 132 ff).

Chronische Pankreaskrankheiten
Im Stuhl Fett und quergestreifte Muskulatur, evtl. Erhöhung der Blut- und Urindiastase, evtl. Hyperglykämie (DD S. 20 f). Sonographie.

6. Erbrechen bei neurologischer, zentralnervöser oder (prä-)komatöser Symptomatik

Diabetisches Koma (S. 107 f)
Starke Hyperglykämie (Teststreifen), Glykosurie (Teststreifen); Azetonurie (Teststreifen).

Menière-Symptomenkomplex (DD: S. 168 ff)
Rezidivierende Schwindelanfälle, einseitige Schwerhörigkeit, Ohrensausen, pathologisches Audiogramm.

Migränekopfschmerz
Halbseitiger anfallsweiser Kopfschmerz bei meist typischer Familienanamnese.

Urämisches Koma (S. 108)
Klinik: Komatöser Zustand und typischer Foetor ex ore.
Labor: Im Urin Protein, pathologisches Sediment. BSG meist beschleunigt. Starker Anstieg der harnpflichtigen Substanzen (Kreatinin, Rest-N).

Zerebrale Krankheiten
(s. zerebrale Insulte [S. 191 ff], Enzephalitis [S. 167 f], Meningitis [S. 128 ff], Hirntumoren und Traumen.)
Klinisch psychische Veränderungen, Erbrechen, Drehschwindel, neurologische Ausfälle, Bewußtseinsstörungen, zerebrale Krampfanfälle. Dazu oft Bradykardie und Stauungspapille. Je nach Ursachen pathologischer Liquorbefund, auffälliges EEG, Enzephalo- und Hirnarteriogramm, Hirnszintigramm oder -tomogramm.

Seltener:
Akuter Glaukomanfall
Augenbulbusschmerz und erhöhter Bulbusdruck.

Rückenmarks- und Wirbelsäulenläsionen, -tumoren, -entzündungen
(bes. Tabes dorsalis S. 233 f, multiple Sklerose, Poliomyelitis, S. 130).
Meist Rückenschmerzen; evtl. typische Myelographie.
Labor: BSG meist beschleunigt; meist typischer Liquorbefund. Bei der Tabes dorsalis positive Lues-Reaktionen. Sonst direkter oder serologischer Erregernachweis.

Tabische Krisen (S. 233 f)
Klinik: Neurologische Ausfälle, starke Bauchkoliken.
Labor: Lues-Reaktionen positiv in Blut und Liquor.

7. Erbrechen bei typischen einfachen Laborbefunden

7.1. Bei typischem Blutbild

Leukämien (S. 117)
Meist Leukozytose mit jugendlichen Vorstufen der weißen Blutzellen. Typisches Sternalpunktat.

Seltener:
Hämolytische Anämien (DD: S. 8 ff)
Meist normochrome Anämie bei Erhöhung des indirekten Bilirubins; dazu Retikulozytose. Erhöhung der LDH/HBDH.

7.2. Bei typischem Urinbefund

Diabetes mellitus (S. 84 ff)
Glukosurie, Hyperglykämie.

Leber- und Gallenkrankheiten
Vermehrte Harnfarbstoffausscheidung; Leberfermente und -teste pathologisch. Evtl. pathologisches Cholezystogramm. (Bei deutlicher Erhöhung der alkalischen Serumphosphatase s. Ikterus, sonst s. Hepatomegalie.)

Nierenkrankheiten (S. 132 ff) (bes. Steine, Nephritis, Präeklampsie)
Proteinurie und pathologischer Urinbefund. Oft Anstieg der harnpflichtigen Substanzen und evtl. typisches Pyelogramm.

7.3. Bei Elektrolytveränderungen (selten)

Astrup-Analyse, Serum-K, -Na, evtl. -Ca und -P pathologisch.
Bei Erbrechen kommt es sekundär zur Erniedrigung des Serum-K, -Na, -Cl und -Ca.

Fanconi-Syndrom (S. 145)
Serum-P erniedrigt bei Hyperphosphaturie.

Hyperparathyreoidismus (S. 146)
Serum-Ca erhöht und -phosphor erniedrigt. Hypokalziurie und -phosphaturie.

Hypokaliämie (DD: S. 224)
Hypokaliämie.

Tetanie, (S. 181 f)
Serum-Ca erniedrigt bei positivem Chvostek-Zeichen.

Ergüsse
(vgl. Aszites)

1. Chylöse Ergüsse
(durch Einengung des Ductus thoracicus, Perforation und Arrosionen bei Tbc)
Fetttropfen im Punktat (bes. nach Fettbelastung). Spez. Gewicht höher als 1,012.

Bei **Leukämie** (S. 117) meist hochgradige Leukozytose und typischer Knochenmarksbefund. Nachweis von Lymphomen und typischem histologischem Lymphknotenpunktat- oder -exzisionsbefund; bei *Hiluslymphknotenvergrößerung* (S. 77 ff).
Bei **Malignomen** klinisches Bild. Oft Tumorzellnachweis im Punktat, dazu hypochrome Anämie; BSG-Beschleunigung; Serum-Fe-Verminderung, Rö-Befunde oft typisch (s. Malignomsuche).
Bei **Nierenerkrankungen** Proteinurie und pathologischer Harnsedimentbefund (S. 132 ff).
Cave: Verwechselung mit pseudochylösen Ergüssen, z.B. bei geplatzten Ovarialzysten!

2. Empyem
Eiter- und Erregernachweis direkt, kulturell und tierexperimentell möglich. Spez. Gewicht über 1,015. Meist Leukozytose und andere Entzündungszeichen.

3. Exsudate
Spez. Gewicht höher als 1,015. Rivalta-Probe positiv. Bei unklarer Ursache Klärung durch Thorakoskopie erwünscht.

Bakterielle Entzündungen (s. unter anderen Leitsymptomen)
Im Punktatsediment mehr Granulo- als Lymphozyten; oft Erregernachweis möglich.

Lungeninfarkt (S. 40)
Blutiger Pleuraerguß, Leukozytose und beschleunigte BSG nach plötzlich einschießenden Thoraxschmerzen und Kollaps.

Tuberkulose (S. 41)
Im Punktatsediment Vorherrschen von Lymphozyten, selten Blutnachweis. Tuberkelbakteriennachweis im Tierversuch oder kulturell; BSG oft stark beschleunigt. Tbc-Proben meist stark positiv.

Pleuratumoren
(Endotheliome, Hämangiom, Metastasen, Sarkome [S. 47])
Im Punktat Erythrozyten. Oft Tumorzellnachweis; BSG-Beschleunigung; Serum-Fe erniedrigt; LDH oft erhöht. Sonst allgemeine Tumorzeichen (vgl. S. 118 ff).

Seltener:
Blutkrankheiten (Lymphome, Splenomegalie)
Blutiges Punktat; typische Blutbild- und Knochenmarksveränderungen.

Cholesterin-Perikarditis
Im Perikardpunktat Cholesterinkristalle.

Eosinophile Pleuritis
Im Pleurapunktat vorwiegend Eosinophilennachweis (bei Echinokokken, Lymphogranulomatose, Lungeninfarkt, in 10% bei Tuberkulose, S. 41).

Hämorrhagische Diathese (DD: S. 63 ff)
Rumpel-Leede-Test positiv oder Thrombopenie oder -pathie oder verlängerte Gerinnungszeit; im Punktat Erythrozyten.

Myxödem (S. 164 f)
RIA-T_3, -T_4 erniedrigt, -TSH erhöht.

Rheumatismus und Lupus erythematodes (S. 54 f)
Gelenkbeschwerden, starke BSG-Beschleunigung, α_2- oder γ-Globulinerhöhung in der Serumelektrophorese, positive Rheumateste, evtl. LE-Zellnachweis.

Virusinfekte (vgl. S. 29)
Serologische Untersuchungen (KBR, Neutralisationsteste, Agglutinations- und Hämagglutinationshemmteste) auf Viren positiv. Evtl. erhöhter Kälteagglutinationstiter.

4. Transsudate
Spez. Gewicht unter 1,015. Rivalta-Probe negativ.

Hämodynamische Herzinsuffizienz (S. 38 f) und **Pericarditis constrictiva** (S. 185)
Klinische Symptomatik. Charakteristisch EKG, Thorax-Rö, Sonographie, Echokardiographie. Beweisend Punktion bei der Perikarditis.

Meigs-Syndrom
Nachweis eines benignen Ovarialtumors. Im Erguß Lymphozyten, mononukleäre Endothelzellen, evtl. Erythrozyten.

Portaler Hochdruck (S. 155 f)
Aszites, Hepatosplenomegalie (evtl. sonographisch beweisbar). Beweisend meist Leberbiopsie. Oft Ösophagusvarizen (Rö), Thorax- und Bauchvenenstauung, Hämorrhoiden.

Urämie (S. 108)
Starke Proteinurie und pathologisches Urinsediment. Beweisend starke Erhöhung der harnpflichtigen Substanzen.

Erythema nodosum

Definition: Runde oder ovale, erhabene, blaßrote bis blaurote derbe Knoten besonders an den Streckseiten der Unterschenkel, aber evtl. auch an den Streckseiten der Unterarme, an den Beugeseiten der Unterschenkel oder am Gesäß.
Bei der *Periarteriitis nodosa* (S. 14) können ähnliche Hautknoten auftreten. Hier ist typisch die starke BSG-Beschleunigung, die bis starke Leukozytose bei meist starker Eosinophilie und insbesondere der Haut- oder Muskelbiopsiebefund.

Boecksche Erkrankung (S. 42) **(Löfgren-Syndrom)**
Charakteristischer histologischer Lymphknoten- oder Leberbiopsiebefund. Tuberkulinprobe (Mendel-Mantoux) meist erst bei 1 : 100 oder 1 : 10 positiv.

Tuberkulose (S. 41)
Tuberkelnachweis im Tierversuch oder kulturell im Sputum, Magensaft, Urin oder Stuhl. Oft hypochrome Anämie, Mendel-Mantoux-Probe stark positiv.

Seltener:
Arzneimittelunverträglichkeit
Abusus von Antikonzeptionsmitteln, Bromiden, Jodiden und Sulfathiazol, seltener Penizillin, Sulfonamiden u.a.

Verschiedene Infektionen (s. unter anderen Leitsymptomen)
Spirochäten- oder Pilznachweis in Sputum, Stuhl, Blut. KBR oder WaR und Nebenreaktionen positiv. Im Blutbild bei Pilzen meist Leukopenie, bei Spirochäten Leukozytose mit Linksverschiebung und bei Viren Lymphozytose. Bei der Gonorrhö positive KBR (S. 122). Häufig kann auch ein Erythema nodosum bei *Zahninfektionen* auftreten. Grundsätzlich können dazu alle Infektionen zu diesem Begleitsymptom führen.

Rheumatismus verus (S. 52 ff) (besonders bei akutem rheumatischem Fieber.
Starke BSG-Beschleunigung, Rheumafaktoren oder AST positiv, starke α_2- oder γ-Globulinvermehrung in der Serumelektrophorese.

Colitis ulcerosa (S. 31)
Blutig-schleimige Diarrhöen, BSG-Beschleunigung. Evtl. hypochrome Anämie und Leukozytose. Typisch: Rekto-Sigmoido-Koloskopie und Kolonkontrasteinlauf.

Ileitis terminalis Crohn (S. 31)
Blut im Stuhl, bei akuten Schüben Leukozytose mit Eosinophilie, BSG-Beschleunigung. Evtl. hypochrome Anämie und Blutnachweis im Stuhl. Typischer Rö-Befund.

Exantheme der Haut, s. Hauterscheinungen bei internen Krankheiten

Exophthalmus

Cave: Verwechslung mit Retraktion eines Augenlids und ein- und doppelseitigen weiten Lidspalten bei Präurämie (S. 108).

1. Endokrine Ophthalmopathie

Klinik: Meist doppelseitig, aber auch einseitig. Geht oft um Monate einer Hyperthyreose voraus.
Beweisend: Negativer TRH-Test, d.h. keine Erhöhung des RIA-TSH nach TRH-Gabe. Entsprechend negativer Ausfall des Schilddrüsensupressionstestes mit Radiojod. Exophthalmusproduzierender Faktor (EPF) nachweisbar.
Sowohl der Supressionstest als die Bestimmung des EPF sind heute entbehrlich bzw. routinemäßig nicht durchführbar.

Thyreoidaler Exophthalmus (bei Hyperthyreosen, selten bei Hypothyreosen nach Behandlung einer Hyperthyreose, evtl. bei Euthyreosen)
In 80% Nachweis von Schilddrüsenantikörpern bzw. auch bei der Schilddrüsenpunktion Nachweis lymphozytärer Infiltrationen.
Bei *Hyperthyreose* (S. 164) dazu RIA-T_3 und -T_4 erhöht, RIA-TSH erniedrigt und charakteristisches Schilddrüsenszintigramm.
Bei *Hypothyreose* (S. 164 f) RIA-T_3 und -T_4 erniedrigt, RIA-TSH eher erhöht. Sonst alle charakteristischen Befunde der Schilddrüsenkrankheiten.

2. Intraokuläre, orbitale oder periorbitale Prozesse

(Aneurysmen, Entzündungen, Hämoblastosen, Tumoren)

Meist einseitiger Exophthalmus mit typischem augenärztlichem Befund; bei *Hämoblastosen* wie *Leukämie* (S. 117), *Lymphomen* (S. 113 ff) und *Tumoren* (S. 118 ff) BSG-Beschleunigung, typisches Blutbild, Sternal-, Lymphknotenpunktat (s. Malignomsuche, Lymphome, Splenomegalie). Evtl. Sonographiebefund, Computertomographie. Bei *retrobulbären Varizen* intermittierender, lageabhängiger Exophthalmus (Zunahme bei Kopftieflage). Beweisend Phlebographie. Bei *Thrombose des Sinus cavernosus* Fieber, Schüttelfrost; oft bei Entzündungen im Gesichtsbereich.

3. Zerebrale Prozesse

Neurologische Ausfälle; oft Stauungspapille. Evtl. pathologisches EEG, Computertomo- oder Hirnangiogramm bei Tumoren, Metastasen und Aneurysmen. Bei Tumoren evtl. typische Hirnszintigraphie.

4. Konstitutioneller Exophthalmus

Ausschlußdiagnose! Meist charakteristische Familienanamnese.

Exsikkose, s. Dehydration

Exsudate, s. Ergüsse

Exsudative Gastroenteropathie, s. Diarrhö

Extrasystolie

Charakteristisch: EKG-Befund.

Supraventrikuläre Extrasystolien
Sie können vom Sinus-, Vorhof- oder AV-Knoten ausgehen (nur im EKG zu differenzieren).
Vorkommen: Organische und häufig auch nichtorganische Ursachen. Organische Ursachen wie bei ventrikulärer Extrasystolie und bei Bündelstammextrasystolen.

Ventrikuläre Extrasystolie
Seitenlokalisation aus dem EKG zu ersehen:
- *Linksventrikulär:* Vom linksanterioren Faszikel ausgehend: Bild des Rechtsschenkelblockes bei Rechtslagetyp.
  Vom linksposterioren Faszikel ausgehend: Bild des Rechtsschenkelblocks bei überdrehtem Linkslagetyp.
- *Rechtsventrikulär:* Bild des Linksschenkelblocks.

Beachte: Differentialdiagnostisch bei Systolen mit verbreitertem QRS-Komplex:
a) Ventrikuläre Parasystolie: 2. Erregungszentrum ist gegenüber dem Grundrhythmus blockiert, QRS-Komplex wie bei ventrikulären Extrasystolen verbreitert, aber im Gegensatz zur ventrikulären Extrasystolie: gleitende Kuppelung. Digitalis! Immer ernsthafte organische Ursache.
b) Supraventrikuläre Extrasystolen mit aberrierender Leitung. QRS-Komplex deformiert, aber keine kompensatorische Pause.
c) Echosystolen: Siehe EKG-Literatur.
d) Ersatzsystolen: Siehe Bradykardien.
Folgen: Einleitung gefährlicher Arrhythmien. Beachte R- auf T-Phänomen bei Herzinfarkt (Arrhythmienmonitor!) (S. 184).
Einteilung nach Schweregrad aufgrund Speicher-EKG (24-Stunden-Aufzeichnung).
Charakteristika s. unten.

Bündelstammextrasystolen
Kaum verbreiterter QRS-Komplex. Seitenlokalisation auch hier möglich.

Gemeinsame Charakteristika von ventrikulärer Extrasystolie und Bündelstammextrasystolen:
Als voll kompensierende Extrasystolen vorkommend, d.h. mit voll kompensatorischer Pause. Dabei in der Regel retrograde Vorhofblockierung. Festes Kuppelungsintervall oder interpolierte Extrasystolen.
Vorkommen: Extrakardial bei *vegetativer Labilität* meist nur vereinzelt auftretend, unter Belastung verschwindend (Ergometrie!).
Kardial: Toxisch bedingt bei Digitalis, Hypokaliämie. Antiarrhythmika: Chinidin, Aijmalin.
Genußmittel: Nikotin, Koffein, meist aber nur bei organischer Vorschädigung.
In der *Einleitungsphase von Narkosen.*
Organisch bedingt bei *Myokarditis* (S. 38 f), *Kardiomyopathien* (S. 38), koronarer Herzerkrankung (S. 183 f).
Thyreotoxikose (S. 164): T_3-, T_4-RIA erhöht bei negativem TRH-Test.
Gastrokardialer Symptomenkomplex, Roemhold-Syndrom: Bei Oberbauchprozessen (S. 183 f). Gravidität (mit positiven Schwangerschaftstesten), Meteorismus und Aerophagie.

Extremitätenschmerzen

Notwendig: Sorgfältige klinische Untersuchung nach Schmerzlokalisation (z.B. von der Wirbelsäule ausstrahlend mit Druck über der Halswirbelsäule und den Schultern u.a.), Verhärtungen und Tumoren, Verfärbungen, neurologischen Symptomen.

1. Arthritische und periarthritische Schmerzen (DD S. 52 ff)

Charakteristisch: Lokalisation und Deformierungen.

Rö-Befunde, vergleichsweise szintigraphische Befunde der Knochen- und der Weichteil-(Entzündungs-)Szintigraphie, evtl. positive Rheumafaktoren oder Erhöhung der Serumharnsäure. Bei *Rheumatoiden* Hinweise auf Infektionen oder Allergien. Siehe auch andere Leitsymptome!

2. Von der Wirbelsäule (einschließlich Rückenmark) ausstrahlende Schmerzen

Klinik: Druckschmerz über den Schultern, dem N. ischiadicus und den entsprechenden Wirbelsäulenpartien mit Bewegungseinschränkungen der Wirbelsäule und Muskelverspannungen, evtl. mit neurologischer Symptomatik
Oft charakteristischer Rö-Wirbelsäulen- oder Knochenszintigraphiebefund, evtl. Myelographiebefund (DD S. 158 ff).

3. Sonstige Nervenschmerzen (DD Neuralgien und [Poly-]Neuritis)

Klinik: Neurologische Ausfälle und Symptome von Ursachen.

4. Muskelschmerzen (DD S. 122 ff)

Klinik: Muskeldruckschmerz oder Muskelveränderungen. Oft charakteristischer Muskelbiopsiebefund, evtl. pathologisch erhöhte Muskelfermente (CPK, SGOT, SGPT, LDH/HBDH).
Bei *Abszessen* und *Phlegmonen* charakteristisch Sonographie, Punktat und evtl. Erregernachweis (S. 123).
Bei der *Tetanie* (S. 181 f) klinisches Bild und erniedrigtes Serum-Ca, bei *sonstigen Elektrolytstörungen* pathologische Serumwerte für K oder Na und Cl.

5. Knochenschmerzen (DD S. 103 ff)

Oft charakteristische Rö- und knochenszintigraphische Befunde. Beweisend oft Knochenbiopsie. Oft Erhöhung der alkalischen oder sauren, evtl. der spezifischen Knochenphosphatase, evtl. des Serum-Ca.

6. Hautschmerzen

Hautfachärztliche Untersuchung oft notwendig. Bei *exogenen Schäden* anamnestisch Erfrierungen, Verbrennungen, Traumen oder Einwirkung von Chemikalien. Bei *Hauttumoren,* der *Lipomatosis Dercum* und *Pannikulitis* charakteristisches klinisches Bild, Sonographiebefund. Beweisend oft Biopsie der Haut, ebenso bei der *Sklerodermie* (S. 55).

7. Gefäßschmerzen oder Schmerzen im Gefäßausbreitungsgebiet

Bei *arteriellen Gefäßstörungen* (DD S. 13 ff) Belastungs- und Kälteschmerz, evtl. fehlende Pulse. Charakteristisch Dopplersonographie, Rheo- oder Oszillographie, Weichteil-Rö-Aufnahmen der Extremitäten (bei Arteriosklerose). Entscheidend für die Diagnose Arteriographie, oft der Muskelbiopsiebefund.
Bei *venösen Krankheiten* (DD S. 185 ff) und *Lymphgefäßerkrankungen* (s. Ödeme) typisches klinisches Bild, Befund der Phlebo-, evtl. Lymphangiographie.

Fazialisparesen bei inneren Krankheiten

Hinweis: Fachneurologische oder HNO-fachärztliche Untersuchungen sollten bei diesem Symptom immer veranlaßt werden. Evtl. müssen durch Rö-Spezialaufnahmen, Hirnangiogramme, EMG und weitere Spezialuntersuchungen mögliche Ursachen wie Akustikusneurinome, Schädeltraumen, Tumoren, Mittelohrprozesse u.a. ausgeschlossen werden.
Hinweis auf das Vorliegen von *nukleären Schäden* geben zusätzliche schwere neurologische Ausfälle, auf *Kleinhirnbrückenwinkelschädigung* gleichzeitig bestehende zentrale Hör- und Gleichgewichtsstörungen, auf *Felsenbeinschädigungen* (durch Eiterungen, Karies, Tumoren) zusätzliche Mittel- und Innenohr- und Gleichgewichtsstörungen, auf *Ganglion-geniculi-Schädigung* (etwa bei Schädelverletzungen oder Zoster oticus) gleichzeitig bestehende Geschmacksstörungen und eine vermehrte Tränensekretion.
Bei *zentralen Fazialisparesen* ist der Stirnanteil weniger betroffen als der orale Anteil. Der Augenschluß ist nie unvollständig. Bei *peripheren Fazialisparesen* finden sich Hyperakusis, gestörte Geschmacksempfindungen, motorische Paresen, verminderte Tränen- und Speichelsekretion.

Rheumatische Fazialisparesen
Hinweis sind vorangegangene Unterkühlung oder „Erkältungen".
Ausschlußdiagnose!

Zerebraler Insult (DD S. 191 ff)
Beweisend sind die Hauptsymptome des zerebralen Insults, evtl. der Liquorbefund und das Ergebnis der Hirnangiographie oder -tomographie.

Seltener:

Allergische Reaktionen
Hinweisend sind möglicherweise vorangegangene Impfungen, Nachweis eines Allergens durch Hautteste; oft findet sich eine Eosinophilie.

Stoffwechselkrankheiten
Beweisend eine Hyperglykämie und Glukosurie beim *Diabetes mellitus* (S. 84 ff) eine Hyperurikämie bei der *Gicht* (S. 139).

Leukämische Infiltrationen (S. 117)
Beweisend sind Blutbild und Sternalpunktat.

Heerfordt-Syndrom bei Morbus Boeck (S. 149)
Beweisend sind eine Speicheldrüsenschwellung, eine Iridozyklitis bei typischem histologischem Lymphombefund.
Charakteristisch sind negative Tuberkulinproben bei hohen Konzentrationen.

Syndrome
Bei der *kongenitalen Fazialisparese* (Möbius-Syndrom) und dem *Melkersson-Rosenthal-Syndrom* (rezidivierende Fazialisparese bei Lippen- und Gesichtsschwellungen) finden sich keine charakteristischen Laborbefunde.

Infektionskrankheiten

a) Relativ häufig zur Fazialisparese führende Infektionen

Beweisend für den *Herpes zoster* (S. 68) ist das klinische Bild, für die *Diphtherie* (S. 11) der direkte oder kulturelle Erregernachweis im Rachenabstrich, für *Enzephalitiden* (S. 167f) eine leichte Pleozytose – meist nicht über 60/3(20/μl=20 x 10^6/l) Zellen – und die Zuckererhöhung im Liquor, für die *Meningitis* (S. 128ff) die starke Pleozytose, Eiweißvermehrung, der positive Erregernachweis (bes. bei Tuberkulose [S. 41] und Lues [S. 233f]. Hier positive Luesreaktionen – bei Erniedrigung des Zuckers im Liquor.
Bei der *Poliomyelitis* (S. 130) Pleozytose im Liquor bis 1000/3(330 x 10^6/l) Zellen und mehr und eine Eiweißvermehrung im Liquor bis 150mg%(1,5g/l). Bei *Echo- und Coxsackievirusinfektionen* Virusnachweis im Stuhl, Blut oder Liquor in Speziallaboratorien bzw. Nachweis komplementbindender oder neutralisierender Antikörper im Blut möglich. Bei *Tetanus* kultureller oder tierexperimenteller Erregernachweis aus Eiter oder exzidiertem Wundmaterial.

b) Relativ selten zur Faszialisparese führende Infektionen

Bei der *Grippe* (S. 83) positiver Hirst-Test, der *Mononucleosis infectiosa* (S. 11) im Blutbild bis über 70% Lymphomonozyten bei einem Paul-Bunnel-Test mit einem Titer über 1 : 128 und Titeranstieg, evtl. positivem Mononukleosetest. Beim *Typhus abdominalis* (S. 28f) Erregernachweis in Stuhl, Urin oder Blut und Anstieg der Gruber-Widal-Reaktion nach 2 Wochen über einen Titer von 1 : 200. Bei der *Malaria* (S. 175) Plasmodien- oder Tropikaringnachweis im Blut, bei der *Lyssa* (S. 178) Nachweis von Negri-Körperchen im tollwütigen Tier, bei der *Maul- und Klauenseuche* (S. 12) tierexperimenteller oder gewebskultureller Virusnachweis aus dem Bläscheninhalt oder positive KBR. Beim *Rückfallfieber* (S. 17ff) (Febris recurrens) Spirochätennachweis im dicken Tropfen oder im nach Giemsa gefärbten Ausstrich beim 1. oder 2. Fieberanfall. Hier hochgradige Leukozytose.

Feminisierung, s. Gynäkomastie, Pseudogynäkomastie und Lipomastie

Fertilitätsstörungen des Mannes, s. Hypogonadismus, Fertilitätsstörungen und Sterilität des Mannes

Fettstoffwechselstörungen, s. Xanthelasmen und Xanthoma tuberosum

Fettsucht, s. Adipositas

Fieber, s. Temperaturerhöhung

Flush und anfallsweise Hautrötung

1. Klimakterische Hitzewallungen und Vasoneurosen bei vegetativer Dystonie

Typisch nur die (biographische) Anamnese.
Klinik: Zeichen der vegetativen Labilität.
Laborbefunde unauffällig.

2. Karzinoidsyndrom (vgl. auch Malignomverdacht und -suche)

Als Dünndarmkarzinoid, aber auch lokalisiert in Magen, Kolon, Appendix. Karzinoide evtl. auch in Bronchien, Hoden, Ovarien u.a. Dazu Metastasen in den regionalen Lymphomen und der Leber.
Das Karzinoidsyndrom bildet sich selten aus bei Bronchial- und Schilddrüsenkarzinomen, Pankreasinselzelltumoren.
Klinik: Neben dem Flush Durchfälle, Bauchkoliken, evtl. Ileus oder Subileus, tastbare Lebertumoren, Zyanose oder Teleangiektasien, Kardiopathien u.a.
Im 24-Std.-Urin vermehrte Ausscheidung von Hydroxyindolessigsäure (und 5-Oxytryptamin), evtl. nach Provokation mit Reserpin.
Im Blut starker Thrombozytenanstieg 5–15 Minuten nach dem Flush; gleichzeitig Verkürzung der Blutungszeit. In 25% Hypoproteinämie.
Tumor- und Metastasennachweis evtl. durch Sonographie und Computertomographie u.a.

Gangrän, s. Arterielle Gefäßstörungen

Gefäßverschlüsse, s. Embolien, s. Thrombosen

Gehirnschlag, s. Zerebraler Insult

Gelbsucht, s. Ikterus

Gelenkschmerzen und -schwellungen

Notwendig:
Labor: BSG, Blut- und Differentialblutbild, Serumelektrophorese, Serum-Fe und -Cu, Rheumafaktoren, Harnsäure.
Röntgen: Betroffene Gelenke.
Szintigraphie: Vergleichsweise Knochen- und Weichteilentzündungsszintigraphie.
Anamnese: Äußere vorangegangene Einflüsse? Dauer, Verlauf, Lokalisation, Fahndung nach Infektionen, Allergien u.a.

1. Akut oder rezidivierend akut auftretende Gelenkbeschwerden
   1.1. Akut entzündlich oder mit entzündlicher Komponente
   1.2. Nach physikalischen Einflüssen und Eingriffen
2. Chronische Gelenkschmerzen und -schwellungen
   2.1. Chronisch entzündlich oder mit entzündlicher Komponente
   2.2. Degenerative und sonstige Gelenkkrankheiten

1. Akut oder rezidivierend akut auftretende Gelenkschmerzen

1.1. Akut entzündlich oder mit entzündlicher Komponente

Typisch: Meist BSG stark beschleunigt, α_2-Globulinvermehrung, Leukozytose und Linksverschiebung.

Akute Polyarthritis rheumatica (Rheumatisches Fieber)
Leukozytose bis über 40000/μl(40x10^9/l) bei relativer Lymphopenie und Linksverschiebung; anfangs Eosinopenie, später oft Eosinophilie, hypochrome Anämie; starke BSG-Beschleunigung. In 75–95% AST erhöht oder andere Streptokokkenantikörper nachweisbar mit Änderungen des Titers bei Verlaufskontrollen. CRP stark positiv (nur wichtig zur Aktivitätsbeurteilung). In der Serumelektrophorese α_2-Globulinvermehrung. Serum-Fe erniedrigt, Serum-Cu erhöht. Im Sternalpunktat starke Plasmazellvermehrung. Evtl. in Gelenkergüssen Fibrinflocken, viele Neutrophile (bis 95%) und Gewebszellen, später Lymphozyten und Plasmazellen. Leberteste (z.B. Bromthaleintest) oft pathologisch, SGOT und LDH oft initial erhöht; häufig Proteinurie und Zylindrurie.
Sonst pathologischer EKG-Befund.

Aktivierte Arthrosen
Besonders oft bei der Heberden-Arthrose. Charakteristische Rö-Befunde. Aktivitätszeichen nur im Knochen-, nicht im Weichteilentzündungsszintigramm.

Arthritis urica (Gicht)
Klinik: Plötzlich einschießende, meist monoarthritische Schmerzen. Oft Gichtknoten über Gelenken, Ohren, Nasenknorpel. – Im Blut Harnsäure auch nach 3 fleischfreien Tagen deutlich erhöht.
Evtl. typischer Rö-Befund, evtl. BSG-Beschleunigung und Leukozytose.

Epicondylitis humeri und Periarthropathia humeroscapularis
Typische Lokalisation des Schmerzes.
Evtl. Rö-Nachweis von Sehnenverkalkungen, evtl. leichte BSG-Beschleunigung.

Polyarthritis rheumatica chronica mit akutem Beginn (Rheumatoide Arthritis) (s. unter 2.1.)
Bei der akut beginnenden chronischen Polyarthritis rheumatica bzw. beim akuten Schub RF in 70% positiv. Charakteristisch übereinstimmende Aktivitätsvermehrung in der Knochen- und Weichteilentzündungsszintigraphie. Rö-Befunde im Initialstadium meist unauffällig. α_2- und γ-Globulinvermehrung in der Serumelektrophorese, evtl. Transaminasenerhöhung und Temperaturen.

Gelenkinfektionen
Klinisch starke lokale Entzündungszeichen, meist monoarthritisch. Besonders bei Lues (S. 233f), Gonorrhö (S. 122), Tuberkulose (S. 41), metastatisch bei akuten Infektionen, z.B. bei der Sepsis, fortgeleitet von exogen oder benachbarten Infektionen, traumatisch oder durch Inokulation.
Beweisend: Erregernachweis im Gelenkpunktat. Charakteristisch: im Gelenkpunktat Leukozytennachweis, im Blutbild Leukozytose und oft toxische Granulation.
Bei der Lues positive Luesreaktionen, bei der Gonorrhö positiver KBR. Bei der Tuberkulose hochpositive Tuberkulinproben, direkter, kultureller oder tierexperimenteller Erregernachweis in Sputum, Magensaft, Urin u.a. oft möglich.

Rheumatoide bei Infektionskrankheiten
Vorkommen als allergische und toxische Arthritiden infolge von Infektionen mit Bakterien,

Viren, Protozoen, Mykoplasmen, Mykosen und Parasiten. Besonders bei grippalen Infekten (S. 83), Masern (S. 69), Röteln (S. 69), Scharlach (S. 69), Windpocken (S. 68), Mumps (S. 148), Gonorrhö (S. 122), Lymphogranuloma inguinale (S. 70), Hepatitiden (S. 73f), Cholezystitiden (S. 4), Tuberkulose (S. 41, als Morbus Poncet), Typhus (S. 28), Ruhr (S. 28) u.a.

Notwendig: Versuch eines direkten Erregernachweises in Sputum, Stuhl, Urin, Duodenalsaft, serologisch oder durch Hautteste.
Bei Verdacht auf Hepatitis Leberfermente. Thorax-Rö.

Klinik: Meist flüchtige, von Gelenk zu Gelenk springende Schmerzen. Oft Auftreten der Beschwerden bei akuten Schüben von Infektionen (z.B. Angina tonsillaris). Evtl. als Purpura Schönlein-Henoch (vgl. S. 66) mit Knie- und Knöchelschwellung.

Labor: Je nach zugrunde liegender Infektion BSG-Beschleunigung, α_2-Globulinerhöhung, Blutbildveränderungen wie z.B. Leukozytose mit Linksverschiebung u.a.
Charakteristisch (gegenüber Gelenkinfektionen): Kein Erregernachweis im Gelenkpunktat möglich.

Rheumatoide bei Fremd- oder Eigenallergenen
Charakteristisch oft Anamnese, klinisch z.B. neben den Gelenkbeschwerden Hautallergien, evtl. positive Allergietestungen. Im Blutbild oft Eosinophilie.

Rheumatoide bei Hämoblastosen, Malignomen und Paraproteinämien und anderen Systemkrankheiten
Bei *Malignomen* beweisend Tumorzellnachweis oder histologischer Befund. Charakteristisch Thorax-Rö- und sonstige Rö-Befunde, Endoskopie-, Laparotomiebefunde. Sonographie des Abdomens u.a. Meist BSG-Beschleunigung, hypochrome Anämie, Serum-Fe-Erniedrigung und -Cu-Erhöhung u.a.
Bei *Hämoblastosen* (z.B. akute Leukosen, Myelom) typisches Blutbild oder Sternalpunktat (S. 115, S. 147), evtl. Immunogramm und Immunelektrophorese, bei der *Kryoglobulinämie* (S. 16) Kryoglobulinnachweis möglich.
Beim *Morbus Boeck* (S. 42) meist Erythema nodosum (als Löfgren-Syndrom), dazu Mediastinallymphome, sonographisch oder computertomographisch nachweisbare Lymphome. Beweisend histologischer Lymphknotenbefund. Oft positiver RF, Eosinophilie.

Bei der *Panarteriitis nodosa* (S. 14) oft neben den Symptomen einer arteriellen Gefäßkrankheit (mit Abbruch der Gefäße in Körperperipherie, die arteriographisch nachweisbar sind) Erythrozyturie, Proteinurie, γ-Globulinvermehrung, Leukozytose, Eosinophilie, BSG-Beschleunigung u.a. Beweisend Muskelbiopsiebefund.

Seltener:

Rheumatoide bei Enteropathien
Vorkommen bei der Colitis ulcerosa (S. 31), Enterocolitis regionalis (S. 31), intestinalen Lipodystrophie.
Beweisend: Biopsie durch Koloskopie.
Charakteristisch: Oft (evtl. blutige) Durchfälle oder Sprue, röntgenologisch Kolonkontrasteinlauf oder Mesenterikographie-Befund.

Chondrokalzinose
Klinik: Wie beim Gichtanfall schnell einschießende Gelenkschmerzen.
Charakteristisch: Röntgenologisch verkalkte Gelenkknorpel, Menisken u.a. Im Gelenkpunktat Ca-pyrophosphatkristalle.

Lipoid-Gicht (vgl. S. 57)
Klinik: Xanthelasmen und Xanthome an Sehnen, Periost und Faszien. Befall meist der Großgelenke.
Charakteristisch: Hypercholesterinämie, weniger Hypertriglyzeridämie.

Behcet-Syndrom
Klinik: Ulzerationen der Mund- und Genitalschleimhäute, gastrointestinale, zentralnervöse Störungen und Gefäßveränderungen. Arthralgien bzw. Arthritis besonders der großen Gelenke stehen im Hintergrund. HLA B 27 in 80% positiv.

Reiter-Syndrom (S. 160)
Klinik: Polyarthritis, Konjunktivitis, Urethritis.
Labor: Leukozyturie, sterile Gelenkergüsse. Leukozytose und Linksverschiebung. HLA B27 oft positiv.

Dermatomyositis acuta (s. unter 2.1.)
Klinik: Typische Hautveränderungen. Beweisend Haut- und Muskelbiopsiebefund.
Sonst: Im Urin vermehrte Kreatin- und Kreatininausscheidung; im Blutbild oft Eosinophilie, Leukopenie bis Leukozytose. CPK, LDH/HBDH, SGOT und SGPT oft bis stark erhöht; Abfall der Fermente nach Kortikosteroidgabe. In etwa 30% RF, selten LE-Test positiv.

Lupus erythematodes acutus (s. unter 2.1.)
Schmetterlings- oder fleckförmige Gesichtsrötung, oft mit Polyserositis. Positiver LE-Faktor, LE-

Fluoreszenztest, LE-Zell-Nachweis oder positives Rosettenphänomen. Oft Hämaturie und Proteinurie.

Endocarditis lenta (S. 184)
Typischer EKG- und Herzbefund, Phonokardiogramm, Echokardiographie.
Klinik: Oft Schüttelfrost, Splenomegalie.
Labor: Erregernachweis in der Blutkultur; im Blutbild Anämie, Leukopenie mit Linksverschiebung und Gefäßendothelien.

Palindromic-Rheumatismus
Klinik: In unregelmäßigen Abständen auftretende intermittierende Ergüsse besonders kleiner Gelenke, evtl. mit peri- und paraarthritischen Schwellungen.
Labor: Uncharakteristisch. RF oft positiv.

Hydrops intermittens
Klinik: In 7 bis 14tägigen Abständen auftretende kurzdauernde, über Jahre intermittierende Ergüsse besonders der Kniegelenke. Oft andere allergische Symptome.
Labor: BSG im Schub leicht beschleunigt. Evtl. Eosinophilie.

Hämophilie (DD S. 65) **und Purpura Schönlein-Henoch** (S. 66)
Klinik: Hämorrhagische Diathese; evtl. Rumpel-Leede positiv. Oft Auftreten einer Schönlein-Henoch Purpura mit Knie- und Knöchelschwellung im Gefolge bakterieller und nichtbakterieller Allergene, z.B. Streptokokken.
Labor: Blutungs- und/oder Gerinnungszeit verlängert und/oder Thrombopenie bzw. Thrombopathie.

Erythema exsudativum multiforme
Klinik: Erhabene Hauteffloreszenzen mit hellrotem Hof und einsinkenden blauroten Zentren und hohe Temperaturen.

Familiäres Mittelmeerfieber und Ätiocholanfieber
Stark schmerzhafte Schwellungen meist der Großgelenke, hohe Temperaturen. Anfallsdauer 3–4 Tage. Periodisches Auftreten. Charakteristisch: im Gelenkpunktat starke Zellvermehrung und Eiweißerhöhung, evtl. Fibrinogennachweis möglich. BSG-Beschleunigung, starke Vermehrung der α_2-Globuline und des Fibrinogens im Serum. Röntgenologisch periartikuläre Osteoporose.
Beim *Ätiocholanfieber* beweisend Nachweis von hohen Konzentrationen nicht konjugierten Ätiocholans im Plasma.

1.2. Akute Gelenkbeschwerden nach physikalischen Einflüssen und Eingriffen

Typisch: Anamnestische Angaben, oft Hämarthrose.

Nach Verletzungen, Überanstrengung, operativen Eingriffen und Injektionen, nach thermischen und elektrischen Schäden und Strahlenschäden
Charakteristische Anamnese, oft Hämarthrose. Evtl. beweisend Gelenke-Rö einschließlich evtl. der Arthrographie.

Caissonkrankheit (Druckfallkrankheit) (S. 44)
Nach zu schnellem Auftauchen bei Tauchern und Caissonarbeitern.

Periarthritische Krankheiten:
Tendinosen, Tendomyosen, Myosen, Ligamentosen
Charakteristisch lokaler Druckschmerz über Muskelursprüngen, Sehnen- und Bandansätzen, Sehnen- und Muskelverläufen. Verstärkung der Beschwerden durch Beanspruchung. Verursacht oft durch Fehl- oder Überbeanspruchung, durch Kälte, Nässe, Zugluft.
Röntgen: Evtl. Verkalkungen oder Verknöcherungen.

2. Chronische Gelenkschmerzen und -schwellungen

2.1. Chronisch entzündlich oder mit entzündlicher Komponente

Typisch: γ-Globulinvermehrung, BSG-Beschleunigung. Oft hypochrome Anämie mit Erniedrigung des Serum-Fe, oft typische röntgenologische und szintigraphische Befunde.

Arthritis urica (S. 52)
Im Blut Harnsäure auch nach 3 fleischfreien Tagen deutlich erhöht; im Anfall evtl. BSG-Beschleunigung.

Polyarthritis rheumatica chronica (Rheumatoide Arthritis)
Diagnostische Kriterien nach folgenden Symptomen, von denen heute einige durch vergleichende Knochen- und Weichteilentzündungsszintigraphie wesentlich früher als nach der klinischen Symptomatik erkennbar sind (übereinstimmende Szintigraphiebefunde):
1. Morgensteifigkeit, 2. Bewegungs- und Druckschmerz in einem Gelenk, 3. Schwellung und Weichteilverdickung oder Erguß in einem Gelenk, 4. Schwellung wenigstens eines weiteren Gelenkes innerhalb von 3 Monaten, 5. symmetrische Schwellung von Gelenken; Grund- und Mittelgelenke können auch unvollständig symmetrisch geschwollen sein. 6. Subkutane Knoten über Knochenvor-

sprüngen, in gelenknahen Regionen oder auf der Streckseite, 7. positiver RF-Nachweis, 8. herabgesetzter Muzingehalt der Synovialflüssigkeit, 9. charakteristische histologische Veränderungen der Synovialmembran und 10. in subkutanen Knoten.
Eindeutige P.c.P.: Mindestens 5 der Kriterien nachweisbar.
Wahrscheinliche P.c.P.: mindestens 3 Kriterien nachweisbar.
Mögliche P.c.P.: 2 Kriterien nachweisbar.
Labor: BSG oft deutlich, besonders im aktiven Stadium beschleunigt; γ-, selten auch β-Globulinvermehrung in der Serumelektrophorese, im akuten Stadium auch Vermehrung der α_2-Globuline; Rheumafaktoren (Latex-RF-Test, Waaler-Rose-Test u.a.) in etwa 80% positiv; CRP entsprechend der klinischen Aktivität positiv; AST selten erhöht.
Blutbild: Anfangs Leukozytose mit Linksverschiebung, evtl. Lymphozytose und Eosinophilie, im Spätstadium eher Leukopenie. Im Serum (im fortgeschrittenen Stadium) Fe erniedrigt, Cu erhöht bei Anämie.
Anfangs evtl. Protein- und Zylindrurie, bei Amyloidose pathologische Kongorotprobe und Rektumbiopsiebefunde.
Röntgen: Typische Gelenkbefunde. Übereinstimmende Aktivität in der Knochen- und Weichteilszintigraphie.

Sonderformen:
Arthropathia psoriaca: Psoriasis, Mitbefall der distalen Interphalangealgelenke der Finger und der Zehen (im Gegensatz zur chronischen Polyarthritis rheumatica).
Im Gegensatz zur klassischen chronischen Polyarthritis rheumatica kein Nachweis des RF möglich.
Caplan-Syndrom: Polyarthritis rheumatica chronica und Silikose.
Typischer Thorax-Rö-Befund.
Chauffard-Ramond-Syndrom: Neben der chronischen Polyarthritis rheumatica generalisierte Lymphknotenschwellungen. Meist Leukopenie.
Sjögren-Syndrom: Neben den Gelenkveränderungen Keratokonjunktivitis sicca und trockene Nasen-Rachenschleimhäute (S. 149).
Still-Felty-Syndrom: Oft akuter Beginn. Milz-, Leber- und Lymphknotenschwellungen und meist gelbliche Pigmentierung der unbelichteten Hautstellen.
Oft starke Leukopenie bis zur Agranulozytose mit häufiger Eosinophilie (evtl. auch Leukozytose); oft Anämie und Thrombopenie. RF seltener als bei der reinen chronischen Polyarthritis rheumatica (in etwa 40%) positiv. Evtl. auch erhöhter AST und positiver LE-Test.

Seltener:
Chronische Dermatomyositis (vgl. Polymyositis, Mischkollagenosen, S. 125)
BSG stark beschleunigt; im Blutbild Leukozytose und Eosinophilie oder Leukopenie mit Anämie; in der Serumelektrophorese im akuten Schub α_2- und β-, im chronischen γ-Globulinvermehrung.
Rheumafaktoren in 30%, LE-Test selten positiv.
CPK, LDH, SGOT und SGPT oft erhöht, die nach Kortikosteroidgabe absinken. Evtl. erniedrigte Cholinesterase.
Oft vermehrte Kreatinin- und Kreatinausscheidung im Urin.
Beweisend Haut- und Muskelbiopsiebefund.

Lupus erythematodes disseminatus
Meist bei jüngeren Frauen, leichte Gelenkschwellungen und/oder -schmerzen, schmetterlingsförmige Gesichtsrötung, Polyserositis (in 41% Pleuraergüsse), Endo- und Perikarditis (40%). Oft hohes Fieber.
In 80% Nachweis von LE-Zellen in Blut und Ergüssen; LE-Faktornachweis im Blut (durch Latex-LE-Test, LE-Fluoreszenztest u.a.) in 90% möglich; positiver Antiglobulinkonsumptions-Test und besonders DNS-Antikörpernachweis. Rheumafaktoren in 35% positiv (nicht kältepräzipitiert). Oft positives Rosettenphänomen. BSG stark beschleunigt; γ-Globuline und evtl. α_2-Globuline vermehrt. Im Blutbild meist Anämie, oft Leukopenie und evtl. Thrombopenie. Bei Nierenbeteiligung Proteinurie, im Urinsediment Erythrozyten und Zylinder. Bei Herzbeteiligung pathologisches EKG. Luesreaktionen in etwa 30% positiv.

Progressive Sklerodermie und Thiebièrge-Weissenbach-Syndrom
Klinik: Fortschreitende Verhärtung von Haut- und Unterhautzellgewebe mit Einbeziehung der Gelenke, Übergreifen auf Schleimhäute, oft mit Fibrosierung der Lunge. Zusätzlich Verkalkung beim Thiebièrge-Weissenbach-Syndrom. In 90% Raynauld-Syndrom, oft Dysphagie, Hypertonie. Beweisend Hautbiopsiebefund.
BSG selten beschleunigt. In 30% positiver RF (AST negativ) und Proteinurie, in 19% starke Erhöhung der harnpflichtigen Substanzen, in 30% Muskelbeteiligung (Biopsie!).
Bei Perikarderguß Sonographiebefund, charakteristisch Ösophagus-Rö bei Ösophagusstarre des unteren Ösophagus. Echokardiographie typisch.

Im EKG evtl. Niedervoltage.
In etwa 40% Nachweis antinukleärer Faktoren im Immunfluoreszenztest.
Oft fließende Übergänge zur *Polymyositis* (S. 125).

Panarteriitis nodosa (S. 14)
Klinisch schwer von der Polyarthritis rheumatica zu unterscheiden! Oft Mononeuritis simplex.
Labor: Meist starke BSG-Beschleunigung, starke Leukozytose und Eosinophile. RF in 20% positiv. Beweisend Haut- und Muskelbiopsiebefund.

Spondylitis ankylopoetica (Morbus Bechterew) (S. 160)
Klinik: Symptome an Wirbelsäule und Ileosakralgelenken mit typischen röntgenologischen Veränderungen primär.
Bei der *skandinavischen Form* Versteifung der Sprung-, Knie- und Hüftgelenke; röntgenologisch Gelenkdestruktionen, Ankylose oder Einengung der Gelenkspalten.
Auch können Gelenke der oberen Extremitäten befallen werden (*Kleingelenkarthritis bei Spondylitis ankylopoetica*).

Chronisch-infektiöse Arthritis (s. auch unter 1.1.)
Vorkommen bei Tbc (S. 41), Lues (S. 233 f), Gonorrhö (S. 122), Morbus Bang (S. 174) u.a.
Klinisch Entzündungszeichen. Beweisend Erregernachweis im Gelenkpunktat.
Charakteristisch γ-Globulinvermehrung. Bei Lues Lues-Reaktionen, bei der Gonorrhö KBR, bei der Tbc Hautteste positiv. Bei der Tbc andere Organmanifestationen mit direktem kulturellem oder tierexperimentellem Erregernachweis. Beim Morbus Bang Agglutinationstiter über 1 : 40.
Röntgen: Gelenkdestruktionen.

Chronisch allergisch-infektiöse Arthritiden
Vorkommen besonders nach Infektionen mit Strepto-, Staphylo-, Gonokokken, Lues, Bruzellosen, Amöben, Pilzen. Meist symmetrischer Befall.
Charakteristisch: Anamnese und Verstärkung der Beschwerden bei Reaktivierung der Infektion. Serologischer oder Hauttestnachweis der Erreger (vgl. unter 1.1. Rheumatoide bei Infektionskrankheiten). Kein Erregernachweis im Punktat der Gelenke möglich! Sonst Zeichen der chronischen Entzündung.

Reiter-Syndrom s. unter 1.1.

Behcet-Syndrom s. unter 1.1.

Arthritis bei Enteropathien
Vorkommen bei der Colitis ulcerosa, Enterocolitis regionalis und der intestinalen Lipodystrophie Whipple (s. unter Rheumatoide unter 1.1.).

Chronische Begleitarthropathien bei Hämoblastosen, Malignomen, bei Paraproteinämien, bei Leukosen, der Sichelzellanämie und dem chronischen Morbus Boeck (chronische Sarkoidose – s. Befunde unter Rheumatoide unter 1.1.).

Besonderheiten bei den chronischen Formen:
Bei der *Sarkoidose* (S. 52) röntgenologisch sarkoidöse Knochenveränderungen, Befall der kleinen Handgelenke. Kein Erythema nodosum.
Amyloidose (S. 126): Typischer Rektumschleimhautbiopsiebefund. Bei der *Sichelzellanämie* (S. 9) typisches Blutbild bei Negern. Beweisend Nachweis des pathologischen S-Hämoglobins.

Arthropathie bei Leberzirrhosen (S. 75)
Beweisend Laparoskopie- und Leberbiopsiebefund. γ-Globulinvermehrung, BSG-Beschleunigung, oft positiver RF. Meist erhöhte Leberfermente (γ-GT, SGOT, SGPT).

Arthropathie bei Hämochromatose (S. 76)
Neben den klinischen Symptomen wie Hautfarbe, Splenomegalie Befall der 2. und 3. Metakarpophalangealgelenke.
Beweisend Leberbiopsiebefund. Charakteristisch Diabetes-mellitus-Nachweis, Serum-Fe-Erhöhung.

Arthropathie bei der Agammaglobulinämie (S, 147)
Klinik: Wie leicht verlaufende seronegative Polyarthritis rheumatica mit meist asymmetrischem Gelenkbefall. Größere Gelenke bevorzugt.
Charakteristisch in der Serumelektrophorese fehlende oder stark verminderte γ-Globuline.

2.2. Degenerative und sonstige Gelenkkrankheiten

Typisch: Anamnese, klinisches Bild, Rö-Befunde bzw. Symptome der ursächlichen Krankheit.

Arthrosis deformans, Arthrosis mutilans, Periarthropathia humeroscapularis
Typischer Gelenk-Rö-Befund. Bei der Periarthropathia humeroscapularis in 30% Sehnenverkalkungen.
Heberdensche Arthrose: Knochenauswüchse der Fingerendgelenke.
Buchardsche Arthrose: Befall der proximalen Interphalangealgelenke.

Sekundärarthrosen
Vorkommen als Folge von Gelenkvorschädigungen der Nachbargelenke, Gelenkentwicklungsstörungen, Amputationen, physikalischen Einflüssen, Achsenfehlstellungen bei Knochenschäden, bei Kontrakturen u.a.
Röntgen: Arthrotische Veränderungen.

Arthropathien bei angeborenen und erworbenen Störungen der Gelenkentwicklung
Ursachen: Gelenkdysplasien, (Sub-)Luxationen, Scheibenmeniskus, Formabweichungen der Patella, Achsen- und Belastungsstörungen (z.B. Coxa vara u.a.), akzessorische Knochen, aseptische Nekrosen (Köhler, Schlatter, Perthes u.a.), Epiphysenlösungen und -nekrosen, Gelenkentwicklungsstörungen durch physikalische und Knochenkrankheiten.
Meist charakteristische Rö-Befunde, Arthrographiebefunde.
Näheres s. orthopädische Lehrbücher.

Neurologische Arthropathien
Klinik: Neurologische Symptome der Grundkrankheit.
Gelenk-Rö-Befunde, bei der *Tabes dorsalis* im Liquor Pleozytose, positive Eiweißreaktionen und Mastixkurve. Luesreaktionen nicht immer positiv. Bei der *Syringomyelie* keine typischen Laborbefunde.

Gelenktumoren und Hamartome
Beweisend histologische Befunde (z.B. Ganglien, Lipome, Fibrome, Xanthome, Hämangiome, Synovialom, maligne Tumoren und Metastasen).

Arthritis urica (S. 52)
Im Blut erhöhte Harnsäurewerte auch nach 3 fleischfreien Tagen. Evtl. typischer Gelenk-Rö-Befund.

Seltener:
Arthropathie bei Chondrokalzinose
Klinik: Manchmal als Pseudogicht. Gichtähnliche Knoten.
Beweisend: Rö paraartikuläre Kalkablagerungen und Nachweis von Ca-pyrophosphatkristallen evtl. in der Synovialflüssigkeit.

Lipoidgicht (Lipoiddermatoarthritis)
Klinik: Xanthelasmen; im Serum erhöhte Cholesterin- und Triglyceridwerte.

Alkaptonurie (Ochronose)
Meist bräunliche Hautfärbung; im dunklen Urin positive Alkaptochromreaktion.

Endokrine Arthropathien
Bei der *Hypothyreose* (S. 164f) RIA für Thyroxin und Trijodthyronin erniedrigt, TSH erhöht. Positiver TRH-Test.
Beim *Diabetes mellitus* (S. 84ff) Hyperglykämie, meist Glukosurie.
Bei der *Akromegalie* (S. 3f) röntgenologisch hypertrophische Atropie. Somatotropin in Blut und Urin vermehrt.
Beim *Hyperparathyreoidismus* (S. 146) oft Chondrokalzinose. Im Serum Ca erhöht, Phosphat erniedrigt. Alkalische Serumphosphatase erhöht.

Pankreasadenome, -karzinome, Pankreatitis (S. 20f)
Klinik: Pannikulitis, Periarthritis. Charakteristisch: Sonographiebefund.

Druckfallkrankheit
Typisch nur Anamnese bei Tauchern und Caissonarbeitern (S. 44).

Gewichtsabnahme und Magersucht

Definitionen:
Untergewicht = Normalgewicht minus 10–20%
Magersucht = Normalgewicht minus mehr als 20%
Normalgewicht = cm Körpergröße – 100 in kg bei Männern, bei Frauen Normalgewicht der Männer minus 10%.

1. Akute Gewichtsabnahme
2. Langsame Gewichtsabnahme
3. Magersucht

1. Akute Gewichtsabnahme

Hyperthyreote Funktionszustände (DD S. 164)
Beweisend sind (bei meist typischer Symptomatik) die Erhöhung des RIA-T_3 bzw. RIA-T_4, der negative TRH-Test.

Malignome (DD S. 118ff)
Beweisend ist der positive Tumorzellnachweis bzw. der histologische oder zytologische Befund aus dem Tumorgewebe bzw. aus Lymphomen, evtl. Leber, Pleura, Lungenmantel, Prostata, Sputum, in Gallen- und Pankreassekret u.a. Charakteristisch oft Röntgenbefunde, Szintigraphie, Ultraschalldiagnostik. Meist bestehende BSG-Beschleunigung, Erniedrigung des Serumeisens, Erhöhung des Serumkupfers und hypochromer Anämie, evtl. Erhöhung der alkalischen bzw. sauren Phosphatase oder der spezifischen Prostataphosphatase.

Hämoblastosen (DD s. Lymphome; Paraproteinämien)
Beweisend meist das Blutbild mit Nachweis pathologischer Zellen, das Sternal- oder Beckenkammpunktat, der histologische oder zytologische Lymphom- bzw. histologische Leberpunktatbefund bzw. bei Paraproteinämien schmalbasige α_2-, β- oder γ-Globulinvermehrung in der Serum-

elektrophorese bei typischem Ausfall des Immunogramms und der Immunelektrophorese.

Akute schwere Krankheiten
Klinisch andere Hautsymptome wie Erbrechen (s. dort), Diarrhö (s. dort), Exsikkose (S. 27), akutes Abdomen (s. dort), Bauchschmerzen (s. dort), Ikterus (s. dort), Ileus (s. dort), komatöse Zustände (s. dort), Temperaturerhöhungen (s. dort), Dyspnoe (s. dort), Zyanose (s. dort), zerebrale Insulte (s. dort).
Bei akuten Infektionen BSG-Beschleunigung, Leukozytose mit Linksverschiebung, Erhöhung der α_2-Globuline in der Elektrophorese bei Nachweis einer fehlenden oder mangelhaften Nahrungs- und Flüssigkeitszufuhr entsprechend dem Flüssigkeitsbedarf bei fieberhaften Zuständen. Bei zerebralen Krankheiten evtl. typischer Liquorbefund, pathologisches EEG u.a. bei neurologischer Symptomatik (s. unter anderen Leitsymptomen). Oft betroffen sind hilflose, akut erkrankte alte Menschen.

2. Langsame Gewichtsabnahme

Malignome und Hämoblastosen, s. unter 1.

Psychogene Magersucht
Ausschlußdiagnose. Charakteristisch oft die biographischen und sozialen Belastungen (Pensionierung, berufliche und familiäre Belastungen) u.a.

Anorexia nervosa
Ausschlußdiagnose! Charakteristisch Amenorrhö, Obstipation und Gewichtsabnahme. Dazu Erniedrigung des Na, K, Gesamt-Eiweiß, Eisen im Serum und erniedrigte Nüchternblutzuckerwerte bei flacher Glukosekurve im Glukosebelastungstest. γ-Globuline in der Serumelektrophorese oft relativ niedrig.
Im Blutbild oft hypo- oder normochrome Anämie bei Anazidität des Magensaftes. Dabei Hämatokrit oft erhöht. Erhöhung der harnpflichtigen Substanzen und des Cholesterins. Auch im Durstversuch spezifisches Harngewicht nicht über 1,025.
Verminderte Ausscheidung an 17-KS, 17-OH-CS, Gonadotropinen und Östrogenen, vermehrte Aldosteronausscheidung im 24-Std.-Urin. Na/K-Quotient (Hyperaldosteronismus) im 24-Std.-Urin und TSH im Blut vermindert.

Diabetes mellitus (DD S. 84ff)
Beweisend Hyperglykämie und Glykosurie.

Unterernährung (Hungerdystrophie)
Ausschlußdiagnose! Charakteristische Ernährungsanamnese. Oft bei alten hilflosen Menschen, Süchtigen (Rauschmittel, Alkohol usw.). Oft Hypoproteinämie.

Chronische Infektionen
Beweisend für *Tuberkulose* (S. 41) Tuberkelnachweis in Sputum, Urin, Stuhl bei entsprechenden klinischen und röntgenologischen Befunden. Tuberkulinproben hoch positiv.
Bei *Cholezystitis* und *Cholelithiasis* (S. 4) typische Galle-Rö, Erregernachweis bei der Duodenoskopie. Oft charakteristischer Sonographiebefund.

Bei der *chronischen Hepatitis* (S. 75) evtl. Hepatitisserologie positiv bzw. typischer Leberbiopsiebefund bei Erhöhung der Leberfermente (SGOT, SGPT u.a.).
Bei *Nephritis* (S. 134ff) pathologischer Urinbefund und oft vermehrte harnpflichtige Substanzen.
Allen chronischen Infektionen gemeinsam ist die meist bestehende BSG-Beschleunigung, die γ-Globulinerhöhung in der Serumelektrophorese, die Eisenerniedrigung und Kupfererhöhung im Serum (bei der Hepatitis umgekehrt!) und die hypochrome, bei der Hepatitis makrozytäre Anämie.
Bei der *Colitis ulcerosa* (S. 31) und *Ileitis terminalis* (S. 31) pathologischer Stuhlbefund, typischer Koloskopie-, Kolon- oder Dünndarmbiopsie-Befund.

Chronische Leberkrankheiten
(bei Ikterus oder bei Erhöhung der alkalischen Serumphosphatase s. Ikterus bzw. Hepatomegalie)
Leberfermente, evtl. Serumbilirubin erhöht und breitbasige γ-Globulinerhöhung in der Serumelektrophorese. Im Serum Eisen oft erhöht, Kupfer erniedrigt. Pathologische Leberfunktionsteste. Oft charakteristischer Sonographiebefund. Beweisend Befund der Leberbiopsie und Laparoskopie.

Chronische Nierenkrankheiten (DD S. 132ff)
Beweisend pathologischer Urinbefund bei Erhöhung der harnpflichtigen Substanzen, pathologischer Nieren-Rö-Befund. Nachweis einer eingeschränkten Nierenclearance.

Chronische zerebrale und dienzephale Krankheiten (s. neurologische Bücher)
Charakteristische neurologische Ausfälle, evtl. pathologisch EEG, Arterio- und Ventrikulographie, Hirnszintigraphie (degenerative Hirnkrankheiten, Tumoren, Hydrozephalus, Sklerosen, multiple Sklerose, Zustand nach zerebralen Insulten) und Computertomographie.

Chronische Bronchial- und Lungenkrankheiten
Charakteristisches klinisches Bild und evtl. Thorax-Rö-Befunde. DD s. Dyspnoe oder Husten und Auswurf.

Chronische Linksherzinsuffizienz (DD s. unter Dyspnoe, Husten und Auswurf oder Thoraxschmerzen)
Charakteristisch klinisches Bild, Thorax-Rö, evtl. Echokardiographie, Herzkatheteruntersuchung u.a.

Nebennierenrindeninsuffizienz
Klinik: Adynamie, Hypotonie u.a. Bei primärer NNR-Insuffizienz Haut- und Schleimhautpigmentierungen, bei der sekundären NNR-Insuffizienz alabasterfarbige Haut, immer fehlende Axilliarbehaarung u.a.
Charakteristische oder beweisende Laborbefunde: Verminderte 17-KS- und 17-OH-CS-Ausscheidung im 24-Std.-Urin bei oft erhöhtem Na/K-Quotienten im Urin. Plasmakortisol erniedrigt. Hypoglykämieneigung, im Tolbutamidtest langanhaltender starker Blutzuckerabfall, nur leichter Blutzuckeranstieg im Glukosebelastungstest mit starker hypoglykämischer Nachschwankung. Serum-Na und -Cl tief-normal bis erniedrigt, -K evtl. erhöht bei Erniedrigung der Alkalireserve, des Blut-pH und des CO_2-Drucks. Bei unbehandelten Fällen Hyperkalzämie. Normochrome Anämie oder Erhöhung des Hämatokrits. Im Blutbild Leukopenie mit relativer Lymphozytose und Eosinophilie bei oft beschleunigter BSG. Globulin-, insbesondere γ-Globulinvermehrung bei Albuminverminderung. Vermehrte Na-Ausscheidung in Urin und Speichel.
Sonst: Oft Anstieg der harnpflichtigen Substanzen. Im Konzentrations- und Verdünnungsversuch keine wesentliche Änderung des niedrigen spezifischen Uringewichts, aber normale Reaktion nach Gabe von 100mg Kortison i.m. Kein Blutdruckanstieg im Adrenalintest. Magensaft in 50% histaminrefraktär anazid. Serumcholesterin meist leicht erhöht.

Besonderheiten:
Primäre Nebennierenrindeninsuffizienz (Morbus Addison): Pathologischer Ausfall des ACTH- und Metopirontests. Kein Eosinophilenabfall nach ACTH-Gabe. (Der Eosinophilentest kann nur gemacht werden, wenn über 80–400 Eosinophile/mm^3 (80–400 x 10^6/l) Blut vorhanden sind. 20% liegt im Fehlerbereich der Methode!)
Beim **Waterhouse-Friderichsen-Syndrom** klinisch evtl. plötzlich akute Hämorrhagien, Zyanose, Dyspnoe, gastrointestinale Beschwerden. Dazu Thrombopenie, Meningokokkennachweis in der Blutkultur. Im Blutbild Leukozytose. Nicht immer bestehen Zeichen der NNR-Insuffizienz.
Bei *Tuberkulose* (S. 41) oft hochpositive Tuberkulinproben. Oft vergrößerte, sonographisch, evtl. computertomographisch nachweisbare verkäsende Nebennieren, evtl. Rö-Nachweis von Verkalkungen.
Bei *Lues* (S. 233f) positive Luesreaktionen, bei anderen Infektionen Entzündungssymptome und evtl. direkter, tierexperimenteller oder serologischer Erregernachweis. Evtl. Befall durch Parasiten.
Sekundäre Nebennierenrindeninsuffizienz (Sheehan-Syndrom): Klinisch fehlende Schambehaarung. Verzögerter Anstieg der 17-KS- und 17-OH-CS-Ausscheidung im ACTH-Test bei gleichzeitiger Erniedrigung des Na/K-Quotienten (evtl. muß ACTH 8–12 Tage lang täglich bis zu einem Effekt gegeben werden!). Meist auch erniedrigte Gonadotropinausscheidung.
Tertiäre Nebennierenrindeninsuffizienz (Addisonismus): Klinisch abgeschwächte Addison-Symptome durch vermindertes Ansprechen der Peripherie auf die normal gebildeten NNR-Steroide. Normale 17-KS- und 17-OH-CS-Ausscheidung und normaler Ausfall des ACTH- und Metopirontestes.

3. Magersucht

Man denke an die unter 2. aufgeführten Krankheiten.

Konstitutionelle Magersucht
Ausschlußdiagnose! Meist charakteristische Familienanamnese.

Seltener:
Marfan-Syndrom
Charakteristisch: Spinnenfingrigkeit, das Linsenzittern und die Linsenverschiebungen, seltener andere Mißbildungen wie kongenitale Herzfehler, oft Nachweis eines Aneurysma dissecans.

Gewichtszunahme, s. Adipositas

Gigantismus, s. Akromegalie; Riesenwuchs

Glukosurie und sonstige Melliturien
(vgl. Hyperglykämie und S. 84ff)

Notwendig:
Harn:
Glukose-spezifische Proben: Spezifisch-enzymatischer Nachweis der Glukose mit Glukoseoxydase und Per-

oxydase (Teststreifen: Clinistix, Gluco-Merckognost, Glukotest, Tes-Tape). Negative Harnzuckeranalysen, vor allem in einzeln gelassenen Harnportionen und bei älteren Probanden ohne vorausgegangene Kohlenhydratbelastung, schließen Diabetes nicht aus (evtl. erhöhte Nierenschwelle)!
Quantitativer Harnzuckernachweis durch Polarimetrie (kann durch Vielzahl von Substanzen gestört werden!).
Semiquantitative Bestimmung der Glukosurie mit spezifischen enzymatischen Methoden (Hexokinase-, Glukosedehydrogenase-Methode): Clinitest, Diabur 500 (positiv bei mehr als 2% Harnglukose).
Azeton-Nachweis bei jugendlichen Diabetikern regelmäßig mit Acetest oder Ketostix. Gleichzeitiger Nachweis von Ketonkörpern und Glukose im Harn: Ketodiabur-500-, Gluketur-Test.

Blut:
Blutzuckerbestimmung, enzymatisch mit Hexokinase- oder Glukosedehydrogenase-Methode. Blutzuckerschnellbestimmung in Notfallsituationen!

1. Glukosurien mit Hyperglykämie
2. Glukosurien mit Normoglykämie, nichtdiabetisch (selten)
3. Sonstige Melliturien mit positiven Reduktionsproben und negativem Glukosenachweis im Urin (selten)

1. Glukosurien mit Hyperglykämie

Positiver Glukosenachweis im Urin bei Blutzuckererhöhung bedeutet:

Diabetes mellitus (Typ I und II) S. 84ff
Andere Diabetestypen (Diabetes bei Pankreaserkrankungen, endokrinen Erkrankungen, durch Medikamente ausgelöst).
DD s. Hyperglykämie.

2. Glukosurien mit Normoglykämie, nichtdiabetisch (selten)

Positiver Glukosenachweis im Urin bei Normoglykämie und normalem Ausfall des Glukosebelastungs- und Tolbutamidtestes.

Renale Glukosurie (falsche Bezeichnung: renaler Diabetes)
Primäre, familiäre Glukosurie mit verschieden stark erniedrigter Nierenschwelle.

Sekundäre renale Glukosurie durch Schaden des proximalen Tubulus (familiär: De-Toni-Fanconi-Debré-Syndrom)
Erworben durch Blei, Malat, Lysol, Schwermetalle; bei chronischer Glomerulonephritis, chronischer Pyelonephritis, Zystennieren, in der Erholungsphase nach akuter Tubulusnekrose.

Schwangerschaftsglukosurie durch Abnahme der tubulären Glukoserückresorption (S. 85f).

Mellituria neonatorum (Neugeborenenglukosurie) durch funktionelle Unreife der Nierentubuli.

Zyklische oder alimentäre Glukosurie
Nur positiv postalimentär; Nüchternharn zuckerfrei. Entweder renale Glukosurie oder Diabetes-Frühstadium (Kontrollen!).

3. Sonstige Melliturien mit positiven Reduktionsproben und negativem Glukosenachweis im Urin (Glykurien, papierchromatographisch von der Glukosurie unterschieden) – selten

Normaler Ausfall des Glukosebelastungs- und Tolbutamidtestes bei Normoglykämie.

Fruktosurie (Lävulosurie)
Alimentär: Nach Einnahme sehr großer Fruchtzuckermengen, selten.
Essentiell: Als Folge eines Fruktokinasemangels. Außer Polyurie keine Beschwerden.

Hereditäre (familiäre) Fruktose-Intoleranz (Froesch)
Störungen des Fruktosestoffwechsels mit autosomer rezessiver Vererbung. Mangel an Fruktose-1-Phosphat-Aldolase in der Leber. Nach Genuß fruchtzuckerhaltiger Speisen und Getränke schwere Hypoglykämien, Hypophosphatämien, Leberschäden und Entwicklungsrückstand möglich. Gleichzeitig mit Fruktoseanstieg im Blut starker Abfall der Blutglukose. Häufigste angeborene Kohlenhydratstoffwechselstörung neben dem Diabetes mellitus.
Beweisend: Intravenöser Fruktosebelastungstest oder Papierchromatographie.

Galaktosurie und Galaktosämie
Leichte physiologische Galaktosurie normaler Säuglinge, sekundäre Galaktosurie bei Leberkrankheiten.
Galaktosämie (angeborener Defekt der Galaktose-1-Phosphat-Uridyl-transferase): Bei Kindern schweres Krankheitsbild mit Hepatomegalie, Katarakt, Debilität, oft früher Tod. Bei rechtzeitiger Diagnose und galaktosefreier Ernährung Schäden reversibel.
Beweisend: Galaktosenachweis durch die rechtsdrehende Gärprobe.

Laktosurie
Bei normalen Frauen ca. 6 Wochen vor der Geburt und bis nach Laktation andauernd, gelegentlich auch bei gesunden Kindern in der Still-

periode beobachtet, oft begleitet von Galaktosurie. Keine Behandlung erforderlich.
Beweisend: Galaktosenachweis durch rechtsdrehende Gärprobe.

Pentosurie
Alimentär: Bei Gesunden (und Diabetikern) nach Genuß größerer Mengen pentosehaltiger Nahrungsmittel, wie Steinobst und gewisse Biersorten, Ausscheidung von L-Xylose und L-Arabinose im Harn.
Chronisch essentiell: Seltener, angeborener, rezessiv vererbter Stoffwechseldefekt ohne Krankheitswert, vorwiegend bei Juden vorkommend. Kontinuierliche Ausscheidung von L-Xylose im Harn (1,0–4,0 g/die = 6,7–26,6 mmol/die).
Beweisend: Papierchromatographischer Pentosenachweis.

Mannoheptulosurie
Die Ausscheidung von d-Mannoheptulose im Harn findet man nach Genuß großer Mengen gewisser Avocado-Birnen. Klinisch bedeutungslos.
Charakteristisch: Anamnese.
Beweisend: Mannoheptulosenachweis durch Papierchromatographie.

Großwuchs, s. Riesenwuchs (Gigantismus), evtl. Akromegalie

Gynäkomastie, Pseudogynäkomastie und Lipomastie

Notwendig: Genaue Anamnese (Medikamente). Palpation der Brust, der Testes.
Labor: Leberfermente, evtl. Schilddrüsenhormone, Schwangerschaftstest, evtl. Prolaktinbestimmung.
Röntgen: Sella, Thorax (Bronchialkarzinom), Mammographie. Evtl. Probeexzision und Histologie.

1. Mammatumoren und Lipomastie

Charakteristisch Palpationsbefund und Mammographie. Entscheidend: Histologischer Befund nach Probeexzision.

2. Exogen bedingte Gynäkomastie

Charakteristische Anamnese. Nach *Hormontherapie* (Östrogene, Nebennierenrindensteroide, Choriogonadotropin, Spirolacton, Somatotropin), *Medikamenten* (Reserpin, Chloropromazin, Antiandrogene, α-Methyl-Dopa, Isoniazid, Amphetamin, evtl. Digitalis, Marihuanakonsum). Ebenso bei *Hungerzuständen* und nach Auffütterung, bei *chronischer Dialyse,* nach *Querschnittslähmungen, Thorakoplastik, Nervenkrankheiten* wie Syringomyelie, Friedreichsche Ataxie.

3. Idiopathische, familiäre und wachstumsbedingte Gynäkomastie

Ausschlußdiagnosen!
Vorkommen als Neugeborenen-Gynäkomastie (Hexenbrust), in der Pubertät, familiär (rezessiver oder geschlechtsgebundener dominanter Erbgang) – mit Hypogonadismus – oder idiopathisch.

4. Gynäkomastie bei Endokrinopathien

Klinik: Symptome der Grundkrankheit, Zwitterbildung, Tumorsymptome und Tumornachweis, evtl. positiver Schwangerschaftstest. Prolactin, Östrogene, Gonadotropine u.a. evtl. vermehrt.

Hodentumoren (vgl. S. 91)
Klinik: Hodentastbefund, Tumorsymptome (vgl. S. 118 ff).
Labor: Besonders vermehrte Ausscheidung des Östradiol- und Östriolanteils der Östrogene. 17-KS normal, erniedrigt oder erhöht.
Typischer Hodenbiopsiebefund.
Besonderheiten:
Chorionepitheliom: Positiver Aschheim-Zondek-Test, besser Nachweis von Choriongonadotropin im Serum, vermehrte Gonadotropinausscheidung im Urin. Oft Lungenmetastasennachweis im Thorax-Rö Aufnahme, evtl. auch extragonadal. Nachweis evtl. durch Sonographie, Angio- oder Lymphographie, Computertomographie.

Seltener:
Hypophysentumoren
Klinik: Entweder Akromegalie oder Impotenz und Sterilität.
Charakteristisch: Sella-Rö, Computertomogramm, Hirnszintigramm. Bei der *Akromegalie* (s. dort) klinisches Bild und zumindest intermittierend Somatotropinvermehrung im Blut, beim *Prolaktinom* Prolaktin im Blut vermehrt. Vermehrte Gonadotropin-, Östrogen-, 17-KS- und 17-OH-CS-Ausscheidung im 24-Std.-Urin.

Östrogenbildende Nebennierenrindentumoren
Neben einer vermehrten Östrogenausscheidung in 50% zusätzlich Vermehrung besonders des Dehydroepiandrosteronanteils der 17-KS, evtl. auch vermehrte 17-OH-CS-Ausscheidung. Tumornachweis evtl. durch Sonographie, Computertomographie, ^{131}J-19-Cholesterinszintigraphie, Angiographie möglich.

Hyperthyreose (S. 164)
Beweisend: RIA-T_3, -T_4 erhöht, RIA-TSH erniedrigt. Negativer Ausfall des TRH-Testes.

Intersexualität (DD s. dort)
Klinik: Zwitterbildung. Dazu typischer Gonadenbiopsie- und Geschlechtschromatinbefund.
Beim *Klinefelter-Syndrom* (S. 92) Nachweis von Drumsticks und Geschlechtschromatin; 17-KS-Ausscheidung mäßig vermindert.
Typischer Hodenbiopsiebefund: Tubulussklerose, Leydig-Zellwucherung, evtl. totale Fibrose. Chromosomenanalyse: XXY, XXXY, XXXXY, XY/XXY.

Funktioneller präpubertaler Hypogonadismus
Neben einer vermehrten Gonadotropinausscheidung Verminderung der 17-KS im 24-Std.-Urin. Typischer Hodenbiopsiebefund.

Sonstiger Hypogonadismus
Nach Kastration und bei Unterernährung und Involution.

5. Gynäkomastie bei nichtendokrinen Krankheiten

Bei **Leberkrankheiten** erhöhte Leberfermente. Charakteristisch Leberbiopsie- und Laparoskopiebefund (s. Ikterus; Hepatomegalie).
Beim **Bronchialkarzinom** (S. 37) charakteristische Thorax-Rö. Beweisend Histologie des Tumors durch Bronchoskopie oder Lungenbiopsie.
Bei der **Osteoarthropathia pneumique** (S. 188) Trommelschlegelfinger, Verdickung des distalen Anteils der Röhrenknochen, der Hand- und Fußknochen.
Bei **Urämie** (S. 108) pathologischer Urinbefund und stark erhöhte harnpflichtige Substanzen.
Bei **Leukämien** (S. 117) charakteristisches Blutbild und Sternalpunktat, bei der **Lepra** (S. 71) charakteristische Hautveränderungen, positive KBR oder Agglutinationsreaktion. Beweisend Erregernachweis in Hautläsionen, Nasenschleim u.a.

Haarausfall

Der Haarausfall als Folge einer internistischen Krankheit wird immer nur als Nebensymptom zu werten sein. Typisch für Patienten mit *Leberzirrhose* (S. 75f) ist die Abdominalglatze und die fehlende oder schmächtige Axillar- und Geschlechtsbehaarung. Zu einer *Hypophysenvorderlappeninsuffizienz* gehört die fehlende Axillarbehaarung (S. 59), und auch der *Hypogonadismus* (DD S. 90ff) (mit Oligo-, Azoo-, Aspermie und evtl. charakteristischem Hodenbiopsiebefund) äußert sich in einer fehlenden oder mangelnden Geschlechtsbehaarung.
Patienten mit *Hyperthyreose* (S. 164) (charakteristisch der erhöhte RIA-T_3 bzw. -T_4 und der negative TRH-Test) klagen über vermehrten Ausfall des seidigen Haars. Neben *Dermatosen* (s. Fachbücher) und nach *Medikamentengabe* wie Zytostatika und Immunsupressiva (besonders Endoxan, Myeleran, Vimblastin u.a.), Sulfonamiden zusammen mit dem Vorliegen eines *Lupus erythematodes acutus,* Colcemid, Cumarin, evtl. Heparin, Nikotinsäure, Vitamin-A-Überdosierungen kommt es häufig nach *Röntgentherapie* zu Haarausfall. Ausfall der Augenbrauen sollten an Thalliumvergiftungen (Giftnachweis in Haaren und Urin möglich) denken lassen.
Verschiedene *Infektionen* wie Typhus (S. 28), Ruhr (S. 30), Scharlach (S. 11), Lues (S. 233f) u.a. sowie andere *schwere Allgemeinkrankheiten* können einen vermehrten Haarausfall bewirken. Die *konstitutionellen* und *altersbedingten Alopezien* sind klinisch ohne Bedeutung.

Halsschmerzen, s. Angina tonsillaris

Hämatemesis und Hämoptoe

1. Hämatemesis
2. Hämoptoe
3. Hämatemesis und Hämoptoe bei hämorrhagischer Diathese

Charakteristisch: Blutungsanämie, Retikulozytose, Blutnachweis in Sputum, Erbrochenem oder Stuhl.

1. Hämatemesis

Typisch: Dunkles, kaffeesatzartiges (bei Anazidität hellrotes) geronnenes Erbrochenes, oft vermischt mit Speiseresten. Saures pH. Entscheidend Befund der Ösophago-Gastro-Duodenoskopie.

Lebererkrankungen
(bei deutlicher Erhöhung der alkalischen Serumphosphatase s. Ikterus, sonst Hepatomegalie). Erhöhung der Leberfermente, des Bilirubins. Typischer Leberbiopsie- und endoskopischer Befund. Rö-Nachweis von Ösophagusvarizen.

Magen-Duodenal-Krankheiten
(S. 19, bei akutem Abdomen, s. dort)
Rö-Nachweis von Magen-Duodenal-Krankheiten, evtl. pathologischer Gastroskopiebefund.

Ösophaguserkrankungen, S. 34
Röntgenologischer oder ösophagoskopischer Nachweis von Ösophagusveränderungen.

Portaler Hochdruck (s. dort), **Pfortader- oder Milzvenenthrombosen**, S. 155
Klinik: Venenstauungen, Ösophagusvarizennachweis; evtl. Anämie, Thrombopenie und Leukopenie bei Splenomegalie. Pathologische Veränderungen bei der Splenoportographie.

Hämangiome im Magen-Darm-Bereich
Klinik: Heftigstes Bluterbrechen und Teer- oder Blutstuhl, oft rezidivierend.
Wenn die Blutungsquelle im Magen und Duodenum endoskopisch nicht erkennbar ist, muß die Blutung tiefer angenommen werden. Nur feststellbar durch eine Angiographie während der Blutung! Die Notfallangiographie ist oft lebensrettend, weil bei der Laparotomie Hämangiome nicht immer zu tasten sind.

Seltener:
Hämoptoe (heruntergeschluckt und erbrochen) (s. unter 2.)
Pathologischer Ausfall der unter 2. angeführten Untersuchungen.

Mallory-Weiss-Syndrom
Starkes Bluten nach heftigem Erbrechen und Würgen (durch Einriß der Schleimhaut an der Ösophagus-Kardia-Grenze). Entscheidend: Ösophagoskopie.

2. Hämoptoe

Typisch: Hellrotes, schaumiges, immer nur in Verbindung mit Husten auftretendes Blut. Entscheidend meist Thorax-Rö, evtl. Bronchoskopie,

Bronchialerkrankungen und Lungenerkrankungen
(Bronchiektasen, S. 82; Bronchustumoren, S. 37; Bronchuszysten, Lungenabszeß, S. 43; Lungeninfarkt, S. 40; Pneumonie, S. 40f; Tuberkulose, S. 41; Lungenendometriose; Pneumokoniosen, S. 41f)
Zähes, evtl. eitriges, blutiges Sputum, darin evtl. Erreger- oder Tumorzellnachweis. Evtl. typisch Thorax-Rö, Bronchoskopie- und -graphiebefund. Bei der Endometriose Hämoptoe während der Menses.

Lungenriß
Nach Traumen, nach zu schnellem Auftauchen.

Mitralstenose, S. 39
Typisch: Klinischer, röntgenologischer Herzbefund, EKG, PKG und Pulskurve, Echokardiographie.

Stumme Bronchiektasen, Arteriosklerose oder Abnormität von Gefäßen der Trachea und Bronchien, Endometriose, Zahnfleischblutungen
Kein pathologischer Befund oder Nachweis von krankhaften Veränderungen bei einer Untersuchung des Mund-Nasen-Rachen-Raumes.

Seltener:
Aortenaneurysmen (DD S. 10)
Typisch: Arteriographie und Thorax-Rö-Befund, evtl. infarktähnliches EKG.

Goodpasture-Syndrom
Meist bei jungen Männern; hypochrome Anämie, im Urin Protein- und Hämaturie (Glomerulonephritis). Evtl. im Thorax-Rö miliare Herde.

3. Hämatemesis und Hämoptoe bei hämorrhagischer Diathese (DD s. unten!)

Verlängerte Gerinnungszeit, pathologische Thrombinzeit, Thromboplastinzeit, partielle Thromboplastinzeit = *Koagulopathie.* Thrombozytopenie, Thrombozythämie oder Thrombozytenanomalitäten bei verlängerter Blutungszeit = *Thrombozytopathie.*
Positiver Kapillartest = *Vaskulopathie.*
Bei allen Formen meist auch Haut- und Schleimhautblutungen.

Hämaturie, s. Urinsediment, S. 258

Hämoglobinurie, s. Hämoglobin im Urin, S. 218

Hämorrhagische Diathese

Hinweis: Die abnorme Blutungsbereitschaft manifestiert sich durch spontan oder nach geringfügigem Trauma auftretende Blutungen. Erste differentialdiagnostische Hinweise ergeben Familien- und Eigenanamnese (hereditäre – erworbene Blutungsübel) und der klinische Befund (Blutungstyp, Teleangiektasien). Gerinnungsanalytische Global- und Spezialteste ermöglichen die endgültige Einordnung in eine der 3 Hauptgruppen: *Koagulopathie, Thrombozytopathie, Vaskulopathie.*

1. Koagulopathien 1.1. Erworbene Koagulopathie 1.2. Hereditäre Formen (selten)
2. Thrombozytäre Gerinnungsstörungen 2.1. Thrombozytopenie 2.2. Thrombozytopathie 2.3. Hämorrhagische Diathese bei Thrombozythämie
3. Vaskuläre hämorrhagische Diathesen
4. Sonderformen hämorrhagischer Erkrankungen

1. Koagulopathien

Flächenhafte asymmetrische Hautblutungen, verlängerte Gerinnungszeit.
Beobachtung einer evtl. auftretenden Spontanauflösung des Gerinnsels.
Pathologische Thrombinzeit, Thromboplastinzeit, partielle Thromboplastinzeit.
Ggf. Einzelfaktorbestimmung notwendig.

1.1. Erworbene Koagulopathien

Vitamin-K-Verwertungsstörung
Diagnose: Verlängerte Thromboplastinzeit (Quick-Test) mit Erniedrigung der Faktoren II, VII, IX und X bei Einzelanalyse.
Ursachen: Resorptionsstörung von Vitamin K (Malassimilationssyndrom verschiedenster Ursache), Synthesestörung durch Cumarin- oder Indandionmedikation, Leberfunktionsstörung (Hepatopathie). Bei Leberfunktionsstörung *kein* Anstieg der Thromboplastinzeit nach parenteraler Vitamin-K-Zufuhr (Koller-Test).

Verbrauchskoagulopathie
Verbrauch von Gerinnungsfaktoren übersteigt die Produktion. Hieraus resultiert ein Faktorendefizit mit hämorrhagischer Diathese unterschiedlichen Schweregrades. Zu akutem Verlauf disponierende Krankheiten: Meningokokkensepsis, akute Hämolyse, Schockzustände verschiedener Genese, Organnekrosen, Operationen, Entbindungen. In der Initialphase *Hyper*koagulabilität, verkürzte Gerinnungszeiten in den Globaltesten, Absinken der Thrombozytenzahl. In der Phase der *Hypo*koagulabilität verlängerte Globalteste, u.U. Ungerinnbarkeit des Blutes, Hypobis Afibrinogenämie, unterschiedliche Verminderung aller weiteren Gerinnungsfaktoren. Zusätzliche (reaktive) Fibrinolyse unterschiedlichen Grades durch Nachweis von Fibrinogenspaltprodukten erfaßbar (Speziallabor).
Chronisch-latente Verlaufsformen (z.B. bei Morbus Osler, Leberzirrhose, metastasierenden Karzinomen, Leukosen) zeigen gerinnungsanalytisch oft nur geringfügige und vieldeutige Erscheinungen.

Hyperfibrinolyse
Faktorendefizit durch gesteigerten Abbau plasminsensibler Gerinnungsfaktoren infolge primärer oder sekundärer (reaktiver) Erhöhung des fibrinolytischen Potentials.
Diagnose: Hämorrhagische Diathese bei zur Hyperfibrinolyse disponierenden Grunderkrankungen (z.B. Prostatakarzinom, Operationen an Lunge, Prostata, Pankreas, Leukosen) oder iatrogen unter fibrinolytischer Therapie, z.B. mit Streptokinase. Gerinnungsanalytisch verlängerte Globalteste, evtl. Ungerinnbarkeit des Blutes, bei Gerinnselbildung spätere Wiederauflösung (Clotlyse), im Thrombelastogramm zwiebelförmiges Kurvenbild. In der Faktorenanalyse vorwiegende Erniedrigung der Faktoren I, II, V, VIII. Nachweis von Fibrinogenspaltprodukten, eines erhöhten Plasminspiegels und verminderter Plasminogenwerte (Speziallabor). Thrombozytenzahl bei reiner Hyperfibrinolyse nicht erniedrigt.
Häufiger als die primäre ist die sekundäre Hyperfibrinolyse als Reaktion auf eine disseminierte intravasale Gerinnung bei Verbrauchskoagulopathie. Diese Mischbilder zeigen fließende Übergänge mit akzentuierter Verbrauchskoagulopathie oder vorwiegender Hyperfibrinolyse mit entsprechenden gerinnungsanalytischen Befunden.
Differentialdiagnostische Kriterien zur Abgrenzung von primärer Hyperfibrinolyse und Verbrauchskoagulopathie sind die Bestimmung der Thrombozytenzahl, Clotlyse und der Nachweis von Fibrinogenspaltprodukten.

Seltener:
Hemmkörperkoagulopathien
Entwicklung eines Antikörpers gegen einen oder mehrere Gerinnungsfaktoren. Relativ häufig bei Hämophilie A durch Entwicklung von Antikörpern gegen Faktor VIII nach Substitutionsbehandlung mit dem Gerinnungsfaktor.
Hemmkörper gegen andere Gerinnungsfaktoren bei Autoimmunerkrankungen.
Diagnose: Pathologische Globalteste, isolierte Verminderung eines Faktors, Hemmkörpernachweis im Tauschversuch (Substitution eines Faktorendefizits in vitro nur durch größere Mengen Normalplasma).

Hyperheparinämie
Meist iatrogen (exogen), selten kongenital oder erworben (endogen), z.B. bei Mastzellvermehrung, Lupus erythematodes, Urticaria pigmentosa.
Diagnose: Verlängerte Blutungszeit, verlängerte Thrombinzeit, Normalisierung nach Zugabe von Protaminsulfat.

1.2. Hereditäre Formen

Afibrinogenämie
Verlängerte Gerinnungszeit, Thromboplastinzeit, erniedrigtes Fibrinogen.
DD: Dysfibrinogenämie (abnormes Fibrin): pathologische Thrombinzeit bei normalem Fibrinogenspiegel.

Hämophilie A (Faktor-VIII-Mangel)
Charakteristisch intraartikuläre Blutungen. Verlängerte Blutgerinnungszeit, partielle Thromboplastinzeit. Faktor-VIII-Bestimmung ergibt Erniedrigung auf 0–1% (schwere Form), 1–5% (mittelschwere Form) oder über 5% (leichte Form).
DD: v.-Willebrand-Jürgens-Syndrom (Angiohämophilie).

Hämophilie B
Klinisch praktisch identisch mit Hämophilie A. Faktorenanalyse ergibt Faktor-IX-Mangel.

Weitere hereditäre Koagulopathien
Mangel an Faktor I, II, V, VII, XIII und angeborene komplexe Koagulopathien lassen sich durch pathologische Ergebnisse von Globalmethoden vermuten und durch Einzelfaktorbestimmungen nachweisen.
Beachte: Bei Faktor -XIII-Mangel nach zunächst normaler Hämostase einsetzende Nachblutung, normales Ergebnis der üblichen Globalmethoden.

2. Thrombozytäre Gerinnungsstörungen

Hinweis: Klinische Symptomatik und gerinnungsanalytische Methoden s. Übersicht. Hereditäre Formen (z.B. Wiskott-Aldrich-Syndrom, Fanconi-Anämie, May-Hegglin-Anomalie) s. Lehrbücher der Pädiatrie.
Punktförmige, symmetrische, oberflächliche Haut- und Schleimhautblutungen.
Positive Kapillarteste, verlängerte Blutungszeit.
Thrombozytopenie, Thrombozytenanomalien oder Thrombozythämie.
Normale Gerinnungszeit.

2.1. Thrombozytopenie

Absinken der Blutplättchen unter den Normalwert von 100000–300000/µl(100–300x 10^9 /l). Blutungsrisiko bei Werten unter 20000/µl(20x 10^9 /l) zunehmend, über 50000/µl(50x 10^9 /l gering.

DD:
Thrombozytopenien durch Störung der Thrombozytenbildung
Gemeinsame Merkmale: Thrombozytopenie, fehlende oder verminderte Megakaryozyten im Mark. Häufig aus Blut- und Markausstrich Diagnose der Grundkrankheit möglich (z.B. Leukose, Plasmozytom, Karzinose). Punctio sicca bei Osteomyelosklerose, Panmyelopathie. Isolierte Schädigung der Thrombopoese selten (Chlorothiazide u.a.).

Thrombozytopenie durch vorzeitigen Abbau der Plättchen in der Peripherie
Gemeinsame Merkmale: Thrombozytopenie, „hypermegakaryozytäres Mark" mit zahlreichen Promegakaryozyten.

Symptomatische Immunthrombozytopenien
Medikamenteninduzierte Formen vor allem nach Chinin, Chinidin (auch in Bittergetränken, Grippemitteln vorhanden), Sedormid, Sulfonamiden, Salizylsäure, INH, PAS, Goldpräparaten u.a. Klinisch oft zusätzlich Urtikaria, Fieber.

Thrombozytopenien durch Verteilungsstörungen (Hypersplenismus)
Nur mäßige Thrombozytopenie, unterschiedlich ausgeprägte Megakaryozytose. Diagnose im Rahmen der Grundkrankheit (Leberzirrhose, Osteomyelosklerose, Lymphadenose, Speicherkrankheiten u.a.).

Seltener:
Chronische idiopathische Immunthrombozytopenie (Morbus Werlhof)
Sicherer Autoantikörpernachweis technisch nicht möglich. Vorwiegender Befall von Frauen; Milzvergrößerung in 2/5 der Fälle. Ausschlußdiagnose.

Posttransfusionelle Thrombozytopenie (kurzfristige Erniedrigung der Plättchen).

Postinfektiöse Thrombozytopenie
Vorwiegend bei Kindern und Jugendlichen mit Röteln, Masern, Varizellen, Mononukleose, grippalen Infekten. Mögliche Einblutungen in ein vorhandenes Exanthem. Bleibende Remission nach Abklingen des Infektes.

Thrombozytopenie bei Lupus erythematodes, Evans-Syndrom (zusätzliche hämolytische Anämie), bei **malignen Lymphomen**

2.2. Thrombozytopathien

Thrombasthenie (Glanzmann – Naegeli) – hereditär
Normale Thrombozytenzahl, jedoch morphologische Abnormitäten (sehr kleine Thrombozyten, Riesenplättchen). Verlängerte Blutungszeit, gestörte Retraktion, normale Gerinnungsteste.

Nachweis der gestörten Thrombozytenfunktion im Speziallabor.

Seltener:

Von-Willebrand-Jürgens-Syndrom (Angiohämophilie) – hereditär
Thrombozytopathie, kombiniert mit Faktor-VIII-Mangel (selten Mangel an Faktor IX, evtl. VIII und IX). Verlängerte Blutungszeit, normale Thrombozytenzahl, normale oder nur leicht verlängerte Gerinnungszeit. Nachweis des Faktorenmangels.
Klinisch Neigung zu Hämatomen, Epistaxis, Hämaturie. Nur selten Gelenkblutungen. Autosomal-dominante Vererbung (vgl. Hämophilie A, B).

Makrothrombozytäre Thrombopathie – hereditär
Funktionell minderwertige „Riesenthrombozyten" bei normaler oder nur leicht verminderter Zahl.
Neigung zu petechialen Hautblutungen, Manifestation im Kindesalter.

Polyphile Reifungsstörung (May-Hegglin-Syndrom) – hereditär
Riesenplättchen *und* Thrombozytopenie. „Basophile Schlierenbildung" in Granulozyten, Monozyten, Lymphozyten (Doehlesche Einschlußkörperchen).

„Erworbene Thrombozytopathien"
Als solche bezeichnet man Plättchenfunktionsstörungen bei verschiedenen Grundkrankheiten wie Paraproteinämien, Urämie, Kollagenosen, Leberzirrhose, Osteomyelosklerose, chronische Myelose und medikamentös bedingt durch Azetylsalizylsäure, Dextraninfusionen.

2.3. Hämorrhagische Diathese bei Thrombozythämie

Konstante Erhöhung der Thrombozytenzahl auf über 1 Mill./μl(1000 x 10^9/l). Klinisch flächenhafte, nur selten petechiale Blutungen, oft kombiniert mit thrombembolischen Komplikationen, Milzvergrößerung. Im Sternalpunktat Megakaryozytose. Gerinnungsanalytisch häufig verlängerte Blutungszeit, sonst uncharakteristische Befunde. Vorkommen einer primären Form fraglich, sekundäre Thrombozythämie bei myeloproliferativen Erkrankungen (chronische Myelose, Polyzythaemia vera), Knochenmarkskarzinose.
DD: Thrombozytose: Plättchenvermehrung unter 1 Mill./μl(1000 x 10^9/l). Keine hämorrhagischen Erscheinungen, reversible Veränderung.

3. Vaskuläre hämorrhagische Diathese

Punktförmige Blutungen.
Positiver Kapillartest.
Verlängerte Blutungszeit.
Normale Gerinnungsteste, normale Thrombozytenzahl.
Teleangiektasien, Angiome.

Hereditäre Teleangiektasie (Morbus Osler)
Mit zunehmendem Alter Entwicklung von knötchen- oder sternförmigen Gefäßknäueln an Haut und Schleimhäuten (typischerweise an Zunge, Gaumen, Lippen, Fingerkuppen). Nachweis intestinaler oder pulmonaler Teleangiektasien evtl. endoskopisch oder röntgenologisch. Gerinnungsanalytisch evtl. Faktoren- und Thrombozytenverminderung (chronische Verbrauchskoagulopathie). Folge des chronischen intestinalen Blutverlustes: Eisenmangelanämie, Hyposiderinämie.

Purpura Schönlein-Henoch (Purpura rheumatica)
Akute Vaskulitis mit makulopapulösen, meist hämorrhagischen Schleimhautveränderungen, Arthritis, Gastrointestinalblutungen, Niereninsuffizienz. Gerinnungsanalyse unauffällig, aber auch Zeichen einer Verbrauchskoagulopathie. Befall hauptsächlich von Kindern, selten Erwachsenen. Typischer histologischer Befund (Probeexzision). Ursachen: Streptokokkeninfektionen (ASL-Titer), Medikamente (Anamnese).
DD: Vaskuläre allergische Purpura durch Medikamente (Brom, Sulfonamide, Penizillin, INH u.a.). Abgrenzung histologisch.

Verschiedene Formen
Purpura nach Therapie mit Kortisonderivaten. Reizlose Ekchymosen, vor allem an den Streckseiten der Unterarme und Handrücken. Ähnlicher Befund bei Purpura senilis, Skorbut.

Seltener:

Von-Hippel-Lindausche Krankheit
Angiomatosis retinae (ophthalmologische Untersuchung), Angiome im ZNS und in anderen Organen.

4. Sonderformen hämorrhagischer Erkrankungen

Hämostasestörung bei Niereninsuffizienz (S. 132 f)
Haut- und Schleimhautblutungen ohne Korrelation zur Schwere der Niereninsuffizienz. Untypische Veränderungen der gerinnungsanalytischen Globalmethoden, gestörte Plättchenfunktion (Thrombokinasebildungstest), gestörte Kapillarfunktion (pathologische Kapillartests, verlängerte Blutungszeit).
Sonderform: Goodpasture-Syndrom (Glomerulonephritis und Alveolitis bei jungen Männern, S. 63).

Hämostasestörung bei Paraproteinämien (S. 147)
Petechiale Haut- und Schleimhautblutungen. Keine oder nur geringe Änderungen der Globalteste, Thrombozytopenie (amegakaryozytär z.B. beim Plasmozytom) und Thrombozytopathie („Einhüllung" der Plättchen durch Paraproteine). Komplizierend evtl. Verbrauchskoagulopathie, Auswirkungen einer Therapie mit Zytostatika, Kortikosteroiden.

Hämolytisch-urämisches Syndrom (Gasser-Syndrom)
Hämolyse, akute Niereninsuffizienz, petechiale Hautblutungen; vorwiegender Befall von Kleinkindern und Jugendlichen.
Gerinnungsanalytisch Thrombozytopenie mit entsprechenden Veränderungen, Hämolyse, Coombs-Test negativ.
Begleitende Verbrauchskoagulopathie nicht typisch, dagegen Nachweis von Fibrinspaltprodukten.
DD: Hämorrhagische Diathese bei Urämie, Evans-Syndrom.

Seltener:
Amyloidpurpura (S. 126)
Mischbild aus komplexer Koagulopathie (z.B. Thromboplastinzeit), Thrombozytopenie und Vaskulopathie (pathologische Gefäßteste). Amyloidnachweis z.B. in der Rektumschleimhaut.

Thrombotisch-thrombozytopenische Purpura (Moschkowicz)
Petechiale Blutungen, Verbrauchskoagulopathie, Coombs-negative hämolytische Anämie, neurologische Ausfallserscheinungen, Nieren- und Herzinsuffizienz. Typischer histologischer Befund.

Progressive Pigmentpurpura
s. Lehrbücher der Dermatologie

Harnbrennen, s. Miktionsbeschwerden

Harnträufeln, s. Miktionsbeschwerden

Harnverhalten, s. Anurie, Oligurie, Harnretention und akutes Nierenversagen

Harnwegskoliken, s. Nieren- und Harnwegskoliken

Hautblutungen, s. Hämorrhagische Diathese

Hauterscheinungen bei internen Krankheiten

Hinweis; Hier sollen nur die Hauterscheinungen, die in Begleitung einer internen Krankheit auftreten können, abgehandelt und nicht unter einem gesonderten Symptom in diesem Buch beschrieben wurden.

Bei Acanthosis nigricans, S. 150, Erythema nodosum (s. dort), Flush und anfallsweise Hautrötung (s. dort), Palmarerythem (s. dort), Pigmentationen (s. dort), Purpura, S. 63 ff, Xanthelasmen und Xanthoma tuberosum (s. dort). Im Zweifelsfall ist immer eine fachdermatologische Untersuchung notwendig!

1. Hauterscheinungen bei nichtinfektiösen internen Krankheiten
2. Hauterscheinungen bei Infektionskrankheiten
   2.1. Mit Bläschen und Papeln oder Warzen
   2.2. Mit Exanthem, Hautrötung, Urtikaria und Flecken
   2.3. Mit Hautläsionen, Primäraffekten und meist regionalen Lymphomen
   2.4. Mit Schleimhautmanifestationen s. Angina tonsillaris, Tonsillen- und Mundschleimhautveränderungen

1. Hauterscheinungen bei nichtinfektiösen internen Krankheiten

Arzneimittelexanthem
Charakteristische vorhergehende Exposition mit Arzneimitteln, Chemikalien u.a., oft Eosinophilie.

Leberzirrhose (S. 75)
Charakteristisch: Spidernävi, Palmarerythem.
Beweisend: Leberbiopsiebefund. Charakteristisch Erhöhung der Leberfermente, pathologischer Ausfall der Leberfunktionsteste.

Stoffwechselkrankheiten
Bei *Diabetes mellitus* Hyperglykämie und Glykosurie, Kratzeffekte, Exantheme; bei der *Gicht* (S. 52) Hyperurikämie bei Tophi.
Bei der *Porphyrie* (s. dort) Porphyrinnachweis im Urin. Dazu Hautblasen.

Hyperthyreose (S. 164)
Beweisend: T_3- oder T_4-RIA erhöht bei negativem TRH-Test. Klinisch Myxödema tuberosum (erhabene rötlich-bläuliche Schwellungen über den Schienbeinen) oder Vertiligo oder/ und warme, stark tonisierte Haut.

Herzkrankheiten
Bei der *Mitralstenose* (S. 39) „Mitralisbäckchen" bei charakteristischem Auskultations-, Herz-Rö- und EKG-Befund. Typische Echokardiographie. Bei der *Endocarditis lenta* (S. 184) Mikroembolien bei typischem physikalischem EKG- oder Herz-Rö-Befund. Oft positive Blutkultur, BSG-Beschleunigung, im Blutbild oft mäßige Leukozytose und Endothelzellen und zunehmende hypochrome Anämie. Oft erhöhter AST.

Malignome und Hämoblastosen
Klinisch Hautknötchen und -knoten, Infiltrationen, evtl. Ulzerationen. Typischer histologischer Exzisionsbefund.
Bei *Leukämien* meist beweisendes weißes Blutbild, Sternalpunktat (S. 117). – Vgl. auch Malignomsuche.

Rheumatische Krankheiten
Bei der *Dermatomyositis* (S. 55) charakteristischer Muskelbiopsiebefund bei starker BSG-Beschleunigung, Leukozytose und evtl. Eosinophilie oder Leukopenie (rotviolett verfärbte Augenlieder, evtl. fleckförmige, indurierte Verfärbungen der belichteten Haut).
Bei der *Polyarthritis rheumatica* (S. 54) gelenknahe Knoten oder Erythema marginatum oder Psoriasis möglich.
Bei der *Sklerodermie* (S. 55) bei Hautverhärtungen charakteristischer Hautbiopsiebefund. Hier BSG nur manchmal leicht beschleunigt.

2. Hauterscheinungen bei Infektionskrankheiten

2.1. Mit Bläschen, Papeln oder Warzen

Varizellen (Windpocken)
Charakteristisch: positiver KBR und positiver Elementarkörperzüchtungsversuch in Zell- und Gewebskulturen wie beim Herpes zoster. Klinik!
Uncharakteristisch: Lympho- und Monozytose und Plasmazellvermehrung, später auch stärkere Eosinophilie im Blutbild.

Sepsis
Charakteristisch: Starke BSG-Beschleunigung, Leukozytose mit Linksverschiebung und toxischer Granulation – evtl. im peripheren Blut auch knochenmarkständige Zellen – und meist hypochrome Anämie.
Beweisend: Der Erregernachweis in Blutkultur, Lumbalpunktat oder in den Metastasen (vor Therapiebeginn).

Herpes simplex
Klinische Diagnose!
Beweisend: Der Virusnachweis im Eihautversuch und bei Übertragung auf Kaninchenkornea oder mögliche Züchtung der Elementarkörper in Gewebskulturen. Evtl. ab 10–14 Tagen Titeranstieg bei der KBR oder im Neutralisationstest. Labor unbedeutend.
Hinweis: Der Herpes simplex ist oft Begleitsymptom bei *Pneumonien* und *Bronchopneumonien* (bakteriell), S. 40, bei *Grippe* (S. 83), bei Menstruation und *Schwangerschaft*, bei der *akuten Pyelonephritis* (S. 135) – hier Proteinurie, Leukozyturie und Bakteriurie –, bei *Dermatosen* (Fachbücher), beim Erysipel starke BSG-Beschleunigung (S. 69), selten bei *Fleckfieber* (S. 69) – Erregernachweis, positive KBR oder Weil-Felix-Reaktion –, bei *Malaria* (S. 175) – hier im Blut Erregernachweis, bei der *Meningitis* (S. 128 ff) – im Liquor Pleozytose, Eiweißvermehrung, Erregernachweis –, beim *Pappatacifieber* (S. 178) – hier Leukopenie, klinisches Bild – und bei *Rückfallfieber* (S. 174) – hier Spirochätennachweis im Blut und positive KBR.

Herpes zoster (Gürtelrose)
Charakteristisch: Klinisches Bild!
Wie bei den Varizellen Züchtung von Elementarkörperchen in Gewebs- und Zellkulturen möglich.
Uncharakteristisch oft Leukozytose (mäßig), evtl. Proteinurie. Im Liquor oft Zell- und Eiweißvermehrung.
Wie bei den Varizellen KBR positiv. Labor unbedeutend.

Selten:
Variola (Pocken)
Beweisend Nachweis von Paschen-Elementarkörperchen im Bläscheninhalt, Nachweis von Guarneri-Körperchen nach Überimpfung des Bläscheninhalts auf Kaninchenkornea im Paul-Versuch oder elektronenmikroskopischer Erregerdirektnachweis im Bläschen- oder Pustelinhalt sowie Titeranstieg über 512 (ab 6. Tag) im Hämagglutinationshemmtest. Serologisch auch oft KBR oder Neutralisationstest positiv.
Uncharakteristisch: BSG-Beschleunigung, Granulo-, Mono-, Lymphozytose und Plasmazellen im peripheren Blut, Hämatokriterhöhung und α_2-Globulinvermehrung in der Serumelektrophorese.

Miliaria epidemica (Schweißfriesel)
Charakteristische hirsekorngroße wasserhelle oder trübe Bläschen mit rotem Hof. Keine besonderen Laborbefunde bekannt.

Anthrax (Milzbrand)
Klinisch: Rote Papeln mit schwarzem Zentrum und Bläschen –, dann Milzbrandödem an Hän-

den, Armen, Gesicht, oft Lymphadenitis – besonders bei Hafenarbeitern, Gerbern, Bürstenmachern.
Beweisend: Direkter oder kultureller Erregernachweis im Bläschen- oder Papelinhalt, evtl. in Blut, Stuhl, Sputum, Urin, Liquor, Eiter. KBR, indirekter Fluoreszenztest und Präzipitationstest evtl. positiv. Oft Blutnachweis in Stuhl und Sputum.

Molluscum contagiosum
Direkter mikroskopischer Erregernachweis im Preßsaft der warzenähnlichen Effloreszenzen möglich.

2.2. Mit Exanthem, Hautrötung, Urtikaria und Flecken

Erysipel (Wundrose)
Charakteristisch: Neben dem klinischen Bild die starke BSG-Beschleunigung, die Leukozytose mit Linksverschiebung, Eosinopenie und toxische Granulation, die Proteinurie und ab 2. Woche der erhöhte AST.
Uncharakteristisch: Evtl. Bilirubin und Leberfermente im Serum erhöht.

Erysipeloid (Rotlauf)
Blaurotes Erythem meist an den Händen. Geringe Einschränkung des Allgemeinbefindens. Keine charakteristischen Laborbefunde. Evtl. kultureller Erregernachweis, SGOT, SGPT erhöht.

Morbilli (Masern)
Beweisend: Für frische Infektion ein mindestens 4facher Titeranstieg im Hämagglutinationshemmtest oder KBR oder im Neutralisationstest ab 1.–4. Exanthemtag, bis zum 4. Tag Masernvirennachweis im Rachensekret und in der Konjunktivalflüssigkeit, bis zum 2. Tag im Blut möglich.
Charakteristisch: Neutrophile Leukopenie, Lymphopenie, dabei deutliche Linksverschiebung, Proteinurie und positive Diazoreaktion im Urin.
Bei der *septischen Form* polymorphkernige Leukozytose, bei der *Masernpneumonie* typische Thorax-Rö, bei der *Masernenzephalitis* (S. 167 f) erhöhter Liquordruck und Pleozytose.

Rubeolen (Röteln)
Diagnosestellung oft wichtig bei Schwangeren!
Beweisend für eine frische Infektion ist der mindestens 4fache Titeranstieg im Hämagglutinationshemmtest (HAH) bereits nach 24–48 Stunden), nach 5–7 Tagen ein positiver Fluoreszenzantikörpertest und nach 1–4 Tagen nach Exanthemausbruch ein positiver (aber häufig negativ bleibender) Neutralisationstest. Immunität vorhanden, wenn HAH-Titer über 1 : 16.
Der Komplementfixationstest wird ab 5–7 Tagen nach Exanthembeginn positiv und erreicht den höchsten Titer nach 1 Monat und später. Nachweis von Makroglobulin (IgM, 19–S), Rötelnantikörpern.
Charakteristisch: Im Blutbild eine Leukopenie mit mäßiger Linksverschiebung, relativer Lymphozytose und Plasmazellvermehrung.

Scarlatina (Scharlach)
Charakteristisch: Kultureller Streptokokkennachweis im Nasen-Rachen-Abstrich und Anstieg des AST ab 7.–10. Tag. Positives Auslöschphänomen mit antitoxinhaltiger Seruminjektion in die Haut. Weiterhin starke BSG-Beschleunigung, Leukozytose mit Linksverschiebung und Lymphopenie, in etwa 50% Eosinophilie und Nachweis Doehlescher Einschußkörperchen. Dazu oft im Urin Azeton, Protein, Zylinder, Urobilinogen und Mikrohämaturie.
Bei *Herzbeteiligung* EKG-Veränderungen, bei *Meningitis* im Liquor Pleozytose und Eiweißvermehrung.

Seltener:

Erythema infectiosum (Ringelröteln)
Spezielle Untersuchungsmethoden sind nicht bekannt. Evtl. Eosinophilie.

Exanthema subitum (Dreitagefieber)
Klinisch: 3tägiges akutes Fieber mit Exanthem wie bei Masern oder Röteln.
Charakteristisch: Leukopenie mit relativer (bis zu 80–90%) Lymphozytose, evtl. mit atypischen Lymphozyten. Im Knochenmark manchmal lymphozytäre Riesenzellen nachweisbar.

Typhus exanthematicus (Fleckfieber)
Klinisch: Kleine bräunliche Hautflecken mit Aussparung des geröteten Gesichts, hohes Fieber, katarrhalische Symptome, später zentralnervöse Zeichen und meist Splenomegalie. Typischer Fieberverlauf. Meist Kriegsseuche!
Beweisend: Ab 2. Woche Titeranstieg über 1 : 200 im Weil-Felix-Test; weiterhin positiver KBR- und Agglutinationstest gegen Rickettsien bzw. positiver Fleckfieberfolientest (Schnelltest) nach Eyer und Brix.
Charakteristisch: Anfangs meist Leukopenie, dann im Fieber Leukozytose mit Linksverschiebung bei Lymphopenie, Aneosinophilie und mit Doehleschen Einschußkörperchen. Im Urin meist leichte Proteinurie, evtl. Zylindrurie und positive Diazoreaktion.
Evtl.: direkter, kultureller oder tierexperimenteller Erregernachweis im Blut möglich. Evtl. An-

stieg der harnpflichtigen Substanzen und des Serumbilirubins.
Uncharakteristisch: WaR und Gruber-Widal-Test auf Typhus abdominalis (in den ersten Tagen) positiv.

Denguefieber
Klinisch: Anfangs Schüttelfrost, starke Muskel- und Kniegelenkschmerzen bei schlechtem Allgemeinzustand. Fieberabfall nach 2–4 Tagen, dann Fieberneuanstieg mit stark juckendem, generalisiertem oder masernähnlichem Exanthem. Typisch ist eine Bradykardie!
Beweisend: Der mögliche direkte Virusnachweis im Blut (bis zum 4. Fiebertag) oder der positive Hämagglutinationstest, die KBR oder der Neutralisationstest.
Charakteristisch: Eine anfänglich starke Leukozytopenie, später eine Monozytose und Eosinophilie. Evtl. Proteinurie.

2.3. Mit Hautläsionen, Primäraffekten und meist regionalen Lymphomen

Lues (Syphilis) vgl. S. 233 f
Mehrere Luesreaktionen und Nelson-Test im Blut, evtl. im Liquor positiv.
Beweisend: Im akuten Stadium Spirochätennachweis im Dunkelfeld oder tierexperimenteller Erregernachweis aus Lymphompunktaten. Im tertiären Stadium positiver Luetinhauttest.
Charakteristisch: Bei der *Neurolues* im Liquor Lymphozyten und Plasmazellen und Eiweiß vermehrt, bei der Lues III Liquorzucker erniedrigt. Die Liquorkolloidkurve zeigt einen Mittel- oder Linkstyp.
Uncharakteristisch: BSG-Beschleunigung und eine Globulinvermehrung in der Serumelektrophorese.

Seltener:
Lymphogranuloma inguinale (venereum)
Klinisch: Inguinale Lymphome mit Abszeßbildung, Papeln und Ulzerationen am Genitale und evtl. Rektosigmoiditis mit Darmstriktur 5 cm oberhalb des Anus.
Charakteristisch: Der positiv ausfallende Frei-sche Intrakutantest, der histologische Lymphombefund.
Uncharakteristisch: Eine BSG-Beschleunigung, Globulinvermehrung in der Serumelektrophorese und evtl. leicht positive Luesreaktionen. Hinzu kommt oft eine mäßige Leukozytose mit Linksverschiebung.

Ulcus molle (weicher Schanker, venerisches Geschwür)
Klinisch: Schmerzhafte Genitalgeschwüre, in 50% inguinale Lymphome.
Beweisend: Kultureller oder evtl. direkter (im Dunkelfeld) Streptobazillennachweis im Wundabstrich, dazu positiver Intrakutantest mit Streptobazillen (Ito-Reenstierna-Test).
Uncharakteristisch: WaR oft schwach positiv.

Blastomykose (nordamerikanische)
Klinisch: Wie ein luetischer Primärkomplex.
Beweisend: Der Pilznachweis in Sputum, Liquor, Eiter oder Biopsiematerial (direkt mikroskopisch oder kulturell).
Charakteristisch: Relativ spezifisch sind ein Intrakutantest und die KBR.

Malleus (Rotz)
Beweisend: Der direkte, tierexperimentelle oder kulturelle Erregernachweis im Wundsekret, Lymphknotenpunktat, Sputum oder evtl. Blut. KBR ab 10. Tag, Agglutinationsreaktion ab 14. Tag positiv.

Katzenkratzkrankheit (S. 116)
Klinisch: Meist entzündliche Kratzstelle und regionale Lymphome.
Beweisend: Intrakutantest mit aus dem Eiter gewonnenem – nicht im Handel erhältlichem – Antigen.
Charakteristisch: Leukozytose, später deutliche Lymphozytose und eine Eosinophilie. BSG-Beschleunigung.

Sodoku (Rattenbißkrankheit)
Beweisend: Im Fieberanfall direkter, kultureller oder tierexperimenteller Spirillennachweis im Blut oder Lymphknoten. Agglutinationsreaktion mit Proteus OXK positiv.
Uncharakteristisch: Positive WaR.

Tularämie (Hasenpest), S. 115
Beweisend: Der direkte oder tierexperimentelle Erregernachweis im Eiter der Lymphknoten. Ab 10.–14. Tag positive Agglutinationsreaktion, weiterhin positive KBR und positiver Intrakutantest mit Tularin.
Charakteristisch: Leukozytose (12000–15000/μl (12–15 x 10^9/l) mit Lymphozytose.

Pest (Beulenpest)
Beweisend: Der kulturelle oder tierexperimentelle Erregernachweis im Buboneneiter, Sputum (bei der Lungenpest), evtl. in Blut, Stuhl oder Urin.
Charakteristisch ist eine starke Leukozytose mit Linksverschiebung.

Lepra
Bei der *lepromatösen Form* mikroskopischer Erregernachweis in Gewebssaft der Hautläsionen, Noduli und Infiltrationen, Nasenschleim möglich. Der Leprominhauttest ist negativ.
Bei der *tuberkuloiden Form* ist der Lepromintest positiv. Evtl. direkter Erregernachweis in den erythematösen erhabenen Hautläsionen möglich.
Bei der *„borderline lepra"* mikroskopischer Erregernachweis im Nasensekret, Ohrläppchen- oder Leberpunktat beweisend. Lepromintest negativ.
Evtl.: Positive KBR und Agglutinationsreaktion. Uncharakteristische positive WaR bei der lepromatösen Form.

Hepatomegalie
(vgl. Splenomegalie, Lymphome)

Bei Erhöhung besonders der alkalischen Serumphosphatase s. Ikterus und Cholostase.

1. Hepato- (Spleno-)megalie bei Hämoblastosen
2. Hepatomegalie bei Stoffwechsel- und Speicherkrankheiten (selten)
3. Hepatomegalie bei Infektionskrankheiten (einschl. der akuten Hepatitiden) und akuten Lebernekrosen
4. Hepatomegalie bei primären Leberkrankheiten
   4.1. Vorwiegend mit Cholostase
   4.2. Ohne wesentliche Cholostase
   4.3. Mischbilder von 4.1. und 4.2.
   4.4. Umschriebene Leberkrankheiten
5. Hepatomegalie bei Rechtsherzinsuffizienz (Stauungsleber)
6. Posthepatischer Block
7. Hepatomegalie beim Ziewe-Syndrom (selten)

1. Hepato-(Spleno-)megalie bei Hämoblastosen

Meist charakteristisches Blutbild und/oder Sternalpunktat, evtl. histologischer Lymphknoten- oder Leberbiopsiebefund (Leberpunktion kontraindiziert bei begleitender hämorrhagischer Diathese!), evtl. Serumelektro-Immunophorese oder Immunogramm, meist deutliche BSG-Beschleunigung, Transaminasenerhöhung.
Evtl. typische Rö-Befunde.

Leukämien (DD S. 117)
Klinisch: Lymphome oder Splenomegalie.
Beweisend: Charakteristisches Blutbild und/oder Sternalpunktat, evtl. Lymphknotenhistologie.

Maligne Lymphome (Hodgkin-Lymphome, Non-Hodgkin-Lymphome u.a.) (DD S. 116f)
Nachweis von Lymphomen klinisch, durch Thoraxaufnahme, Sonographie und Lymphographie, Computertomographie im Abdominalbereich.
Beweisend: Lymphknotenzytologie oder -histologie (evtl. Gewinnung von Lymphomen durch Laparotomie).

Seltener:
Morbus Boeck, S. 42
Meist Verbreiterung der Lungenhili; evtl. Lymphome.
Typischer Lymphknotenpunktions- oder -exzisionsbefund (evtl. durch Mediastinoskopie). Mendel-Mantoux bis 1 : 100 negativ. Leberbiopsiebefund.

Myelom und Heavy-chain-disease (S. 147f)
Beweisend: Sternalpunktat und Immunelektrophorese und Immunogramm.
Charakteristisch: Serumelektrophorese. Beim Myelom meist extreme BSG-Beschleunigung. Hier in etwa 30% Bence-Jones-Eiweißkörper im Urin und fast regelmäßig Serumeiweiß-Vermehrung.

Osteomyelosklerose und Marmorknochenkrankheit (Morbus Albers-Schönberg) (S. 172)
Starke Splenomegalie.
Beweisend: Knochen-Rö-Befund und Beckenkammbiopsiebefund. Im peripheren Blut kernhaltige rote Vorstufen bei normochromer Anämie, anfangs Thrombozytose, später Thrombopenie. Weiterhin Retikulozytose. Sternalpunktat meist trocken.
Große Knochenbrüchigkeit beim Morbus Albers-Schönberg.

Polycythaemia vera (S. 153)
Polyglobulie (Ery, Hb, HK stark erhöht), Thrombozytose, Leukozytose bei Splenomegalie.

Mononucleosis infectiosa (Pfeiffersches Drüsenfieber) (S. 11)
Charakteristisch: Lymphome, Leukozytose bei Lymphomonozytose. Positiver Mononukleose-Schnelltest und Hanganutziu-Deicher- oder Paul-Bunnel-Test.
IgG-Antikörper gegen Barr-Ebstein-Kruse-Virus.

Autoimmunhämolytische Anämien (DD S. 9f)
LDH/HBDH vermehrt bei indirekter Hyperbilirubinämie und normochromer Anämie. Retikulozytose. Beweisend Nachweis von Wärme-, Kälte-, bithermischen Isoantikörpern.

Sichelzellanämie (S. 9)
Normochrome Anämie bei verkürzter Erythrozytenüberlebenszeit. Im Blutbild elliptische Form eines Teils der Ery (Ovalozyten).

Paroxysmale nächtliche Hämoglobinurie (Typ Marchiafava) (S. 9)
Normochrome Anämie bei Retikulozytose und Erhöhung der LDH/HBDH. Positiver Hb-Nachweis (Benzidinprobe) im Urin ohne Ery-Nachweis im Urin.

2. Hepatomegalie bei Stoffwechsel- und Speicherkrankheiten — selten

Charakteristischer Leberbiopsiebefund evtl. mit chemischen oder histochemischen Untersuchungen. Lipide, Blutzucker, RIA-T_3 und -T_4 erhöht oder Serum-Fe oder -Cu und Fe-Bindungskapazität verändert.
Meist Hepatomegalie.
Oft Hyperbilirubinämie (direkt) und vermehrte Harnstoffausscheidung. Leberteste frühzeitig pathologisch; Leberfermente (SGOT, SGPT u.a.) erst spät erhöht.
Im Blutbild evtl. Panzytopenie

Besonderheiten:

Amyloidleber
Kongorotprobe pathologisch. Oft typische Darmbiopsie, bes. Rektumbefund. In der Serumelektrophorese α- und β-Globulinvermehrung bei Albumin- und γ-Globulinverminderung. Bei Amyloidnephrose Hypoproteinämie; im Urin starke Proteinurie und Malteserkreuze.

Hyperlipidämien (Typ I und V nach Fredrickson) (S. 190)
Klinik: Abdominelle Krisen, Hepatosplenomegalie. In der Lipidelektrophorese Chylomikronen vermehrt. Dazu Triglyzeride und Cholesterin vermehrt.

Glykogenspeicherkrankheit
Erhöhung des Cholesterins, aber auch der Triglyzeride im milchigen Serum. Im Tolbutamidtest schneller Blutzuckerabfall, nach 30–40 Min. schneller Wiederanstieg. Im Adrenalintest nur Blutdruck-, kein Blutzuckeranstieg. Pathologischer Glukosebelastungstest. Hypoglykämieneigung. Azetonurie.

Morbus Gaucher
Starke hypochrome Anämie, Leuko- und Thrombopenie, evtl. Linksverschiebung bis zu den Myelozyten. Serum-Fe erhöht, Serum-Cu erniedrigt. *Röntgen:* Netzartige Lungenzeichnung; oft Spontanfrakturen. Beweisend Gaucher-Zellnester im Knochenpunktat.

Morbus Hand-Schüller-Christian
Im Lymphknoten-, Leber-, Milz-, Knochenmarkpunktat cholesterinreiche Retikulumzellen (Schaumzellen). Serumcholesterin immer normal.
Röntgen: Knochenzysten, Sella usuriert.

Morbus Niemann-Pick
Im Sputum und Blutausstrich lipidhaltige Zellen; im Blutbild auch Gumprecht-Schollen. Oft makrozytäre Anämie; evtl. Leukozytose bis 20000/μl (20×10^9/l) und Vakuolen in den Leukozyten. Pick-Zellen (positive Smith-Dietrich-Reaktion) in Knochenmark, Milz und Leber.

Morbus Pfaundler-Hurler
Minderwuchs, Gargoylismus, Hornhauttrübung, Imbezillität.

Tangier-Krankheit (S. 12)
Vergrößerte Tonsillen, Hypocholesterinämie.

Tyrosinose
Millon-Probe im Urin positiv. Dioxyphenylbrenztraubensäure im Urin nachweisbar. Hypolipidämie.

Thyreotoxische Krise (S. 164)
Beweisend: Erhöhung des T_3- bzw. T_4-RIA bei negativem TRH-Test.

Vitamin-A-Intoxikation
Beweisend: Direkte Erhöhung des Vitamin A im Blut.
Charakteristisch: Erniedrigter Quick-Wert bei Faktor-VII-Mangel evtl. bei Anämie und Leukopenie. Serum-Ca oft erhöht.

Hämochromatose (Leberzirrhose, Diabetes mellitus, Hypogonadismus, Hautpigmentierung) s. unter 4.
Diagnose: Biopsie von Leber, Haut oder Magen (Hämosiderinablagerungen), Hypersiderinämie, Erniedrigung der freien Eisenbindungskapazität.
DD: Hämosiderose nach überdosierter parenteraler Eisenzufuhr, zahlreichen Bluttransfusionen, bei Leberzirrhose.

Hepatozerebrale Degeneration (Morbus Wilson)
Hepatomegalie und neurologische Ausfallserscheinungen wechselnder Ausprägung, typischer Kornealring. Serumkupfer vermindert bis normal, Verminderung des Zöruloplasmins (Immunelektrophorese) s. unter 4.1.

Hämosiderose (sekundäre Hämochromatose)
Klinik: Bei hämolytischer Anämie, nach Eisentherapie, gehäuften Bluttransfusionen, kein Diabetes mellitus.
Labor: Entsprechend Grundkrankheit.
Typisch: Leberbiopsie.

Porphyria cutanea tarda, z.B. hepatische Porphyrien (S. 154)
Klinik: Photodermatose, Diabetes mellitus möglich, keine neurologischen Symptome.
Labor: Uroporphyrin, Aminolävulinsäure und Koproporphyrin im Urin erhöht (kein Porphobilinogen!), Desferaltest positiv, relativ auffälliger Leberbiopsiebefund (starke Siderose).

3. Hepatomegalie bei Infektionskrankheiten (einschl. der akuten Hepatitiden) und akuten Lebernekrosen

Akutes Krankheitsbild, meist Ikterus. Leberfermente und -teste meist pathologisch, BSG beschleunigt, α_2-Globuline erhöht. Meist (serologischer) Erregernachweis möglich.
Oft Leukozytose mit Linksverschiebung. Leberfermente (SGOT, SGPT, γ-GT) meist stark erhöht, evtl. leichte Erhöhung der alkalischen Serumphosphatase.

Akute Lebernekrose (früher „akute gelbe Leberatrophie")
Bei akuter Hepatitis, Verschlußikterus und toxischer Hepatose (z.B. nach Vergiftung durch Knollenblätterpilz, Tetrachlorkohlenstoff).
Klinik: Rasch zunehmender Ikterus, hämorrhagische Diathese, Übergang ins Coma hepaticum mit Bewußtseinsstörung, Flapping tremor, Foetor hepaticus, Lebervergrößerung.
Labor: Rascher Bilirubinanstieg (bis 30 mg% $\hat{=}$ 500 μmol/l) und Prothrombin- und Cholinesteraseabfall.
Im Urinsediment oft Leuzin- und Tyrosinkristalle, Millonsche Probe im Harn positiv. Starke Erhöhung der Leberfermente, bei Leberausfall Abfall der Fermente.

Akute Virushepatitis

Serologisches Suchprogramm bei Verdacht auf akute Hepatitis
Im Serum: 1. HB_S-Antigen. Falls negativ:
2. HB_e-Antigen, falls negativ, zusätzlich Anti-HB_C- und Anti-HAV (IgM und IgG-Fraktionen). 4 Wochen später zweite Titerbestimmung für Anti-HAV.
Im Stuhl: Sofort HAV-Bestimmung.

Suchprogramm:
Bei chronischer Hepatitis bzw. Verdacht auf „Carrier" (Antigenträger):
Im Serum: HB_S-Antigen, zusätzlich HB_e-Antigen, evtl. Anti-HB_e-Antikörper und HB_C-Antikörper, s. unter 4.

Gemeinsames Laborprogramm: BSG, zuerst indirektes Bilirubin erhöht, später auch direktes, Eisen erhöht, SGOT, SGPT, γ-GT stark erhöht, Cholinesterase normal. Im Urin Bilirubin und Urobilinogen. Elektrophorese nur zur Verlaufsbeobachtung.
Labor zur Verlaufsbeobachtung: De-Ritis-Quotient (SGOT/SGPT) unter 0,7 oder SGPT plus SGOT/GLDH über 50 oder γ-GT/SGOT unter 1.
Klinik: Allen gemeinsam Krankheitsgefühl, Appetitlosigkeit, Oberbauchdruck, Lebervergrößerung, evtl. Ikterus.

Hepatitis Typ A
Klinik: Epidemisch, kurze Inkubationszeit bis zu 14 Tagen, Infektion fäkal, oral. Chronizität selten, Immunität.
Serologische Parameter im Prodromalstadium und den ersten 8 Tagen: HAV im Stuhl, später nur noch Anti-HAV-Antikörper.

Hepatitis Typ B
Klinik: Lange Inkubationszeit (50–180 Tage), Übertragung parenteral durch Kontakt, insbesondere Schleimhautkontakt, häufige Form der Infektion in Hippikulturen und der Drogenszene. Selten Transfusionshepatitis. Kann in chronische Form übergehen.
Serologie: HB_S-Antigen, im Verlauf abnehmend, HB_e-Antigen Hinweis auf besondere Infektiösität, HB_C-Antigen Hinweis auf abgelaufene Infektion, Verdacht auf Chronizität. Anti-HB_S-Antikörper, Anti-HB_e-Antikörper, Anti-HB_C-Antikorper Hinweis auf abgelaufene Infektion.

Hepatitis Non-A-non-B
Klinik: Sporadische Übertragung durch engen Kontakt, parenteral, häufigste Form der Transfusionshepatitis, Hepatitis der Subkultur, kann chronisch werden.
Serologie: Noch nicht bekannt.

Sonstige Virushepatitiden
Rubella, Herpes simplex, Varizellen, Marburg-Virus. Charakteristisch Symptome der Grundkrankheit.

Hepatitis bei Polyarthritis rheumatica acuta (S. 54f)

Mononucleosis infectiosa (Ebstein-Barr-Virus)
Klinik: 1/3 ikterisch, generalisierte Lymphknotenschwellung, Angina, Leber druckdolent.
Labor: Leukozytose mit bis zu 90% monozytoiden Zellen. Alkalische Phosphatase, SGOT, SGPT erhöht. IgG-Antikörper gegen EB-Virus; Lymphknotenbiopsie, Histologie (S. 11).

Tuberkulose (S. 41)
Klinik: Nachweis der Mitbeteiligung anderer

Organe (postprimäre Tbc), Tuberkulinproben. Laparoskopie und Histologie.

Lues
Klinik: Lues im Stadium II, evtl. III.
Labor: Typische Luesserologie bei nicht ausgeheilter Lues (S. 233f). Alkalische Phosphatase, Bilirubin, SGOT, SGPT erhöht.
Laparoskopie, Histologie.

Hepatitiden bei weiteren Infektionskrankheiten
1. Bakterielle Infektionen: Sepsis (S. 68), Pneumonie (S. 40), Scharlach (S. 69), Salmonellen (S. 29), Endocarditis lenta (S. 184).
2. Protozoeninfektionen: Amöbenruhr (S. 30), Malaria (S. 175).

Charakteristisch: Symptome der ursächlichen Infektion.
Beweisend: Direkter oder serologischer Erregernachweis.

Hepatitis beim akuten rheumatischen Fieber (S. 52)
Charakteristisches klinisches Bild der Grundkrankheit.

Seltener:

Zytomegale Hepatitis
Klinik: Säuglings- und Kleinkinderalter, Letalität bis 20%, bei Erwachsenen als Karzinomkomplikation, nach Bluttransfusion. Hohes Fieber, Schwäche, Gelenkschmerzen, Lymphome, oft Ikterus.
Labor: Bilirubin, SGOT, SGPT, γ-GT erhöht, Serumeisen erniedrigt! Virusisolierung im Urin möglich, KBR-Anstieg mit Zytomegalie, IgM- oder IgA-Antikörpern. Leberbiopsie, Histologie entsprechend Virushepatitis mit Cholestase.

Morbus Bang (S. 174)
Klinik: Meist Lymphome und Bradykardie (meist bei Melkern).
Beweisend: Kultureller und tierexperimenteller Erregernachweis in Blut, Sternal- und Lymphknotenpunktat. Agglutinationstiter über 1 : 100, positiv KBR, Coombs- und Hauttest.
Uncharakteristisch: BSG-Beschleunigung, Monolymphozytose bei Leukozytose.

Hepatitis bei Gelbfieber (Dschungelfieber)
Tropenkrankheit in Afrika und Südamerika. Klinisch Schüttelfrost, Fieber, Kopfschmerzen, Erbrechen, blutige Stühle, Ikterus und Somnolenz.
Beweisend: Virusnachweis im Blut (in den ersten 3 Tagen), der positive Mäuseschutztest, ansteigende Titer in der KBR oder Hämagglutinationslysisreaktion im Serum.
Charakteristisch: Anfangs die Leukopenie, später die Linksverschiebung und Monozytose, im Blut der Anstieg des Hämatokrits, des Hb, Gesamteiweißes, der harnpflichtigen Substanzen, des Bilirubins, Abfall des Bikarbonats, Kalziums und Blutzuckers, NaCl. Im Urin Proteine, Leukozyten, Epithelien, Zylinder und wenig Erythrozyten.
Uncharakteristisch: Vermehrte Gallenfarbstoffe im Urin, erniedrigter Quick-Wert bei erniedrigtem Prothrombin.

Hepatitis bei Leptospirosen, besonders Morbus Weil
Klinik: Ikterus, Schüttelfrost und septische Temperaturen, Muskel-, Leib-, Kopfschmerzen, oft gleichzeitige Nierenschädigung.
Beweisend: Leptospirennachweis in der 1. Woche in Blut, Liquor oder Urin und ab 10. Tag Agglutinationslysisreaktion über 1 : 400 bzw. KBR über 1 : 10.
Charakteristisch: Starke BSG-Beschleunigung, im Urin Hämaturie, Proteinurie, Zylindrurie bei Oligo- bis Anurie und Anstieg der harnpflichtigen Substanzen,
Uncharakteristisch: Neutrophilie mit Linksverschiebung.

Bilharziose (Schistosomiasis)
Tropenkrankheit!
Klinisch: Oft Aszites, Splenomegalie, Hämaturie.
Beweisend: Einachweis in Stuhl, Leber- oder Rektumbiopsiematerial und/oder Urin. Positive Zerkarienreaktion, Titeranstieg in KBR oder in der Präzipitationsreaktion. Positiver Mirazidienschlupftest.
Charakteristisch: Leukopenie und Eosinophilie.

Kala-Azar (S. 174)
Tropenkrankheit!
Klinisch: Braunschwarze Pigmentierung, oft Purpura.
Beweisend: der Erregernachweis in Sternal-, Leber-, Lymphknoten- und Milzpunktat und positiver Antikörpernachweis im fluoreszenzserologischen Test.
Charakteristisch: Hypochrome Anämie, Leukopenie, Thrombozytopenie, Hyperproteinämie bei Dysproteinämie (und oft positiver Sia-Probe im Urin) und BSG-Beschleunigung.

Rückfallfieber (Febris recurrens) (S. 174)
Beweisend: Der Erregernachweis im Blut (Dunkelfelduntersuchung oder Giemsa-Färbung des Ausstrichs).
Uncharakteristisch: Die Leukozytose mit Links-

verschiebung und Lymphopenie, später fortschreitende Anämie.

Leberamöbiasis
Klinik: Schüttelfrost, Thoraxschmerz rechts, Pleuraerguß rechts, Hämorrhagien.
Labor: Serologische indirekte Immunfluoreszenz und Latex-Agglutination, im übrigen alkalische Phosphatase und Transaminasen normal. Bilirubin gering erhöht.

Echinokokkose der Leber
Klinik: Lebertumoren (Zysten), Fibrose, Lungenbeteiligung.
Labor: Intrakutantest nach Casoni, KBR (unzuverlässig), Hämagglutinationstest, Immunfluoreszenztest bis zu 90% positiv. Eosinophilie.
Weitere Untersuchungen: Röntgennachweis von Verkalkungen, Sonographie: Zysten (Szintigraphie), Laparoskopie (Cave: Punktion), evtl. Computertomographie.

4. Hepatomegalie bei primären Leberkrankheiten (Akute Hepatitiden und Lebernekrose s. unter 3.)

Oft Ikterus, meist vermehrte Harnfarbstoffausscheidung, evtl. typischer Sonographiebefund. Beweisend Laparoskopie mit Leberbiopsie.

4.1. Vorwiegend mit Cholostase, s. Ikterus und Cholostase
Alkalische Serumphosphatase und γ-GT erhöht.

4.2. Ohne wesentliche Cholostase
Leberfermente meist erhöht. Beweisend Leberbiopsiebefund.

Chronisch persistierende Hepatitis
Klinik: Häufig beschwerdefrei, sonst allgemeines Krankheitsgefühl, gelegentlich Gelenkschmerz, zum Teil von einer Hepatitis A oder B ausgehend.
Labor: Gering erhöhte Transaminasen und γ-GT, γ-GT/SGOT unter 1.
Laparoskopie, typische Histologie.
Serologie: S. unter akuter Hepatitis und Hepatitisserologie (S. 73).

Chronisch aktive aggressive Hepatitis
Klinik: Als Folge besonders der B-Hepatitis, aber auch Non-A-non-B. Müdigkeit, Inappetenz, Meteorismus, Obstipation, Arthralgien, Oberbauchdruck, evtl. neurologische Symptome.
Labor: Erhöhte BSG, alkalische Phosphatase, SGOT, SGPT, Serum-Gallensäure erhöht, Gerinnungswerte erniedrigt (Quick-Wert). In der Elektrophorese starke γ-Globulinerhöhung. Hypoalbuminämie, erhöhte LDH. Positive *Serologie* der Immunphänomene z.T. mit antimitochondralen Antikörpern (früher als lupoide Hepatitis abgetrennt). Antikörpernachweis gegen Zellkerne. Immunglobulinbestimmung mit erhöhtem IgG. Serologie der Hepatitisinfekte wie bei chronisch persistierender Hepatitis.

Chronisch lobuläre Hepatitis
(zur pathologisch anatomischen Diagnose: vorwiegend interlobuläre Entzündung und Nekrose)
Klinik: Wie bei der chronischen Hepatitis, Prognose evtl. günstig.
Labor: Wie bei anderen Hepatitiden.

Hepatose mit Leberzellschaden (Drogenikterus ohne Cholostase)
Ursächlich kommen folgende Medikamente in Frage: Allopurinol, Oxyphenisatin, Laxantien, Antipyrin, Atebrin, Biligrafin, Chenopodiumöl, Chloralhydrat, Chloromyzetin, Dikumarinpräparate, Diphenylhydantoin, Emetin, Halothan, Isonikotinsäurehydrazid, Jod, Leberextrakt, Mesantoin, Nepresol, Östrogene, Paracetamol, PAS, Phenazetin, Phenothiazian, Plasmochin, Pyramidon, Pyridin, Quecksilber, Streptomyzin, Sulfonamide, Sulfonylharnstoffe, Tetrazyklinpräparate, Urethan, Wismutpräparate, Yatren u.a. Ferner bei Vergiftungen mit DDT, Chloroform, Tetrachlorkohlenstoff, Schellfisch, schimmelpilzhaltigem Reis u.a. (s. Spezialliteratur!).
SGOT und SGPT stark erhöht, bei akuter Lebernekrose Prothrombinabfall. Leberbiopsie (Zellverfettung und Zellnekrosen). Oft Eosinophilie.

Leberzirrhose (portal oder postnekrotisch)
Klinik: Anamnese mit chronischer Hepatitis oder Alkoholismus. Leberhautzeichen, Inappetenz, Nausea, Ikterus, Aszites, Blutungsneigung, portale Hypertonie.
Labor: Leukopenie, Thrombozytopenie, mäßig erhöhte SGOT, SGPT, GLDH. Serumeisen erhöht, in der Elektrophorese Albumin, α_2-Globulin erniedrigt, γ-Globuline erhöht. Hypoglykämie, pathologischer Galaktosebelastungstest, makrozytäre Anämie, erniedrigter Gerinnungswert, Cholinesterase evtl. erniedrigt.
Bei stark erhöhter alkalischer Phosphatase (über 800 U/l) Verdacht auf primäre oder sekundär biliäre Zirrhose bzw. auf Hepatom (S. 76).
Sonographie, Laporoskopie, evtl. Histologie und Szintigraphie typisch.

Besonderheiten:
Hepatozerebrale Degeneration (Morbus Wilson)
Klinik: Kayser-Fleischerscher Kornealring bei dunkelgrauer bis brauner Hautpigmentierung. Splenomegalie, rezidivierender Ikterus, neurologische Erscheinungen, Osteoporose, Übergang zur Zirrhose.
Labor: Stark erniedrigtes Serumkupfer, erniedrigtes Zöruloplasmin, Kupferausscheidung im Urin erhöht. Aminoazidurie, Phosphaturie. Daneben Leukopenie, Thrombopenie, hypochrome Anämie, Glukosurie.
Typisch: Laparoskopie, Histologie.

Fettleber
Oft Adipositas oder Diabetes mellitus, Schwangerschaft, Eiweißmangel, Alkohol, Magen-Darm-Störungen, nach Virusinfekten (z.B. Influenza). Bromthaleintest in 70% pathologisch; in 50% Urobilinogenurie; oft Hypercholesterinämie und (in 40%) Hyperbilirubinämie. Transaminasen, γ-GT gering erhöht. In der Serumelektrophorese (in 30%) β-Globulin-, evtl. auch γ-Globulinvermehrung. Typische Leberbiopsie und Laparoskopie.

Hämochromatose (primär, hereditär, Bronzediabetes)
Leberteste mit Ausnahme des Bromthaleintestes selten stark pathologisch. Geringe bis mäßige Hyperbilirubinämie. Serum-Fe stark erhöht (über 200 μg/dl (36 μmol/l) bei pathologischem Desferal-Test. Fe-Bindungskapazität erniedrigt. Weiter Hyperglykämie, in 75% Glukosurie. Im Urinsediment hämosiderinhaltige Zellen.
Entscheidend: Leberbiopsiebefund mit Eisenablagerungen besonders in den Parenchymzellen. Im weiteren Verlauf in 7–20% primäres Leberkarzinom.

Sekundäre Hämosiderose
Leberbioptisch Eisenablagerungen, besonders in den Kupferschen Sternzellen (bes. bei hämolytischer Anämie, S. 8ff, nach intensiver Eisentherapie, nach häufigen Bluttransfusionen und bei Leberzirrhose, S. 75 und Fettleber. Hier kein Diabetes mellitus.

Porphyria cutanea tarda
Klinik: Photodermatose. Diabetes mellitus möglich. Nachweis von Uroporphyrin im Urin (kein Porphobilinogen).
Leberbiopsie: nur geringe Siderose. Pathologischer Desferaltest, s. unter 2.

4.3. Mischbilder von 4.1. und 4.2.
Deutliche Erhöhung der Leberfermente und der alkalischen Serumphosphatase und γ-GT.

Cholostatische Hepatitis, cholangitische Hepatitis (S. 97)

Cholostatische Hepatose (S. 97)

Drogenikterus mit Cholostase
Vorkommen besonders nach Chloropromazin, Testosteron, Azothioprin u.a.

Hepatitis bei Mononucleosis infectiosa (S. 11)

4.4. Umschriebene Leberkrankheiten
Meist charakteristischer Sonographie-(evtl. Szintigraphie-)Befund.

Adenome, Angiome, solitäre und multilokuläre Echinokokkenzysten, Hämangiome, Leberabszesse und -gummen (meist bei Entzündungen im Pfortaderquellgebiet) und **Zystenleber.** Meist keine typischen Laborbefunde, evtl. charakteristisch: Laparoskopie- und Leberbiopsiebefund, Leberszintigramm, Sonographie, Computertomogramm.

Besonderheiten:
Bei *Echinokokken* Eosinophilie, positive KBR, evtl. Präzipitationsreaktion und positiver Casoni-Intrakutantest. Evtl. Rö-Nachweis von Verkalkungen. Sonographie typisch.
Bei *Leberabszessen* BSG-Beschleunigung, evtl. Leukozytose mit Linksverschiebung und serologischer, kultureller oder direkter Erregernachweis (Blutkultur, Aszites). Thorax-Rö: Zwerchfellhochstand. Sonographiebefund.
Bei der *Leberlues* Lues-Reaktionen, bei der *Tuberkulose* stark positive Hautteste; Bromthaleintest oft pathologisch, Leberfermente oft erhöht. Bei der *Zystenleber* gleichzeitiger röntgenologischer Nachweis einer Zystenniere meist möglich. Hier typische Sonographie!

Malignome der Leber:
Primäres Leberkarzinom (Hepatom), **Lebermetastasen**
Klinik: 90% auf dem Boden einer Zirrhose bzw. durch Aflatoxin, Pyrrolizidinalkaloid. Gewichtsverlust, Aszites, Ikterus.
Labor: Alle auf die Leber hinweisenden Untersuchungen können pathologisch sein: BSG erhöht, dazu insbesondere LAP und 5-Nukleotidase und α_1-Fetoprotein (RIA), mit 63% karzinoembryonales Antigen (CEA), Asziteszytologie (Tumorzellen).
Wichtig: Laparoskopie mit Biopsie, Sonographie, evtl. Szintigraphie, Angiographie und Computertomographie.

5. Hepatomegalie bei Rechtsherzinsuffizienz (Stauungsleber) (DD S. 39)

Klinische Symptomatik, sonographisch schallarme abgerundete Leber, charakteristisch EKG und Thorax-Rö. Evtl. Proteinurie, erhöhte Leberfermente und Bilirubin und Harnfarbstoffausscheidung möglich.

6. Posthepatischer Block
(s. Portaler Hochdruck S. 155f)

Klinik: Splenomegalie, Ösophagusvarizen, Caput medusae, Aszites, Venenzeichnung am seitlichen Thorax, Symptome von Grundkrankheiten wie Perikarditis, Pleuritis und Tumoren.

7. Hepatomegalie beim Ziewe-Syndrom

Chronischer Alkoholismus, hämolytische Anämie mit Erhöhung des indirekten Bilirubins, der Lipide.

Hermaphroditismus, s. Intersexualität

Herpes simplex als Begleitsymptom
(S. 86)

Herzrhythmusstörungen s. Arrhythmien (s. dort), Bradykardien (s. dort), Extrasystolie (s. dort), Tachykardie (s. dort), Vorhofflimmern und -flattern (s. dort))

Hilus- und obere Mediastinalverbreiterung
(vgl. Malignomsuche, Lymphome, Hepatomegalie, Splenomegalie, Dyspnoe)

1. Verbreiterung der Hiluslymphknoten und des oberen Mediastinums
2. Erweiterung der arteriellen Gefäße (Hilustanzen)
3. Erweiterung der venösen Gefäße (Stauungshili)
4. Perikarddivertikel und -zysten

1. Verbreiterung der Hiluslymphknoten und des oberen Mediastinums

Im Thorax-Rö ein- oder doppelseitige Vergrößerung der Hiluslymphome mit scharfer oder unscharfer Begrenzung und/oder Verziehung des Mediastinums. Evtl. charakteristischer Mediastinoskopiebefund mit Histologie.

Bronchuskarzinom und -sarkom (S. 81)
Im Thorax-Rö meist einseitige, bei Metastasierung doppelseitige Hilusvergrößerung.
Im Sputum oft Blut- und Tumorzellnachweis; BSG meist beschleunigt, oft Anämie (Malignomhinweis, S. 118ff).
Entscheidend: Histologischer Befund (Broncho- oder Mediastinoskopie).

Struma intrathoracica (S. 162ff)
Typisches Schilddrüsenszintigramm.
Rö: Verdrängung und Einengung von Ösophagus und Trachea häufig.
Entscheidend: Histologischer Befund.

Mediastinaltumoren
Entscheidend: Der histologische Befund (Mediastinoskopie, auch Thorako- oder Hiloskopie.
Besonderheit:
Teratome: Evtl. Rö-Nachweis von Knochenschatten, Zähnen. Aschheim-Zondek-Reaktion manchmal positiv.

Mediastinalverlagerungen
Verlagerung des Mediastinums zur gesunden Seite bei Pleuraergüssen und Spannungspneumothorax (Thorax-Rö), zur kranken Seite bei Atelektasen, S. 43, Lungenfibrosen und -zirrhosen, S. 42, Pleuraschwarten.

Sarkoidose (Morbus Boeck), S. 42
Thorax-Rö: Oft symmetrische Hilusdrüsenvergrößerung, knollig, scharf begrenzt.
Mendel-Mantoux-Reaktionmeist (!) bis 1:100 oder 1:10 negativ.
Typischer Lymphknotenbiopsiebefund!

Hodgkin-Lymphome, S. 116
Einseitige oder doppelseitige, scharf begrenzte Hilusvergrößerung.
Meist Leukozytose mit Lymphopenie, Eosinophilie und Monozytose; mäßige bis starke BSG-Beschleunigung. Mendel-Mantoux-Reaktion oft bis 1:100 oder 1:10 negativ.
Typischer Lymphknotenbiopsiebefund.

Non-Hodgkin-Lymphome (S. 116ff)
Beweisend: Histologie von Lymphomen, *evtl.* gewonnen durch Mediastinoskopie, evtl. Thorako- oder Hiloskopie.

Tuberkulose (S. 41)
Tuberkulinproben immer stark positiv (außer bei Kachexie).
Hervorstechendes Merkmal: Meist einseitige, außerordentlich unregelmäßig begrenzte Hilusvergrößerungen mit unterschiedlicher Strahlen-

dichte und häufig peripherem, uncharakteristischem Pneumothorax, bei alten Patienten häufig Kalk enthaltend.
DD: Immer Abgrenzung zum Karzinom anstreben.
Bronchoskopie: Zwecks Erregernachweis und Histologie, vorher Tomographie in 2 Ebenen zur Lokalisation.

Bei negativem Tuberkulintest und negativer Karzinomsuche auch an **Blastomykose** denken. In gemäßigten Klimazonen sehr selten, aber gleiches Bild wie Tuberkulose. Pilznachweis evtl. im Sputum, wichtige Bronchoskopie (wie bei Tbc).

Silikose (S. 41)
Typische Berufsanamnese.
Meist sehr starke Hilusbeteiligung; pathologische Lungenfunktionsproben.

Aortenaneurysma (S. 10)
BSG meist beschleunigt, Lues-Reaktionen bei luischer Genese oft positiv. Evtl. typisches Kymogramm und Aortographie.

Mediastinalentzündungen
Fieber, Leukozytose mit toxischer Granulation bei starker BSG-Beschleunigung.
Besonderheiten:
Mediastinitis und Senkungsabszesse (bei Jugularvenenthrombose, Tonsilitis, Retropharyngealabszeß): Typisches klinisches Bild. Erregernachweis im Sputum, Rachenabstrich, Magensaft, Lymphknotenbiopsiebefund. Bei *Tuberkulose* Mendel-Mantoux oft hochpositiv. Typisches klinisches Bild und Thorax-Rö bei Perforation des Ösophagus, der Trachea und von Lungenabszessen.
Pleuritis mediastinalis: Rö: Ergußnachweis perimediastinal.
Mediastinalemphysem: Nach Mediastinoskopie, Ösophagus- und Tracheaverletzungen, Pneumothorax und retroperitonealer Luftfüllung. Oft Halsemphysem.

Seltener:
Bronchusadenome, andere gutartige Tumoren im Hilusbereich, Echinokokkuszysten, Gummata
Thorax-Rö: Meist einseitige Hilusvergrößerung. Typischer histologischer Befund (Broncho- oder Mediastinoskopie).
Besonderheiten:
Bei *Echinokokkuszysten* (S. 75) oft Eosinophilie, evtl. leichte Leukozytose. Im Sputum evtl. Häkchennachweis; KBR, Präzipitations- und Intrakutantest positiv.
Bei *Gummen* BSG-Beschleunigung, positive Lues-Reaktionen (S. 233f).

Leukämien (S. 117)
Im Blutbild meist hochgradige Leukozytose mit lymphatischen oder myeloischen Vorstufen. Typischer Knochenmark- und Lymphknotenpunktionsbefund.

Mononucleosis infectiosa (Pfeiffersches Drüsenfieber) (S. 11)
Im Blutbild meist 50–90% der Leukozyten Lympho- und Monozyten bei Leukozytose; Hanganutziu-Deicher-Reaktion in 60–80% positiv, evtl. positiver Mononukleose-Test (Schnelltest!).

Bronchitis und Bronchiektasen, S. 82
Bei Bronchitis mit stärkerem Immundefekt reaktive Lymphknotenhyperplasie: Bei gleicher Strahlenabsorption wie bei den Blutgefäßen verschwommenes und verwaschenes Hilusbild mit schlechter Differenzierbarkeit in einzelne anatomische Bestandteile.

Mediastinale idiopathische Fibrose und Kollagenose
Verbreitertes Mediastinum.
Typischer Biopsiebefund (Mediastinoskopie).

Pseudoluetisches, Wassermann-positives Infiltrat
Evtl. doppelseitige Hilusvergrößerung, unscharf abgegrenzt; Lues-Reaktionen positiv (S. 41).

Megaösphagus
Typischer Ösophagus-Rö-Befund.

2. Erweiterung der arteriellen Gefäße (Hilustanzen)

Bei **Aortenaneurysmen** (S. 10) charakteristische Kymo- und Aortographie. Oft BSG-Beschleunigung, bei *Lues* (S. 233f) positive Luesreaktionen.
Bei **Herzvitien** (S. 39) charakteristischer physikalischer EKG-, Thorax-Rö-, echokardio- und phonokardiographischer Befund.
Evtl. notwendig Herzkatheteruntersuchung.

3. Erweiterung der venösen Gefäße (Stauungshili)

Klinik: Dyspnoe, Stauungs-Rg mehr rechts als links, oft Hypertonie und Herzverbreiterung. Pathologisches EKG und Herz-Rö.
Bei **Linksherz-Rechtsherz-Insuffizienz** (DD S. 38f) kardiale Insuffizienzzeichen, bei **Aortenvitien** (S. 39) evtl. Rö-Nachweis von Rippenusuren, fehlende oder abgeschwächte Beinpulse.
Charakteristisch: EKG, Echokardiographie, Herz-Rö, evtl. Herzkatheteruntersuchung.

4. Perikarddivertikel und -zysten

Thorax-Rö-Durchleuchtung: Verschwinden der scharf begrenzten Vorwölbung bei tiefer Inspiration. Bei Zysten evtl. Sonographie des Herzens.

Hirnschlag, s. Zerebraler Insult

Hirsutismus und Virilismus der Frau
(vgl. Pubertas praecox)

Männlicher Behaarungstyp mit verstärkter Sexual-, Körper- und Gesichtsbehaarung (Bartwuchs). Abzugrenzen gegenüber der *Hypertrichose:* Hier lediglich verstärkte Behaarung bei normaler Sexualbehaarung.

Notwendig: Sorgfältige Anamnese und Familienanamnese (Intersexualität bei Geschwistern?), sorgfältige körperliche und gynäkologische Untersuchung (Tumoren der Ovarien, Klitorishypertrophie oder Pseudohermaphroditismus? Akromegalie u.a.)
Bei Verdacht auf Ovarialtumoren evtl. Endoskopie.
Labor: Im Blutplasma Kortisol, Androgene (oft fraktionierte Bestimmung des Testosterons, Androstendions und Dehydroepiandrosterons notwendig), evtl. ACTH. Im 24-Std.-Urin 17-KS und 17-OH-CS (evtl. mit den Fraktionen Androsteron und Ätiocholanolon, Dehydroepiandrosteron). Na/K-Quotient im Urin.
Teste: ACTH-(Synacthen-)Test, Dexamethasontest. Choriongonadotropintest.
Sonst: Sonographischer, evtl. computertomographischer Nachweis von Nebennierentumoren und -hyperplasien, Ovarialtumoren oder -zysten. Evtl. Sella-Rö oder Computertomographie bei Verdacht auf Hypophysentumoren.
Evtl. Nebennierenszintigraphie mit ^{131}J-19-Cholesterin.

1. Idiopathischer Hirsutismus
2. Iatrogener Hirsutismus nach Androgentherapie (selten)
3. Morgagni-Syndrom (selten)
4. Hirsutismus bei Hypophysentumoren (selten)
5. Adrenokortikaler Hirsutismus
6. Ovarieller Hirsutismus

1. Idiopathischer Hirsutismus

Ausschlußdiagnose! Kein Tieferwerden der Stimme, keine Klitorishypertrophie. Manchmal bestehen Zyklusstörungen.

2. Iatrogener Hirsutismus nach Androgentherapie – selten!

Charakteristische Medikamentenanamnese. Manchmal erhöhte 17-KS-Ausscheidung.

3. Morgagni-Syndrom (S. 3) – selten!

Beginn bei Frauen um das 45. Lebensjahr. Hirsutismus, oft Adipositas.
Charakteristisch Hyperglykämie und röntgenologisch symmetrische Hyperostosis frontalis.

4. Hirsutismus bei Hypophysentumoren
(vgl. Akromegalie) – selten!

Klinik: Im Vordergrund steht Akromegalie oder Impotenz und Sterilität.
Charakteristisch meist Sella-Rö oder Computertomogramm.
Bei der **Akromegalie** zumindest intermittierend Somatotropinvermehrung im Blut, beim **Prolaktinom** Prolaktinvermehrung im Blut. Dazu vermehrte Ausscheidung in den Urin von Gonadotropin, 17-KS und 17-OH-CS (S. 61).

5. Adrenokortikaler Hirsutismus

DD: Gegenüber der Übersichtsgruppe 6. entscheidend! Evtl. sonographischer oder nebennierenszintigraphischer (evtl. computertomographischer) Nachweis einer NNR-Hypertrophie oder eines NNR-Tumors.
Charakteristisch: 17-KS-Vermehrung im 24-Std.-Urin (mit typischem hohem Dehydroepiandrosteronanteil) stärker ausgeprägt als Testosteronvermehrung im Plasma und Urin und oft Änderungen der Konzentrationen im ACTH- und Dexamethasontest. Darunter Änderungen des Na/K-Quotienten häufig. Plasmakortisol beim **Morbus Cushing** erhöht, beim **adrenogenitalen Syndrom** eher erniedrigt.

Adrenogenitales Syndrom (AGS)
Klinik: Beim angeborenen AGS meist Pseudohermaphroditismus, Virilisierung mit Klitorishypertrophie. Beim erworbenen AGS normales Genitale bis auf eine Klitorishypertrophie. Normaler weiblicher Körperbau mit normaler Mammaentwicklung. Evtl. bleibt die Fertilität erhalten. Ausbildung meist einer sekundären Amenorrhö.
Charakteristisch: deutlich erhöhte 17-KS-Ausscheidung im 24-Std.-Urin mit Überwiegen des Dehydroepiandrosteronanteils, 17-OH-CS dagegen im unteren Normbereich bzw. erniedrigt. Testosteron im Urin und Plasma ebenfalls erhöht. Im Dexamethasontest Abfall der 17-KS, im ACTH-Test weiterer Anstieg der 17-KS-Ausscheidung (nicht der 17-OH-CS-Ausscheidung). Beim NNR-Tumor dagegen kein oder nur geringes Ansprechen auf den Dexamethason- und ACTH-Test. NNR-Hyperplasie- oder -Tumornachweis evtl. sonographisch, szintigraphisch oder computertomographisch möglich.

DD: **Kongenitales adrenogenitales Syndrom**
Neben der klinischen Symptomatik charakteristisch die vermehrte Pregnantiolausscheidung im 24.-Std.-Urin, Pregnantriolen im Urin nachweisbar.

Adrenogenitales Syndrom bei erworbener Nebennierenrindenhyperplasie oder bei Nebennierenrindentumor
Im Gegensatz zum kongenitalen AGS keine erhöhte Pregnantiolausscheidung und kein Pregnantriolonnachweis im 24-Std.-Urin. Beim Tumor negativer Dexamethason- und ACTH-Test.
Bemerkung: Evtl. manifestiert sich ein kongenitales, leichtes AGS erst im Erwachsenenalter und muß differentialdiagnostisch bedacht werden.

Seltener:
Morbus Cushing, Cushing-Syndrom und Hyperkortizismus (DD S. 2)
Deutliche Erhöhung sowohl der 17-KS als 17-OH-CS im 24-Std.-Urin bei erniedrigtem Na/K-Quotienten im Urin. Dehydroepiandrosteronanteil der 17-KS meist deutlich erhöht.
Entscheidend: Plasmakortisol erhöht bei Aufhebung des Plasmakortisol-Tagesrhythmus.
Nachweis von Nebennierenrindentumoren oder Hyperplasien oft sonographisch, durch Szintigraphie mit ^{131}J-19-Cholesterin oder computertomographisch möglich. Dexamethasontest bei Tumoren negativ.
Klinik: Hirsutismus sehr selten!

6. Ovarieller Hirsutismus

DD: Besonders gegenüber der Übersichtsgruppe 5. notwendig.
Charakteristisch oft gynäkologischer Untersuchungsbefund, evtl. sonographischer oder computertomographischer, auch endoskopischer Befund. 17-KS-Ausscheidung im 24-Std.-Urin mäßig oder nicht vermehrt. Testosteron im Plasma und Urin (mit oft hohem Androsteron- und Aetiocholanolonanteil) meist stark erhöht. Choriongonadotropintest meist positiv, ACTH- und Dexamethasontest meist ohne nennenswerte Wirkung auf die Hormonkonzentrationen.

Im Gegensatz zum Verhalten des adrenogenitalen Hirsutismus findet sich eine normale oder nur leicht erhöhte 17-KS-Ausscheidung ohne Erhöhung des Dehydroepiandrosteronanteils im 24-Std.-Urin, dagegen eine deutliche Erhöhung der Testosteronkonzentration im Plasma. Während weiterhin der Dexamethason- und ACTH-Test unauffällig ausfallen und der Na/K-Quotient im Urin unauffällig ist und sich unter diesen Testen nicht ändert, steigen die Testosteronwerte im Choriongonadotropintest weiter an.

DD: **Androgenproduzierende Ovarialtumoren**
Besonders zu denken ist an das Arrhenoblastom (teils zystisch, teils solide).
Klinisch keine Klitorishypertrophie.
Charakteristisch: Deutliche Testosteronvermehrung (Androsteron, Aetiocholanolon) im Blutplasma und Urin.

Polyzystisches Ovar (Stein-Leventhal-Syndrom)
Klinik: In über 70% Sterilität, sonst Oligo- oder Ammenorrhö, oft Adipositas. Testosteron (Androsteron und Aetiocholanolon-Fraktion) meist deutlich erhöht im Plasma und Urin, Östrogene dagegen eher erniedrigt. Oft dazu auch vermehrte Ausscheidung von 17-KS und 17-OH-CS im 24-Std.-Urin. In etwa 50% im Dexamethasontest Abfall der 17-KS-Ausscheidung. Dann aber positiver Choriongonadotropin-Test.

Horner-Symptomenkomplex

Definition: Okulopapillärer Symptomenkomplex, bedingt durch Läsionen (oft Druckläsionen) des Hals- und Brustsympatikus.
Typisch: Lidptosis, Enophthalmus, enge Pupillen (Miosis). Im Atropintest nur bei zentralen Läsionen Mydriasis.

1. Horner-Symptomenkomplex mit pathologischem Thorax-Rö-Befund

Aortenaneurysma (S. 10)
Bei luischer Genese positive Lues-Reaktionen (WaR und Nebenreaktionen) und BSG-Beschleunigung.
Typisch: Puls- und Blutdruckdifferenz der Arme; evtl. Druckusuren an Wirbelkörpern, Rippen und Sternum; Verdrängung des Ösophagus; typisches Kymo-, Aortogramm, evtl. Sonographie.

Bronchialtumoren und Pancoast-Tumor (S. 37)
Blutige Beimengungen, evtl. Tumorzellnachweis im Sputum (oder Punktat); im Serum Fe oft erniedrigt, Cu erhöht, im Blutbild Anämie.
Typisch: Befund der Bronchoskopie oder -graphie.

Halsrippe
Nachweis von Halsrippen.

Mediastinalerkrankungen (S. 77ff)
Ergebnis der Mediastinoskopie, evtl. des Tomo-, Kymogramms.

Ösophagus-Divertikel
Ösophagus-Rö-Befund.

Struma (S. 162ff)
Charakteristisch Tastbefund, Schilddrüsenszinti-

graphie, Trachea-Rö oder Ösophagus-Rö. Evtl. RIA-T_3 und -T_4 und Ausfall des TRH-Testes zur Feststellung der Funktionslage. Beweisend für die Enddiagnose oft Schilddrüsenpunktat.

2. Horner-Symptomenkomplex ohne pathologischen Thorax-Rö-Befund
(zentrale Sympatikusschädigungen)

Charakteristisch: Im Atropintest Auftreten einer Mydriasis.
Dazu beim *Skalenussyndrom* (s. dort!) Verschwinden des Pulses bei Drehung des Kopfes zur Gegenseite, bei der *Syringomyelie* Atrophie der Arm- und Handmuskulatur, beim *Verschluß der A. cerebelli inferior posterior* (s. zerebraler Insult) und *Traumen des Halsmarks.*
Weitere Zeichen von Nervenschädigungen bei meist typischer Anamnese. Evtl. Rö-Nachweis von Traumen der Halswirbelsäule oder charakteristischer hirnangiographischer Befund.
Sonst s. neurologische Literatur.

Husten und Auswurf

1. Husten und eventueller Auswurf bei Hilus- und Mediastinalvergrößerung
2. Husten und Auswurf bei pathologischem Thorax-Rö-Befund
3. Husten und Auswurf bei unauffälligem Thorax-Rö-Befund

1. Husten und eventueller Auswurf bei Hilus- und Mediastinalvergrößerung
s. Hilus- und obere Mediastinalverbreiterung

2. Husten und Auswurf bei pathologischem Thorax-Rö-Befund

Bronchialkarzinom (s. auch Malignomsuche)
Klinik: Beim *zentralen Bronchialkarzinom* wochen- bis monatelang unbeeinflußbarer trockener Reizhusten mit gelegentlichem Auswurf, der weißlich-grau bis gelblich-grün-eitrig und schleimig, himbeergeleeartig oder blutbeigemengt sein kann. Hier oft leeres Rö-Bild. Bei positivem Thorax-Rö liegt schon ein fortgeschrittener Tumor vor. Er kann sich hinter einer Pneumonie oder einem Erguß verbergen.
Bei Verdacht Tomographie, Computertomographie.
Charakteristisch: Meist Thorax-Rö (evtl. mit Schichtung!), Galliumszintigraphie.
Beweisend: Bronchoskopie mit Histologie (bei Verdacht auf zentrales Karzinom auch bei leerem Rö-Bild notwendig!) oder bei peripheren Tumoren Lungenbiopsie oder Mikrothorakotomie.
Evtl.: Tumorzellennachweis im Sputum, das meist zumindest blutig tingiert oder himbeergeleeartig ist.
Labor: Meist BSG-Beschleunigung, hypochrome Anämie mit Erhöhung des Serum-Fe, Erniedrigung des Serum-Cu. Oft CEA positiv.
Bei Knochen- oder Lebermetastasen Erhöhung der alkalischen Serumphosphatase. Hier Metastasennachweis durch Knochenszintigramm und Sonographie der Leber.

Herzkrankheiten (s. Dyspnoe, Thoraxschmerzen, Zyanose)
Pathologischer Herz-Rö und/oder EKG-Befund.
Klinisch Dyspnoe.
Im flüssigen Sputum oft Herzfehlerzellen.

Lungenkrankheiten (s. Dyspnoe)
Meist Dyspnoe, evtl. nur Husten und Auswurf (bes. bei Lungenadenomatose und Proteinose, Pneumonien, Sequestration im Unterlappen, Lungentuberkulose, Wassermann-positiver pseudoluetischer Bronchopneumonie, chronisch eosinophilem Infiltrat, tropischer Eosinophilie, Parasiten, Tumoren und Fibrosen der Lunge).
Im oft zähen Sputum häufig Erreger, Tumorzellen; meist BSG Beschleunigung. Thorax-Rö-Befund!

Pleurakrankheiten (s. Thoraxschmerzen)
Klinisch mehr trockener Husten und atemabhängige Thoraxschmerzen.
Im Pleurapunktat meist Erreger- oder Tumorzellnachweis (bei Verdacht auf Tuberkulose Kultur, Tierversuch!).
Bei *Tuberkulose* mehr Lymphozyten, bei anderen entzündlichen Ergüssen mehr Granulozyten, bei *Tumoren* besonders Tumorzellen und Erythrozyten im Punktat (vgl. Ergüsse).

Seltener:
Aortenaneurysma (S. 10)
Druckusuren; *typisches* Kymo- und Aortogramm. BSG oft beschleunigt, WaR und Nebenreaktionen meist pathologisch bei luischer Genese.

3. Husten und Auswurf bei unauffälligem Thorax-Rö-Befund

Akute Bronchitis, Bronchiolitis und Tracheobronchitis
BSG-Beschleunigung und Leukozytose (bei

Virusinfekt oft Lymphozytose); Sputum schleimig-eitrig, manchmal blutig, später dünnflüssig und oft mit Dreischichtung.
Bei Tracheitis Schmerzen hinter dem Brustbein.
In der Serumelektrophorese α_2-Globulin (auch α_1- und β-Globulin)-Vermehrung bei entsprechender Albuminverminderung. Charakteristischer Spiegel- und Laryngoskopiebefund.

Besonderheiten:
Bei *Typhus* (S. 28) Leukopenie bei relativer Lymphozytose und positivem Gruber-Widal; bei *Fleckfieber* (S. 69) Weil-Felix-Reaktion über 1 : 200 positiv; bei *Malaria* (S. 175) Hämolyse und Erregernachweis im dicken Blutausstrich oder hängenden Tropfen; bei *Ornithose* (S. 40) KBR positiv.

Komplikationen:
Bronchopneumonien mit typischem Thorax-Rö; *Bronchitis fibrinosa pseudomembranacea* mit Aushusten von Bronchialausgüssen, evtl. Eosinophilie (bes. bei Diphtherie, Masern, Grippe u.a.).

Asthma bronchiale (S. 36f)
Stärkste Dyspnoe mit verlängertem Exspirium.
Im zähglasigen Sputum Eosinophilennachweis.
Im Blutbild oft Eosinophilie, häufig BSG-Beschleunigung.
Allergennachweis (meist Inhalationsallergene und Bakterien) durch Haut- und Provokationsteste möglich!
Typischer Ausfall der Lungenfunktionsproben.
Oft Cor pulmonale.

Bronchiektasen
Mundvolle Expektorationen (meist bei bestimmter Lagerung), oft Trommelschlegelfinger.
Massives, fötides Sputum mit Dreischichtung:
1. Schicht: Leukozyten und Schleimhautfetzen;
2. Schicht: Schleimfäden;
3. Schicht: Fäulnisbakterien, Fettsäurekristalle, eingedicktes Sekret (Dittrichsche Pfröpfe); oft Nachweis elastischer Fasern.
BSG meist stärker beschleunigt; Leukozytose und hypochrome Anämie; γ-Globulin-Vermehrung in der Serumelektrophorese.
Typische Bronchographie (evtl. auch Thorax-Rö oder Tomogramm); Ätherumlaufzeit oft verlängert; Vitalkapazität, Atemgrenzwert und Komplementärluft verringert; im EKG oft Cor-pulmonale-Zeichen.

Besonderheiten:
Bei der *Amyloidose* pathologische Kongorotprobe und oft charakteristischer Rektum-, evtl. Leberbiopsiebefund.

Bronchus- und Trachealstenosen und -arrosionen (S. 37): Meist Stridor, starke Dyspnoe.

Chronische Bronchitiden und Tracheobronchitiden
Klinisches Bild; oft Cor pulmonale.
BSG beschleunigt, γ-Globuline vermehrt. Im Blutbild oft hypochrome Anämie, evtl. auch Polyglobulie (dann BSG nur wenig oder nicht beschleunigt!). Im Sputum oft Nachweis von Herzfehlerzellen.

Besonderheiten:
Asthmatoide Bronchitis s. S. 36f

Bakteriell und virusbedingte Bronchitis und Tracheitis: Konstanter kultureller Erregernachweis (nur bei sorgfältiger Technik verwertbar, weil die Ergebnisse oft zweideutig sind).
Bei *Grippe* Hirst-Test positiv, Erythrozyten im Sputum.

Begleitbronchitis und -tracheitis: (bes. bei Bronchiektasen, Herzinsuffizienz, Pneumonien, Tumoren, Skelettdeformierungen, Pleuraempyem, Lungenabszess und -gangrän, Reizbronchitis)
Bei der **Bronchitis putrida** dreischichtiges, stark riechendes Sputum mit Schaum, wäßrigem Sekret und Eiter; meist Nachweis fusiformer Stäbchen und Spirillen möglich.
Bronchitis pituitosa: Starker Auswurf eines dünnflüssigen, wenig eiweißhaltigen, ungefärbten Schleims.
Bronchoblenorrhö: Eitriges, dünnflüssiges Sekret. Bei gleichzeitiger Amyloidose pathologische Kongorotprobe.
Reizbronchitis: Bei chronischer Exposition mit Rauch, Staub, Dämpfen, in warmen, trockenen Räumen und besonders bei Rauchern.
Typisch ist der morgendliche Auswurf.

Tuberkulose der Bronchien und Trachea
Direkter (Ziehl-Neelsen-Färbung), kultureller oder tierexperimenteller Erregernachweis im Sputum, in Bronchialabstrichen (bronchoskopisch) oder Magensaft. Meist nur leichte Linksverschiebung, evtl. Lymphopenie. Stark positive Tuberkulinproben. Klinisch häufig trockener Reizhusten bei Bronchus perforation eines alten reaktivierten kalkdichten Lymphoms (nicht jeder Kalk ist inaktiv!) – vgl. S. 41.

Grippe und Adenovirusinfektionen
Beweisend: Für die Grippe im Hirst-Test ab 8.–10. Tag ansteigende Titer bzw. bei Adenovirusinfektionen ab 10. bis zum 28. Tag ansteigende Titer in der KBR bzw. im Neutralisationstest.

Charakteristisch: Neben dem klinischen Bild normale bis erniedrigte Leukozytenzahl bei relativer Lymphozytose und Eosinopenie und normaler bis nur leicht beschleunigter BSG.
Bei *Komplikationen* wie Superinfektionen Auftreten einer Leukozytose mit Linksverschiebung und BSG-Anstieg, dazu bei Meningismus Liquordruckerhöhung und Pleozytose.

Uncharakteristisch: Kälteagglutinationstiter oft erhöht. Mehr theoretisch ist ein Adenovirusnachweis in Abstrichen, Rachenspülwasser, Urin und Stuhl möglich.

Herzerkrankungen (s. Dyspnoe, Thoraxschmerzen, Zyanose)
Pathologisches EKG; im Sputum Herzfehlerzellennachweis.
Oft typischer physikalischer Befund.

Pertussis (Keuchhusten)
Beweisend: Erregernachweis durch die Hustenplattenmethode, dazu evtl. direkter Erregernachweis im Sputum, ab 2. Woche positive KBR und Agglutinationsreaktion. Positiver Intrakutantest.
Charakteristisch neben dem klinischen Bild besonders bei Kindern – weniger bei Erwachsenen – Leukozytose (evtl. bis 200000/µl (200 x 10^9/l) bei Lymphozytose (bis manchmal 90%), BSG-Beschleunigung und α_2-Globulinvermehrung in der Serumelektrophorese sowie im Thorax-Rö oft Hilusverbreiterung.
Besonderheit: Bei der *Enzephalose* EEG-Veränderungen nachweisbar.

Laryngitis und Pharyngitis
Klinisches Bild.
Typischer Befund: Laryngo- und Pharyngoskopie oder Kehlkopfspiegelung.

Seltener:

Psychovegetative Labilität
Mehr Hüsteln bei Zeichen von psychovegetativer Labilität.
Ausschlußdiagnose! Normale BSG.

Sjögren-Syndrom (S. 55)
Klinisch Keratokonjunktivitis, weiße keratotische Plaques der Mundschleimhaut, aufeinander klebende Lippen. Polyarthritis, evtl. Parotisschwellung. BSG sehr stark beschleunigt. RF (Latex-RF-Test, Waaler-Rose-Test usw.) positiv.

Hydration (vgl. Ödeme)

Typisch: *Gemeinsame Merkmale* (DD: Zu Dehydration): Hämatokrit ↓, Erythrozyten ↓, Protein ↓, Urinvolumen meist ↑, Urin-Natrium meist ↑.

Begriffe:
EZV = Extrazellulärvolumen

$$MZV = \frac{\text{Hämatokrit Vol.\% x 10}}{\text{Erythrozytenzahl}} = \text{mittleres Zellvolumen}$$

IZV = Intrazellulärvolumen
Normal: 80–90 μ^3 ≙ 80–90 fl)

1. Isotone Hydration

Konstellation: Zunahme des EZV bei normaler Osmolalität. IZV unverändert.
DD zu 2. und 3.: Na^+ im Serum normal, Osmolalität normal, MZV normal.
Klinische Ursachen: Herzinsuffizienz (S. 38 ff), dekompensierte Leberzirrhose (S. 75 f), Nierenerkrankungen (akute Glomerulonephritis) (S. 132 ff).
Iatrogen: Bei zu schnellem und überschießendem Ersatz von Blutverlusten mit Elektrolytlösungen.
Symptomatik: Ödeme, Durst, Fieber.
Therapie: Je nach Ursache. Lasix, diuretische Therapie mit Elemination von Wasser und Elektrolyten, evtl. Peritonealdialyse bei schlechter Urinausscheidung.

2. Hypotone Hydration (Wasservergiftung)

Konstellation: Zunahme von EZV und IZV.
DD zu 1. und 3.: Na^+ im Serum ↓, Osmolalität ↓, MZV ↑, Urinausscheidung in der Regel niedrig!
Klinische Ursachen: Überwässerung bei Niereninsuffizienz (S. 132 f), Nebenniereninsuffizienz (S. 59), Herzinsuffizienz (S. 38 ff).
Symptomatik: Gefahr von Hirnödem, Eklampsie, Fluid lung. Muskelschwäche, fibrilläre Zuckungen.
Therapie: Bei Niereninsuffizienz Peritonealdialyse, künstliche Niere, Versuch, Diurese in Gang zu bringen mit Lasix. Bekämpfung der Eklampsie, des Lungenödems und der Fluid lung.

3. Hypertone Hydration

Konstellation: Na^+-Überschuß im EZV; Entzug von Flüssigkeit aus IZV.
DD zu 1. und 2.: Na^+ im Serum ↑, Osmolalität ↑, MZV ↓.
Klinische Ursachen: Niereninsuffizienz (S. 132 ff), Conn-Syndrom (S. 87 f).
Iatrogen: Überschießende Therapie mit NaCl.
Symptomatik: Starker Durst, Fieber, Hypotonie.
Therapie: Zufuhr von freiem Wasser. Vorsicht bei Niereninsuffizienz.

Hyperglykämie (vgl. Glukosurie)

1. Insulinabhängiger Diabetes mellitus, Typ I
2. Nichtinsulinabhängiger Diabetes mellitus Typ II
3. Andere Diabetestypen einschl. Diabetes in Verbindung mit bestimmten Krankheiten und Syndromen 3.1. Pankreaserkrankungen 3.2. Endokrine Erkrankungen 3.3. Durch Medikamente oder Chemikalien ausgelöst 3.4. Störungen des Insulinrezeptors 3.5. Bestimmte genetische Syndrome 3.6. Andere Formen
4. Gestationsdiabetes
5. Pathologische Glukosetoleranz
6. Vorangehende abnorme Glukosetoleranz
7. Potentiell abnorme Glukosetoleranz

1. Insulinabhängiger Diabetes mellitus, Typ I

Zu Ketose neigend, mehr oder minder häufiges Vorkommen bestimmter HLA-Antigene sowie von Inselzellantikörpern.
Frühere Bezeichnung: Kindlicher, jugendlicher, labiler, zu Ketose neigender Diabetes.

2. Nichtinsulinabhängiger Diabetes mellitus, Typ II

Kaum zu Ketose neigend, nicht mit bestimmten Krankheiten oder Syndromen verknüpft, Bedeutung von genetischen Faktoren und von Umweltfaktoren, möglicherweise Übergewicht als ätiologischer Faktor.
– Typ IIa ohne Adipositas,
– Typ IIb mit Adipositas.
Frühere Bezeichnung: Erwachsenendiabetes, Altersdiabetes, Erwachsenendiabetes beim Jugendlichen (MODY), stabiler Diabetes.
DD zu 1. und 2.: Diagnose Diabetes bei Erwachsenen (ausgenommen gravide Diabetikerinnen) nur bei:

a) Personen mit klassichen Diabetessymptomen und eindeutiger Hyperglykämie und Glukosurie,
b) solchen mit mehrmaligen Blutzuckerwerten von 7,7 mmol/l (140 mg/dl) oder mehr,
c) solchen, die dann, wenn der Nüchternblutzucker unter 7,7 mmol/l (140 mg/dl) liegt, nach oraler Glukosebelastung (OGTT) regelmäßig erhöhte Blutzuckerwerte aufweisen (11 mmol/l [200 mg/dl] oder mehr), sowohl 2 Stunden nach Glukoseeinnahme wie zu irgendeinem Zeitpunkt zwischen 0 und 2 Stunden.

Bei Kindern kann Diagnose Diabetes dann gestellt werden, wenn klassische Diabetessymptome vorliegen und ein einmaliger Glukosewert 11 mmol/l (200 mg/dl) übersteigt. Dann ist OGTT für die Diagnose Diabetes nicht erforderlich.

3. Andere Diabetestypen einschl. Diabetes in Verbindung mit bestimmten Krankheiten und Syndromen

3.1. Pankreaserkrankungen
Diabetes dann eintretend, wenn ein großer Teil der Inselzellen zerstört worden ist. Oft charakteristischer Sonographiebefund. Bei bestehendem Diabetes führt eine *akute Pankreatitis* zu erheblicher Verschlechterung der Stoffwechsellage mit Azidoseneigung und hoher Mortalität. Normale Funktion des exokrinen Pankreas ist für ungestörte Funktion der B-Zellen Voraussetzung. Diabeteshäufigkeit bei der *chronischen Pankreatitis* (S. 20) hängt entscheidend davon ab, ob eine Kalzifizierung des Pankreas hinzutritt.

Pankreaskarzinom (S. 21)
Häufiger bei Diabetikern als bei Nichtdiabetikern. Sonographie, evtl. Computertomographie notwendig!

Pankreasfibrose (Mukoviszidose) (S. 21)
Genetisch determinierte Stoffwechselerkrankung, im Spätstadium labiler Diabetes durch Zerstörung auch des insulinproduzierenden Pankreasgewebes.

Hämochromatose (S. 76)
Diabetes relativ spät auftretend, zunächst mild, später auch mit Azidoseneigung, oft labil mit Neigung zu schweren Hypoglykämien. Nicht selten insulinresistent.

Pankreatektomie
Der pankreoprive Diabetes ist äußerst labil, schwer einstellbar und durch erhebliche Schockneigung charakterisiert. Insulinbedarf bei durchschnittlich 30–40 E Depotinsulin täglich.

Glukagonom (A-Zelltumor)
Diabetes durch glukagonsezernierende Tumoren, Diarrhöen, Dermatitis. Radioimmunologisch er-

höhte Plasmaglukagonspiegel. Schwinden der Symptome nach Tumorentfernung.

Verner-Morrison-Syndrom (S. 31)

3.2. Endokrine Erkrankungen

Akromegalie (S. 37)
Wachstumshormon stellt manifestationsfördernden, jedoch nicht primären Faktor bei der Diabetesentstehung dar. 25% Akromegale haben einen Diabetes, 25% eine herabgesetzte Glukosetoleranz. In verschiedenen Stadien verschieden hohe Plasmainsulinwerte.

Hyperkortizismus (Cushing-Syndrom, Morbus Cushing) (S. 2)
Vor Diabetesmanifestation lange Perioden herabgesetzter Glukosetoleranz, diese in 4/5 aller Fälle von Hyperkortizismus nachweisbar. Plasmakortisolspiegel erhöht bei Aufhebung des Tagesrhythmus. 17-Ketosteroid- und 17-Hydroxykortikoid-Ausscheidung erhöht.

Steroiddiabetes
Entspricht dem Diabetes bei Hyperkortizismus. Hängt von Höhe der Steroiddosis und Dauer der Therapie ab. Kontrolle des Kohlenhydratstoffwechsels längere Zeit nach Absetzen der Steroidtherapie.

Primärer Hyperaldosteronismus (Conn-Syndrom) (S. 87f)
In der Hälfte der Fälle verminderte Glukosetoleranz bei meist normalem Nüchternblutzucker. Folge eines aldosteronproduzierenden Tumors der Nebennierenrinde. Diabetes Folge der für das Krankheitsbild typischen Hypokaliämie mit gestörter Glykogenbildung und verzögerter Insulinsekretion.

Nebennierenrindenunterfunktion (Morbus Addison) (S. 59)
Insulinempfindlichkeit und damit Kohlenhydrattoleranz erhöht. Bei Diabetikern mit Morbus Addison (selten!) Sinken des Insulinbedarfs, labile Stoffwechsellage und schwere Hypoglykämien. Plasmakortisol erniedrigt. Verminderte Urinausscheidung von 17-KS und 17-OH-CS.

Phäochromozytom (S. 87)
Diabeteshäufigkeit etwa 20%. Anfangs nur passagere Hyperglykämien, verbunden mit Hypertonieattacken. Diabetes später manifest. Diabetesentstehung über Hemmung der Insulinsekretion durch gesteigerte Katecholaminsekretion. Erhöhte Plasmakortisolspiegel.

Hyperthyreose (S. 164)
Diabeteshäufigkeit etwa 3%, beim toxischen Adenom bis zu 6%. Verminderte Glukosetoleranz infolge einer beschleunigten Kohlenhydratresorption sowie einer vermehrten Glykogenolyse und Glukoneogenese in der Leber. Hyperthyreose mit Diabetes auch im Rahmen einer Autoimmun-Endokrinopathie. Bei schwerer Azidose kann die Diagnose einer Hyperthyreose maskiert sein.
Labor: RIA-T_3, -T_4 erhöht, pathologischer Ausfall des TRH-Testes.

Hypothyreose (S. 164f)
Leicht herabgesetzte Glukosetoleranz, erhöhte Insulinempfindlichkeit. Beim Hinzutreten einer Hypothyreose zu einem Diabetes Rückgang des Insulinbedarfs, Wiederanstieg bei erfolgreicher Hypothyreosebehandlung. RIA-T_3, -T_4 erniedrigt, RIA-TSH erhöht.

3.3. Durch Medikamente oder Chemikalien ausgelöst

Glukokortikoide, Diuretika (Benzothiadiazine, Furosemid), Kontrazeptiva, Diazoxid, Diphenylhydantoin. Im Tierversuch: Alloxan, Dithizon, Mannoheptulose, Streptozotozin.

3.4. Störungen des Insulinrezeptors

Änderungen der Rezeptorzahl, Änderung der Rezeptoraffinität, Antikörperbildung gegen den Insulinrezeptor.

3.5. Bestimmte genetische Syndrome

Zum Beispiel angeborene Störungen des Kohlenhydratstoffwechsels (Glykogenosen) u.a.

3.6. Andere Formen

Diabetes bei Bevölkerungsgruppen mit Unterernährung.
Frühere Bezeichnung: Sekundärer Diabetes.

4. Gestationsdiabetes

Diabetogene Wirkung der Gravidität möglicherweise durch vermehrte Produktion insulinantagonistischer Hormone: des plazentaren Lactogens (HPL) und aufgrund hoher Östrogen-, Progesteron- und Glukokortikoidspiegel. Evtl. vermehrter Insulinabbau durch die Plazenta. Glukoseintoleranz entsteht in der Schwangerschaft oder wird dann entdeckt. Gehäufte perinatale Komplikationen und erhöhtes Risiko zur Progression des Diabetes innerhalb von 5–10 Jahren nach der Entbindung.
Frühere Bezeichnung: Gestationsdiabetes, Schwangerschaftsdiabetes.

5. Pathologische Glukosetoleranz

Glukosewerte liegen zwischen den normalen und den diabetischen. Mehrzahl der Individuen bleibt über viele Jahre in dieser Gruppe oder kehrt zu normaler Glukosetoleranz zurück, bei einigen Entwicklung zu einem insulinabhängigen oder zu einem nicht insulinabhängigen Diabetes

a) mit Adipositas,
b) ohne Adipositas,
c) verbunden mit bestimmten Krankheiten und Syndromen, s. unter 3.

Frühere Bezeichnung: asymptomatischer, chemischer, subklinischer, latenter Diabetes, Borderline-Diabetes.

6. Vorangehende abnorme Glukosetoleranz

Personen mit normaler Glukosetoleranz, die spontan oder auf Stimuli eine diabetische Hyperglykämie oder eine pathologische Glukosetoleranz hatten (z.B. Frauen mit früherem Gestationsdiabetes, s. oben, oder Adipöse nach Gewichtsreduktion).
Frühere Bezeichnung: Latenter Diabetes, Prädiabetes.

7. Potentiell abnorme Glukosetoleranz

Personenkreis, der eindeutig höheres Risiko hat, Diabetes zu bekommen als die Gesamtbevölkerung: Personen mit Inselzellantikörpern, eineiiger Zwilling eines Insulinabhängigen, Verwandte eines Insulinabhängigen, besonders bei identischen HLA-Haplotypen sowie dessen Nachkommen. Neigung zur Entwicklung eines nicht insulinabhängigen Diabetes mellitus (NIDDM) bei: eineiigen Zwillingen und Verwandten 1. Grades eines NIDDM, Frauen, die Kinder mit hohem Geburtsgewicht (über 4500g) zur Welt gebracht haben, Adipösen und Angehörigen rassischer und ethnischer Gruppen mit großer Diabeteshäufigkeit.
Frühere Bezeichnung: Prädiabetes, potentieller Diabetes.

Hyperhydration, s. Hydration; Ödeme

Hyperlipidämien, s. Xanthelasmen und Xanthoma tuberosum

Hypertonie (Hypertension)

Definition und Stadienbestimmung: Für die Diagnose „Hypertonie" ist Mehrfachmessung sowohl in wenigminütigen als auch mehrtägigen Abständen im Liegen und im Stehen notwendig!

Stadium 1: Leichte Hypertonie = labil, bis 160/100 mm Hg, ohne Komplikationen.

Stadium 2: Mittelschwere Hypertonie = stabil, diastolisch nicht über 110 mmHg, evtl. Fundus hypertonicus 1 oder 2, Herzhypertrophie, Nephropathie, zerebrale Schädigung.

Stadium 3: Schwere Hypertonie = diastolisch konstant zwischen 110–120 mmHg, Fundus hypertonicus oculi 2 oder 3, Nierenfunktionseinschränkung, zerebrale Ischämiesymptome, latente bis manifeste Herzinsuffizienz.

Stadium 4: Maligne Hypertonie = diastolisch über 120 mmHg, Fundus hypertonicus 4 (mit Papillenödem), deutliche Herz-, Nieren-, Zerebralinsuffizienz bis zum Herzinfarkt, zur Urämie oder zum zerebralen Insult.

Notwendig:

Anamnese: (Familienanamnese): Trink- und Eßgewohnheiten (NaCl), Phenazetin, Medikamente, Schwangerschaftsverlauf.

Klinik: Herzgröße, Fundus oculi, neurologischer Status, Systolikum über den Nieren, Symptomatik ursächlicher Krankheiten.

Labor: BSG, Blutbild, Serum-Na, -K, Kreatinin, Harnstoff, Blutzucker, Cholesterin, Triglyzeride, Harnsäure, Urinstatus, evtl. Nierenclearance, Vanillinmandelsäure und Kalk-Quotient im Urin.

Sonst: EKG, Thorax-, Nieren-Rö leer, evtl. Ausscheidungsurogramm, Sonographie, Nieren(funktions)szintigraphie. Augenhintergrundsuntersuchung!
Evtl. Nierenarteriographie mit stufenweiser Abnahme von Adrenalin, Noradrenalin, Aldosteron-, evtl. Reninbestimmung, Nierenbiopsie. Evtl. Fahrradergometrie (RR systolisch unter 200!).

1. Essentielle Hypertonie und hypertone Dysregulation
2. Renale Hypertonie
3. Endokrine Hypertonie
4. Kardiovaskuläre Hypertonie
5. Schwangerschaftshypertonie
6. Neurogene Hypertonie
7. Hypertonie bei Polyzthämie und Polyglobulie
8. Hypertonie beim Morbus Paget (selten)

1. Essentielle Hypertonie und hypertone Dysregulation

Meist familiäre Belastung und höheres Alter bzw. bei vegetativen, meist jüngeren Patienten. Im Zweifelfall Fahrradergometrie: bei 50 Umdrehungen/Minute dürfen systolisch 200 mmHg erst erreicht werden bei einer Wattbelastung von 200 minus Lebensalter. *Ausschlußdiagnose!*

2. Renale Hypertonie
(DD s. Nierenkrankheiten)

Anstieg der harnpflichtigen Substanzen, Proteinurie und je nach Nierenkrankheit pathologischer Urinsedimentbefund. Evtl. Hypoproteinämie (hier oft Ödeme). Oft BSG-Beschleunigungen, bei Entzündungen oft α_2-(akut) und/oder β-Globulinvermehrung (chronisch). Dazu pathologisch Nierenclearance, Ausscheidungsurogramm, Nierenfunktionsszintigramm oder Sonogramme. Oft Oligo- oder Isosthenurie.

DD (s. auch S. 132ff): Bei *glomerulären Schäden* Ödeme, Proteinurie und Hämaturie. Bei *Pyelonephritis* (seltener Hypertonie) Proteinurie, Leukozyturie, Bakteriurie, oft Schrumpfniere (Rö-Nieren-leer, Sonographie, Nephrogramm). Bei der *Schwangerschaftsnephropathie* neben der Trias Hypertonie, Proteinurie, Ödeme, eklamptische Anfälle, Fundus-oculi-Veränderungen bei Graviditas. Bei der *diabetischen Glomerulonephrose* (S. 84ff) Hyperglykämie, massive Proteinurie (nephrotisches Syndrom mit Lipiderhöhung, Hypoproteinämie, α- und β-Globulinvermehrung bei Albumin- und γ-Globulinverminderung), Retinopathia diabetica. Bei *beidseitigen Gefäßkrankheiten der Nieren* neben Gefäßsymptomatik anderer Organe (z.B. EKG, periphere Gefäße) Erythro- und Proteinurie. Arteriosklerose (S. 13): Oft Lipide, BZ, Harnsäure erhöht. Bei der Periarteriitis nodosa (S. 14) dazu Leukozyturie, Zylindrurie, hohe BSG, Anämie, klinisch Polyneuritis. Beim Lupus erythematodes (S. 55) positiver LE-Faktor, Polyarthritis, hämolytisch-urämisches Syndrom (S. 67). Bei der Wegenerschen Krankheit (S. 14) Thorax-Rö, Histologie. Bei *einseitigen Gefäßerkrankungen der Niere* oft Systolikum über der Niere. Sonographisch evtl. Größenunterschied der Nieren, verzögerte Ausscheidung im Ausscheidungsurogramm mit stärkerer Kontrastanreicherung auf der betroffenen Seite. Entscheidend meist Nierenarteriographie. Bei *Tumoren* (reninproduzierender maligner Wilms-Tumor) Plasmarenin erhöht. Evtl. Diagnose durch Arteriographie oder Computertomographie, evtl. Sonographie zu sichern.

3. Endokrine Hypertonien
Klinisch hinweisend Symptome der ursächlichen Krankheit.

Phäochromozytom

Vanillinmandelsäure- und Katecholaminausscheidung im 24-Std.-Urin erhöht (0,2–0,6% aller Hypertoniker).

Klinik: In über 65% Blutdruckkrisen, in 10% Hypertonus. Dabei Blässe, Tachykardie, Schweißausbruch, Herzklopfen, Kopfschmerz (evtl. mit Herzinfarkt, zerebralem Insult, Lungenödem u.a.).
Labor: Oft Hyperglykämie und Glukosurie, im Anfall Leukozytose (bis 30000/µl(30x10^9/l) mit relativer Lymphozytose, Eosinophilie. Hämatokrit oft erhöht. Evtl. intermittierend Proteinurie, Mikrohämaturie und Zylindrurie.
Beweisend: Im 24-Std.-Urin vermehrte Ausscheidung an Vanillinmandelsäure, Adrenalin und Noradrenalin (und Dopamin evtl. als Hinweis für vorliegende Metastasen). Freies Adrenalin und Noradrenalin über 100µg. Durch stufenweise Abnahme von Blut zur Katecholaminausscheidung im Plasma durch einen Vena-cava-Katheter (evtl. gleichzeitig phlebographisch) ungefähre Lokalisation des Tumors möglich.
Provokationsteste (nicht durchführbar bei diastolischen RR-Werten über 150mmHg bzw. bei RR-Werten über 170/110mmHg): Cold-pressure Test, Histamintest (evtl. Tyramin- oder Glukagontest) positiv (Blutdruckkrise!). Regitin- oder Arterenolinjektion sind bereitzuhalten zur Bekämpfung einer bedrohlichen RR-Krise. Blutdruckabfall im Regitinlysistest.
Lokalisation: Befall der Nebennieren in 80% (in 10% doppelseitig), sonstige Lokalisation im Bauchraum, evtl. Thorakalraum. Nachweis durch Sonographie, Computertomographie, Phlebographie (s. oben), evtl. durch Thorax-Rö, Nebennierenszintigraphie, i.v. Pyelogramm und Arteriographie möglich.

Hyperaldosteronismus (Primär = Conn-Syndrom und sekundär)

Ursachen: NNR-Adenome und -Hyperplasien, selten Karzinome. Sekundär bei Nieren-(Nierenarterienstenose), Herz- und Leberinsuffizienz, Laxantienabusus u.a.
Klinik: Muskelschmerzen, Parästhesien und Paresen, Polyurie, Polydipsie, Hyposthenurie, selten Ödeme, Tetanie.
Labor: Im Serum Erniedrigung des K und Cl, Erhöhung des Na, der Alkalireserve, des Blut-pH und -CO_2. (Beim sekundären Hyperaldosteronismus Normalwert, evtl. auch Erniedrigung des Serum-Na.) Na/K-Quotient im 24-Std.-Urin unter 1,5, evtl. unter 1,0. Stärkere Erniedrigung des Na/K-Quotienten im Schweiß und Speichel. Dazu evtl. Hypomagnesämie. Unter Thiazidtherapie schnelles Auftreten einer Hypokaliämie. Hämatokrit erniedrigt bei vermehrtem Plasmavolumen. Oft Hyperglykämie und evtl. Glykosurie bei pathologischem Ausfall des Glukosebelastungstestes. Oft leichte Proteinurie.

Beweisend: Nachweis einer vermehrten Aldosteronkonzentration und Reninaktivität (radioimmunologisch bestimmt, Blutabnahme unter strengen klinischen und diätetischen Maßnahmen, S. 199f) bei Blutentnahmen um 8 und 12 Uhr. Dazu vermehrte Aldosteronausscheidung im 24-Std.-Urin. Konzentrationsschwäche im Konzentrationsversuch und pathologischer Ausfall des ADH-Tests. Nach Gabe von 200mval (= mmol) NaCl kein Abfall der Aldosteron- und K-Ausscheidung.

Besonderheiten:
Primärer Aldosteronismus (Conn-Syndrom) (selten): Plasmareninaktivität vermindert. Keine verminderte Aldosteronausscheidung nach 5tägiger Gabe von tgl. 12g Kochsalz (in Gelatinekapseln oder Dragees), starke K-Ausscheidung auch bei kaliumarmer Ernährung. Dazu metabolische Alkalose.
Lokalisation eines Nebennierentumors bzw. einer beidseitigen Nebennierenrindenhyperplasie durch Sonographie, Computertomographie, Nebennierenszintigraphie mit ^{131}J-Cholesterin, phlebo- oder arteriographisch. Evtl. getrennte beiderseitige Bestimmung des Aldosterons im Nebennierenvenenblut.

Bartter-Syndrom (Hyperplasie des juxtaglomerulären Apparates) (selten):
Ausschlußdiagnose! Keine Hypertonie. Serum-Na eher erniedrigt. Rückgang der Krankheit durch Aspirin oder Indomethacin möglich. Evtl. Nierenbiopsiebefund.

Nierenkrankheiten (DD S. 132ff)
Bei tubulären Schäden metabolische Azidose. Bei Nierenarterienstenose evtl. Systolikum über den Nieren und charakteristisches Rö-Arteriogramm.

Sonstige sekundäre Formen
Nachweis der Grundkrankheiten.

Seltener:
Cushing-Syndrom (DD S. 2)
Vermehrte 17-KS- und 17-OH-CS-Ausscheidung im 24-Std.-Urin, Aufhebung des Plasmakortisoltagesrhythmus.

Adrenogenitales Syndrom (S. 79f)
Plasmakortisol und 17-OH-CS-Ausscheidung im unteren Normbereich oder erniedrigt, 17-KS-Ausscheidung erhöht.

Hyperthyreose (S. 164)
Hohe RR-Amplitude mit relativ niedrigem diastolischen Wert. RIA-T_3 und -T_4 erhöht, negativer TRH-Test. Cholesterin niedrig.

Akromegalie (s. dort)
Charakteristisches klinisches Bild. STH evtl. erhöht.

4. Kardiovaskuläre Hypertonie

Meist charakteristischer EKG-, Auskultations- und Perkussionsbefund mit Mechanographie, evtl. Arteriographie u.a. und Thorax-Rö.

Hyperkinetisches Herzsyndrom
Meist bei Jugendlichen mit Grenzwerthypertonie, Tachykardie. Gutes Ansprechen auf β-Rezeptorenblocker. Überschießender RR-Anstieg in der Ergometrie.

Aortenisthmusstenose (S. 39)
Auskultationsbefund, an den Armen hoher, an den Beinen niedriger RR. Dazu fehlende Fußpulse. Charakteristisches EKG; bei der *Bradykardie AV-Block.*

Seltener:
Klinischer Verdacht nach den physikalischen Befunden, Thorax-Rö bei **Ductus apertus Botalli** (S. 39), **arteriovenösen Fisteln** (S. 187), **Aortenklappeninsuffizienz** (S. 39).

5. Schwangerschaftshypertonie (s. auch unter 2.)

Positiver Schwangerschaftsnachweis. Entweder mit oder ohne Nierensymptome. Die reine Schwangerschaftshypertonie entwickelt sich innerhalb weniger Tage, normalisiert sich schnell nach der Schwangerschaft.

6. Neurogene Hypertonien (einschließlich Intoxikationen und Porphyrie)

Charakteristisch: Neurologischer Befund, Augenhintergrund (Hirndruck?), EEG, Computertomographie, Hirnszintigraphie. Evtl. typische Anamnese.
Vorkommen: Hirntumoren, -traumen, Hypoxämien, Poliomyelitis, Enzephalitis, Meningitis (S. 167f), Polyneuritis (S. 130ff), aber auch psychische Belastung.
Weiterhin ist zu denken an intermittierende Porphyrie (S. 154f), Vergiftungen mit Thallium, Blei, Quecksilber, CO, Phenazetin und anderen Medikamenten.

7. Hypertonie bei Polyzythämie und Polyglobulie (DD s. dort)

Erhöhung der Ery-Zahl, des HK, Hb, Hb_E, MCV. Bei der Polyzythämie dazu Thrombo-

und Leukozytose, meist deutliche Splenomegalie (Palpation, Perkussion, erst bei fehlender Untersuchungstechnik Sonographie oder gar Szintigraphie!).

8. Hypertonie beim Morbus Paget (S. 104)

Verdickte Kortikalis, vergröberte Spongiosastruktur. Erhöhung der alkalischen Phosphatase, evtl. sauren Phosphatase, des Serum-Ca, evtl. des Serum-P, selten des Urin-Ca und -P.

Hypertrichose, s. Hirsutismus und Virilismus der Frau

Hypoglykämie

Notwendig:
Bei Verdacht auf Hyperinsulinismus:
Labor: 3 Tage vor Durchführung diagnostischer Maßnahmen sollte der Patient eine Kost mit täglich 250g Kohlenhydraten zu sich nehmen.
Nüchternblutzuckerwerte unter 50mg/dl (= 2,78mmol/l) an 3 aufeinander folgenden Tagen sprechen für eine *Nüchternhypoglykämie.* Bei negativem Befund während der 3 Vorbereitungstage Hungerversuch bis auf 72 Stunden. Bei Hypoglykämie Abbruch des Testes (dabei nächtliche BZ-Kontrollen notwendig!). Intravenöser Tolbutamidtest, Leuzintest, Glukagontest, oraler (OGTT) und intravenöser Glukosebelastungstest (i.v. GTT), Serum-Insulin-, Serum-C-Peptid- und Insulinantikörperbestimmung, evtl. Fruktosebelastungstest.
Röntgen: Durch selektive Zöliakographie bzw. Mesenterikographie Darstellung der Pankreasgefäße (aussagekräftig bei Inselzelladenom nur von einem Durchmesser von über 1,2 cm! Hier in der Parenchymphase Kontrastmittelansammlung bei Adenomen, bei größeren Tumoren Gefäßverdrängungen. Simultane Sekretingabe und Luftfüllung des Magens verbessern Aussagekraft der Methode). Maligne Insulome infiltrieren mitunter in benachbarte Gefäße.
Hinweis: Negativer Befund schließt Insulom nicht aus. Es besteht die Möglichkeit der Ektopie eines Inselzelladenoms. Nachweis ebenfalls angiographisch möglich.
Sonographie (evtl. mit gezielter Biopsie): Nachweis von Pankreasinsulomen und Tumoren oder sonstigen extrapankreatischen Tumoren, von Leberschäden oft zuverlässig möglich.

1. Nüchternhypoglykämien
2. Reaktive Hypoglykämien
3. Exogen verursachte Hypoglykämien

1. Nüchternhypoglykämien

Charakteristisch: Hypoglykämischer Anfall meist morgens oder nach übergangener oder unzureichender Mahlzeit, nach körperlicher Anstrengung.
Entscheidend: Hypoglykämienachweis im Anfall.

Organischer Hyperinsulinismus, B-Zelladenom (Insulinom) oder Karzinom
Entscheidend: Histologische, evtl. unter sonographischer Kontrolle entnommene Biopsie.
Evtl. positiver Befund der Computertomographie.
Charakteristisch: Sonographischer oder arteriographischer (in 70% positiv!) Befund. Dazu Nüchternhypoglykämie an 3 aufeinander folgenden Tagen bei entsprechender klinischer hypoglykämischer Symptomatik; pathologisch Tolbutamidtest (cave!), Glukagontest, Insulinbestimmung, Leuzintest, Serum-C-Peptid-Bestimmung.
Hinweis: Mögliche ektopische Inselzelladenome können oft sonographisch und angiographisch wahrscheinlich gemacht werden. Negativer sonographischer oder angiologischer Befund schließt die Diagnose nicht aus!

Funktioneller Hyperinsulinismus bei Neugeborenen diabetischer Mütter
Anamnese!

Extrapankreatische Tumoren mit (?) und ohne Hyperinsulinismus (Paraneoplastisches Syndrom)
Symptomatologie wie bei Nüchternhypoglykämie. Zu 80% im Bauchraum, zu 20% im Thorax lokalisiert, meist sehr ausgedehnt. Symptomatologie schwindet nach Tumorentfernung.

Lebererkrankungen (DD S. 71 ff und S. 95 ff)
Schwere erworbene Leberparenchymschäden. Hypoglykämische Symptome hierbei unspezifisch. Diagnose aufgrund klinischer Befunde und entsprechendem Ausfall von Leberfunktionstests. Angeborene Stoffwechselkrankheiten mit Enzymdefekten der Glukogenolyse und der Glukoneogenese mit schweren Nüchternhypoglykämien: Glykogenose Typ I aufgrund eines Glucose-6-Phosphatase-Mangels bei Kindern. Kein Hyperinsulinismus.
Charakteristisch: Laparoskopiebefund.

Unterernährung (intermittierend), Alkohol
Hypoglykämien nach Alkoholgenuß besonders bei Unterernährung, wahrscheinlich durch Glukoneogenesehemmung. Unter Umständen pathologischer Tolbutamidtest bei normalem Blutzucker und Seruminsulin, u.U. auch Leucintest und OGTT wie bei Insulinomen ausfallend.

Endokrinopathien mit Ausfall endokriner Insulinantagonisten

Nach Pankreatektomie (S. 84)
Erhebliche Schockneigung, sehr labiler und schwer einstellbarer Diabetes. Charakteristische Anamnese.

Seltener:
Panhypopituitarismus durch therapeutische Hypophysenausschaltung oder durch postpartale Nekrose (Sheehan-Syndrom).
Beim *Diabetiker* (S. 84ff): Flache orale Glukosetoleranzkurve, extreme Insulinempfindlichkeit, Alt- muß durch Depotinsulin ersetzt werden.
Ferner: Hypophysäre Zwerge mit Ausfall des Wachstumshormons oder mit ACTH-Ausfall.

Myxödem (S. 164f)

Nebennierenrindeninsuffizienz (Addison) (S. 59)
Häufig Nüchternhypoglykämie. Deutliche Empfindlichkeit auf exogen zugeführtes Insulin, OGTT flach. Reduzierung der Insulindosis erforderlich.
Tumor der Nebennierenrinde kann zu Hypoglykämie führen und kann mit einem hormonell aktiven Inselzelltumor einhergehen.

A-Zellenunterfunktion mit Glukagonmangel (?)
Glukagonbestimmung im Blut nach Stimulierung mit einer Argininfusion.

Renaler Diabetes, Urämie (DD S. 108)
Glukosurie bei normalem bis niedrigem Blutzucker, normaler OGT und IVGTT, unauffällige Seruminsulinspiegel. Hypoglykämie bei erheblichen Glukoseverlusten von 100 g (0,55 mol)/Tag und mehr.
Bei der *chronischen Dialyse* (Verringerung der Glykogenvorräte der Leber? Verlangsamter Insulinabbau?) und *Urämie* pathologischer Urinbefund mit Proteinurie und erhöhten harnpflichtigen Substanzen im Serum.

2. Reaktive Hypoglykämien

Neurovegetative Dystonie
Hypoglykämie und exzessive Insulinausschüttung reaktiv-funktionell.

Diabetes mellitus im Frühstadium (S. 84ff)
Reaktiv durch verzögerte Insulinfreisetzung. Hypoglykämie bei pathologischem Glukosebelastungs- und/oder Tolbutamidtest.

Dumping-Syndrom
Anamnestisch Gastrektomie. Einer starken postprandialen Hyperglykämie folgt massive Insulinfreisetzung mit Hypoglykämie.

Seltener:
Familiäre Leuzinempfindlichkeit (vorwiegend bei Kindern)
Positiver Leuzintest mit starkem Insulinanstieg und Hypoglykämie.

Hereditäre Fruktoseintoleranz
Pathologischer Fruktosebelastungstest. Keine vermehrte Insulinfreisetzung.

Galaktoseintoleranz bei Kindern
Bei Galaktosebelastung Hypoglykämie, jedoch kein Hyperinsulinismus.

Fruktose-1,6-Diphosphatasemangel bei Kindern
Mangelnachweis des Enzyms, kein Hyperinsulinismus.

3. Exogen verursachte Hypoglykämien

Iatrogen durch orale Antidiabetika vom Sulfonylharnstofftyp oder durch Insulin. Evtl. Potenzierung der Sulfonylharnstoffwirkung durch andere Medikamente.

Artefiziell (suizidal oder homozidal).

Nach Pankreatektomie oder Hypophysenausschaltung (s. unter 1.)

Hypogonadismus, Fertilitätsstörungen und Sterilität des Mannes, Pubertas tarda

Bei entsprechenden Störungen der Frau s. gynäkologische Fachbücher. Bei Intersexualität (s. dort), bei Gynäkomastie (s. dort).

Hinweis: Bei *Störungen der Spermatogenese* sind keine Änderungen der männlichen Körpergestalt erkennbar. Bei *Ausfall der Androgenbildung von Geburt an* bleibt die Pubertät aus. Geschlechtsmerkmale und körperliche Gestalt bleiben kindlich. Hinzu kommt eine fehlende Pigmentbildung und eine spärliche, weiblich erscheinende Pubesbehaarung. Weiterhin bleibt der kindliche Sopran (es entwickelt sich keine Frauenstimme!). Das Extremitätenwachstum kann bis zum 40. Lebensjahr fortschreiten.
Testosteronmangel führt zur Osteoporose (evtl. zur Keil- und Fischwirbelbildung), Osteochondrose, Bindegewebsschwäche, zu vermindertem Sexualtrieb, Neigung zum Fettansatz an Unterbauch, Mons pubis, Nates, über den lateralen Augenlidern.

Notwendig: Sorgfältige Anamnese und körperliche Untersuchung.
Labor: BSG, Blutbild, BZ, Leberfermente, 17-KS- und 17-OH-CS im 24-Std.-Urin, Testosteron im Plasma, evtl. Urin, Plasma-LH und -FSH, LHRH-Test und Choriongonadotropintest, evtl. RIA-T_3 und -T_4, Plasmakortisol, RIA-TSH und ACTH.
Samenanalyse einschließlich Fruktosekonzentration. Testesbiopsiebefund.
Röntgen: Hypophyse, Wirbelsäule (Osteoporose), Hände und Becken (Wachstumsstadium), Chromosomenanalyse (evtl.).

Für alle Übersichtsgruppen: Oft BSG-Beschleunigung, Verminderung von Hämoglobin, Erythrozytenzahl und Hämatokrit. Bei Muskelstoffwechselstörungen im Urin vermehrte Kreatin- und Kreatininausscheidung. Testosteronverminderung.

1. Primärer Hypogonadismus (hypergonadotroper Hypogonadismus) 1.1. Exogen, altersbedingte oder durch nichtendokrinologische Krankheiten bedingte Insuffizienz 1.2. Genetisch oder degenerativ bedingter primärer Hypogonadismus
2. Sekundärer Hypogonadismus (hypogonadotroper Hypogonadismus) 2.1. Exogen oder durch nichtendokrinologische Krankheiten bedingte Insuffizienz 2.2. Genetisch oder degenerativ bedingter oder durch andere endokrine Störungen bedingter sekundärer (oder tertiärer) Hypogonadismus
3. Fruktosemangel des Spermas

1. Primärer Hypogonadismus (hypergonadotroper Hypogonadismus)

Vermehrte Gonadotropinausscheidung (FSH, LH) bei weiterem Anstieg im LHRH-Test. Negativer Choriongonadotropintest. Hormonanalysen oft entbehrlich.

1.1. Exogen, altersbedingte oder durch nichtendokrinologische Krankheiten bedingte Insuffizienz

Charakteristisch: Anamnese und klinischer Untersuchungsbefund oder Sprue.

Klimakterium des Mannes

Typisch: Alter des Patienten (zwischen 45. und 60. Lebensjahr, aber evtl. auch später).
Evtl. verminderte 17-KS-Ausscheidung bei negativem Choriongonadotropintest; verstärkte Gonadotropinausscheidung.
Samenanalyse: Normo- oder Oligospermie, Fruktose erniedrigt.
Hodenbioptisch zahlenmäßig verminderte und degenerative Leydig-Zellen.

Psychogene Potenzstörungen

Typische biographische Anamnese. Ausschlußdiagnose!
Keine hormonellen Störungen nachweisbar. Normale Samenanalyse.

Exogene Hodenschäden

Anamnestisch: Kastration, Strahlentherapie, Wärmeschäden (z.B. durch hochfieberhafte Krankheiten), toxisch durch Zytostatika, bilateraler Kryptorchismus, Druck durch Varikozelen, Hydrozelen, Hodentorsion, Hämatome, Hypoxämie (z.B. im extremen Höhenklima).

Samenanalyse: Azoo- oder Oligospermie. 17-KS-Ausscheidung meist vermindert, Gonadotropinausscheidung (bes. FSH) erhöht. Plasmatestosteron normal bis erniedrigt.

Entzündungen

Besonders bei Parotitis epidemica (S. 148), Typhus abdominalis – hier direkter Erregernachweis im Stuhl oder positive Gruber-Widal-Reaktion –, Pocken (S. 68), *seltener* bei der Mononucleosis infectiosa – hier typisches Blutbild, Paul-Bunnel-Reaktion positiv (S. 11) –, Varizellen (S. 68), Denguefieber (S. 70) – serologischer Erregernachweis möglich –, bei Virusinfektionen (Echo- und Coxsackie-B-Virus, hier serologischer Erregernachweis möglich)
und sonstigen Allgemeininfektionen. Bei Lues (S. 233f) positive Luesreaktionen, bei Tuberkulose direkter, kultureller oder tierexperimenteller Erregernachweis (S. 41), bei Gonorrhö (S. 122) positive KBR neben dem direkten Erregernachweis.
Sonstige Befunde (bei Entzündungen): BSG-Beschleunigung, bei akuten Entzündungen α_2-Globuline, bei chronischen γ-Globulinvermehrung. Evtl. Leukozytose mit Linksverschiebung. Abszessnachweis evtl. sonographisch oder durch Biopsie möglich. Hodenbioptisch Entzündungsnachweis, Narben, Nekrosen, Tubulusfibrosen und -sklerosen.
Bei der sogenannten *granulomatösen Orchitis* (Ätiologie unbekannt, meist einseitiger Befall) bioptisch Nachweis granulomartiger, tuberkuloider Entzündungszeichen.

Hodentumoren

Typisch: Klinischer Hodentastbefund. Differenzierung nur histologisch möglich. Bei nicht bindegewebigen Tumoren vermehrte 17-KS- und evtl. Östrogenausscheidung im 24-Std.-Urin.

Besonderheiten:
Bei *Malignomen* meist BSG-Beschleunigung, Anämie, im Serum Erhöhung der LDH und alkalischen Phosphatase u.a. (vgl. Malignomsuche) möglich.
Adenoma tubulare testis: Oft Intersexualität.
Zwischenzelltumoren (meist Adenome): Pubertas praecox, evtl. Gynäkomastie. 17-KS-Ausscheidung bis 1 g/24 Std. (3,5 mmol/24 h).
Seminome: Vermehrte Gonadotropinausscheidung, evtl. erniedrigte 17-KS-Ausscheidung.
Teratome (Chorionepitheliome): Stark vermehrte (Chorion-) Gonadotropin- und Östrogenausscheidung.

Rückenmarksverletzungen und Querschnittslähmungen (s. neurologische Fachbücher)
Charakteristischer neurologischer Befund.

Urologische Krankheiten (DD: S. 120ff)
Epi-, Hypospadie, Variko- oder Hydrozele, Samenstrangabklemmung bei Herniotomie? Vorangegangene urologische Krankheiten? Miktionsbeschwerden? Pathologischer Urinbefund, evtl. direkter, kultureller oder tierexperimenteller (Tbc!) Erregernachweis. Evtl. positive KBR auf Gonorrhö. Bei Epi-, Hypospadie keine Änderungen der Hormonkonzentrationen.

Seltener:
Glutenenteropathie (Sprue) (S. 28)
Klinisch Fettstühle, Malabsorptions- und -digestions-Syndrom. Besserung unter glutenfreier Kost. Plasmatestosteron und LH erhöht (Androgen-Unterempfindlichkeit!). Unter glutenfreier Kost Rückgang der interstitiellen Hodeninsuffizienz.

1.2. Genetisch oder degenerativ bedingter primärer Hypogonadismus

In der Samenanalyse Azoo- oder Aspermie. Meist typischer Hodenbiopsiebefund.

Klinefelter-Syndrom
Entscheidend: Positiver Drumstick- und Geschlechtschromatinnachweis im Blut, in der Mundschleimhaut und Haarwurzeln.
Bei der Chromosomenanalyse XXY, XXXY, XXYY, XXXXY-Konstellation oder Chromosomenmosaik: XXY neben XYY oder normalem Chromosomensatz.
Hodenbiopsie: Tubulussklerose, Leydig-Zellwucherungen, selten totale Hodenfibrose.
Labor: Postpubertär Gonadotropinvermehrung (LH gelegentlich, FSH fast regelmäßig). Plasmatestosteron niedrig-normal bis erniedrigt, Plasmaöstradiol ebenso normal bis erniedrigt.
Klinik: Intelligenzmangel, hochgradig verkleinerte Testes. Eunuchoidismus, aber auch normaler männlicher Körperbau möglich. Dazu Gynäkomastie (s. dort). Sterilität, aber meist keine Potenzstörungen.

Seltener:
Kongenitale Anorchie (vgl. S. 100)
Klinisch: Eunuchismus wie bei Frühkastraten. Dabei leeres Skrotum und freier Inguinalkanal.

Totale Hodenatrophie (Ursachen s. unter „Exogene Hodenschäden“)
Hodenbioptisch kaum differenzierbare Zellen. Choriongonadotropintest evtl. leicht positiv (leichter Testosteronanstieg).

Agonadismus (S. 99)
Fehlende Geschlechtsentwicklung bei Anochie; kein Ejakulat. In der Chromosomenkultur evtl. Y-Abbruch.

Geminalzellaplasie
Evtl. verkleinerte Hoden. Meist normaler Choriongonadotropintest bei Aspermie.
Hodenbiopsie: Fehlende Samenzellen, leicht verschmälerte Tubuli.

Männliches Turner-Syndrom (S. 100)
Klinisch Breithals, Kleinwuchs, Mißbildungen.
Hodenbiopsie: Nur rudimentäres Hodengewebe.

XYY-Trisomie
Klinisch Großwuchs, oft Mißbildungen des äußeren Genitale und kriminelle Veranlagung. Beweisend ist die Chromosomenanalyse. Normale Testosteronkonzentrationen in Plasma und Urin.

Zystische Pankreasfibrose (S. 21)
Kleine Testes mit vermindertem Germinalepithel und mißgebildeter Epididymis. Sterilität. Pankreaszysten sonographisch nachweisbar.

Laurence-Moon-Biedl-Syndrom (S. 3)
Klinisch Adipositas, Debilität, Poly- und Syndaktylie, Retinitis pigmentosa. Gelegentlich Hypogonadismus.

Bloom-Syndrom
Klinisch Kleinwuchs, Hypogonadismus, teleangiektatisches lichtempfindliches Erythem. Hodenbioptisch tubuläre Schädigung. Chromosomenaberrationen.

Weinstein-Syndrom
Kleine Testes, bioptisch hyanlinisierte Tubuli, Leydig-Zellen vermehrt. Blind- und Taubheit. Charakteristisch Hyperlipidämie und Hyperurikämie. Gonadotropin erhöht, Testosteron im unteren Normbereich.

Myotonia atrophicans Steinert
Neben dem klinischen Bild fortschreitende Atrophie der Testes und schwindende Fertilität. Hodenbioptisch Tubulussklerosierung und Leydig-Zell-Wucherungen.
Labor: Normale Gonadotropinkonzentration, Plasmatestosteronkonzentration meist normal, aber im Choriongonadotropintest kaum stimulierbar. Besonders FSH-Anstieg im LRH-Test.

Werner-Syndrom
Klinisch oft Kleinwuchs, Glatze, Atrophie von Muskulatur und subkutanem Fettgewebe, Hautulzera, Katarakt, Hypogonadismus und hohe krächzende Stimme. Frühzeitige Arteriosklerose bei Diabetes mellitus.

Poikiloderma congenitale (Rothmund-Thomson-Syndrom)
Klinisch Kleinwuchs, Alopezie, Poikiloderma, Katarakt, fehlende Geschlechtsbehaarung. Testosteronkonzentration normal.

Pseudohermaphroditismus masculinus
DD s. Intersexualität.

2. Sekundärer Hypogonadismus (hypogonadotroper Hypogonadismus)

Gonadotropinausscheidung fehlt oder ist vermindert (FSH, LH). Bei Schaden im Hypothalamus im evtl. mehrfach wiederholten LHRH-Test Anstieg von LH (und FSH), bei Hypophysenschaden negativer Ausfall des LHRH-Testes.
Charakteristische und beweisende Hormonanalysen und Teste s. S. 90. Oft pathologische Sella-Rö oder Hirncomputertomographie. Hormonanalysen bei bestehenden bekannten Ursachen oft entbehrlich.

2.1. Exogen oder durch nichtendokrinologische Krankheiten bedingte Insuffizienz

Charakteristisch Anamnese oder Hyperglykämie oder erhöhte harnpflichtige Substanzen (bei Dialysepatienten) oder pathologische Leberwerte.

Alkoholismus und Leberkrankheiten (DD s. Hepatomegalie oder Ikterus und Cholostase)
Charakteristische Anamnese, pathologisch erhöhte Leberfermente (bei Alkoholismus besonders Erhöhung der γ-GT).
Beweisend: Leberbiopsiebefund.

Diabetes mellitus (S. 84ff)
Hyperglykämie und Glukosurie. Besonders Potenzstörungen.

Urämie unter Hämodialyse (DD S. 108)
Deutliche Erhöhung der harnpflichtigen Substanzen und pathologischer Urinbefund; Testosteronverminderung.

Hungerzustände und Kachexie
Oft Azetonurie und Erhöhung der Blutbrenztraubensäure. Oligospermie, 17-KS-Ausscheidung und Serumtestosteron vermindert. Pathologischer Ausfall des Choriongonadotropintests.

Hormontherapie und Arzneimittelwirkung
Nach Androgen, Östrogen, Choriongonadotropin, Preludin, Chlorpropamazin, Guanethidin und 2-Methyl-Dopa, Antiandrogen u.a.

2.2. Genetisch oder degenerativ bedingter oder durch andere endokrine Störungen bedingter sekundärer (oder tertiärer) Hypogonadismus

Neben den obengenannten Befunden oft pathologische Sella-Rö oder Computertomographie oder Angiographie des Schädels.
Evtl.: erhöhte oder erniedrigte 17-KS- und 17-OH-CS-Ausscheidung oder erniedrigter T_3- und T_4-RIA oder vermehrte Prolaktinausscheidung.

Myxödem (S. 164f)
T_3- und T_4-RIA erniedrigt bei erhöhten TSH-Werten, die im TRH-Test weiter ansteigen.

Adrenogenitales Syndrom (DD S. 79f)
17-KS-Ausscheidung erhöht, 17-OH-CS-Ausscheidung eher erniedrigt. Gonadotropine evtl. vermindert.
Klinisch paradoxerweise Hypergenitalismus. Hodenbioptisch fehlende Leydig-Zellen, geringlumige Tubuli.
Besonderheit: Bei ektopischem Nebennierenrindengewebe Hodenvergrößerung.

Seltener:

Panhypopituitarismus und hypophysär-dienzephale Störungen
Klinik: Zeichen des Myxödems und der Nebennierenunterfunktion (S. 59) mit Hypotonie u.a.
Labor: Im Urin verminderte 17-KS-, 17-OH-CS-, Gonadotropinausscheidung; T_3-, T_4-RIA erniedrigt. Positiver ACTH- und TSH-Test bzw. TRH-Test. RIA-TSH erniedrigt, ebenso ACTH vermindert. In der Samenanalyse Oligo- bis Azoospermie.
Evtl. Sella-Rö, Computertomogramm und Hirnangiogramm pathologisch.

Prolaktinüberproduktion
Durch Prolaktinom (Hypophysentumornachweis durch Sella-Rö und Computertomographie), Hypothalamusschädigung oder durch Medikamente.
Klinisch: Impotenz, Sterilität, oft Gynäkomastie und Galaktorrhö.
Beweisend: Vermehrte Prolaktinkonzentrationen im Plasma. Im LHRH-Test meist verminderter Choriongonadotropin-(LH, FSH)Anstieg.

Fertile Eunuchen
Klinik: Fehlende Geschlechtsreifung, kleiner Penis bei normaler Hodengröße.
Samenanalyse: Normo- oder Oligospermie. Fruktose vermindert. Anstieg des erniedrigten LH im LHRH-Test.

Hodenbiopsie: Normale Samenkanälchen, gute Spermiogenese.

Idiopathischer Eunuchoidismus und Pubertas tarda
Hodenbioptisch präpubertales Hodengewebe mit fehlenden Leydig-Zellen, ruhenden Keimzellen, evtl. differenzierten Sertoli-Zellen und Spermatogonien. Unterscheidung nur durch Verlaufskontrolle möglich (vgl. S. 90).
Labor: Plasmatestosteron erniedrigt, Anstieg im Choriongonadotropintest.
Sonderform:
Kallmann-Syndrom: Eunuchismus mit Anosmie. LHRH-Test positiv. Anstieg des Choriongonadotropins, FSH und LH.

Prader-Labhart-Willi-Syndrom (Mehlsack-Zwerge)
Klinik: Adipositas, Zwergwuchs, Kryptorchismus, Schwachsinn nach Myatonie im 1. Lebensjahr und folgender Polyphagie. Zahlreiche degenerative Symptome.
Labor: Hyperglykämie. Testosteron, Choriongonadotropin (besonders LH) vermindert. LHRH-Test und Choriongonadotropintest positiv.

3. Fruktosemangel des Spermas

Hormonausscheidungen unauffällig bei normaler Samenanalyse. Beweisend ist der Nachweis eines Fruktosemangels im Spermaplasma.

Hyposthenurie (S. 133)

Hypotonie und Blutdruckabfall (Kollaps)
(vgl. Bewußtseinsstörungen und Komatöse Zustände)

Beachten: Bei vorher bestehender Hypertonie besteht dann oft ein Blutdruckabfall auf scheinbar normale Werte.

1. Über längere Zeit anhaltende konstante Hypotonie

Konstitutionelle Hypotonie
Dauernd niedrige Blutdruckwerte bei subjektivem Wohlbefinden, meist bei Asthenikern oder wenig körperlich belasteten Menschen.

Hypotone oder hypodyname Kreislaufdysregulation
Klinik: Schwindelgefühl bei Aufrichten aus gebückter Lage oder bei längerem Stehen. Im Stehen gegenüber Liegen Abfall des systolischen und Anstieg des diastolischen *(hypoton)* oder Abfall des systolischen und Abfall des diastolischen *(hypodynam)* Blutdrucks.
Ursachen: Bettlägerigkeit, Trainingsverlust, Zustand nach schweren Allgemeinkrankheiten (hier überall typische Anamnese), Überdosierung von Antihypertensiva (hier im Liegen Hypertonie, im Stehen schneller Blutdruckabfall auf oft scheinbar normale Werte), chronischer Schlafmittel-, Psychopharmakaabusus (bei Negieren toxikologischer Nachweis in Urin oder Blut), chronischer Alkoholismus (meist Erhöhung der Leberfermente, typischer Laparoskopie- und Leberbiopsiebefund), oft nach vorangegangenen Infektionskrankheiten, Operationen.

Chronische Herzinsuffizienz (s. Dyspnoe; Thoraxschmerzen; Zyanose)
Klinisch: Zeichen der chronischen Rechts- oder Linksherzinsuffizienz bei entsprechendem EKG-Befund, evtl. Herz-Rö-Befund.

Chronische Lungen- und Bronchialkrankheiten (s. Emphysem, S. 41, Pulmonalsklerose, S. 195, Tuberkulose, S. 41, weiterhin s. unter Dyspnoe, Husten und Auswurf sowie Zyanose)
Meist charakteristischer röntgenologischer und physikalischer Lungenbefund.

Anorexia mentalis (seu nervosa) (S. 58)
Charakteristisch die Trias Amenorrhö, Magersucht, Obstipation. Dazu typisches psychisches Verhalten (meist Laxantienmißbrauch!).

Seltener:
Nebennierenrindeninsuffzienz (S. 59) **und Panhypopituitarismus**
Beweisend: Erniedrigter Plasmakortisolspiegel und zugleich erniedrigte Ausscheidung an 17-KS und 17-OH-CS. Dazu evtl. im Serum K erhöht, Na und Cl erniedrigt.

Adrenalin- und Noradrenalinmangel
Beweisend: Stark erniedrigte oder fehlende Ausscheidung der Vanillinmandelsäure in den Urin, im Blut erniedrigter Adrenalin- oder Noradrenalinspiegel.

Hypothyreose (S. 164f)
RIA-T_3 und -T_4 im Serum erniedrigt, RIA-TSH und Serumcholesterin erhöht.

Nerven- und Hirnleiden (s. neurologische Fachbücher, insbesondere bei der idiopathischen Torsionsdystonie, bei intrakraniellen Prozessen wie Tumoren, bei der Tabes dorsalis)
Charakteristisch: Klinisches Bild, evtl. der EEG-, hirnszintigraphische oder -angiographische Befund bzw. der Befund der Enzephalo-, Ventrikulographie. Evtl. charakteristisches Hirncomputertomogramm.

2. Passagerer oder plötzlich eintretender Blutdruckabfall (evtl. Kollaps)

Kollaps bei psychischen und physischen Traumen, Hitze, Kälte u.a.
Ausschluß der folgenden Diagnosen notwendig!

Herzinfarkt oder akute Herzkrankheiten (S. 184)
(DD: Dyspnoe, Thoraxschmerzen, Zyanose)
Beweisend: Oft typischer EKG-Befund und Anstieg der CPK, SGOT, SGPT, LDH/HBDH.

Lungeninfarkt (S. 40)
Charakteristisch: Dyspnoe und plötzlich einschießender atemabhängiger Thoraxschmerz, evtl. Hämoptoe, oft Nachweis einer Thrombophlebitis, evtl. typischer Thorax-Rö- und Lungenszintigramm-Befund.
Mäßige LDH-Erhöhung im Serum. Im Schock starke Erhöhung auch der SGOT und SGPT. Im Gegensatz zum Herzinfarkt jedoch keine bevorzugte SGOT-Erhöhung und niedriger LDH/HBDH-Quotient.

Akute Blutungen (S. 8)
Beweisend: Blutnachweis im Magen-Darm-Trakt, gynäkologisch oder als Traumafolge (Hämatome) bzw. Hämoptoe und Hämatemesis. Hb- und Erythrozytenabfall im Blutbild erst verzögert!

Anaphylaxie
Charakteristisch: Vorhergehende Medikamenten- oder Eiweißgabe (z.B. auch Bluttransfusionen). Dazu oft allergisches Exanthem, Ödeme und evtl. Atemnot.

Dehydration (s. dort)
Charakteristisch: Anamnestisch negative Flüssigkeitsbilanz, Durchfälle (DD S. 28 ff), Erbrechen (s. dort), schwere Blutungen (DD S. 8), Polyurie, klinisch trockene Zunge und stehende Hautfalten. Dazu Anstieg des Hämatokrits, Hb, der Erythrozytenzahl im Blutbild, dazu im Serum der harnpflichtigen Substanzen.
Elektrolytverhalten danach, ob eine hypotone, hypertone oder isotone Dehydration vorliegt. (Oft Auftreten auch nach einer *zu schnellen Diurese* durch schnell und stark wirkende Diuretika!)

Schlafmittel-, Psychopharmaka-, übermäßiger Nikotin- und Alkoholabusus
Charakteristisch: Anamnese, evtl. Nachweis von Pharmakaresten in der Magenspülflüssigkeit bzw. toxikologischer Nachweis in Blut, Mageninhalt oder Urin.

Entzündungskrankheiten
Besonders bei Bakteriämie und Sepsis – hier Erregernachweis in der Blutkultur –, Fleckfieber (S. 69), bei Leptospirosen (S. 74), Virusinfektionen (hier oft typische Thorax-Rö, S. 73 ff) und bei der akuten Pankreatitis (hier im akuten Stadium Harn- und Urindiastase erhöht, S. 4).
Beweisend sind jeweils die direkten oder serologischen Erregernachweise (KBR, Agglutinationsreaktionen u.a.).
Meist charakteristische BSG-Beschleunigung, Leukozytose mit Linksverschiebung, oft febrile Proteinurie.
(S. unter anderen Leitsymptomen!)

Seltener:
Karotis-Sinus-Syndrom (DD S. 103)
Bei Druck auf den Sinus caroticus starke Bradykardie und Hypotonie.

Subclavian-steal-Syndrom
Schwindel besonders bei Armarbeit und oft Blutdruckdifferenz der Arme. Charakteristischer Befund der Arteriographie.

Hypotrichose, s. Haarausfall

Ikterus und Cholostase

(bei Fehlen einer deutlichen Erhöhung der alkalischen Serumphosphatase s. Hepatomegalie)

Hier sollen von den primären Leberkrankheiten nur die mit Cholostase (mit deutlicher Erhöhung der alkalischen Serumphosphatase und γ-GT) abgehandelt werden.

1. Prähepatischer Ikterus 1.1. Hämolytische Anämien 1.2. Extrameduläre Hämolyse 1.3. Intrameduläre Hämolyse
2. Funktionelle Hyperbilirubinämien 2.1. Mit indirekter Hyperbilirubinämie 2.2. Mit direkter Hyperbilirubinämie
3. Erworbener intrahepatischer Ikterus mit Cholostase
4. Intrahepatischer Ikterus ohne Cholostase
5. Posthepatischer Ikterus

Anmerkung

1. Leberfermente: SGOT, SGPT, evtl. LDH, γ-GT u.a. Bei Leberausfall Cholinesterase (andere Leberfermente sind heute entbehrlich!).

2. Bei starker Cholostase ist eine Leberbiopsie kontraindiziert!
3. PTC nur in Operationsbereitschaft durchführen!

1. Prähepatischer Ikterus

Erhöhung des vorwiegend indirekten Bilirubins, der LDH/HBDH, der Urobilinogenausscheidung; normochrome Anämie mit Retikulozytose.

1.1. Hämolytische Anämien
DD s. S. 8ff

1.2. Extrameduläre Hämolyse
Transfusionszwischenfälle, Abbau von großen Hämatomen, Lungeninfarkt (S. 40), nach Medikamenten wie Hydantoin, PAS, Sulfonamide, Phenylbutazon; Favismus bei rohem Bohnengenuß, Seifenabort.
Charakteristisch: Anamnese, evtl. Nachweis von Wärme- oder Kälteauto-AK.

1.3. Intrameduläre Hämolyse
Sehr selten beim Kleinkind als familiäres Ikterussyndrom.
Charakteristisch: Sternalpunktat mit gesteigerter Erythropoese, abnorme erythropoetische Vorstufen (wie im Blutbild).

2. Funktionelle Hyperbilirubinämien – selten!

Klinik: Intermittierende, evtl. durch Begleiterkrankungen wie Infektionen ausgelöste Ikterusschübe ohne objektive Zeichen einer Hepatopathie. Entweder indirektes oder direktes Bilirubin erhöht, Leberfermente normal. Meist typische Leberhistologie (Punktion, Laparoskopie). Ausschlußdiagnose!

2.1. Mit indirekter Hyperbilirubinämie

Morbus Meulengracht (Gilbert-Syndrom, Icterus iuvenilis intermittens): Störung der Bilirubinaufnahme in die Leberzelle, Glukuronyltransferase-Mangel).
Klinik: Subikterische Schübe, psychovegetative Beschwerden, erstes Auftreten meist in der Pubertät, evtl. Leber, Milz vergrößert.
Labor: Indirektes Bilirubin intermittierend, dann beim Hungerversuch – möglichst über 24 Stunden – besonders erhöht. Nach anschließender Nahrungszufuhr Wiederabfall der Bilirubinwerte.
Laparoskopie und Leberhistologie unauffällig.

Najjar-Crigler-Syndrom (Kernikterus): Mangel an konjugierenden Enzymen.
Klinik: Selten, im ersten Lebensjahr auftretend. Verläuft häufig tödlich, im allgemeinen im Verlauf des 1. Lebensjahres.
Labor: Indirektes Bilirubin erhöht, alle anderen Werte normal.
Typisch: Laparoskopie, dunkle Farbe der Leber, Histologie.

Icterus neonatorum und familiäre neonatale Hyperbilirubinämie
Klinik: Bei Neugeborenen und Kleinkindern.
Labor: Erhöhtes indirektes Bilirubin, Transaminasen ? (s. weitere Fachbücher).

2.2. Mit direkter Hyperbilirubinämie

Dubin-Johnson-Syndrom und Rotor-Syndrom
Klinik: Identische Symptomatik, intermittierende Ikterusschübe, begünstigt durch Infekte, Schwangerschaft, Menstruation, Alkohol. Keine sonstigen Beschwerden.
Labor: Erhöhtes direktes (gebundenes) Bilirubin, normale SGOT, SGPT, alkalische Phosphatase, Faktor VII oft erniedrigt, Indocyaningrüntest positiv (bzw. Bromthaleintest).
Typisch: Laparoskopie und Biopsie, wobei differentialdiagnostisch beim Rotor-Syndrom das braunschwarze Pigment des Dubin-Johnson-Syndroms fehlt. Bei beiden besteht ein negatives Cholangiogramm.

Intermittierender Schwangerschaftsikterus
Klinik: In der 2. Hälfte der Schwangerschaft, nach der Geburt Rückbildung, neben Subikterus auch Pruritus.
Labor: Bilirubin (direkt) erhöht; normal bis leicht erhöht: alkalische Phosphatase, Cholesterin, LAP, γ-GT, Transaminasen, aber Elektrophorese und BSG o.B.
Evtl. Laparoskopie bzw. Histologie: intrahepatische Cholostase.

Benigne intermittierende Cholostase
Klinik: Ikterus, Pruritus durch Infekte und Begleiterkrankungen ausgelöst, Ätiologie unbekannt.
Labor: Erhöhte alkalische Phosphatase, LAP, direktes Bilirubin, auch SGOT und SGPT (um das Zwei- bis Sechsfache der Norm).
Histologie: Zeichen der Cholostase.

3. Erworbener intrahepatischer Ikterus mit Cholostase

Neben einer direkten Hyperbilirubinämie und Bilirubinurie (Urobilinogen im Urin meist normal) Erhöhung der alkalischen Serumphosphatase und γ-GT. Leberfermente normal oder verhältnismäßig wenig erhöht.

Benigne intermittierende Cholostase (s. unter 2.2.)

Rezidivierender Schwangerschaftsikterus bei Infekten (s. unter 2.2.)

Ikterische Virushepatitis (S. 73)
Direktes und indirektes Bilirubin erhöht. Starke Erhöhung der Transaminasen, γ-GT.
Beweisend: serologischer Antigennachweis.

Hepatitis bei Mononucleosis infectiosa (S. 11)
Meist Leukozytose (evtl. auch Leukopenie) bei Auftreten von Lymphomonozyten (bis über 90% der Leukozyten); Hanganutziu-Deicher-Reaktion (Paul-Bunnel-Test) ab 8. Tag in 70% positiv. Mononukleosetest (Schnelltest) meist positiv. Alkalische Phosphatase erhöht.

Postoperativer Ikterus
Auftreten bereits am 1. oder 2. postoperativen Tag, Remission nach 2 Wochen.
Klinik: Postoperativ, durch Leberfunktionsstörung. Ätiologisch vermehrte Bilirubinproduktion, Verschlußikterus oder benigne, idiopathische Form.
Labor: Stark erhöhtes direktes Bilirubin, das nach 2–3 Wochen zur Norm abfällt, leicht erhöhte alkalische Phosphatase, SGOT, SGPT.
Typisch: Histologie – zentrolobuläre Cholostase.

Seltener:
Colitis ulcerosa (S. 31)
Klinik: Selten in Kombination mit einem cholostatischen Syndrom.
Labor: Mäßig erhöhte alkalische Phosphatase und SGOT, SGPT.
Typisch: Besondere Form der Pericholangitis in der Histologie.

Primäre, biliäre Zirrhose (aseptische Cholangitis)
Klinik: Chronischer Juckreiz, Meteorismus, Leber und Milz tastbar vergrößert, gelegentlich Steatorrhö, Osteoporose, Osteomalazie, Xanthome und Xanthelasmen an der Streckseite der Gelenke. Kachexie.
Labor: Deutlich bis stark erhöhte alkalische Phosphatase, γ-GT, Cholesterin, Serumbilirubin, LAP, stark erhöhtes IgM, in 90% mitochrondriale Antikörper positiv, weniger häufig antinukleäre Antikörper (ANF) und Antikörper gegen glatte Muskulatur (SMA) positiv.

Drogenikterus mit Cholostase (cholostatische Hepatose)
Z.B. Chlorpromazin, C-17-alkylierte Testosteronderivate, Azathioprin, 6-Mercaptomurin, Toxogonin, Ajmalin, Erythromycin, Goldverbindungen, Arsen, Nitrofurantoin, Tolbutamid, Sulfapyridin, Thyreostatika, Phenylbutazon, Tofranil.

Hyperbilirubinämie, Bilirubinurie, keine Urobilinogenurie. Alkalische Phosphatase, Leucinaminopeptidase, Cholesterin und Transaminasen erhöht. Häufig Eosinophilie, seltener Leukozytose. Laparoskopisch: Grünverfärbung der Leber, bioptisch Gallenthromben und vermehrtes Gallenpigment in den Leberzellen (vgl. S. 75).

Differentialdiagnose:
Nichtcholostatische Formen:
Infektionen, z.B. Viren, Spirochäten; Arzneimittel, z.B. Halothan, INH, Oxyphenisantin, Methyldopa, Antiepileptika.
Klinik: z.B. nach der Halothannarkose Fieber und Ikterus 2–3 Tage später.
Labor: Erhöht SGOT, SGPT, γ-GT; normal alkalische Phosphatase, indirektes Bilirubin erhöht, selten Hypoglykämie.
Histologie: Ähnlich Virushepatitis oder Steatose sowie Eosinophile.

4. Intrahepatischer Ikterus ohne Cholostase (s. Hepatomegalie)

Hyperbilirubinämie (direkt), Transaminasen, γ-GT und Leberteste pathologisch. Im Urin Bilirubin und Urobilinogen. Alkalische Serumphosphatase nicht oder nur gering erhöht.

5. Posthepatischer Ikterus

Besonders Erhöhung der alkalischen Serumphosphatase und γ-GT, des direkten Bilirubins. Im Urin Bilirubin vermehrt, Urobilinogen normal, evtl. leicht erhöht. Leberfermente nicht oder nur leicht erhöht. Sonographie, Gallenleeraufnahme (Cholezystoangiographie bei Hyperbilirubinämie meist nicht möglich!) evtl. charakteristisch.
Typisch: Verhältnis Bilirubin direkt/gesamt: mehr als 0,5. Erhöhte LAP (Leucinaminopeptidase), γ-GT, alkalische Phosphatase. Bilirubinurie, Urobilin und Urobilinogen negativ bzw. nur leichte Ausscheidung.
Entscheidend oft Sonographie, Galle-Rö leer, Leberfunktionsszintigraphie; ERCP und PTC (Operationsbereitschaft!), evtl. Computertomographie, Laparoskopie, evtl. Laparotomie.

Erworbene Gallenabflußstörung
Ursachen:
1. *Intraluminär:* d.h. Konkremente, aszendierende Parasiten, Blutgerinnsel, post operationem oder post punctionem.

2. *Veränderung der Gallengangswand:* d.h. Cholangitis, Sklerose, Tumoren der Gallenwege, Strikturen, z.B. nach Operationen und Entzündungen.
3. *Ausgehend von der Umgebung der Gallenwege (inkl. der Papilla vateri):* d.h. Impressionen durch Gallenblasen- und Pankreaskopfkarzinom, Lymphome, Lymphadenitis im Ligamentum, hepatoduodenal durch Pankreaszysten, durch Adhäsionsstränge, retroduodenale Abszesse, Papillenkonkremente, Papillenstenosen, Papillenkarzinome, Duodenaldivertikel und Duodenalkarzinome.

Klinik: (zusammenfassend): Diffuser, anhaltender Schmerz im rechten Oberbauch, häufig mit Kolik. Fehlende Kolik spricht eher für ein Karzinom des Pankreaskopfes oder des Gallengangsystems. Fieber bei aszendierenden Infektionen, septische Temperaturen bei Cholangitis und Leberabszessen. Ikterus, Juckreiz, acholische Stühle, druckempfindliche, vergrößerte Leber. Stark vergrößerte Gallenblase weist auf Choledochus- oder Papillenverschluß hin.

Labor: Stark erhöht Serumbilirubin, alkalische Phosphatase besonders bei vollständigem Verschluß (erhöhtes indirektes Bilirubin bei sekundärer Hämolyse). GLDH bereits wenige Stunden nach dem Verschluß erhöht. SGOT, SGPT meist wenig, später oft stark erhöht bzw. Hinweis auf Sekundärschädigung der Leber. Cholesterinerhöhung bei jeder Form des Verschlusses, jedoch nicht obligat. LP-X erhöht, in der Elektrophorese α_2- und β-Globuline erhöht, Quick-Wert erniedrigt (Koller-Test), Leukozytose mit Linksverschiebung, stark erhöhte BSG mit Anämie, letztere besonders bei Malignomen.

Bei *Pankreasbeteiligung* Erhöhung der Amylase und Lipase im Serum und Urin zu Beginn der Erkrankung.

Seltener:

Angeborene Cholostase bzw. Gallengangsatresie

Klinik: Insgesamt selten. Ikterus, der nach der Geburt auftritt, dabei Hepatosplenomegalie, evtl. Aszites.

Labor: Erhöhtes direktes Bilirubin, erhöhte alkalische Phosphatase, SGOT, SGPT, dabei Bilirubinurie.

Ileus

(vgl. Akutes Abdomen)

Wichtige Untersuchungen: Abdomenübersicht-Rö im Stehen oder in Seitenlage, Thorax-Rö, EKG, Sonographie. In jedem Fall rektale und vaginale Untersuchung.

1. Mechanischer Ileus
   1.1. Strangulation
   1.2. Okklusion
2. Paralytischer Ileus
   2.1. Toxisch
   2.2. Reflektorisch
   2.3. Andere Ursachen

1. Mechanischer Ileus

1.1. Strangulation

Durch Volvulus, Invagination, Malrotation, inkarzerierte Hernien inkl. Hernien bei Briden und in Mesenteriallücken, Adhäsionen, Tumoren und Zysten der Umgebung, Abklemmung des Duodenums durch das Treitzsche Ligamentum.

1.2. Okklusion

Durch Fremdkörper, Gallensteine, Askariden, Kotsteine und Kotstau, Bolus, Atresien, Tumoren inkl. Karzinoide, Darmwandhämatome, Strahlenschäden, Megakolon, Entzündungen wie Morbus Crohn, Tumoren oder Zysten der Umgebung, Arteria-mesenterica-superior-Syndrom, Meckelsches Divertikel, Sklerodermie, Amyloidose.

Klinik:

Hoher Dünndarmabschnitt: Intermittierende heftige Schmerzen im Nabelbereich. Wind- und Stuhlverhaltung und Meteorismus fehlen. Frühzeitiges heftiges Erbrechen (Speisen, Galle).

Tiefer Dünndarm: Krampfartige, heftige Schmerzen im Nabelbereich, später Erbrechen, jedoch nicht so profus und fäkulent. Meteorismus als Spätsymptom. Zu Beginn noch Stuhl- und Windabgang möglich.

Kolon: Kontinuierliche, weniger intensive Schmerzen, selten Erbrechen, Nausea; Meteorismus als Frühsymptom und besonders in den Flanken ausgeprägt. Totale Wind- und Stuhlverhaltung, anfangs evtl. abwechselnd Obstipation und Durchfall. Bei *Strangulation* früh toxischer Schock und bakterielle Peritonitis, Druckempfindlichkeit und lokale Abwehrspannung (fehlen im Frühstadium der Okklusion).

Labor: Leukozytose, danach Anstieg von BSG und Serumkreatinin, metabolische Alkalose mit Kalium, später auch Natriumabfall. Anstieg von Hk, Hb (Pseudopolyglobulie), evtl. Azotämie,

Indikanurie wichtig.
Typisch: Abdomenübersicht zum Nachweis der Spiegelbildung im Stehen, wenn nicht zumutbar, im Liegen, d.h. in Seitenlage.

2. Paralytischer Ileus

2.1. Toxisch
Bei Peritonitis, Mesenterialgefäßverschluß, toxischem Megakolon bei Colitis ulcerosa, Urämie, Diabetes, Azidose, Pneumonien, Morphiumabusus, Neuroleptika (z.B. Phenothiazine).

2.2. Reflektorisch
Postoperativer Ileus, Ileus nach Gallen- und Nierenkoliken, Pankreatitis, Hoden-, Adnex- und Netztorsionen, Wirbelfrakturen, Schädel- und Bauchtraumen, Hirntumoren, Myokardinfarkt, Apoplexie, intraperitonealen Hämatomen, bei „Streß", neurogen.

2.3. Andere Ursachen
Hypokaliämie, Hypochlorämie, Vitamin-B_1-Mangel, Eiweißmangel, portale Hypertonie, kardiale Stauung, Hyperparathyreoidismus, Lähmung der Steuerungsnerven (z.B. Bronchial- und Mediastinaltumoren, Frakturen der Hals- und Brustwirbelsäule), allgemeine schwere Infektionen sowie nach Laparotomie und Laparoskopien, bei Myxödem, bei Porphyrien, Askariden, Bleivergiftung.
Klinik: Ohne Peritonitis: geblähtes, weiches Abdomen ohne Druckempfindlichkeit oder Schmerzen. Totenstille (keine Darmgeräusche), keine Schmerzen und Erbrechen, keine Krämpfe, jedoch trockene Zunge, Oligurie, starker Durst.
Labor: Bei Entzündungen: BSG erhöht, Leukozytose, Hb, Hk, erhöht (Pseudoglobulie), Hypovolämie, pH-Verschiebung unter 7, Blutzucker erhöht (bei Pseudoperitonitis diabetica), Kreatin im Serum vermehrt und Elektrolytverluste (Natrium, Kalium, Chlor und Kalzium). Azidose bei gleichzeitiger Peritonitis (Astrupkontrolle). Alkalose, evtl. auch Azidose, evtl. Serum- und Urinamylase erhöht bei Pankreatitiden; Hypoproteinämie bei karzinombedingtem Kolonileus, Indikanurie. Im übrigen Befunde entsprechend der Grundkrankheit.

Intersexualität

(vgl. Gynäkomastie, Pseudogynäkomastie und Lipomastie sowie Hypogonadismus, Fertilitätsstörungen und Sterilität des Mannes)

Notwendig: Familienanamnese (Intersexualität bei Angehörigen?) und Anamnese (auch hormonelle Therapie oder hormonaktive Tumoren während der Schwangerschaft), sorgfältige körperliche, besonders Genitaluntersuchung. Evtl. Erhebung des inneren Genitalbefundes durch Sondierung, Rö-Kontrastdarstellung, Endoskopie und evtl. Laparoskopie mit Gonadenbiopsie (Testis- oder Ovargewebe), evtl. Samenanalyse. 17-KS und 17-OH-CS im 24-Std.-Urin.
Sex-(X-)Chromatinnachweis in Mundabstrich und Haarwurzel, Y-Chromatinnachweis im Mundabstrich oder in den Lymphozyten. Schwieriger ist die Chromosomenanalyse durchführbar.
Hinweis: Bei fehlendem Y-Chromatin bzw. positivem X-(Sex-)Chromatinnachweis ist wahrscheinlich Ovargewebe, bei positivem Y-Chromatin oder XY- bzw. dem abartigen H-X-Chromosomnachweis Hodengewebe vorhanden oder angelegt.
Funktionsfähige Leydig-Zellen sind anzunehmen, wenn es zum Testosteronanstieg im Plasma und Urin nach 5tägiger Gabe von HCG kommt, funktionsfähiges Ovargewebe, wenn ein Östradiolanstieg im Plasma und Urin nach 5tägiger Gabe von tgl. 150E HMG zu erzielen ist. Bei fehlenden und funktionsschwachen Gonaden verstärkter Anstieg der schon erhöhten Choriongonadotropine FSH und LH im LHRH-Test.

1. Intersexuelles äußeres Genitale
2. Männliches äußeres Genitale
3. Weibliches äußeres Genitale

1. Intersexuelles äußeres Genitale

Echter Hermaphroditismus (XX, XY) und gemischte bzw. asymmetrische Gonadendysgenesie (XO/XY; XY; XX/XY)
Bioptischer Nachweis von Hodengewebe mit Vorstufen des Samenepithels (evtl. Spermien) und Eierstockgewebe mit Primordialfollikeln und Eiern (Lokalisation: labial, skrotal, inguinal, abdominal). Sonst: 17-KS-Ausscheidung normal bis erniedrigt, Gonadotropinausscheidung evtl. erhöht. Anzunehmen ist ein positiver HCG- und HHG-Test. Der echte Hermophroditismus ist meist X-Chromatin-positiv, die gemischte und asymmetrische Gonadendysgenesie X-Chromatin-negativ.

Agonadismus (XY) und Testisdysgenesie (XY, XO/XY)
Keine Gonaden und kein inneres Genitale nachweisbar, bei der Dysgenesie Nachweis rudimentären Hodengewebes. Kein oder nur schwacher Testosteronanstieg im HCG-Test bei erhöhten Gonadotropinen. Evtl. aber auch LH- und manchmal zusätzlich FSH-Konzentrationserniedrigung.

Pseudohermaphroditismus femininus (XX)
Anamnese: Bei der Mutter während der Schwangerschaft Einnahme von Androgenen, Gestagenen, Östrogenen oder virilisierende Nebennieren-

oder ovarielle Tumoren oder Schwangerschaftsluteome oder durch ein kongenitales adrenogenitales Syndrom (s. oben), eine idiopathische Klitorishypertrophie und Urogenitalmißbildung und Nierenagenesie. Nachweis normalen Ovarialgewebes.
Besonderheiten: Entweder charakteristischer klinischer Untersuchungsbefund und Anamnese, bei der Nierenagenesie sonographischer Nachweis möglich. HMG-Test positiv, evtl. Gonadotropin im Plasma erhöht bei weiterem Anstieg im LHRH-Test.

Pseudohermaphroditismus masculinus (XY)
(s. auch Gynäkomastie, Pseudogynäkomastie und Lipomastie sowie Hypogonadismus, Fertilitätsstörungen und Sterilität des Mannes)
Charakteristisch bzw. beweisend normaler XY-Karyotyp-Nachweis und Nachweis von Hodengewebe. Positiver HCG-Test.
Bei funktionseingeschränkten Hoden im LHRH-Test weiterer deutlicher Anstieg des Choriongonadotropins im Plasma (bei Störungen der *Testosteronsynthese* oder des *Testosteronstoffwechsels*). Bei *Choriongonadotropinmangel* jedoch negativer HCG-Test bei positivem (evtl. wiederholtem) Choriongonadotropintest.

Seltener:
Kongenitales adrenogenitales Syndrom (XX)
(S. 80)
17-KS stark erhöht bei normaler bis erniedrigter 17-OH-CS-Ausscheidung; im ACTH-Test nur evtl. weiterer Anstieg der 17-KS; im Dexamethasontest starker Abfall besonders der 17-KS und weiterer Abfall der 17-OH-CS. Nachweis normaler Ovarien.

Weitere Besonderheiten:
Oviduktpersistenz (s. unter 2.); **Gilbert-Dreyfus-Syndrom**: skrotale Hoden, Hypospadie, männlicher Körperbau und Pubertät, Gynäkomastie; **Reifenstein-Syndrom**: männliches Erscheinungsbild, kleine Hoden, Hypospadie, Gynäkomastie; **hereditäre perineale Hypospadie**: pseudovaginale Hypospadie bzw. intersexuelles Genitale, männliche Pubertät. **Transplazentare Feminisierung**: Gestageneinnahme der Mutter. Sonst s. Spezialliteratur, besonders Fachbücher der Pädiatrie.

2. Männliches äußeres Genitale

(vgl. Hypogonadismus, Fertilitätsstörungen und Sterilität des Mannes)

Echtes Klinefelter-Syndrom (XXY) (vgl. S. 92)
Klinik: Intelligenzschwäche, extrem kleine Hoden, evtl. Eunuchoidismus, aber auch normaler männlicher Körperbau, dazu Gynäkomastie und Sterilität meist ohne Potenzstörungen.
Nachweis einer XXY-Trisomie mit positivem Sexchromatin und positivem Drumstick. *Hodenbioptisch* Tubulussklerose, Wucherungen der Leydig-Zellen, selten totale Hodenfibrose. Postpubertär vermehrte Gonadotropinausscheidung, Erniedrigung des Plasmatestosterons (nur selten niedrignormal). Positiver LHRH-Test bei negativem Choriongonadotropintest.

Pseudoklinefelter-Syndrom (XXXY, XXXXY, XXYY oder Chromosomenmosaik XXY neben XYY oder normalem Chromosomensatz)
Sexchromatin negativ. Sonst Befunde wie beim echten Klinefelter-Syndrom.

Anorchie und Testisdysgenesie (XY)
Keine oder nur rudimentäre Testes nachweisbar. Gonadotropin erhöht, Testosteron erniedrigt. Negativer HCG-Test (bei der Dysgenesie evtl.. schwach positiv).

Seltener:
Männliches Turner-Syndrom (meist XY, evtl. Mosaik XO/XY)
Klinik: Kleinwuchs, normales männliches Genitale, Debilität, Sphinxgesicht und Pterygium colli. Oft Mißbildungen des Herzens und Nieren u.a. Hodengewebe meist nur rudimentär nachweisbar. Sexchromatin negativ. Gonadotropin erhöht, Testosteron und 17-KS-Ausscheidung vermindert.

XX-Männer
Normaler männlicher Körperbau und normale Intelligenz (im Gegensatz zum Klinefelter-Syndrom). Oft mangelnder Deszensus der verkleinerten Hoden, oft Gynäkomastie.
Erhöhte Gonadotropin- und erniedrigte Testosteronausscheidung im 24-Std.-Urin.

Oviduktpersistenz (XY)
Ein- oder beidseitiger Kryptorchismus, Leistenhernie. Im Abdomen oder in der Hernie kleiner Uterus mit Tuben und oft normale Hoden. Normale männliche Geschlechtsentwicklung. Insgesamt normale Hormonkonzentrationen.
Innere weibliche Organe normal mit penisartiger Klitoris mit Urogenitalrinne an der Ventralseite (Rö-Kontrast und Urethrographie: Teilung in der Tiefe in Vagina und Urethra). Skrotumartige Labia majora. Später männlicher Haartyp.

Angeborenes adrenogenitales Syndrom bei Nebennierenrindenhyperplasie (XX) (S. 80)
Labor: 17-KS-Ausscheidung vermehrt, 17-OH-CS-Ausscheidung an der unteren Normgrenze oder vermindert. Im ACTH-Test nur Anstieg der 17-KS. ACTH im Plasma erhöht. Dazu oft hypogonadotroper Hypogonadismus: Gonadotropin vermindert. Testosteron (Androstendion und Dehydroepiandrosteron) in Urin und Plasma vermehrt. Dazu vermehrte Östrogenausscheidung.

Pseudohermaphroditismus femininus (XX)
(s. unter 1.)
Nachweis normalen Ovarialgewebes.

3. Weibliches äußeres Genitale

Testikuläre Feminisierung (XY)
Klinik: Weibliches Genitale ohne Uterus und Menstruation, „Hairless women" (fast völlig fehlende Geschlechtsbehaarung), oft Leistenbrüche und Leistenhoden. Primäre Amenorrhö und Sterilität. Nachweis von Hodengewebe wie bei Kryptorchismus (evtl. nach Herniotomie). Erhöhte Gonadotropinausscheidung bei verminderter 17-KS- und Östrogenausscheidung. Testosteron und Östradiol normal bis erhöht. Plasma-LH erhöht, -FSH normal. Bei maligner Entartung BSG-Beschleunigung (vgl. S. 118ff).

Turner-Syndrom (XO, XXqi, XXp, XXR, evtl. Mosaik XO/XX u.a.) = Gonadendysgenesie
Klinik: Breithals, Minderwuchs und Mißbildungen, Debilität, Sphinxgesicht. Oft Herz- und Nierenmißbildung. Bioptisch rudimentäres Eierstockgewebe, vermehrte Gonadotropin (LH und FSH)-Konzentration und verminderte Östrogen-, 17-KS- und Androgenausscheidung im 24-Std.-Urin.

Seltener:
Reine Gonadendysgenesie (XX, XY)
Klinik: Fehlende oder minimale Geschlechtsentwicklung, evtl. Klitorishypertrophie beim XY-Typ. Kein Kleinwuchs, keine Dysmorphiezeichen.
Bioptisch rudimentäres Eierstockgewebe, evtl. Übergänge zum Testesgewebe. Gonadotropine erhöht, Östrogene erniedrigt.

Störungen der Testosteronsynthese (s. Pseudohermaphroditismus masculinus unter 1.)
Nachweis normaler Hoden.

Leydig-Zell-Agenesie (XY)
Weibliches äußeres und männliches inneres Genitale.
Bioptisch Hodengewebe mit Leydig-Zell-Agenesie. Plasmatestosteron erniedrigt, Choriongonadotropin (LH) vermehrt bei negativem HCG-Test.

Triplo-X-Frauen (XXX)
Klinisch: Keine Beschwerden. In der Chromosomenkultur XXX-Nachweis. Sexchromatin positiv.

Anhang:
Kongenitale Lipoidhypertrophie der Nebennierenrinde
Hier verminderte 17-KS- und 17-OH-CS-Ausscheidung bei negativem ACTH-Test. Evtl. sonographischer Hypertrophienachweis.

Ischialgien, s. Rückenschmerzen

Isosthenurie (S. 133)

Juckreiz (Pruritus)

1. Generalisierter Juckreiz mit Hauterscheinungen
2. Generalisierter Juckreiz ohne Hauterscheinungen 2.1. Bei internistischen Erkrankungen 2.2. Bei nichtinternistischen Leiden
3. Lokalisierter Juckreiz 3.1. Juckreiz des Anus 3.2. Juckreiz der Beine 3.3. Juckreiz des Gaumens 3.4. Juckreiz des Genitales 3.5. Juckreiz der Nase

1. Generalisierter Juckreiz mit Hauterscheinungen

Allergische Exantheme
Evtl. Eosinophilie, Antigennachweis durch Testungen. Manchmal Subazidität des Magensaftes. Hier Verschwinden der Beschwerden nach Substitution.

Leukämische Hautinfiltrationen (oft initial!) (S. 117ff)
Klinik: Erythrodermatische, exanthematische und tumoröse Hauterscheinungen. Im Blutbild meist Leukozytose mit myeloischen oder lymphatischen Vorstufen. Weiterhin oft Anämie und Thrombopenie.
Typisch: Histologischer Lymphknoten- oder Knochenmark-, Milz- oder Leberpunktatbefund (Exzision, Biopsie).

Nichtallergische Exantheme (s. dermatologische Fachbücher)

2. Generalisierter Juckreiz ohne Hauterscheinungen

2.1. Bei internistischen Erkrankungen

Allergische Diathese, vasomotorischer Juckreiz
Starker Hyperdermographismus.

Diabetes mellitus (S. 84ff)
Hyperglykämie bzw. pathologische Zuckerbelastungskurve im Glukosebelastungstest; meist Glukosurie, evtl. Azetonurie.

Krankheiten mit Ikterus und Cholostase
(DD s. Ikterus und Cholostase)
Hyperbilirubinämie bei Erhöhung der alkalischen Serumphosphatase, der γ-GT (bzw. LAP). Dazu häufig auch Erhöhung der SGOT und SGPT.

Leukämie (S. 117)
Im Blutbild meist Leukozytose mit myeloischen oder lymphatischen Vorstufen, evtl. Gumprechtsche Schollen bei der lymphatischen Leukämie. Meist Anämie und Thrombopenie. Histologischer Lymphknoten-, Knochenmarks-, Leber- oder Milzpunktionsbefund.

Lymphogranulomatose (S. 116)
Meist typischer histologischer Lymphknotenbefund. Röntgenologisch oft Hilusdrüsenvergrößerung. BSG mäßig bis stark beschleunigt und Leukozytose um 10000/μl(10×10^9/l) bei Lymphopenie und Eosinophilie. Mendel-Mantoux-Probe bis 1 : 100 meist negativ.

Chronische Niereninsuffizienzen (DD S. 132ff)
Charakteristisch starke Erhöhung der harnpflichtigen Substanzen (z.B. des Harnstoff-N und Kreatinins) im Serum bei Proteinurie und pathologischem Harnsediment.

Hämodialyse
Ursächlich für den oft starken Juckreiz bei Hämodialysepatienten soll der oft entstehende *sekundäre Hyperparathyreoidismus* sein. Dann sind charakteristisch: Serumkalzium subnormal, normal, selten erhöht, eine Hyperphosphatämie, eine Erhöhung der alkalischen Serumphosphatase (S. 146).

Seltener:
Arthritis urica (S. 139)
Harnsäure im Serum deutlich erhöht (auch nach drei fleischfreien Tagen).

Hyperthyreote Funktionszustände (DD S. 164)
Beweisend: Erhöhter RIA-T_3, -T_4 bei negativem TRH-Test.

Malignome (vgl. Malignomverdacht)
Tumorzellnachweis im Sputum, Blutnachweis im Urin oder Sputum. Meist deutliche BSG-Beschleunigung, im Serum Fe erniedrigt und Cu erhöht. Typische Röntgenbefunde, histologischer Tumorbefund.

2.2. Bei nicht internistischen Leiden

Nach Ausschluß der vorher aufgeführten internistischen Leiden denke man an folgende mögliche Ursachen eines generalisierten Juckreizes:
Abnormer Genußmittelabusus (Alkohol, Kaffee, Tabak, Tee, Gewürze).
Hypovitaminosen (Ernährungsanamnese),
Medikamentenabusus (Arsen, Atropin, Chinin, Kokain, Morphium, Pyramidon, Sulfonamide).
Empfindlichkeit gegen Wolle, Staub, Glaswolle, Getreidegrannen.
Psycholabilität.
Hormonelle Umstellung in Pubertät, Klimakterium und Senium, bei Menstruation und Gravidität.

3. Lokalisierter Juckreiz

3.1. Juckreiz des Anus

Alkalischer Stuhl
Alkalisches pH des Stuhls.

Darmkrankheiten (s. Diarrhöen; s. Obstipation)
Evtl. kultureller oder direkter Nachweis von Pilzen oder Wurmeiern im Stuhl.

Fissuren, Hämorrhoiden, Polypen
Rektaler und rektoskopischer Befund.

Prostatakrankheiten (S. 121)
Rektaler Prostatabefund. Evtl. Erhöhung der sauren Serumphosphatase bei Malignomen. Biopsiebefund.

3.2. Juckreiz der Beine

Ursache: Angiopathien, Varizen und alle Erkrankungen wie beim generalisierten Juckreiz.
Typisch: Klinisch Varizen, fehlende Fußpulse, Oszillogramm und Pulsschreibung, Angio- und Phlebogramm, Dopplersonographie oder Rheographie, evtl. Oszillogramm charakteristisch.

3.3. Juckreiz des Gaumens

Ursache: Erkrankungen des Nasenrachenraums (s. Bücher der Hals-Nasen-Ohren-Krankheiten).

3.4. Juckreiz des Genitales

Diabetes mellitus (S. 84ff)
Hyperglykämie und pathologischer Glukosebelastungstest oder Tolbutamidtest; evtl. Glukosurie und Azetonurie.

Gynäkologische Erkrankungen (s. Bücher der Gynäkologie)
Typisch: gynäkologischer Untersuchungsbefund.

Phimose und Varikozele
Klinischer Untersuchungsbefund.

Psychogen bedingt oder bei Onanie
Biographische Anamnese.

Wurmerkrankungen (S. 30f)
Direkter Wurmeier- oder Wurmnachweis im Stuhl oder Vaginalausstrich. Oft Eosinophilie.

Harnwegsinfektionen (s. Miktionsbeschwerden)
BSG beschleunigt; Erregernachweis im Urethraabstrich oder in der ersten Harnportion. Leukozyturie und Nachweis von Flocken und Fäden im Urin.
Bei der *Gonorrhö* positive KBR (S. 122).

3.5. Juckreiz der Nase
Im Stuhl Nachweis von Würmern oder Wurmeiern (Band- und Rundwürmer). Meist Eosinophilie im Differentialblutbild (S. 30).

Karotissinussyndrom

Definition: Durch Druck auf den Sinus carotis, durch bestimmte Kopfbewegungen oder evtl. durch Pressen beim Stuhlgang anfallsweise auslösbare Bradykardie, Hypotonie bis zum Kollaps und/oder evtl. flüchtige Lähmungen der Extremitäten.

Arterielle Gefäßkrankheiten (DD S. 13ff)

Gefäßsklerose
Rö-Nachweis von Gefäßkalk oder Befund der Karotisgabel-Arteriographie.

Angiitiden
Neben dem arteriographischen Befund Haut- oder Muskelbiopsiebefunde. BSG oft beschleunigt, dazu meist Leukozytose und Eosinophilie.

Lymphome, Tumoren und Strumen (DD S. 113ff, S. 118ff, S. 162ff)

Entweder charakteristischer histologischer oder zytologischer Lymphknoten- oder Tumorbefund oder typische Schilddrüsenszintigraphie.

Nervale Übererregbarkeit

Ausschluß der Ursachen bei arteriellen Gefäßkrankheiten sowie der Ursachen bei Lymphomen, Tumoren und Strumen.
Ausschlußdiagnose!

Kleinwuchs, s. Zwerg- und Minderwuchs

Knochenschmerzen und Knochendeformierungen

Hinweise: Bei zunehmendem Akrenwachstum s. Akromegalie, Akromegaloid und hypophysärer Riesenwuchs; bei isoliertem Befall der Wirbelsäule s. Rückenschmerzen; bei generalisierten Knochenentkalkungen s. Osteoporose, Osteomalazie und generalisierte Knochenentkalkungen; bei Trommelschlegelfingern, s. Trommelschlegelfinger und -zehen, Uhrglasnägel und Osteopathia hypertrophicans toxica; bei Zwerg- oder Minderwuchs s. dort.
Notwendig: Knochen-Rö, Knochenszintigraphie.
Labor: Alkalische und saure Phosphatase, evtl. Ca und P im Serum und Urin, Serumelektrophorese.
Die Diagnose beweisend Knochenpunktat- und -exzisionsbefund, evtl. Beckenkammbiopsie.

1. Angeborene und im Wachstumsalter erworbene Knochenkrankheiten 1.1. Angeborene Knochenkrankheiten 1.2. Wachstumsstörungen durch angeborene oder im Kindesalter erworbene Krankheiten (selten)
2. Generalisierte Knochenkrankheiten 2.1. Mit Entkalkungen 2.2. Mit Knochen- und Kortikalisverdichtungen
3. Knochenkrankheiten mit umschriebenen solitären oder multiplen Herden 3.1. Knochentumoren und Metastasen und Knochenbefall bei Hämoblastosen; solitäre Knochenzysten und Aneurysmen 3.2. Osteomyelitis, Periostitis 3.3. Aseptische Nekrosen und sonstige zirkulatorische Osteopathien 3.4. Speicherkrankheiten (selten)

1. Angeborene und im Wachstumsalter erworbene Knochenkrankheiten

1.1. Angeborene Knochenkrankheiten
Charakteristisch: Anamnese und klinisches Bild, oft mit dysraphischen Symptomen.
Siehe pädiatrische Lehrbücher und s. unter Zwerg- und Minderwuchs.

Osteogenesis imperfecta
Klinik: Multiple Frakturen, blaue Skleren, Schwerhörigkeit, Gelenküberstreckbarkeit.
Röntgenologisch: Starke Kallusbildung bei dünnen Knochen und porotischer Kompakta. Meist erhöhte alkalische Phosphatase und Hydroxypro-

linausscheidung. Manifestation manchmal erst bei Erwachsenen.

Marmorknochenkrankheit (S. 172)
Klinik: Splenohepatomegalie. Im Blutbild kernhaltige rote Blutkörper. Meist Punctio sicca bei Sternalpunktion. Beweisend Beckenkammbiopsiebefund.

1.2. Wachstumsstörungen durch angeborene oder im Kindesalter erworbene Krankheiten – selten
Charakteristisch: Meist Anamnese, Zeichen für hormonelle Störungen, neurologische Leiden.

Angeborene oder im Kindesalter erworbene endokrine Störungen
Klinik: Wachstumsstörungen (s. Zwerg- und Minderwuchs).
Bei *Athyreose und Hypothyreose* erniedrigte RIA der Schilddrüsenhormone (S. 162ff), bei *Hyperthyreose* erhöhte RIA der Schilddrüsenhormone und negativer TRH-Test (S. 164), bei *Panhypopituitarismus* erniedrigte 17-KS und 17-OH-CS im Urin, verminderte ACTH- und TSH-Konzentrationen, beim *Turner-Syndrom* (ovarielle Agnesie) Breithals, Minderwuchs, Mißbildungen und Chromosomenanomalien. Vermehrte Gonadotropin- und verminderte Östrogenausscheidung (S. 100f). Beim kongenitalen *adrenogenitalen Syndrom* (S. 79f) erniedrigtes Plasmakortisol und vermehrte 17-KS-Ausscheidung. 17-OH-CS-Ausscheidung erniedrigt oder im unteren Normbereich.
Beim *Hypogonadismus* verminderte Östrogen- oder Testosteronausscheidung im Urin (s. dort), beim *Hyperpituitarismus* neben Riesenwuchs vermehrte ACTH- und TSH- sowie Gonadotropinausscheidung.

Nach im Kindesalter durchgemachten schweren Krankheiten wie Poliomyelitis, nach Erbscher Lähmung, Unfällen u.a.

2. Generalisierte Knochenkrankheiten

2.1. Mit Entkalkungen
Siehe Osteoporose, Osteomalazie und generalisierte Knochenentkalkungen.

2.2. Mit Knochen- und Kortikalisverdichtungen

Marmorknochenkrankheit und Osteomyelosklerose (S. 172)
Klinik: Splenohepatomegalie. Beweisend Beckenkamm- und Knochenbiopsiebefund meist bei leerem Sternalmark.
Charakteristisch: Kernhaltige Erythrozyten im peripheren Blutbild, pathologische Linksverschiebung. Erhöhung der alkalischen Leukozytenphosphatase.

Morbus Paget (Ostitis deformans Paget)
Charakteristisch: Röntgenologisch verdichtete Knochen und Kortikalis besonders in Becken, Femur, Schädel, Tibia und Wirbelsäule mit vergröberter Spongiosastruktur. Erhöhung der alkalischen, evtl. sauren Phosphatase. Serum-Ca manchmal erhöht, Ca im Urin vermindert. Knochenszintigraphisch starke Aktivitätsvermehrungen.

Seltener:
Osteopathia hypertrophicans toxica (Osteoarthropathia pneumique Pierre-Marie-Strümpel)
Verdickung des distalen Anteils der Röhrenknochen, Hand- und Fußknochen bei Trommelschlegelfingern (DD S. 188).

Knochenchondromatosen und Ollier-Krankheit
Klinik: Multiple, z.T. monströse Knorpelwucherungen im Knocheninneren.
Röntgen: Schollige Kalkeinlagerungen in den Knorpelmassen, dazu Knochenverkürzungen und -verplumpungen.

Exostosenkrankheit (multiple kartilaginäre Exostosen)
Klinik: Meist in der Pubertät manifest mit multiplen Exostosen und Deformierungen besonders der Ulna und Fibula.
Röntgen: Auswüchse ohne Abgrenzung zum Knochen. Knochenbiopsie notwendig!

Osteosklerose
Röntgen: Vermehrung der Knochenmasse mit eingeengtem Markraum.
Besonders bei *Hypoparathyreoidismus* (S. 182) nach Schilddrüsenoperationen. Serum-P erhöht, Urin-Ca und -P vermindert.

Sklerosierungen, Hyperostosen, Knochenverdickungen bei anderen endokrinen Krankheiten
Osteosklerosen evtl. auch einmal beim *Hyperparathyreoidismus* (S. 146): Serum-Ca normal oder erhöht, -P erniedrigt, alkalische Phosphatase erhöht. Im Urin Ca und P erhöht.
Bei der *Hypothyreose* (S. 164f) gelegentlich Osteosklerose. RIA-T_3 und -T_4 erniedrigt, RIA-TSH erhöht.
Beim *Van-Buchen-Syndrom* akromegaloide Gesichtsveränderungen besonders des Unterkiefers. Später evtl. Schlüsselbeinverdickung. Dazu evtl. Schwerhörigkeit, Exophthalmus, Stauungspapille, intermittierende Fazialisparese. Erbkrankheit. Wird oft erst bei Erwachsenen mani-

fest. Erhöhung der alkalischen Serumphosphatase möglich.
Röntgen: Generalisierte Hyperostosen.
Bei *Diabetes mellitus* (S. 84ff) älterer Menschen Hyperostosen und Osteosklerose der Wirbel. Somatotropin erhöht.
Beim *Troell-Junet-Syndrom* – betroffen sind meist alte Frauen – klinisch Akromegalie, Hyperthyreose, Diabetes mellitus mit Knochenschmerzen.
Röntgen: Hyperostosen und Osteosklerosen.

Sklerosierungen und Hyperostosen durch exogene Einflüsse
Fluorose: Bei Kryolitarbeitern, in der Nähe von Phosphorbergwerken, durch erhöhte Fluorzufuhr in Wasser, Medikamenten und z.B. Zahnpasta.
Röntgen: Allgemeine Osteosklerose, Kalkablagerungen z.B. in Hüft- und Ellenbogengelenken.
Milchtrinker-Syndrom: Nach Zufuhr großer Milchmengen oder Alkaligaben (z.B. wegen Magenkrankheiten) im Serum Ca und P erhöht, Alkalose, im Urin Ca niedrig.
Röntgen: Osteosklerose, Verkalkungen periarthritisch, in Haut, Lunge, Falx cerebri.
D-Hypervitaminose: Im Serum Ca erhöht, im Urin ebenso. Alkalose.
Röntgen: Osteo-, Nephro- und Arteriosklerose.
Idiopathische Hyperkalzämie: Serum-Ca erhöht, -P normal, alkalische Serumphosphatase erniedrigt.
Röntgen: Wie bei D-Hypervitaminosen.

Urämische Osteodystrophie
Manchmal Osteosklerose des Schädels und der Wirbel.
Labor: Nierenclearence erniedrigt, pathologischer Urinbefund, oft Erhöhung der harnpflichtigen Substanzen (Pyelonephritis, S. 135f, Glomerulonephritis, S. 134f, Nierenmißbildungen, S. 137f). Im Serum P erhöht, Ca erniedrigt bis normal. Im Urin vermehrt Ca. Alkalische Phosphatase oft erhöht. Azidose!

Fanconi-Schlesinger-Syndrom
Osteosklerose des Schädels, Nephrosklerose.
Klinik: „Elephantengesicht" mit Epikantus, Unterkieferhypoplasie, offenem Mund, vorspringender Stirn. Oligophrenie, Hypertonie, chronische Pyelonephritis (S. 135f) und Knochenschmerzen.
Labor: BSG deutlich erhöht, im Urin Proteinurie und Leuko- und Bakteriurie, Serum-Ca erhöht.

Osteosklerosen bei Erkrankungen des hämatopoetischen Systems
Sichelzellanämie (S. 9): Nachweis des pathologischen Hb-S bei Farbigen.
Cooley-Anämie: Im Blutbild Targetcells, Mikro-, Poikilo- und Anisozytose, Erythro- und Panerythroblasten, Megaloblasten, Retikulozytose, Leukozytose und Linksverschiebung.
Röntgen: „Bürstenschädel", Osteoporose und osteosklerotische Bezirke. Vorkommen in Mittelmeerländern.
Herrick-Syndrom: Pathologisches Hämoglobin S und C nachweisbar. Vorkommen in Mittel- und Ostafrika.
Röntgen: Bürstenschädel. Nebeneinander Osteoporose und -sklerose.
Bei *Myelosen* (S. 172): Typisches weißes Blutbild und Sternalpunktat.
Vaugham-Syndrom: Klinisch Splenomegalie, geringe Hepatomegalie, Lymphome, Knochenschmerzen. Im Blutbild Anämie und leukämoides Blutbild, Erythroblastose und Thrombozytose. Im Knochenmark Megakaryozytose und Megakaryoblastose.
Röntgen: Spongiosa unregelmäßig kompakt.

3. Knochenkrankheiten mit umschriebenen solitären oder multiplen Herden

3.1. Knochentumoren und Metastasen und Knochenbefall bei Hämoblastosen; solitäre Knochenzysten und Aneurysmen

Beweisend: Tumorbiopsiebefund und Röntgenbild. In 90% Aktivitätsvermehrungen im Knochenszintigramm (nicht nachweisbar Fibrome, Osteochondrome, Plasmozytom und Zysten). Lokaler Klopf- und Stauchungsschmerz. Meist erhöhte alkalische, evtl. saure Knochenphosphatase und meist vermehrte Hydroxyprolinausscheidung im Urin.
Gutartige Tumoren: Chondrome, Exostosen, Fibrome, Hämangiome, Lipome, Neurinome, Osteome, Osteoblastome, Osteoklastome u.a.
Maligne Tumoren: Chondrosarkome, Ewing-Sarkom, Fibro-, Knochenretikulo-, Osteosarkom u.a.
Metastasen: Besonders beim Prostata-Ca (S. 121) – hier Tastbefund, Biopsie und Exzisionsbefund. Spezifische Prostataphosphatase oft erhöht. Beim *Mamma-Ca* charakteristischer Tastbefund, Mammographie. Beweisend: Exzisionsbefund.
Hypernephrom: Charakteristisch Sono- und Nierenarteriographiebefund. Oft extrem hohe BSG. Im Urin oft Erythrozyturie (S. 138). Oft auch bei *Bronchialtumoren* (S. 37) mit charakteristischem Thorax-Rö. Beweisend oft Bronchoskopiebefund. Beim *Schilddrüsenkarzinom* (S. 185) neben dem kalten Knoten im Szintigramm Schild-

drüsenpunktionsbefund oft beweisend.
Bei sonstigen Tumormetastasen s. unter Malignomverdacht.
Hämoblastosen: Beim Plasmozytom (S. 147) röntgenologisch lochartig ausgestanzte Rindendefekte besonders im Schädel. Beweisend: Sternalpunktat und Immunogramm. Charakteristische Serumelektrophorese. Bei der Lymphogranulomatose (S. 116) röntgenologisch osteolytische und osteolytisch-sklerotische Herde. Beweisend: Histologischer Lymphknotenbefund (evtl. nach Mediastinoskopie). Beim Morbus Waldenström (S. 148) evtl. Osteoporose, seltener Osteolysen. Im Immunogramm γM-Vermehrung. Bei malignen Non-Hodgkin-Lymphomen (S. 116ff) röntgenologisch destruierende Osteolyse. Beweisend: Lymphknotenbefund. Bei der Sarkoidose (Morbus Boeck, S. 42) Usuren, größere Osteolysen an Fingerendphalangen, an anderen Hand- und Fußknochen, an Schädel, Wirbelsäule, Becken. Beweisend: Lymphknotenhistologie.

Solitäre Knochenzysten und aneurysmatische Zysten
Klinik: Oft Spontanfrakturen. Keine knochenszintigraphische Anreicherung – im Gegensatz zu den meisten Tumoren.

3.2. Osteomyelitis, Periostitis

Klinik: Meist Fieber, lokalisierter Druckschmerz, Knochenschmerz, Bewegungsschmerz, evtl. Rötung und Schwellung. Rö-Veränderungen ab 3. Woche (solitäre oder multiple umschriebene Herde). Knochenszintigraphisch Aktivitätsvermehrung.
Labor: BSG-Beschleunigung, meist Leukozytose mit Linksverschiebung; α_2- und/oder γ-Globulinvermehrung. Bei den chronischen Entzündungen Anämie, Serum-Fe erniedrigt, -Cu erhöht. Oft pathologischer Rektumbiopsiebefund (Amyloid). Evtl. bis starke Erhöhung der alkalischen Serumphosphatase.
Beweisend: Direkter, kultureller oder tierexperimenteller Erregernachweis evtl. im Blut, besser im Punktat und Biopsiebefund.

Besonderheiten:
Tuberkulose: Stark positive Tuberkulinproben und Nachweis anderer Organmanifestationen.
Knochenlues: Positive Lues-Reaktionen, alkalische Serumphosphatase meist deutlich erhöht.
Typhus abdominalis: Positive Gruber-Widal-Reaktion.
Morbus Bang: Positiver Agglutinationstest (ab 10. Tag) über 1 : 100, KBR über 1 : 10 und Nachweis blockierender Antikörper möglich.
Ostitis Garres: Kein Eiternachweis möglich.
Ossifizierende Periostitis (meist nach Traumen): Bei chronischem Verlauf röntgenologischer Nachweis von Verknöcherungszonen.
Aseptische Nekrosen: Typische Lokalisationen und jugendliches Alter der Patienten (s. chirurgische Fachbücher) oder bei Caisson- oder Preßluftarbeitern (S. 44).
Pilzbefall (Aktinomykose, Blastomykose, Kokzidioidomykose, Sporotrichose): Meist Pilznachweis in Sputum oder Hautherden. Evtl. positive KBR, Agglutinationsreaktion und Intrakutanteste.

3.3. Aseptische Nekrosen und sonstige zirkulatorische Osteopathien

Bei *aseptischen Nekrosen* (z.B. Morbus Schlatter, Perthes u.a.) Rö-Nachweis von Verdichtungen und Aufhellungen an typischen Stellen bei Jugendlichen (s. Orthopädische Lehrbücher).
Bei *posttraumatischen Knochen-Knorpel-Nekrosen* nach Frakturen und chronischen Mikrotraumen (z.B. bei Preßluftarbeitern) lokale Schmerzen und Schwellungen. Erst später Rö-Veränderungen wie Osteolysen, evtl. *Osteochondrosis dissecans.* Letztere auch ohne Traumen bei Jugendlichen. Hier Absprengung kleiner Knochenstückchen in das Gelenk.
Bei *Knocheninfarkten* lokalisierte Verdichtungszonen, Destruktionen und Isolierung einzelner Knochenteile. Vorkommen bei zu schnellem Auftauchen (Caissonkrankheit, S. 44) durch Gasembolien.
Beim *Sudeck-Syndrom* röntgenologisch fleckige Entschattungen distal nach traumatisierten oder entzündeten Extremitätenteilen, bei schweren schmerzhaften neurologischen Krankheiten.

3.4. Speicherkrankheiten – selten

Beim *Morbus Gaucher* (S. 72) Hepatosplenomegalie, frakturgefährdete Knochenauftreibungen und Femur- und Humeruskopfnekrosen.
Beim *eosinophilen Granulom* (S. 42) vom Mark ausgehende scharf begrenzte zystische Aufhellungen, die das Periost durchbrechen. Beweisend: Zystenbiopsiebefund. Im Lymphknoten-, Leber-, Milz- und Knochenmarkpunktat ebenfalls cholesterinreiche Retikulumzellen.
Morbus Hand-Schüller-Christian: Röntgen wie beim eosinophilen Granulom. Beweisend: Herdbiopsiebefund. Auch im Leber- und Milzpunktat eosinophile Granulozyten, die vom Cholesterin in Schaumzellen umgewandelt sind (S. 72).
Beim *Morbus Niemann-Pick* (S. 72) im Schädel multiple Defekte, im Punktat aus Leber,

Milz und Knochenmark positive Smith-Dietrich-Reaktion (Sphingomyelinzellnachweis).

Koliken, s. Nieren- und Harnwegskoliken

Kollaps, s. Bewußtseinsstörungen; s. Hypotonie und Blutdruckabfall

Konvulsionen, s. Krämpfe

Komatöse und präkomatöse Zustände

(vgl. Bewußtseinsstörungen, Zerebraler Insult, Hypotonie und Blutdruckabfall)

Untersuchungsvorschlag zur Schnellorientierung:
Klinisch: Puls, Blutdruck, Foetor ex ore, Bulbushärte, Hautbeschaffenheit, Nackensteifigkeit, Reflexstatus, Körpertemperatur, Atemtyp.
Schnellteste (Teststreifen oder Testtabletten): Urin: pH, Harnzucker, Eiweiß, Azeton, Bilirubin. Blut bzw. Serum: Blutzucker, Urastrat.
Wichtige weitere Untersuchungen (je nach dem klinischen Bild): EKG, Lumbalpunktion, Magensaftgewinnung (Tablettenreste?). Evtl. Rö-Thorax-, Abdomenleersonographie. Im Blut bzw. Serum: Na, K, evtl. Ca und Mg; Astrup-Analyse. Evtl. Überwachung der Na/K-Ausscheidung in den Urin, Urinstatus, Blutbild, BSG, CPK, SGOT, SGPT, Amylase, harnpflichtige Substanzen, γ-GT (RIA-T_3, Serumelektrophorese).

1. Komatöse Zustände mit Hyperglykämie und Glukosurie*
2. Komatöse Zustände mit Hypoglykämie*
3. Komatöse Zustände mit Ikterus, Aszites, Hepatomegalie und/oder Ösophagusvarizenblutungen
4. Komatöse Zustände mit sehr stark erhöhten harnpflichtigen Substanzen, Proteinurie und pathologischem Urinsediment*
5. Komatöse Zustände mit neurologischen Ausfällen und/oder Nackensteifigkeit
6. Komatöse Zustände ohne Kennzeichen der Übersichtsgruppen 1–5 6.1. Psychogener Stupor (selten) 6.2. Komata bei endokrinologischen Krankheiten (außer diabetischem und hypoglykämischem Koma) (selten) 6.3. Komatöse Zustände bei oder nach Herzrhythmusstörungen 6.4. Intoxikationen 6.5. Komatöse Zustände bei Elektrolyt- und Wasserhaushaltsstörungen 6.6. Paraproteinämisches Koma (selten)

*Hinweis auf die Übersichtsgruppe durch Schnelluntersuchung oder Schnelltest möglich!

1. Komatöse Zustände mit Hyperglykämie und Glukosurie (vgl. S. 84ff)

Ketoazidotisches Coma diabeticum
Anamnese: Meist typisch (Angehörige!).
Befunde: Rote, trockene Haut, flacher, schneller Puls, niedriger RR, hypovolämisches Schocksyndrom, weiche Bulbi, Hypo- bis Areflexie, Azetongeruch, Kussmaulsche Atmung.
Hoher Blutzucker, im Urin Zucker* und Azeton,* Bestimmung mit Schnelldiagnostika (Teststreifen, Testtabletten), niedrige Alkalireserve, Erniedrigung des Blut-pH, im Harnsediment Komazylinder. Elektrolytstoffwechselstörungen. Tränenglukosetest (Berger).

Hyperosmolares, nichtazidotisches Coma diabeticum
Anamnese: Vorwiegend bei älteren Patienten, oft ohne erkennbare Ursache. Gelegentlich ausgelöst durch Gaben von Diuretika, Steroiden oder durch eine akute Pankreatitis sowie ausgedehnte Verbrennungen.
Befunde: Azetongeruch und Kussmaulsche Atmung fehlen. Besonders ausgeprägte Polyurie und Polydipsie, häufig eingeschränkte Nierenfunktion, Dehydratation, tiefgreifende Elektrolytstörungen.
Besonders hohe Blutzuckerspiegel, erhebliche Glukosurie, nur angedeutete Azetonurie, stark erhöhte Serumosmolarität (über 420mosmol/l = > 420mmol/l) beweisend für hyperosmolares Koma.

Seltener:
Laktatazidose
Ursachen: Schwere kardiovaskuläre Insuffizienz (Schock aus verschiedenen Ursachen), septische Nierenerkrankungen, Lebererkrankungen, ausgedehnte Gangräne, Alkohol, beim Diabetiker zusätzlich zu den genannten Faktoren Biguanidtherapie.
Befunde: Übelkeit, Erbrechen, Diarrhö, atypische Bauchschmerzen, akut auftretende zentralnervöse Symptome (Bewußtseinsstörungen bis zum Koma).
Blutlaktatspiegel über 63mg/dl (7mmol/l). Metabolische Azidosen ohne exzessive Ketonurie und ohne Hyperglykämie sind suspekt auf Laktatazidosen.
Infauste Prognose.

Beachte: Akute Ereignisse wie Herzinfarkte (S. 184), Schock, zerebrale Insulte (s. dort), schwere Intoxikationen (S. 109) und wie das hepatische Koma (S. 108) gehen oft mit Hyperglykämien (bis etwa 400mg/dl ≙ 22mmol/l) überein, ohne daß diese so stark wie das

Coma diabeticum (meist über 600 mg/dl = 33 mmol/l) ausgeprägt sind.

2. Komatöse Zustände mit Hypoglykämie

Sicherung der Diagnose durch Blutglukosebestimmung (Schnelltest). Hypoglykämie.
Anamnese: Bekannter Diabetes unter Insulin- oder oraler Therapie. Fahndung nach anderen Ursachen (S. 89).
Befunde: Bleiche, feuchte Haut, harte Bulbi, voller, schneller Puls, Blutdruck normal oder gering erhöht; gesteigerte Reflexe, evtl. Verwirrtheit, starke motorische Unruhe, Konvulsionen, Bewußtlosigkeit.
Meist schlagartige Beseitigung aller Symptome durch i.-v. Glukosezufuhr.

Seltener:
Koma bei Nebennierenrinden- und Hypophysenvorderlappeninsuffizienz (S. 59)
Klinisch Blutdruckerniedrigung, evtl. pigmentierte Haut und Schleimhäute. Serumkalium meist erhöht, Serumnatrium immer erniedrigt. Dazu besteht eine metabolische Azidose (Astrup-Analyse) und eine Hypovolämie (Erythrozytenzahl, Hb und Hämatokrit im Blutbild erhöht). Oft Anstieg der harnpflichtigen Substanzen.

3. Komatöse Zustände mit Ikterus, Aszites, Hepatomegalie und/oder Ösophagusvarizenblutungen

Leberzerfallkoma (endogenes Leberkoma)
Klinik: Meist Ikterus, Leberverkleinerung, nur selten Aszites bei Zustand nach akuter Hepatitis oder Intoxikationen.
Charakteristisch: Anfangs extremer Anstieg der SGOT und SGPT sowie der GLDH und LDH, dann Abfall der SGOT und SGPT (Enzymdissoziation). Ammoniak im Blut mäßig erhöht, oft Hyperbilirubinämie bei geringer Bilirubinurie, Abfall des Quick-Wertes unter 20% (0,20), des Serumalbumins, des Faktor-II-, -V-, -VII-Index unter 80% (0,80) sowie Abfall der β-Globuline in der Serumelektrophorese. In der Astrup-Analyse meist respiratorische und metabolische Alkalose, evtl. metabolische Azidose – dann mit Laktatanstieg im Serum.

Leberausfallskoma (exogenes Leberkoma)
Klinik: Meist Ikterus, harte Leber, Aszites, Spider naevi, Caput medusae, oft Auftreten nach Blutungen, Diurese, Durchfällen, Erbrechen u.a.
Charakteristisch: Anfangs starke Blutammoniakerhöhung, nur mäßige SGOT- und SGPT-Erhöhung im Serum und meist in der Astrup-Analyse metabolische und respiratorische Alkalose.

Seltener:
Hypokaliämisches Koma (S. 224)
Charakteristisch: Starke Hypokaliämie und im Urin Natrium/Kaliumquotient um oder unter 1 bei Aldosteronerhöhung im Blut (sekundärer Hyperaldosteronismus bei chronischen Leberkrankheiten).
Dazu oft: Aszites, Erhöhung der Leberfermente und des Bilirubins im Serum.

4. Komatöse Zustände mit sehr stark erhöhten harnpflichtigen Substanzen, Proteinurie und pathologischem Urinsediment

Urämisches Koma (vgl. S. 132ff)
Klinik: Foetor uraemicus, meist Hypertonie, evtl. Harnsäurekristalle auf der Haut.
Charakteristisch: Anurie bis Oligurie, starke Erhöhung der harnpflichtigen Substanzen (Harnstoff-N über 150 mg/dl (≙ 54 mmol/l Harnstoff), Kreatinin meist über 16 mg/dl (1400 µmol/l), dazu Proteinurie, pathologischer Harnsedimentbefund und spezifisches Harngewicht um 1,010.

Zerebrales Dialysesyndrom (Disequilibriumssyndrom) bei Niereninsuffizienzen
Charakteristisch: Auftreten des Komas unter einer Hämodialyse bei sehr schnellem Absinken der vorher stark erhöhten harnpflichtigen Substanzen im Serum. Dazu Anstieg der Erythrozytenzahl, des Hb und Hämatokrits im Blutserum.
Beachte: Zu einem Anstieg der harnpflichtigen Substanzen kann es auch kommen beim diabetischen Koma (s. unter 1.), beim Koma bei Nebennierenrinden- und Hyophysenvorderlappeninsuffizienz (vgl. 2.), beim hepatischen Koma (vgl. 3.), bei kardiovaskulär ausgelöstem komatösem Zustand (s. unter 6.), bei den Komata bei schweren Elektrolyt- und Wasserhaushaltsstörungen (s. unter 6.).

5. Komatöse Zustände mit neurologischen Ausfällen und/oder Nackensteifigkeit

Zerebrales Koma (DD Zerebrale Insulte)
Liquor oft blutig oder xanthochromatös oder eitrig, oft mit leichter bis starker Pleozytose, Eiweißvermehrung und Druckerhöhung. Bei der Enzephalitis (S. 167f) oder Meningitis (S. 128ff) evtl. Erregernachweis im Liquor möglich.
Beachte: Bei den kardiovaskulär bedingten Komaformen (s. unter 6.) können zerebrale Insulte, bei den übrigen Komaformen zerebrale Krämpfe auftreten.

6. Komatöse Zustände ohne Kennzeichen der Übersichtsgruppen 1–5

6.1. Psychogener Stupor (selten)
Ausschluß der folgenden Komaursachen! Psychiatrische Untersuchung notwendig. Keine charakteristischen Ergebnisse der Laboruntersuchungen!

6.2. Komata bei endokrinologischen Krankheiten (außer diabetischem oder hypoglykämischem Koma)

Hyperthyreotes Koma (vgl. S. 164)
Klinik: Tachykardie, vorangegangene Adynamie, Hyperthermie u.a.
Beweisend: Erhöhtes RIA-T_3 und -T_4 und erniedrigtes RIA-TSH (bei negativem TRH-Test).
Charakteristisch: Starke Erhöhung der Muskelfermente (SGOT, SGPT, LDH/HBDH).

Hypothyreotes Koma (vgl. S. 164f)
Klinik: Bradykardie, oft Hypothermie.
Beweisend: Erniedrigtes RIA-T_3 und -T_4, erhöhtes RIA-TSH. Weiterer TSH-Anstieg im TRH-Test.
Charakteristisch: Oft erhöhte Muskelfermente (SGOT, SGPT, LDH/HBDH).

Koma bei Nebennierenrinden- oder Hypophysenvorderlappeninsuffizienz (S. 59)
Anamnese: Oft akute Krankheiten oder starke körperliche Belastungen, Geburten u.a.
Beweisend: Verminderte 17-KS- und 17-OH-CS-Ausscheidung im 24-Stunden-Urin bei erniedrigtem Plasmakortisolspiegel.
Charakteristisch: Hypoglykämie, Hyponatri- und -chlorämie, oft Hyperkaliämie. Oft Anstieg der harnpflichtigen Substanzen und Polyglobulie. Nachweis einer metabolischen Azidose in der Astrup-Analyse.
Bei *Hypophyseninsuffizienz* dazu vermindertes RIA-TSH und -ACTH.

Tetanisches Koma (S. 181f)
Serum-Ca stark vermindert (im EKG Verlängerung des Zwischenstücks) bei tonischen Krämpfen und Pfötchenstellung.

6.3. Komatöse Zustände bei oder nach Herzrhythmusstörungen (S. 13)
Klinik: Entweder Pulslosigkeit oder Tachykardie oder Nachweis von Herzrhythmusstörungen in der Monitor-Langzeitüberwachung. Im EKG entweder direkt oder bei der Monitorüberwachung Nachweis von a.-v. Blocks 3. Grades, ventrikulären (seltener supraventrikulären) Extrasystolen oder Tachykardien oder frischen Zeichen für einen Herzinfarkt, Kammerflimmern oder -flattern. Nach dem Ereignis oft starker Anstieg der SGOT, SGPT, LDH (evtl. HBDH) und in der Astrup-Analyse Zeichen der Azidose. Oft Anstieg der harnpflichtigen Substanzen.

6.4. Intoxikationen
Charakteristisch: Oft Angaben von Begleitpersonen. Suche nach Medikamenten- und Chemikalienresten. Oft Foetor ex ore.
Oft entscheidend der toxikologische Nachweis in Urin, Magenspülflüssigkeit, Blut. Nachweis von Tablettenresten (oder Geruch) in dem evtl. nur aus diagnostischen Gründen gewonnenen Mageninhalt.

Besonderheiten:
Aborte: Gynäkologische Blutungen, Abgänge, Hämolyse.
Anilin: Urin rotbraun bis rotschwarz.
Atropin: Weite Pupillen, gerötete Haut.
Blei: Im Urin Blei und Koproporphyrin.
Carbamid: Bei der Rö-Durchleuchtung des Magens Kontrastnachweis.
Chlorkohlenwasserstoff: Positive Fujiwara-Reaktion im Urin.
Digitalisintoxikationen: Im EKG muldenförmige ST-Streckensenkungen, anfangs Hyperkaliämie, dann starker Serum-K-Abfall im Blut bei extremer K-Ausscheidung im Urin.
Kohlenmonoxid (besonders Autoabgase): Besonders CO-Nachweis im Blut. Leukozytose (bis über 20000 μl ≙ 20×10^9/l).
Morphin: Meist Leukozytose, klinisch enge Pupillen.
Nitroverbindungen: Spektroskopischer Methämoglobinnachweis und im Blutbild Nachweis von Heinzschen Innenkörpern.
Schlafmittel und Psychopharmaka: Meist Tablettenreste in der Magenspülflüssigkeit und toxikologischer Nachweis.
Schwefelwasserstoff: Im Urin Ausfall von schwarzem Kupferoxid nach Zugabe von Fehling-Lösung.

6.5. Komatöse Zustände bei Elektrolyt- und Wasserhaushaltsstörungen

Dehydration (DD s. dort)
Ursächlich sind meist verantwortlich Polyurie, Diabetes insipidus (S. 152), Erbrechen, Diarrhö, hochfieberhafte Krankheiten, große Wundhöhlen, Fisteln u.a.
Klinik: Exsikkose und eine trockene Zunge.
Charakteristisch: Serumkalium und -natrium erhöht, scheinbar normal oder erniedrigt bei hohem Hämatokritwert. Anstieg der harnpflichtigen Substanzen im Serum.

Hydration (Wasservergiftung) (DD s. dort)
Klinik: Ödeme besonders bei Niereninsuffizienz, chronischer Rechtsherzinsuffizienz; hypokaliämische Zustände (besonders bei primärem oder sekundärem Hyperaldosteronismus, nach Laxantienmißbrauch, bei chronischem Eiweißmangel u.a.
Charakteristisch: Stete Gewichtszunahme. Bradykardie und Hypertonie sowie typischer Augenhintergrund deuten auf einen erhöhten Hirndruck, d.h. auf ein Hirnödem.
Labor: Im Blutbild Erythrozytenzahl, Hb und Hämatokrit abfallend, dazu Hyponatriämie, Hypochlorämie und Abfall des Gesamteiweißes.

Coma hypokaliaemicum
Nachweis einer Hypokaliämie (z.B. nach Durchfällen), bei Hyperaldosteronismus (S. 87f), nach Saluretika, Nierenkrankheiten, bei Hungern, nach Laxantienmißbrauch u.a. In der Astrup-Analyse oft Nachweis einer metabolischen Azidose, Alkalose oder respiratorischen Alkalose. Sonst: Zusätzliche wiederholte Bestimmung des Na, Ca, Cl, evtl. des Magnesiums im Serum, möglicherweise des Na und K im Urin ist notwendig.

Hyponatriämisches bzw. hypochlorämisches Koma
Auftreten bei bestimmten Nierenkrankheiten mit Salzverlustsyndrom (S. 132ff), beim zerebralen Salzverlustsyndrom (S. 116), bei der Nebennierenrindeninsuffizienz (S. 59), bei Polyurie – z.B. durch forcierte Diurese, nach Diuretika, bei Digitalisintoxikationen schweren Grades, nach Erbrechen, Diarrhö und sonstigen Flüssigkeitsverlusten (vgl. auch Dehydration).
Charakteristisch: Hypernatriämie bei hohem Hämatokritwert, meist deutlich verstärkte Natriumausscheidung durch den Urin und Anstieg der harnpflichtigen Substanzen.

Seltener:
Hyperkaliämie mit Bewußtlosigkeit
Klinik: Bradykardie, Arrhythmien, Blutdruckabfall mit Schocksymptomatik. Meist bei Oligo- bis Anurie oder Nebenniereninsuffizienz.
Beweisend: Starke Hyperkaliämie, dazu meist Anstieg der harnpflichtigen Substanzen, Hyperphosphatämie, Hypokalzämie und Hyponatriämie. In der Astrup-Analyse oft Nachweis einer Azidose.

Hypernatriämiesyndrom
Ursächlich kommen das Conn-Syndrom (S. 87f) – hier Hypokaliämie und in der Astrup-Analyse metabolische Alkalose –, Alkalitherapie, die zu starke Verabreichung von hypertonen NaCl-Infusionen u.a. in Frage.

Magnesiummangelsyndrom
Beweisend: Hypomagnesiämie.
DD: Zu denken ist bei Kindern an Kwashiorkor (S. 142) mit Hypoproteinämie; an Erbrechen (s. dort), Diarrhö (s. dort), Darmfisteln (S. 22), akute Pankreatitis mit Hypokalzämie (S. 4), Alkoholismus, an Diuretikaabusus und chronische Niereninsuffizienzen (S. 132ff), an primären oder sekundären Hyperaldosteronismus – hier Na/K-Quotient im Urin um oder unter 1 –, an Hyperthyreosen (DD S. 164) – hier RIA-T_3 und -T_4 erhöht –, an den primären Hyperparathyreoidismus (S. 146) – hier vermehrte Ca- und Mg-Ausscheidung im Urin –, an Knochenmetastasierung (S. 105f) und Plasmozytom (S. 147) – hier schmalbasige starke Vermehrung der β- oder γ-Globuline, Nachweis von Paraproteinen in der Immunelektrophorese und im Immunogramm –, an eine diabetische Azidose (s. unter 1.).
Zu denken ist an dieses seltene Symptom bei Auftreten von Tachykardien, Tetanie und Krämpfen, Depression, Verwirrtheitszuständen und Psychosen.

6.6. Paraproteinämisches Koma (DD S. 147f) – sel
Charakteristisch: Schmalbasige Vermehrung der β- oder γ-Globuline in der Serumelektrophorese bei Hyperproteinämie. Nachweis von Paraproteinen in der Immunelektrophorese und im Immunogramm bei extremer BSG-Beschleunigung. Meist typischer Knochenmarksbefund.

Kopfschmerzen

Notwendige Untersuchungen:
Anamnese: Familien-, biographische und soziale Anamnese, vorangegangene Traumen und Krankheiten, Hinweise auf Genußmittel- und Medikamentenabusus, bes. Analgetika; Schmerzcharakter und -lokalisation, Verlauf, Zeitpunkt, neurologische und psychische Symptome und Zusatzsymptome, auslösende Faktoren wie Menstruation, Allergien, Kopfhaltung, Wetter u.a.
Körperliche Untersuchung: Temperatur, Puls, Blutdruck, Zahnstatus, Sehfähigkeit, Schmerzen über Wirbelsäule, Muskelverspannungen, Druckschmerz der Nervenaustrittspunkte, Gleichgewichtsstörungen, neurologische Ausfälle.
Evtl.: Blutsenkung, Blutbild, Serumelektrophorese, harnpflichtige Substanzen, Liquoruntersuchung, Blutzucker.
Röntgen: Schädel, Halswirbelsäule a.-p./seitl./halbschräg bds.; Hirnangiographie.
Sonst: Evtl. EEG, Hirntomo- und -szintigramm u.a.

1. Wechselnd lokalisierter, intermittierender Kopfschmerz
2. Anhaltender, progredienter Kopfschmerz

3. Halbseitiger anfallsweiser Kopfschmerz, evtl. mit Übelkeit, Erbrechen, Hör- und Sehstörungen
4. Lokalisierter Kopfschmerz
   4.1. Ausgehend vom Augenbereich
   4.2. Ausgehend vom Kopfnervenbereich
   4.3. Ausgehend vom Nackenbereich
   4.4. Ausgehend vom Hals-Nasen-Ohren-Bereich
   4.5. Ausgehend vom Temporalarterienbereich
   4.6. Ausgehend vom Zahnbereich

1. Wechselnd lokalisierter, intermittierender Kopfschmerz

Cephalaea vasomotorica und psychogener Kopfschmerz (gewöhnlicher Kopfschmerz)
Meist auffällige biographische Anamnese oder vorhergehende Belastung; vegetative Zeichen. Häufig chronisch. Oft liegt eine Depression vor.

Hypertonie (s. dort), **Hypotonie und Blutdruckabfall** (s. dort)
Blutdruck erhöht oder erniedrigt.

Hypoglykämie (DD: s. dort)
Hypoglykämie. Besserung nach Nahrungsaufnahme.

Infektionserkrankungen (s. unter anderen Symptomen)
Klinisch meist Fieber. BSG beschleunigt; Blutbild entzündlich verändert.

Intoxikationen
Nach übermäßigem Genußmittelabusus, bei Arsen-, Benzin-, Benzol- und Bleivergiftungen (Koproporphyrinurie und Bleinachweis im Blut und Urin), Bromid- und Psychopharmakaabusus (evtl. Barbitursäurenachweis im Urin), besonders Phenacetinmißbrauch, nach Ergotamin, Nitraten und Nitriten (im Blut Methämoglobin und Heinz-Innenkörper), Antikonzeptiva, Methylalkohol. Bei CO-Vergiftung CO-Nachweis im Blut.

Nierenentzündungen und -insuffizienzen (DD S. 132ff)
Pathologischer Urin- und Urinsedimentbefund mit Proteinurie; harnpflichtige Substanzen im Serum evtl. erhöht.

Symptomatischer und allergischer Kopfschmerz
Prämenstruell, nach Lumbalpunktionen, -anästhesien, Myelographien, Luftenzephalographien, posttraumatisch (z.B. Kommotio). *Allergisch:* Andere allergische Symptome, oft Eosinophilie. Allergie- und Provokationsteste oft positiv.

Aliquorrhö
Nach Lumbalpunktion oder spontan.

Polyzythämie (s. dort)
Im Blutbild vermehrt: Ery, Leuko-, Thrombozyten, Hb, Hk.

2. Anhaltender, progredienter Kopfschmerz

Vaskulärer und kardiovaskulärer Kopfschmerz
Bei der *Arteriosklerose* (S. 13ff) Persönlichkeitsabbau, Verwirrtheitszustände bei älteren Menschen oder *Hypertonie* (s. dort), bei entzündlichen Gefäßprozessen wie der *Periarteriitis nodosa* (S. 14), *Riesenzellarteriitis* (S. 112), *tertiären Lues* (S. 233f) meist entzündliches Blutbild, BSG-Beschleunigung und evtl. typischer Muskelbiopsiebefund; bei *zerebralen Insulten* (s. dort) Paresen, evtl. typischer Liquorbefund. Bei den Gefäßprozessen meist charakteristisches Hirnangiogramm. Bei der *kardialen Dekompensation* (DD S. 195) neben den klinischen Symptomen typischer EKG-Befund.

Verdrängende Hirnprozesse
Klinisch Hirndruckzeichen wie Bradykardie und Stauungspapille im Augenhintergrund.
Bei *Tumoren, Metastasen* (DD S. 171) und *Abszessen* oft charakteristische Befunde im EEG, Hirnszintigramm, Computertomogramm, evtl. Angiogramm, evtl. Schädel-Rö. Evtl. Liquordruckerhöhung. Bei Abszessen dazu Vorliegen von Infektionen mit allen Infektionszeichen.
Bei *Sub-, Epi- und Arachnoidalblutungen* (DD S. 192) anamnestisch Traumen oder blutiger Liquor.

Entzündliche Hirnprozesse und Meningealprozesse
Meist BSG-Beschleunigung und Pleozytose.
Bei *Meningitis* (S. 128ff) Nackensteifigkeit. Meist Erregernachweis im Liquor. Bei *Enzephalitis* (S. 167f) Bewußtseinstörungen und Paresen. Bei der *multiplen Sklerose* relative γ-Globulinvermehrung im Liquor. Bei der *Paralyse* positive Luesreaktionen (S. 233f).

Seltener:
Prozesse des knöchernen Schädels
Typischer Befund der Schädel-Rö-Aufnahme bei Traumen, Entzündungen, Tumoren (DD S. 118ff), Metastasen, Plasmozytomen (S. 147), Hyperostosis frontalis interna und beim Morbus Paget (S. 104).

3. Halbseitiger, anfallsweiser Kopfschmerz evtl. mit Übelkeit, Erbrechen, Hör- und Sehstörungen

Migräne – Kopfschmerz (Hemikranie)
Keine pathologischen Laborbefunde. Meist typische Familienanamnese. Auftreten meist zwischen 10.–30. Lebensjahr. Oft nach Ovulationshemmern.
Oft bei hypertonen Krisen, insbesondere beim Phäochromozytom (DD S. 87). Hier vermehrte Vanillinmandelsäureausscheidung im Urin.
Die Migräne tritt oft menstruell, in Wetterabhängigkeit, nach Alkohol- und Nikotinabusus, bei Lichteinwirkung, bei psychischer Belastung, nach Analgetika- und Ergotamineinnahme sowie nach zu langer Bettruhe auf.

Seltener:
Arteriitis temporalis
Klinik: Verdickte Temporalarterien; meist beiderseitiger Schläfenschmerz, starke BSG-Beschleunigung, α_2-Globulinerhöhung in der Serumelektrophorese. Typischer Biopsiebefund (Riesenzellen).

Bing-Horton-Neuralgie (Histaminkopfschmerz)
Klinik: Einseitiger Kopfschmerz bei Männern meist im mittleren Alter, die von orbital oder supraorbital in die Schläfe ausstrahlen, meist aus dem Schlaf heraus auftreten und meist nach 1–2 Stunden wieder abklingen. Im Histamintest oft Provokation möglich.

Trigeminusneuralgie
Klinik: Blitzartig einschießende Schmerzattakken, die durch Berühren oder Kältereiz ausgelöst werden können.
Symptomatisch: Bei Prozessen der Nasennebenhöhlen (Rö-Befund), der Zähne oder des Ober- und Unterkiefers, evtl. auch posttraumatisch.

Zustand nach Herpes zoster ophthalmicus
Charakteristische Anamnese oder typisches klinisches Bild.

4. Lokalisierter Kopfschmerz

4.1. Ausgehend vom Augenbereich
Zum Beispiel Sehstörungen, Glaukom, latentes Schielen, s. augenärztliche Fachbücher.

4.2. Ausgehend vom Kopfnervenbereich
Siehe Neuro- und Polyneuropathien

4.3. Ausgehend vom Nackenbereich
Halswirbelsäulenerkrankungen (Zervikalsyndrom, zervikale Migräne) (S. 158ff)
Rö-Veränderungen der Halswirbelsäule. Radikuläre oder vegetative Symptome.
Nach frontal ausstrahlend. Austrittspunkte der Nn. occipitalis druckdolent.

Spastische Nackenmuskulatur (Muskelspannungskopfschmerz)
Muskelspannungen im Nacken-Schulter-Bereich. Meist psychisch bedingt!

4.4. Ausgehend vom Hals-Nasen-Ohren-Bereich
Siehe HNO-Fachbücher.

4.5. Ausgehend vom Temporalarterienbereich
Siehe Arteriitis temporalis unter 3.

4.6. Ausgehend vom Zahnbereich
Zahnärztliche Untersuchung notwendig!

Krämpfe

1. Generalisierte Krämpfe bei komatösen Zuständen (s. dort)

Diabetisches, hepatisches, hypoglykämisches, urämisches Koma, Addison-Koma, bei Fieber, in der Schwangerschaft.

2. Generalisierte, evtl. einseitige Krämpfe bei Bewußtseinsstörungen (s. Bewußtseinsstörungen)

Adams-Stokes-Anfall, zerebrale Anfallsleiden, Hysterie, Intoxikationen.

3. Muskelkrämpfe

Alkalose (S. 200)
Alkalireserve und Bikarbonat erhöht; alkalischer Urin (pH-Papier); Blut-pH über 7,5.

Anaphylaxie (S. 36)
Nach Medikamentenabusus oder Seruminjektionen.

Berufliche und sportliche Überlastung
Typische (Berufs-)Anamnese: Stenotypistinnen, Musiker usw.; nach sportlicher Überanstrengung.

Hyperventilationstetanie und nervöses Atemsyndrom
Typische Anamnese. Positiver Hyperventilationsversuch.

Hypo- oder Hyperkaliämie (DD: S. 224)
K im Serum erhöht oder erniedrigt, Na erhöht oder erniedrigt.

Tetanie (DD: S. 181f)
Klinik: Tonische Muskelkontraktionen, Pfötchenstellung usw. Positive Chvostek-, Trousseau- und Lust-Zeichen.

Tetanus (Wundstarrkrampf)
Nachweis einer Verletzung; Muskelstarre und klonisch-tonische Krampfanfälle; Kieferklemme, Risus sardonicus.
Im Blutbild Leukozytose.
Direkter, kultureller oder tierexperimenteller Erregernachweis im Eiter oder exzidierten Wundmaterial. Toxinnachweis im Serum durch Tierexperiment möglich.

Seltener:
Ahornsirup-Krankheit
Typischer Uringeruch. Im Urin und Blut Vermehrung von Valin, Leucin, Isoleucin.

Hirnorganische Prozesse (Tumoren, Abszesse)
Myoklonische Zuckungen; neurologische Ausfälle, Wesensveränderungen. Evtl. pathologisches EEG, Hirnangiogramm, -szintigramm, Computertomogramm.

Hypokalziämie (DD: S. 225)
Ca im Serum erniedrigt.

Hypochlorämische Alkalose (S. 200)
Meist langdauernder Abusus von Diuretika. Im Serum Cl, auch Na und evtl. K erniedrigt, Alkalireserve, Standardbikarbonat und Blut-pH erhöht.

Strychninvergiftung
Anamnese oder toxikologischer Strychninnachweis im Urin.

Krebsvorsorgeuntersuchungen (S. 118ff)

Kreuzschmerzen, s. Rückenschmerzen

Lebervergrößerung, s. Hepatomegalie

Leukozyturie, s. Miktionsbeschwerden

Lipidämien, s. Xanthelasmen

Lipidelektrophorese, s. Xanthelasmen und Xanthoma tuberosum

Lumbalgien, s. Rückenschmerzen

Lymphome (vgl. Hilus- und Mediastinalverbreiterung sowie Splenomegalie)

1. Akut auftretende Lymphome, meist mit Fieber
   - 1.1. Akute Infektionen
   - 1.2. Akute Hämoblastosen
2. Langsam sich entwickelnde Lymphome, oft mit subfebrilen oder intermittierenden Temperaturen
   - 2.1. Allergische Lymphome
   - 2.2. Medikamentös bedingte Lymphome
   - 2.3. Chronische Entzündungen
   - 2.4. Maligne Lymphome
   - 2.5. Hyperlipidämien
   - 2.6. Intestinale Lipodystrophie

1. Akut auftretende Lymphome, meist mit Fieber (vgl. Hauterscheinungen bei internen Krankheiten)

Meist Fieber, evtl. Exantheme und starke BSG-Beschleunigung.

1.1. Akute Infektionen

Typisch: Meist druckdolente Lymphome, entzündliches Blutbild. In der Serumelektrophorese α_2-Globulinerhöhung. Entscheidend ist der positive direkte, kulturelle oder tierexperimentelle, aber ebenso serologische Erregernachweis.

Lymphadenitis acuta und Lymphangitis
Klinisch stark dolente Lymphome. Entzündungszeichen, evtl. lokale Entzündungen, evtl. Erregernachweis im Abstrich und in den Lymphomen.

Mononucleosis infectiosa (Pfeiffersches Drüsenfieber)
Klinik: Angina, Splenomegalie, evtl. Lebervergrößerung.
Labor: Leukozytose bis 30000/μl(≙ 30×10^9/l) (evtl. auch Leukopenie) mit starker Lymphomonozytose bis 90% und Plasmazellen im peripheren Blut. Ab 8. Tag in 70–90% Paul-Bunnell-Reaktion (Hanganutziu-Deicher-Reaktion) über 1:64 positiv und typischer Titeranstieg. Oft positiver Mononukleosetest (Schnelltest).
Sonst: Mäßige BSG-Beschleunigung. Oft positive WaR, LDH-Erhöhung, positive Kälteagglutinine. Evtl. (im Zweifel) im Lymphknoten- und Knochenmarkspunktat unregelmäßig geformte, hellblaue retikuläre Zellen mit großem Kern, mit 2–3 Nukleolen und schmalem, granuliertem Plasma.

Morbilli (Masern) (S. 69).
Im Blutbild Leukopenie mit starker Linksverschiebung und Fehlen der Eosinophilen. Im Urin Diazo-Probe in 75% positiv; oft Proteinurie und Urobilinogenurie. Ab 1.–4. Tag positiver Hämagglutinationshemmtest, Neutralisationstest und KBR.

Parotitis epidemica (Mumps) (S. 148)
Im Blutbild anfangs Leukopenie mit Lymphomonozytose und Eosinophilie. Amylase im Blut und Urin erhöht.
Vierfacher KBR-Titeranstieg bei zweimaliger Blutentnahme in 8–10 Tagen, dazu positiver

Hämagglutinationstest, Agglutinationshemmtest über 1 : 32, Intrakutantest (meist nicht notwendig!).

Rubeola (Röteln) (S. 69)
Beweisend: 1–4 Tage nach Ausbruch des Exanthems der positive Hämagglutinationshemmtest und die positiven neutralisierenden Antikörper, nach 5–7 Tagen die positive KBR und der positive Immunfluoreszenztest. Röteln-IgM-Nachweis möglich.
Charakteristisch: Im Blutbild die Leukopenie mit relativer Lymphozytose; mäßige Linksverschiebung und starke Plasmazellvermehrung sowie die Eosinophilie (buntes Blutbild).

Seltener:

Brucellosen (Morbus Bang, Maltafieber)
Beweisend: Kultureller oder tierexperimenteller Brucellennachweis in Blut, Urin, Abszeßeiter und Biopsiematerial, Knochenmark, Liquor.
Charakteristisch: Positiv Agglutinationstest (ab 1 : 80 ab 10. Tag) und evtl. KBR, im Blutbild anfangs mäßige Leukozytose mit relativer Lymphomonozytose, später die Leukopenie. Die BSG ist mäßig beschleunigt. Evtl. Ery im Urin, erhöht SGOT, SGPT.
Der Brucellosen-Hauttest ist nicht beweisend.

Chagas-Krankheit
Klinik: Herzvergrößerung, Hepatosplenomegalie, Tachykardie, Ödeme, zentralnervöse Erscheinungen wie Somnolenz und Halluzinationen. Auf dem südamerikanischen Kontinent endemisch.
Beweisend: Trypanosomennachweis im Blutausstrich oder dicken Tropfen, positiver Immunfluoreszenz-Test, nach 4 Wochen positiv KBR, weiter Hämagglutinationstest.
Charakteristisch: Mäßige Lymphomonozytose, später Eosinophilie, dazu Hyperglobulinämie. Positiver Latextest mit Latex-Chagas-Reagens.

Diphtherie (S. 11)
Beweisend: Bakterioskopischer oder kultureller Erregernachweis im Nasen- und Rachenabstrich.
Charakteristisch: Polynukleäre Leukozytose mit Eosinopenie und Linksverschiebung. Im Urin bei Nierenbeteiligung Proteinurie, Leukozyturie, selten Erythrozyturie. BSG mittelstark bis stark beschleunigt. Positiver Schick-Test (Hauttest).

Hepatitis epidemica (S. 73)
Leberfermente und Gesamtbilirubin sowie Fe im Serum erhöht.

Herpes zoster (S. 68)
Typisches klinisches Bild.

Listeriose
Klinik: Meningitis oder Meningoenzephalitis, Konjunktivitis.
Beweisend: Erregernachweis im oft eitrigen Liquor, Blut, Vaginalabstrich.
Charakteristisch: Serumantikörpernachweis gegen O- und H-Antigene, positiver Agglutinationstest (1 : 200 verdächtig, 1 : 400 hinweisend), dazu positiv KBR ab 1 : 10 und intrakutaner Hauttest.
Uncharakteristisch: WaR positiv, TPHA negativ. Dazu Lymphomonozytose, Hyperbilirubinämie.

Lymphocytosis infectiosa acuta (Infektiöse Lymphozytose)
Leukozytose bis 120000/μl (120×10^9/l) und vorwiegend kleinzellige, teils azurgranulierte Lymphozyten bis 95%, absolute Vermehrung der Eosinophilen, daneben Plasmazellen. Lymphatische Infiltration des Knochenmarks.

Lymphogranuloma inguinale (venereum)
Beweisend: Positiver Chlamydiennachweis auf Gewebskulturen (Speziallabor!) und positiver Freischer Intrakutantest.
Charakteristisch: Mäßige Leukozytose mit Linksverschiebung und positiver Neutralisationstest.
Uncharakteristisch: Positive KBR, leichte bis mäßige BSG-Beschleunigung und evtl. leicht positive Lues-Reaktion.

Anthrax (Milzbrand) (S. 68)
Klinik: Rote Papeln mit schwarzem Zentrum; Milzbrandödem an Händen, Armen und im Gesicht. Blutiger Auswurf, Durchfall, Erbrechen.
Labor: Direkter Erregernachweis im Bläscheninhalt, evtl. auch kultureller Erregernachweis möglich.
KBR und Präzipitationstest sind unzuverlässig.

Pest (S. 70)
Labor: Kultureller und tierexperimenteller Erregernachweis im Buboneneiter oder blutigen Sputum, evtl. im Blut, Stuhl und Urin.

Rattenbißkrankheit (Sodoku)
Typisch: Anamnese, Auftreten nur in Japan.
Klinik: Primäraffekt mit regionalen Lymphomen.
Labor: Leukozytose. Kultureller Spirillennachweis im Blut oder Lymphknotenpunktat; Agglutinationsreaktion mit Proteus OXK und WaR positiv.

Rotz (Malleus) (S. 70)
Klinik: Hautknoten und -ulzerationen; oft Meningismus und septisches Krankheitsbild.
Labor: Bakteriennachweis im Wundsekret und Lymphknotenpunktat, Sputum und Blut möglich. Positive KBR und Agglutinationsreaktion.

Serumkrankheit (vgl. S. 36)
Auftreten 8–10 Tage nach Seruminjektionen oder Medikamentenabusus. Evtl. Hämaturie, Blutstuhl und Eosinophilie.

Tularämie (Hasenpest)
Beweisend: Kultureller oder tierexperimenteller Erregernachweis im Lymphknotenpunktat, Sputum, Blut oder Exsudat. Ab 5. Tag Hämagglutinationstest mit Titern von 1:20 bis 1:40, weniger KBR positiv.
Charakteristisch: Hämagglutinationstest über 1:10 vom 10.–12. Tag, positiver Intrakutantest auf Tularämie-Antigen.
Uncharakteristisch: Leuko-, evtl. Lymphomonozytose (etwa 12000–15000/μl [$12-15 \times 10^9$/l]), im Urin positive Diazoreaktion.

Viruspneumonie (S. 40)
Typisch: Thorax-Rö-Befund. Serologisch oft Kälteagglutinationstest über 1:256. Im Blutbild Lymphozytose nach 7–10 Tagen, evtl. serologischer Virusnachweis.

Ulcus molle (S. 30)
Klinik: Schmerzhafte Geschwüre.
Beweisend: Kultureller oder direkter (Dunkelfeld) Streptobazillennachweis im Geschwürsabstrich. Positiver Ito-Reenstierna-Intrakutantest; WaR schwach positiv.

1.2. Akute Hämoblastosen

Typisch: Histologischer Sternal-, Lymphknoten- oder Leberpunktatbefund, evtl. auch charakteristisches Blutbild. BSG meist beschleunigt.

Akute unreifzellige Leukämien
Im peripheren Blut und Sternalpunktat Vorherrschen gleichartiger „Blasten". Gesamtleukozytenzahl in etwa 50% der Fälle deutlich vermindert. Dazu Anämie und Thrombozytopenie (s. Panzytopenie, S. 147).
Klinische Leitsymptome: Hohes Fieber, Hämorrhagien, erhöhte Infektionsneigung, hier auch eventuell Hepatosplenomegalie. Aufgrund morphologischer Kriterien und zytochemischer Hilfsmethoden Klassifizierung in die akute lymphatische Leukämie und die akute myeloische Leukämie (S. 180) möglich.

Akute lymphatische Leukämie (ALL)
Vorkommen vorwiegend bei Kindern. Verlaufsform leukämisch oder aleukämisch. Im Blutbild und Knochenmark lymphozytenähnliche Blasten mit rundem Kern und schmalem blauem Zytoplasma.
Zytochemisch positive PAS-Reaktion (bei fehlender Peroxydase- oder Esteraseaktivität). Immunologisch ALL vom B- und T-Typ unterscheidbar.

Akute Lymphogranulomatose (Hodgkin-Lymphom) (s. auch unter 2.4.)
Meist leichte Leukozytose mit Lymphopenie, Eosinophilie und evtl. Monozytose. Alkalische Leukozytenphosphatase oft erhöht. Diazoreaktion im Urin meist positiv. Mendel-Mantoux-Probe oft bis 1:100 negativ. Meist typischer Thorax-Rö.

Akuter Morbus Boeck (Löfgren-Syndrom) (s. auch unter 2.4.)
Klinisch meist Gelenkschwellungen und -schmerzen und Erythema nodosum. Mendel-Mantoux-Probe meist bis mindestens 1:100 positiv. Meist typischer Thorax-Rö.

2. Langsam sich entwickelnde Lymphome, oft mit subfebrilen oder intermittierenden Temperaturen

BSG meist beschleunigt.

2.1. Allergische Lymphome
Eosinophilie, Gewebseosinophilie und speichernde Retikulumzellen.

2.2. Medikamentös bedingte Lymphome
Besonders nach Abusus von Hydantoin, Paraaminosalicylsäure (PAS) oder Perchlorat. Hier megaloblastäre Anämie, evtl. Thrombozytopenie. Besserung nach Absetzen der Medikamente.

2.3. Chronische Entzündungen (vgl. Hauterscheinungen)

Typisch: Meist Anämie, in der Serumelektrophorese γ-Globulinvermehrung. Serum-Fe erniedrigt, Serum-Cu erhöht. *Klinisch* meist druckdolente Lymphome.
Entscheidend: Der positive direkte, kulturelle, tierexperimentelle oder serologische Erregernachweis.

Chronische Lymphadenitis
Unspezifisches Lymphknotenpunktat (nach unspezifischen Entzündungen).

Rheumatische Erkrankungen (DD: S. 52ff)
Klinik: Gelenkschwellungen und -schmerzen.
Labor: Oft starke BSG-Beschleunigung; in der Serumelektrophorese deutliche γ-Globulinvermehrung; positive Rheumateste (Latex-RF-Test, Waaler-Rose-Test), bei 70% CRP nach Aktivität positiv.

Silikose (S. 41)
Typische Berufsanamnese; meist starke Hilusvergrößerung.
Pathologische Lungenfunktionsproben. Bei BSG-Beschleunigung Verdacht auf Begleit-Tbc.

Syphilis (S. 233f)
Erregernachweis aus Abstrichen, Infiltrat oder Lymphknotenpunktat. Lues-Reaktionen positiv.

Toxoplasmose
Serologisch ab 2.–3. Woche Sabin-Feldmann-Test über 1:128, KBR nach 3–4 Wochen über 1:50 positiv, evtl. positiver Neutralisationstest; Toxoplasminhauttest hochpositiv. Evtl. direkter oder tierexperimenteller (Mäuse, Goldhamster) Erregernachweis in Lymphknotenpunktat, xanthochromem Liquor, Sputum, Urin, Gewebepräparaten, Tonsillen, Muskeln möglich. Evtl. Hyperbilirubinämie, Bilirubin- und Urobilinogenurie. Lymphomonozytose meist vorhanden.

Tuberkulose (S. 41)
Klinik: Oft einschmelzende Lymphome; eiternde Fisteln.
Röntgen: Kalkeinlagerung.
Erregernachweis in Sputum, Magensaft, Stuhl oder Urin. Im Lymphknotenpräparat typisches Granulationsgewebe mit Langhans-Riesenzellen, Epitheloidzellen und Lymphozyten. Hautteste auf Tuberkulose hochpositiv.

Seltener:
Aktinomykose (S. 29)
Klinik: Oft einschmelzende Lymphome. Mikroskopischer oder kultureller Aktinomyzes- oder Drusenfasernachweis im Eiter der meist fistelnden Lymphome, im Sputum oder Stuhl. KBR und Intrakutantest hinweisend positiv. Leukozytose mit Linksverschiebung, BSG stark beschleunigt.

Eosinophilia persistens
Stärkere Eosinophilie bei Splenomegalie.

Katzenkratzkrankheit
Beweisend: Positiver Intrakutantest mit verdünntem Drüseneiter (kaum erhältlich!).
Charakteristisch: Positive KBR (erst ab 2. Monat positiv). Typische Anamnese. Anfangs Leukopenie und oft Thrombozytopenie, später Lymphozytose und Eosinophilie. BSG beschleunigt.

Lymphadenitis nuchalis et cervicalis
In der Serumelektrophorese meist β-Globulinerhöhung. Im Lymphknotenpunktat in Gruppen angeordnete Epitheloidzellen.

Lymphogranuloma inguinale (venereum) (S. 114)
Beweisend: Chlamydiennachweis auf Gewebskulturen, positiver Freischer Intrakutantest.

Lymphocytosis infectiosa (S. 114)
Leukozytose bis manchmal 120000 mit vorwiegend kleinen Lymphozyten, absoluter Eosinophilie und Plasmazellen im Blutbild.

Schlafkrankheit (afrikanische Schlafkrankheit, Trypanosomiasis)
Erregernachweis im Blut, Lymphknoten- oder Sternalpunktat oder in Ödemflüssigkeit möglich. Indirekter Immunfluoreszenztest auf Trypanosomen positiv, Formolgelprobe positiv. Oft Anämie, starke BSG-Beschleunigung, in der Serumelektrophorese γ-Globulinvermehrung. In 95% IgM-Nachweis im Immunogramm möglich. Im Liquor Eiweißvermehrung.

2.4. Maligne Lymphome

Typisch: Entscheidend ist der histologische oder zytologische Lymphknotenbefund, der typische histologische Leber- oder Sternalbefund. Evtl. typisches Blutbild oder charakteristische Serumelektrophorese. BSG meist beschleunigt.

Lymphogranulomatose (Morbus Hodgkin)
Diagnostisch entscheidend ist der histologische Befund (Lymphknotenbiopsie) mit Nachweis der mehrkernigen Sternberg-Reed-Zelle und der mononukleären Hodgkin-Zelle.
Im peripheren Blutbild absolute Lymphopenie, atypische Lymphozyten, Erhöhung der Neutrophilenzahl, Monozytose, Anämie oft mit hämolytischer Komponente. Verminderung der Immunglobuline, vor allem IgM, Störung der zellulären Immunität (negativer Tuberkulintest).
Im Sternalpunktat (Stadium IV) Nachweis der typischen Granulome.
Klinischer Befund, Therapie und Prognose je nach *Krankheitsstadium.*
Stadium I: Befall einer Lymphknotenregion.
Stadium II: Befall von zwei benachbarten Lymphknotenregionen ober- oder unterhalb des Zwerchfells.
Stadium III: Befall von Lymphknotenregionen ober- und unterhalb des Zwerchfells evtl. unter Mitbeteiligung von Milz oder Rachenring.
Stadium IV: Zusätzlicher Befall extralymphatischer Organe oder Gewebe (Knochenmark, Leber, Pleura, Lungen, Nieren, Gastrointestinaltrakt).
Stadieneinteilung durch Galliumszintigraphie oft möglich, da die befallenen Lymphome und Organe (Leber, Milz) vermehrt Aktivität speichern können.

Non-Hodgkin-Lymphome
Hierzu werden alle malignen lymphoproliferativen Erkrankungen gerechnet, die *nicht* die histologischen Kriterien des Morbus Hodgkin erfüllen. Diagnose ausschließlich histologisch durch Exzision eines befallenen Lymphknotens bzw. eines extralymphatischen Organs. Stadieneinteilung

analog zum Morbus Hodgkin (s. oben, einschl. Galliumszintigraphie). Histologische Klassifizierung der heterogenen Krankheitsgruppe s. Tabelle.

Die häufigsten Untergruppen der Non-Hodgkin-Lymphome nach der Kiel-Klassifikation und ihre Beziehung zur alten Bezeichnung der malignen Lymphome (aus R. Herrmann: Dtsch. Ärztebl. 48 [1980] 2855)

Malignitätsgrad	Kiel-Klassifikation	Alte Bezeichnung
niedrig	Lymphozytisches Lymphom	CLL, Lymphosarkom
niedrig	Immunozytisches Lymphom	Morbus Waldenström CLL, Lymphosarkom
niedrig	Zentrozytisches Lymphom	Lymphosarkom
niedrig	Zentrozytisch-zentroblastisches Lymphom	Morbus Brill-Symmers Lymphosarkom
hoch	Zentroblastisches Lymphom	Retikulosarkom
hoch	Immunoblastisches Lymphom	Retikulosarkom
hoch	Lymphoblástisches Lymphom	Retikulosarkom

CLL = Chronische lymphatische Leukämie

Besonderheiten:

Chronische Leukämien

Basophilenleukämie (umstrittenes Krankheitsbild): Im Blutbild über 40% Basophile mit vielen unreifen Formen; gleichzeitig meist Leukozytose; oft Thrombopenie und Anämie; im Knochenmarkpunktat sowohl aplastische als auch hyperplastische Bilder; BSG deutlich beschleunigt. Philadelphia-Chromosomen positiv (eigene Beobachtung).

Eosinophilenleukämie (umstrittenes Krankheitsbild): Starke Eosinophilie und Auftreten eosinophiler Myelozyten (treten auch bei anderen hochgradigen Eosinophilien auf), dazu Thrombopenie und Anämie. Im Knochenmarkpunktat aplastische und hyperplastische Bilder, BSG beschleunigt.

Notwendig für die Diagnose „Eosinophile Leukämie" ist der Ausschluß aller Krankheiten, die mit einer stärkeren Eosinophilie einhergehen können.

Chronisch-lymphatische Leukämie

In über 75% Leukozytose, sonst Normozytose oder Leukopenie (sehr selten) mit Vermehrung der Lymphozyten (bis 98% der Leukozyten), die evtl. atypisch sind; Nachweis von Gumprechtschen Schollen; gesteigerte PAS-Reaktion der Lymphozyten; im Knochenmarkpunktat Durchsetzung mit Lymphozyten und Zurückdrängung der Granulo- und Erythropoese; Verminderung der Megakaryozyten; im Lymphknotenpunktat Vorherrschen der jüngeren oder reifen Lymphozyten. BSG oft deutlich beschleunigt (evtl. auch normal); häufig γ-Globulinerhöhung in der Serumelektrophorese bei entsprechender Albuminverminderung.

Chronisch-myeloische Leukämie

Meist bis hochgradige Leukozytose (evtl. $500\,000/\mu l\,[500 \times 10^9/l]$) mit Auftreten aller weißen Vorstufen von den Myeloblasten bis zu den Segmentkernigen; Eosinophilie und Basophilie; später Thrombopenie und Anämie (anfangs oft Thrombozytose!); bei der Erythroleukämie zusätzlich Vermehrung von kernhaltigen roten Blutzellen. Im Knochenmarkpunktat Steigerung der Granulopoese und Vorherrschen der jugendlichen Zellen; oft Vermehrung auch der Megakaryozyten, Verdrängung der Erythropoese; bei der Erythroleukämie dagegen Nachweis PAS-positiver roter Vorstufen bei gesteigerter Erythropoese. Erythroblasten prozentual höher als im peripheren Blut. Im Leber- und Milzpunktat Nachweis von reichlich myeloischen Zellen, Megakaryozyten und kernhaltigen roten Blutzellen. Alkalische Leukozytenphosphatase erniedrigt oder fehlend; in 90% Nachweis von Philadelphia-Chromosomen möglich.

BSG meist deutlich beschleunigt; Harnsäure im Serum erhöht. Bei der *symptomatischen Erythroleukämie* Blutbild wie bei der Erythroleukämie. Oft Tumorzellnachweis im Sternalpunktat. Oft Erhöhung der Phosphatasen im Serum. *Monozytenleukämie:* Starke Leukozytose mit starker Monozytose; dazu Anämie und Thrombopenie. Im Knochenmarkpunktat starke monozytäre Infiltrationen. BSG meist deutlich beschleunigt.

Makroglobulinämie Waldenström und Plasmozytom (s. Proteinämien)

Schmalbasige α, β- oder γ-Globulinerhöhung in der Serumelektrophorese, typische Immunelektrophorese. Gesamt-Eiweiß erhöht, evtl. Sia-Probe positiv oder Nachweis von Bence-Jones-Eiweißkörpern im Urin. Typischer Knochenmarksbefund.

Evtl. typische Knochen-Rö.

Heavy-chain-disease (S. 71)

Mäßige BSG-Beschleunigung. In der Serumelektrophorese Erhöhung der β- oder γ-Globuline.

Typisch: Immunelektrophorese, Knochenmark-, Lymphknoten-, Leber- oder Milzpunktat.

Morbus Boeck (Sarkoidose) – vgl. S. 42
Evtl. Ostitis multiplex Jüngling.
Im Blutbild oft Lymphopenie, evtl. Eosinophilie und leichte Anämie; BSG evtl. beschleunigt. Hyperkalziämie (in 10%), γ-Globulinvermehrung in der Serumelektrophorese in etwa 65%. Nickerson-Kveim-Reaktion oft positiv. Bei Leberbeteiligung pathologischer Bromthaleintest und leichte Erhöhung der alkalischen Serumphosphatase. Im Lymphknoten- oder Leberpunktat histologisch oder zytologisch Epitheloidzellen, Riesenzellen ohne Gewebszerfall. Mendel-Mantoux-Probe meist bis 1 : 100 oder 1 : 10 negativ.

Tumormetastasen (s. Malignomverdacht)
Klinisch meist besonders harte Lymphome. In der Serumelektrophorese oft gleichzeitige α-, β- und γ-Globulinvermehrung. Evtl. Erhöhung der alkalischen Serumphosphatase und des Cu sowie der LDH; Erniedrigung des Serum-Fe.
Bei Virchow-Drüsen typischer Magen- oder Pankreas-Rö- oder Sonographiebefund.

2.5. Hyperlipidämien (DD s. Xanthelasmen)
Hyperlipidämie und typischer Ausfall der Lipidproteinelektrophorese. Klinisch Arcus lipoides, Xanthome und Xanthelasmen, frühzeitige Gefäßkrankheiten (Arteriosklerose).

2.6. Intestinale Lipodystrophie (S. 53)
Typischer histologischer Lymphknotenbefund.

Magersucht, s. Gewichtsabnahme und Magersucht

Malabsorptions-, Maldigestionssyndrom und exsudative Gastroenteropathie, s. Diarrhö

Malignomverdacht und -suche, Krebsvorsorgeuntersuchungen

Hinweise auf das Vorliegen von Malignomen und Hämoblastosen

Symptomatik: Gewichtsabnahme bei Appetitlosigkeit, Müdigkeit und Schlappheit, Blässe (Anämie?), Dyspnoe, Husten, Auswurf (bes. mit Blutbeimengungen), Bauchschmerzen, Miktionsbeschwerden, Obstipation – oft im Wechsel mit Diarrhö –, Teerstuhl oder Blut im Stuhl, roter Urin, gynäkologische Blutungen. Entstehende Verhärtungen und Knoten sowie Lymphome, streng lokalisierte Knochenschmerzen, psychische Veränderungen, zunehmender Kopfschmerz und neurologische Ausfälle, Sehstörungen, Schwindel, geistige Fehlleistungen.

Sorgfältig erhobener körperlicher Untersuchungsbefund: Lymphome, verhärtete (und höckerige) Leber, Splenomegalie (für einen guten Kliniker bereits perkutorisch und weniger sicher palpatorisch gut erkennbar!). Rektale und gynäkologische Untersuchung! Tumoren der Haut, Mammae, des Peritoneums, des Rektums und Genitales sind tastbar, manchmal bereits sichtbar!

Merke: Aus fehlender klinischer Erfahrung können die geschwächten Patienten durch belastende, finanziell aufwendige, manchmal völlig überflüssige Untersuchungen sinnlos belastet und beunruhigt werden. Aufwendige und invasive Methoden sollten nur bei zu erhoffenden therapeutischen Konsequenzen durchgeführt werden! Leber- und Milzszintigraphie oder gar Computertomographie z.B. sind oft nur Ersatz für fehlende Perkussionstechnik. Die Sonographie wäre oft zur Objektivierung von Untersuchungsbefunden einfacher, für den Patienten weniger belastend und wesentlich wirtschaftlicher!

Prinzipielles diagnostisches Vorgehen: Die Diagnostik sollte folgende Ziele verfolgen: 1. Die Verdachtsdiagnose „Malignom" sollte zuerst einmal durch „harte Daten" bestätigt oder verworfen werden.
2. Bei Bestätigung der Diagnose sollte durch weitere gezielte Stufendiagnostik die Organlokalisation, die Malignomausdehnung und evtl. bereits vorhandene Metastasierung und die exakte histologische Sicherung und Klassifizierung (evtl. in spezialisierten pathologischen Instituten) angestrebt werden. Voraussetzungen für eine sinnvolle *Stufendiagnostik* sind eine kluge Anamnesenerhebung, eine sichere klinische Untersuchungstechnik. Man beginne dann mit den wenig aufwendigen, den Patienten weniger belastenden und beunruhigenden Untersuchungen (neben Laboruntersuchungen z.B. Sonographie, einfache Röntgenuntersuchungen). Erst dann sollten kompliziertere Untersuchungen – auch unter wirtschaftlichen Gesichtspunkten – wie Computertomographie, Angiographien u.a. erfolgen. Entscheidend ist immer die Gewinnung eines histologischen Befundes, der nur durch Punktionen, Exzisionen (z.B. endoskopisch) zu erreichen ist. Erst hiernach sind aggressive und teuere therapeutische Maßnahmen zu verantworten.

Spezielles diagnostisches Vorgehen

1. Anamnese und Symptomatik: typisch bei Malignomen der Lunge und Bronchien (S. 37): Thorax-Rö evtl. mit Tomographie, Versuch eines Tumorzellnachweises im Sputum, bei Ergüssen im Punktat. Bronchoskopie, bei peripheren Tumoren Lungenpunktion, evtl. Mikrothorakotomie. Gute Hinweise auf die Diagnose ergibt die wenig belastende Galliumszintigraphie.
Beim *zentralen Bronchialkarzinom* Husten, dazu weißlich-grauer, grünlich gelb-eitriger oder schleimiger oder himbeergeleeartiger oder blutuntermischter Auswurf. Dann ist die Bronchoskopie streng indiziert (evtl. auch die oben genannten anderen Untersuchungen).
Ausschluß von Lebermetastasen und paraaortalen Lymphomen durch Sonographie! Derselbe

Untersuchungsgang empfiehlt sich auch bei *Mediastinaltumoren* (hier Mediastinoskopie mit Histologie (statt Bronchoskopie) und *Pleuratumoren.* Ebenso werden *Morbus Boeck* (S. 118), *Hodgkin-* (S. 116) und *Non-Hodgkin-Lymphome* (S. 116f) diagnostiziert. Dann sind evtl. auch Sternalpunktat und Blutbild notwendig (*Leukämien* und *Hämoblastosen,* s. Lymphome, s. Splenomegalie, s. Paraproteinämien).
Bei Hinweisen auf *Tumoren des Ösophagus, Magens und Darms:* Objektiv hinweisend Blutnachweis im Stuhl, bei Dickdarm- und Lebermalignomen positiver Nachweis des karzinoembryonalen Antigens (CEA). Zur Organlokalisation und Histologie: Ösophagogastro-Duodenoskopie (evtl. Magen-Darm-Passage) oder Rektosigmoidoskoloskopie (evtl. Kolonkontrasteinlauf). Zur Metastasensuche: Thorax-Rö, Sonographie der Leber und paraaortalen Lymphome, Knochenszintigraphie. Bei sonstigen *Abdominaltumoren* wie des *Pankreas* (S. 21), der *Leber* (S. 76), des *Peritoneums,* der *Gallenblase* (S.98) und *Gallengänge* Organlokalisation durch Galle-Rö und Rö-Gallengänge, Sonographie, Laparoskopie, evtl. Angiographien und Computertomographie, durch ERCP und PTC. Metastasensuche s. oben unter Magen-Darm-Tumoren.
Als Hinweise auf *Tumoren der Niere und Harnwege:* Erythrozyturie, weiter durch Nierenleer-Rö-Aufnahme, Sonographie, durch Nierenszintigraphie und Angiographie, in der Blase zytoskopisch möglich. Zur Metastasensuche: Lymphangiographie, Sonographie von Leber und para aortalen Lymphomen, Knochenszintigraphie.
Bei z.B. *retroperitonealen Tumoren* zur Sonographie und Angiographie Computertomographie, bei *Nebennierentumoren* zusätzlich Hormonanalysen notwendig (S. 157).
Bei Hinweisen auf *Hirntumoren* EEG, besser Hirnszintigraphie, dann Computertomographie und Angiographie, bei *Rückenmarkstumoren* Myoelographie wichtig. Bei Verdacht auf *gynäkologische Tumoren* charakteristischer gynäkologischer Untersuchungsbefund, evtl. Sonographie und Endoskopie entscheidend.

2. Körperlicher Untersuchungsbefund

Entscheidend sind Probeexzision oder Histologie der tastbaren Tumoren oder Lymphome. Bei *Hämoblastosen* zur Feststellung der Ausdehnung: Thorax-Rö, Sonographie von Leber, Milz, paraaortalen Lymphomen; Galliumszintigraphie (Aktivitätsvermehrungen der betroffenen Lymphome, ebenfalls der Leber und Milz oft gut nachweisbar), evtl. Lymphographie. Bei tastbaren *Tumoren im Bauchbereich* s. unter Anamnese und Symptomatik. Bei isolierten Schmerzen im *Skelettsystem* Knochenszintigraphie, Knochen-Rö. Die Szintigraphie ergibt oft bereits positive Befunde bei unauffälligen Rö-Befunden! Hier oft Erhöhung der alkalischen oder sauren, bei Prostatakarzinomen der spezifischen Prostataphosphatase, evtl. des Serum-Ca. Bei Verdacht auf *Schilddrüsenmalignom* (S. 165) Sicherung durch Probepunktion oft möglich. Notwendig: Schilddrüsenszintigramm, Knochenszintigraphie, Thorax-Rö mit Trachea, Ganzkörperszintigraphie mit Radiojod. Bei neurologischen Ausfällen s. unter Anamnese und Symptomatik bei Hirn- und Rückenmarkstumoren.

3. Laboruntersuchungen

Eine *BSG*-Beschleunigung kann auf das Vorliegen von Malignomen und Hämoblastosen bzw. postoperativ auf Metastasierung hinweisen (extrem hoch bei Paraproteinämien: dann Sternalpunktat, Immunogramm und Immunelektrophorese. Oft bei Hypernephromen – s. unter Anamnese und Symptomatik) *Blut- und Differentialblutbild:* Allgemeiner Tumorhinweis: hypochrome Anämie bei *Serum-Cu*-Erhöhung und *-Fe*-Erniedrigung. Aus dem Differentialblutbild Hinweise auf *Leukämie* (S. 117). Sternalpunktat!
Serumelektrophorese: Allgemeiner Tumorhinweis evtl. gleichzeitige α, β- und γ-Globulinvermehrung. Weiter Hinweise auf Paraproteinämien: schmalbasige starke α, β- oder γ-Globulinvermehrung. *Gesamteiweiß* dann meist erhöht. Notwendig dann Immunogramm, Immunelektrophorese, Sternalpunktat (S. 147f).
Bei Metastasierung und zerfallenden Tumoren oft Erhöhung der *LDH, SGOT, SGPT, alkalischen Serumphosphatase, γ-GT,* bei Knochenmetastasen dazu der *sauren Phosphatase* und des *Serum-Ca* möglich. Evtl. *Blut-* und möglicherweise *Tumorzellnachweis* im Auswurf, Stuhl, Urin, in Ergüssen und Aszites oder aus dem Genitale. Bei Verdacht auf Darm- und Lebertumoren *karzino-embryonales Antigen (CEA), α-Fetoprotein.*

4. Sonstige technische Untersuchungen

Leicht durchführbar Thorax-Rö, Mamma-Rö, Sonographie des Abdomens, Endoskopie und Rö-Galle, -Nieren (und Magen-Duodenum). Wenig belastend Knochen-, Schilddrüsenszintigraphie, Galliumszintigraphie (sehr teuer!), die evtl. eine unangenehme Lymphographie erspart. Leber- und Milzszintigraphie durch Perkussion und evtl. Sonographie ersetzbar (mit Ausnahme einer indizierten Leberfunktionsszintigraphie). Die sehr teure Computerszintigraphie ist unersetzbar bei Hirntumoren, sonst nur notwendig nach Ausschöpfung einfacherer diagnostischer Mittel. Nur streng indiziert sind, wenn keine andere Möglichkeit besteht, Angio- und Lymphographie sowie Probelaparotomie. Bronchoskopie bzw. Lungenpunktion, Mediastinoskopie sind nicht ersetzbar.

5. Tumorvorsorgeuntersuchungen (wünschenswert)
Notwendig: Sorgfältige Anamnese und körperliche Untersuchung einschließlich rektaler und gynäkologischer Untersuchung, Abtasten der Mammae.
Labor: BSG, Blut- und Differentialblutbild, im Serum Elektrophorese, Fe, Cu, LDH, SGOT und/oder SGPT, γ-GT, alkalische, saure Phosphatase (evtl. spezifische Prostataphosphatase und Ca). Urin, Stuhl, Auswurf auf Blut und Tumorzellen, CEA, evtl. α-Fetoprotein.
Sonst: Thorax-Rö, evtl. Mammographie, Sonographie des Abdomens und der Nieren.
Erst bei Verdacht weiterführende Diagnostik, s. spezielles diagnostisches Vorgehen.

6. Kontrolluntersuchungen bei bekannten und behandelten Tumoren
Untersuchungsziel: Überwachung des Therapieerfolgs (z.B. unter Bestrahlung, Chemotherapie) oder Feststellung einer Metastasierung zum frühzeitigen möglichen Einsatz einer weiteren Behandlung.
In den ersten 2 Jahren 1. *vierteljährlich* Untersuchungen, wie oben unter Tumorvorsorgeuntersuchung (außer Mammographie, Sonographie). 2. *halbjährlich* zusätzlich zu 1. Sonographie, Knochenszintigraphie. 3. *Jährlich* zusätzlich zu 1. und 2. bei Mammatumoren Mammographie der gesunden Mamma und gynäkologische Untersuchung.
Nach 2 Jahren halbjährliche Untersuchungen in obiger Reihenfolge 1. bis 3.
Individuell muß je nach Symptomatik und Tumorart vom starren Untersuchungsschema abgewichen werden!

Mediastinalverbreiterung, s. Hilus- und obere Mediastinalverbreiterung

Melliturien, s. Glukosurie

Menièrescher Symptomenkomplex, s. Schwindel und Menièrescher Symptomenkomplex

Meningismus, s. Nackensteifigkeit

Migräne, s. Kopfschmerzen

Miktionsbeschwerden

(vgl. Anurie, Oligurie, Harnretention und akutes Nierenversagen; Proteinurie; Polydipsie und Polyurie)

Hinweis: Bei entzündlichen Harnwegskrankheiten sollte immer eine Nierenerkrankung ausgeschlossen werden, weil Harnwegsinfektionen meist auch die Niere mit einbeziehen. Auf Entzündungen weisen meist Leukozyturie und Erreger im Urin, bei der Tuberkulose auch eine Erythrozyturie. Bei fehlender Nierenbeteiligung besteht nach Zentrifugieren des Urins keine stärkere Proteinurie. Bei Verdacht auf Tuberkulose – besonders bei fehlendem positivem Erythrozytennachweis im Urin – ist immer direkt, kulturell und evtl. im Tierversuch nach Tuberkelbazillen zu fahnden. Weiterhin: Bei Entzündungen BSG meist beschleunigt; bei *akuten* Entzündungen dazu α_2-Globuline, bei *chronischen* γ-Globuline vermehrt.

1. Blasenkrankheiten

Schmerz während oder am Ende der Miktion, Pollakisurie oder tropfenweiser Urinabgang. Drei-Gläser-Probe: stärkster Sedimentbefund in der 3. Portion. Typischer Zystoskopiebefund. Hinweis evtl. durch Sonographie.

Blasenentzündungen
Im oft trüben Urin (Katheterurin bei Frauen) besonders in der 3. Harnportion Leukozyten, Bakterien, Fibrin, Epithelien und evtl. Erythrozyten (hämorrhagische Zystitis). BSG-Beschleunigung. Direkter, kultureller oder tierexperimenteller (bei Tuberkulose) Erregernachweis meist möglich. Typischer Zystoskopiebefund.

Sonst:
Akute Zystitis: α_2-Globulinerhöhung.
Chronische Zystitis: γ-Globulinerhöhung.
Besonderheiten:
Bei sterilem Urin immer Tierversuch auf *Tuberkulose* anlegen!
Bei der *Lues* positive Lues-Reaktionen (S. 233f)
Bei der *Bilharziose* (in außereuropäischen Ländern) klinisch Fieber, Urtikaria. Im Urin Eiernachweis und zystoskopischer Nachweis von Granulationswucherungen (S. 30).
Therapieresistente Urozystitis: Bei Kindern und besonders jungen Frauen oft zystoskopischer Nachweis einer Schrumpfblase möglich.

Blasenfunktionsstörungen
Bei *Hirn-, Rückenmarkskrankheiten und -läsionen: Klinisch* neurologische Symptome, stark ver-

größerte Blase, Harnträufeln oder spontaner Urinabgang im Strahl. Oft Symptome der Zystitis (s. oben). Oft pathologischer Liquorbefund. *Liquordruck, EEG. Myelographie evtl. typisch.* Bei der *Tabes dorsalis* positive Lues-Reaktionen.

Verlegung der Harnwege (durch Entzündungen, Tumoren, Hyper- und Atrophien bes. der Prostata, Sphinkterstarre, -sklerose, durch Steine) Verzögerter Miktionsbeginn, vergrößerte Restharnmenge, oft Zystitis (s. oben). Typischer rektaler, gynäkologischer, urethrozytoskopischer, evtl. sonographischer Befund.

Reizblase
Pollakisurie am Tage, meist Zeichen der psychovegetativen Labilität oder nach Medikamentenabusus (Überempfindlichkeit!) und Unterkühlung.

Blasenmuskelfunktionsstörungen
Nach Läsionen der Muskulatur, im Alter durch Muskelerschlaffung.
Klinik: Spontaner Urinabgang.

Blasensteine und Fremdkörper
Klinik: Harnröhren- und Penisschmerz bei „stotterndem" Harnstrahl. Anamnestisch oft Zystitiden, Blasenfunktionsstörungen. Evtl. Auftreten nach Unfällen oder Manipulationen.
Im Urin Mikro- oder Makrohämaturie und Zeichen der Zystitis.
Typisch: Zystoskopie-, evtl. Sonographiebefund.

Blasentumoren
Im Urin Mikro- oder Makrohämaturie; oft zystitische Zeichen. Entscheidend ist der zystoskopische und histologische Befund, dazu die typische Angio-, Lympho-, Sono- und Urographie (s. Malignomverdacht und -suche, Krebsvorsorgeuntersuchungen).

Seltener:
Blasendivertikel
Klinik: Zweizeitige Miktion.
Typisch: Zystoskopie- und Zystographiebefund. Oft Blasensteinnachweis und Zystitis (s. unten).
Anmerkung: Bei Pseudodivertikel bei Prostatahypertrophie charakteristischer Zystographiebefund.

Blasenverletzungen (bes. Rupturen)
Nach Zystoskopien, bei Beckenfrakturen.
Klinik: Kollapssymptome, evtl. bretharte Bauchdecken. Im Urin Makrohämaturie. Zystoskopie oft nicht möglich.

2. Prostatakrankheiten

Akute Prostatitis und Abszesse
Klinik: Starke Druckdolenz, Fieber, Sekretabgang aus der Urethra, Defäkationsbeschwerden. Im Blutbild oft Leukozytose. In der 3. Harnportion vorwiegend Leukozyten und Erregernachweis. In der Serumelektrophorese α_2-Globulinerhöhung. BSG meist beschleunigt.
Bei Abszessen Fluktuation der Prostata.

Chronische Prostatitis
Klinik: Mäßige Druckdolenz der Prostata, Defäkationsbeschwerden.
Bei der Tuberkulose körnige Prostata, positiver Tierversuch (mit Urin). γ-Globuline vermehrt in der Serumelektrophorese.

Prostatahypertrophie und -atrophie
Ab 50. Lebensjahr nicht druckdolente Prostatavergrößerung, oft Harnträufeln und Restharn. Oft typische Sonographie. Bei Harnretention evtl. Erhöhung der harnpflichtigen Substanzen.
Charakteristisch: Biopsie- oder Histologiebefund.

Prostatamalignome
Derb-höckrige Prostata bei Malignomsymptomen. Ejakulat und evtl. 3 Harnportion blutig. Oft Erhöhung der sauren (bes. des Anteils der spezifischen Prostataphosphatase) und evtl. der alkalischen Phosphatase. BSG meist beschleunigt. Bei hämorrhagischer Diathese Blutfibrinogen erniedrigt.
Entscheidend: Histologischer Befund (vgl. auch Malignomverdacht und -suche, Krebsvorsorgeuntersuchungen).

Seltener:
Prostatasteine
Röntgenologischer Steinnachweis.

3. Ureterkrankheiten

Drei-Gläser-Probe: Pathologisches Urinsediment in allen Portionen.

Entzündungen (Tuberkulose [S. 41], andere Infekte, Reiter-Syndrom)
Positiver direkter, kultureller oder tierexperimenteller Erregernachweis. Klinisch Strangurie.
Reiter-Syndrom: Gelenkschwellungen, Keratokonjunktivitis (S. 160).

Strikturen und Stenosen
Anamnestisch Entzündungen, Operationen, bei Uretertumoren, Steinen, Kompression von außen durch Tumoren und bei der Retroperitonealfibrose.

Charakteristisch: Meist typisch Polyurethrogramm, Sondierung, Befund der rektalen und gynäkologischen Untersuchung.

4. Urethrakrankheiten

Klinik: Dysurie und initialer Miktionsschmerz.

Entzündungen
Erregernachweis im Urethraabstrich (evtl. auch kulturell oder tierexperimentell). BSG beschleunigt.

Gonorrhö
Positive KBR im Blut und positiver immunfluoreszenzmethodischer Erregernachweis. Im Urin meist Flocken, Fäden und Eiter.

Strikturen und Stenosen
Nach Entzündungen, Sondierung, Katheterisierung, Fremdkörperverletzung, Tumoren, Phimosen, Mißbildungen, Divertikel und Prolaps.
Klinik: Evtl. geteilter Harnstrahl, gehemmte Sondierungs- und Urethroskopiemöglichkeit.

5. Schwangerschaft

Harnträufeln und positiver Schwangerschaftsnachweis.

6. Nach Adrenalin- und Ephedrintherapie

Milzvergrößerung, s. Splenomegalie

Minderwuchs, s. Zwerg- und Minderwuchs

Miosis (bei Ptosis, Miosis, Enophthalmus und engen Pupillen s. Horner-Symptomenkomplex)

Intoxikation
Nach Morphium, Opium, Picrotoin, Physostigmin (Eserin), Pilocarpin.

Miosis bei senilen Patienten
Alter der Patienten, oft Arcus senilis corneae.

Paralyse und Tabes dorsalis (S. 233f)
Im Liquor Pleozytose, positive Eiweißreaktionen, positive Mastixkurve und Lues-Reaktionen (WaR und Nebenreaktionen). Nelson-Test, Lues-Reaktionen im Blut positiv.

Ponsblutungen und -tumoren
Klinik: Hirnnervenlähmungen, evtl. blutiger Liquor (cave Liquorpunktion bei Hirndruckerscheinungen!). Charakteristische Angiographie- und Computertomogrammbefunde.

Urämie (S. 108)
Urastrat (Teststreifen!) und Rest-N über 100mg/dl (70mmol/l). Starke Proteinurie und Zylindrurie. Spezifisches Harngewicht um 1,010.

Mundschleimhautveränderungen, s. Angina tonsillaris, Tonsillen- und Mundschleimhautveränderungen

Muskelkrämpfe, s. Krämpfe

Muskelschmerzen und Muskelkrankheiten, Adynamie

(vgl. Extremitätenschmerzen; Gelenkschmerzen und -schwellungen; Rückenschmerzen)

Notwendig: SGOT, SGPT, CPK, LDH/HBDH, evtl. Diphosphofruktose-Aldolase. Dazu BSG, Blut- und Differentialblutbild, Serumelektrophorese, Na, K, Ca im Serum.
Evtl. Antikörper gegen Skelettmuskulatur, Zellkerne. Kreatinausscheidung im Urin. Versuch eines Erregernachweises. EMG, Weichteilszintigraphie und Sonographie.
Entscheidend für die Diagnose oft Muskelbiopsiebefund!

1. Hereditäre Myopathien (selten) 1.1. Muskeldystrophien 1.2. Sonstige hereditäre Muskelkrankheiten
2. Muskelentzündungen oder Myopathien mit entzündlicher Komponente 2.1. Infektiöse Muskelentzündungen 2.2. Nichtinfektiöse und allergisch-toxische, durch exogene Einflüsse oder medikamentös bedingte Muskelentzündungen
3. Muskeltumoren
4. Sekundäre Myopathien, Muskeldegenerationen und -atrophien 4.1. Funktionelle Myopathien, Tendinosen und Tendomyosen 4.2. Paraneoplastisch und bei Amyloidose 4.3. Metabolisch bedingte Myopathien 4.4. Endokrin bedingte Myopathien 4.5. Neurale Muskelatrophien bei zentralen und peripheren Nervenschäden
5. Myasthenie und sekundäre Myastheniefromen
6. Paroxysmale Paresen, Krämpfe, Tetanie

1. Hereditäre Myopathien (selten)

Charakteristisch: Meist (Familien-)Anamnese und klinisches Bild (s. Lehrbücher der Pädiatrie und Neurologie).

1.1. Muskeldystrophien

Klinisch: Meist je nach Typ lokalisierte Muskeldystrophien und Pseudohypertrophien. Muskelfermente besonders initial meist erhöht, dazu starke Kreatinurie (normal: Männer bis 100mg (0,76mmol), bei Frauen bis 250mg(1,91mmol)/ 24-Std.-Urin). Evtl. Pentosurie. Pathologischer *Kreatininbelastungstest:* im 24-Std.-Urin mehr als 30% Kreatininausscheidung nach Gabe von 1,32g(11,7mmol) Kreatinin oral. EMG evtl. differenzialdiagnostisch gegenüber anderen Myopathien. Muskelbiopsiebefund wichtig.

1.2. Sonstige hereditäre Muskelkrankheiten

Charakteristisch: Familiäre Häufung; Beginn evtl. im Säuglings- oder Kindesalter, evtl. aber auch erst bei Erwachsenen.

Myotonia congenita Thomson
Schweres „Ingangkommen" der Muskulatur. Typische myotone Reaktion bei Reizung mit galvanischen und faradischen Strömen im EMG-Befund.

Paramyotonia congenita Eulenburg
Klammwerden und Muskelkrämpfe bei Durchkühlung. Oft kombiniert mit hypo- oder hyperkaliämischer Lähmung. EMG-Befund.

Neuromyotonie Mertens
Auftreten in jedem Lebensalter möglich. Progressive Verkrampfung besonders der Muskulatur der distalen Extremitätenteile, der Gesichts- und Schlundmuskulatur, dazu Muskelwogen.

Stiff-man-Syndrom (Spindelmyotonie)
Auftreten im mittleren Lebensalter. Progrediente Versteifung besonders der Nacken- und Rücken- und proximalen Extremitätenmuskulatur.

Myopathie bei der Glykogenspeicherkrankheit und McArdle-Syndrom
Belastungsabhängige Myalgie, Adynamie oder Muskelsteife.
Charakteristisch: Nach körperlicher Belastung kein Laktatanstieg im Serum und Muskelbiopsiebefund. Oft Myoglobinurie.
Beweisend: Nachweis eines Phosphorylasemangels in Muskelgewebe, Leukozyten, Fibroblasten.

Neurale Muskelatrophien Charcot-Marie-Tooth
Atrophische Muskulatur der Hände, der Unterarme, Füße und Unterschenkel. Veränderte Nervenleitgeschwindigkeit. Zuweilen charakteristischer Biopsiebefund des N. suralis.
DD: s. unter 4.5.

Myotonia dystrophica (vgl. 1.1.)
Klinik: Muskeldystrophie, Katarakt, Gonadotrophie, Innenohrschwerhörigkeit, „Jammergestalt".
γ-Globuline vermindert. Muskelfermente evtl. gering vermehrt.
Charakteristisch: EMG und Muskelbiopsiebefund. Pathologischer Kreatininbelastungstest.
DD: Progressive Lipodystrophie.
Symmetrischer Fettschwund der oberen Körperhälfte, im Gesicht, Fettanhäufung in der unteren Körperhälfte. Zu verwechseln mit Muskeldystrophie und Pseudohypertrophie.

Generalisierte Myositis ossificans
Knochenneubildungen (Rö!) in der Muskulatur bereits bei Kleinkindern.

Myasthenia gravis s. unter 5

Familiäre periodische Lähmung und Myoglobinurie s. unter 6.

Marfan-Syndrom (S. 59)

Homozystinurie (S. 10)

2. Muskelentzündungen oder Myopathien mit entzündlicher Komponente

Charakteristisch: Lokale Schwellung, Rötung, Überwärmung, Schmerzen, BSG-Beschleunigung, evtl. Leukozytose mit Linksverschiebung. Evtl. α_2- oder/und γ-Gobulinvermehrung in der Serumelektrophorese. Oft typischer Sonographiebefund. Entscheidend Muskelbiopsiebefund evtl. mit Erregernachweis. Muskelfermente oft erhöht. Aktivitätsvermehrungen im Weichteilentzündungsszintigramm.
Typisch: Lokale Muskelsymptome. Bei Muskelzerfall Kreatinurie, evtl. Myoglobulinurie. Hinweisend besonders bei lokalisierten Prozessen wie Abszessen, Phlegmonen u.a. pathologisches EMG.

2.1. Infektiöse Muskelentzündungen

Hervorgerufen durch bakterielle Infektionen, Viren, Mykosen, Parasiten wie Trichinen, Zystizerken, Bilharziose, Echinokokken.
Beweisend: Direkter Erregernachweis – besonders bei Abszessen, Phlegmonen – und histologischer Muskelbiopsiebefund.

Sonst: Charakteristisch Erregernachweis in sonstigem Exzisionsmaterial, Sputum, Magensaft, Urin u.a. oder Erregernachweis serologisch, kulturell, tierexperimentell oder durch Hautteste. Besonders bei bakteriellen Infektionen Leukozytose mit Linksverschiebung, bei Parasiten Eosinophilie.

Besonderheiten:

Beim *Tetanus* (S. 112) klinische Symptomatik meist nach nachweisbaren Verletzungen. Evtl. kultureller Erregernachweis aus der Wundprobe.

Bei *Gasgangrän* (S. 29) bei Palpation meist knisterndes Geräusch. Im rötlichen bis bräunlichen wäßrigen Exsudat oder nekrotischen Gewebe direkter Erregernachweis möglich. Evtl. auch positive Blutkultur.

Bei der *Pyomyositis* direkter Nachweis von Staphylokokken und anderen pyogenen Bakterien.

Bei der *Lepra* (S. 71) histologisch beweisend Veränderungen an den Hautnerven. Fast immer positive KBR und Agglutinationsreaktion, evtl. auch direkter Erregernachweis aus Gewebspunktaten, im Nasenschleim, evtl. im Leberpunktat.

Bei der *Lues* (S. 233f) positive Luesreaktionen.

Bei der *Tuberkulose* (S. 41) direkter, kultureller oder tierexperimenteller Erregernachweis im Exzisionsmaterial, Sputum, Magensaft, Urin u.a. möglich, dazu meist hochpositive Tuberkulinproben.

Bei der *Toxoplasmose* (S. 116) Sabin-Feldmann-Test über 1:28, KBR ab 1:50 positiv. Direkter Erregernachweis evtl. auch aus Lymphomen möglich.

Bei der *Bornholmschen Krankheit* klinisch heftige Thorax- und Bauchmuskelschmerzen. Dazu evtl. Eosinophilie, Leukopenie, nur leichte BSG-Beschleunigung.

Bei *Trichinose* Erbrechen, Durchfälle, Abdominalschmerzen, hohes Fieber u.a. Beweisend Trichinennachweis in Fleischresten, muskelbioptischer Nachweis von Würmern vom 7.–14. Tag, später Zystennachweis. Ab 3. Woche positive Präzipitationsreaktion, dazu positiver Intrakutantest und KBR. Besonders starke Eosinophilie, mäßige Leukozytose. Erhöhtes IgE. Evtl. Rö-Nachweis abgekapselter Trichinen.

Bei *Zystizerkosen* evtl. Einachweis im Stuhl, bei Leberbefall erhöhte alkalische Serumphosphatase. Dazu Eosinophilie und IgE-Vermehrung.

Bei der *Bilharziose* (S. 30) Einachweis im Harnsediment, Stuhl, evtl. durch Blasenwandbiopsie beweisend. KBR und Hauttest positiv.

2.2. Nichtinfektiöse und allergisch-toxische, durch exogene Einflüsse oder medikamentös bedingte Muskelentzündungen

Charakteristisch: Evtl. Anamnese. Kein Erregernachweis durch Muskelbiopsie möglich.

Polymyalgia rheumatica

Klinik: Heftige Schmerzen isoliert im Schulter-Oberarm- und Becken-Oberschenkelbereich, Verstärkung bei Belastung. Verspannungen, oft Arthralgien. Schnelle Besserung auf geringe Prednisolongabe.

Labor: Starke BSG-Beschleunigung, α_2-Globulinvermehrung, mäßige Anämie mit Serum-Fe-Erniedrigung. In 20% Nachweis einer Arteriitis temporalis bioptisch möglich. Muskelfermente und EMG normal.

Paraneoplastisch: Lokalisation auf den Oberarm- und Oberschenkelbereich beschränkt. Vorkommen besonders bei Malignomen der Lunge, der Mamma, der Prostata und des Magen-Darm-Trakts (vgl. Malignomverdacht).

Myalgie bei der Sarkoidose (S. 42)

Klinik: Evtl. akut mit Erythema nodosum und Gelenkschwellungen.

Beweisend: Histologischer Lymphknotenbefund, evtl. gewonnen durch Mediastinoskopie.

Allergisch-toxische Myopathien

Charakteristisch und beweisend: Anamnese oder Symptome der Grundkrankheiten.

Para- und postinfektiös bei Infektionen mit Bakterien, Viren und Parasiten, oft kombiniert mit Arthralgien. Vorkommen besonders bei Typhus (S. 28f), Influenza (S. 83), Echovirusinfektionen (S. 51), Pocken (S. 68), Scharlach (S. 69), Diphtherie (S. 11), Tuberkulose (S. 41), Tetanus (S. 112), infektiöser Hepatitis (S. 73f), Gelbfieber (S. 74), Morbus Bang (S. 172f), Morbus Weil (S. 173) u.a. Hier meist serologischer Erregernachweis möglich. Vorkommen durch *Eigen- und Fremdallergene.* Hier meist klinisch andere Allergiesymptome. Häufiges Vorkommen bei der Therapie mit *Chloroquin, Kortikosteroiden,* aber auch bei *Imipramin, Isoniazid, Thyreostatika, Clofibrat, Antikonzeptiva* und *Vincristin.*

Besonderheit:

Steroider Pseudorheumatismus: Plötzliches, aber auch langsames Absetzen der Steroide bei der chronischen Polyarthritis rheumatica nach Langzeitbehandlung kann zu Fieber, Parästhesien, Myalgien, dazu Hämaturie, Albuminurie bei oft positivem LE-Zell-Nachweis führen.

Myalgien durch physikalische Einflüsse und Verletzungen
Anamnese: Einfluß mechanischer, thermischer Reize, nach schweren körperlichen Anstrengungen (evtl. mit Temperaturerhöhung), elektrischen Reizen und ionisierenden Strahlen.
Oft als *Tendinosen* und *Tendomyosen:* Hier typisch lokalisierter Druckschmerz mit Muskelverspannungen!

Seltener:
Interstitielle Herdmyositis bei rheumatischen Krankheiten
Klinik: Im Vordergrund die Symptome der Grundkrankheit.
Bei der Polyarthritis rheumatica und psoriatica und Lupus erythematodes und anderen Kollagenosen (S. 52ff), bei der progressiven Sklerodermie (S. 55), bei der Spondylarthritis ancylopoetica (S. 160).
Muskelbioptisch Nachweis einer interstitiellen Herdmyositis.

Myositis bei vaskulären Krankheiten
Vorkommen bei Muskelinfarkten (klinisches Bild), der Panarteriitis nodosa (hier muskelbioptisch interstitielle perivaskuläre Herdmyositis, evtl. fibrinoide Gefäßwandnekrosen, charakteristischer Arteriographiebefund u.a.) und anderen Arteriitiden (S. 14).

Dermatomyositis
Klinik: Schmerzhafte, unelastische und glänzende Haut über den Akren, später atrophische Haut. Lilaverfärbung, Temperaturschübe, in 20% Schleimhautbeteiligung mit Bläschen, Leukoplakien, Nekrosen, in 30% Myokarditis.
Beweisend: Klinisches Bild und Haut-Muskel-Biopsiebefund. Muskelfermente im Serum, Kreatin- und Kreatininausscheidung in den Urin erhöht, dazu Leukozytose, Eosinophilie. Evtl. positiver LE-Zellnachweis, in 10% positiver Rheumafaktor und antinukleäre Antikörper nachweisbar. Nach Prednisolongabe Ca im Serum erhöht. α_2- und/oder γ-Globulinvermehrung. Starke BSG-Beschleunigung.
Vorkommen als idiopathische Dermatomyositis oder kombiniert mit anderen Kollagenosen oder Malignomen (S. 118ff), bes. mit Neoplasien der Mamma, der Lunge, des Urogenitalsystems oder des Magens und Darms.

Polymyositis, Dermatopolymyositis
Klinik: Schwäche, z.T. Muskelatrophien und -kontrakturen, in 50% Schmerzen der proximalen Extremitätenteile, später Übergang in die Dermatomyositis. Sonstige Befunde und Vorkommen wie bei der Dermatomyositis (s. oben). Dyspnoe bei Befall der Atemmuskulatur. Meist Erhöhung der CPK, SGOT, SGPT, LDH, Aldolase. Im Elektromyogramm typischeSägezahnmuster. Beweisend Muskelbiopsiebefund.

Mischkollagenosen (Sharp-Syndrom)
Klinik: Arthragien und Arthritis, Raynauld-Syndrom, Lymphome, Fieber, evtl. Hepatomegalie, Lungenbeteiligung in 80%, dagegen kein Nierenbefall. Leitsymptom: Polymyositis s. oben!
Beweisend: Nachweis eines hohen Titers an Antikernfaktoren im Immunfluoreszenztest, des extraktablen Nuklearantigens. Serumkomplement normal bis stark erhöht. Dazu γ-Globulinvermehrung, Anämie und Leukozytopenie in etwa 50% der Fälle.

3. Muskeltumoren

Hinweisend: Lokalbefund, Sonographiebefund.
Beweisend: Histologischer Befund (maligne und metastatische Tumoren, benigne Tumoren, Angiome). Vgl. auch Malignomverdacht und -suche, Krebsvorsorgeuntersuchungen.

4. Sekundäre Myopathien, Muskeldegenerationen und -atrophien

Charakteristisch: Meist Anamnese oder Symptome der Grundkrankheit.

4.1. Funktionelle Myopathien, Tendinosen und Tendimyosen

Durch Verletzungen, Ruhigstellung (*Inaktivitätsatrophie*), bei Gelenk- (S. 52ff) und Wirbelsäulenerkrankungen (DD S. 158ff), durch physikalische und termische Reize, nach Überbeanspruchung, psychogen.

4.2. Paraneoplastisch und bei Amyloidose

Hinweise auf Tumoren. Hier charakteristische Rö-, Szintigraphie-, Sonographie-, Computertomographie und klinische Befunde (s. Malignomverdacht und -suche, Krebsvorsorgeuntersuchungen). Bei der *Amyloidose* (S. 126) beweisend z.B. der Rektumbiopsiebefund.

4.3. Metabolisch bedingte Myopathien

Osteomalazie (S. 144ff)
Charakteristisch: Knochen-Rö.

Proteinmangel (DD S. 142)
Charakteristisch: Hypoproteinämie-Nachweis.

Elektrolytstörungen
Nachweis von Hyper- und Hypokaliämien (periodische Lähmungen, s. auch unter 6.), von Hyperkalzämien (DD S. 225) und Hypokalzämien (DD S. 225). Hier tetanoide Myopathie wie auch bei der Hypomagnesämie.

Alkoholismus
Charakteristisch: Anamnese. Leberfermente, besonders die γ-GT erhöht, bei Karenz oft spontane Normalisierung der Werte.

Seltener:

Lipoidkalzinogranulomatose (Teutschländer)
Wahrscheinlich hereditäre Phosphorstoffwechselstörung.
Charakteristisch: Große multilokuläre Kalzifikationen besonders in Schulter-, Ellenbogen- und Hüftmuskulatur.
Klinik: Evtl. Fistelbildungen.

Amyloidose (DD S. 126)
Vorkommen besonders bei chronischen Infektionen. Amyloidnachweis durch Rektum-, evtl. Leberbiopsie möglich. Meist Hypoproteinämie, Proteinurie und BSG-Beschleunigung.

Glykogenspeicherkrankheit und McArdle-Syndrom s. unter 1.2.

Myoglobinurien s. unter 6.

4.4. Endokrin bedingte Myopathien

Thyreotoxikose (S. 164)
Klinik: Myopathie, bei der Krise Adynamie.
Charakteristisch: Muskelfermente erhöht. Radioimmunologischer Nachweis einer Erhöhung der Schilddrüsenhormone T_3 und T_4 und einer TSH-Erniedrigung im Serum. TRH-Test negativ.

Myxödem (S. 164f)
Klinisches Bild mit Adynamie. Oft Muskelfermente erhöht, RIA-T_3 und -T_4 erniedrigt, RIA-TSH meist sehr hoch. Weitere TSH-Erhöhung im TRH-Test.

Hyperaldosteronismus (DD S. 87f)
Klinik: Hypokaliämische periodische Paralyse (s. auch unter 6.). Im Urin erniedrigter Na/K-Quotient mit vermehrter K-Ausscheidung im 24-Std.-Urin. Aldosteron und Renin (radioimmunologisch bestimmbar) erhöht.

Seltener:

Cushing-Syndrom, Nebennierenüberfunktion
Charakteristisch: Neben dem klinischen Bild vermehrte Ausscheidung an 17-KS und 17-OH-CS. Aufhebung des Plasmakortisoltagesrhythmus (S. 2).

Addison-Syndrom (S. 59)
Charakteristisch: Neben dem klinischen Bild Erniedrigung der 17-KS und 17-OH-CS im Urin und des Plasmakortisols.

Hypophysenerkrankungen
Wie unter Cushing- oder Addison-Syndrom. Differenzierung durch Stimulations- und Suppressionsteste.

Nebenschilddrüsenkrankheiten (DD S. 146)
Ca und P in Serum und Urin erniedrigt oder erhöht.

Hyperinsulismus (DD S. 89)
Radioimmunologischer Nachweis einer Insulinerhöhung. Dazu Hypoglykämien besonders im Tolbutamidtest.
Klinik: Es kommt zu Muskelatrophien.

Menopausal muscular dystrophy
Bei Frauen über 50. Ausschluß anderer Ursachen polymyositisähnlicher Symptome notwendig (s. unter 2.2. und 4.). Muskelbioptisch aber rein degenerative Veränderungen.
Klinik: Befall des Becken- und Schultergürtels, der Oberarme und Oberschenkel.

4.5. Neurale Muskelatrophien bei zentralen und peripheren Nervenschäden

Klinik: Zeichen der ursächlichen Krankheit. Typisch Fibrillationen oder Faszikulationen. Muskelfermente evtl. gering erhöht. Vorkommen bei *Syringomyelie* (s. neurologische Fachbücher), *Poliomyelitis* (S. 130), *Tabes dorsalis* (S. 233f), *amyotropher Lateralsklerose.*

5. Myasthenie und sekundäre Myastheniefformen

Typisch: Klinisch schnelle Muskelermüdbarkeit, Lidptosis und Paresen, Besserung nach Prostigmingabe.
Labor: Evtl. Leukolymphozytose und Erhöhung der Muskelfermente. Muskelbiopsie und EMG charakteristisch. Evtl. Antikörpernachweis gegen Zellkerne und Skelettmuskulatur, Thymus-, Schilddrüsengewebe und/oder Magenschleimhaut.

Kollagenkrankheiten (DD S. 52f)
Vorkommen bei der Dermatomyositis (S. 125), beim Lupus erythematodes (S. 55). Hier charakteristisches klinisches Bild.

Schilddrüsenkrankheiten (DD. S. 162ff)
Neben dem klinischen Bild Nachweis auch von SD-Antikörpern.

Seltener:

Primäre Myasthenie (Myasthenia gravis)
Ausschluß der sekundären Myasthenieformen notwendig!

Sekundäre Myasthenieformen

- **Tumoren** (bes. Bronchialkarzinom, DD S.118ff)
  Beweisend: Tumorzellnachweis durch Biopsie, in Sputum, Ergüssen, durch Bronchoskopie u.a. Evtl. charakteristische Rö- und Knochenszintigraphie- oder Sonographiebefunde.
- **Thymuskrankheiten**
  Evtl. typische Thorax-Rö. Nachweis von Antikörpern gegen Thymusgewebe.
- **Medikamentös bedingt**
  Nach Antibiotika und D-Penicillamin.
- **Toxisch bedingt**
  Exposition mit Alkylphosphaten.
- Beim **Botulismus** Kopfschmerz, Schwindel, Schlaflosigkeit, Speichelfluß, Obstipation oder Diarrhö, Augenmuskellähmungen, Mydriasis.
  Beweisend: Erregernachweis in Speiseresten, evtl. tierexperimenteller Toxinnachweis aus Patienten-Zitratblut.

6. Paroxysmale Paresen, Krämpfe, Tetanie

Charakteristisch: Klinische Symptomatik.

Hyper- und Hypokaliämien, Hypokalzämien und Hypomagnesämien
Hypokaliämien oft nach Abusus von Diuretika, Laxantien, Lakritzen, Biogastrone u.a. Evtl. Azidose (s. Teil 2 des Buches).

Tetanie (DD S. 181f)
Neben dem klinischen Bild Veränderungen des Serum-Ca, -P und/oder -Cl, Hypomagnesiämie.

Seltener:

Krampus-Syndrom
Auftreten nach Anstrengungen, in der Schwangerschaft. Im Serum evtl. Harnsäure und NaCl erhöht, K und Ca erniedrigt.

Paroxysmale hypokaliämische Muskellähmung
Charakteristisch: Familiäres Auftreten. Im Serum K, evtl. Ca erniedrigt, NaCl erhöht.

Myoglobinurien
Myoglobinnachweis im rotbraunen Urin durch Benzidinprobe, spektrophotometrisch oder papierelektrophoretisch.
Muskelbiopsiebefund: starke Fasernekrosen.
Starke Erhöhung der Serumkreatinkinase.

Besonderheiten:
Bei der *essentiellen paroxysmalen Myoglobinurie* unter Schmerzen und Fieberanstieg rasch zunehmende proximale Muskelschwäche.
Symptomatisch: Nach ausgedehnten *Muskeltraumen,* bei *infektiösen Muskelentzündungen* und Polymyositis (s. unter 2.1.), bei *Intoxikation* mit Alkohol, CO, nach Fischgenuß (Haffkrankheit).

Mydriasis

1. Mydriasis bei typischer Anamnese

Botulismus
Kultureller Erregernachweis aus Nahrungsresten; evtl. Toxinnachweis im Tierversuch am Meerschweinchen mit Patientenserum.

Dunkelheit

Kohlenmonoxidvergiftung
Charakteristische Anamnese und spektroskopischer oder chemischer CO-Nachweis im Blut.

Medikamenten- und Pilzintoxikation
Nach Medikamentenabusus (Adrenalin, Atropin, Cocain, Pervitin) und Pilzvergiftungen.

Seltener:

Erregung
Freude, Schreck, Schmerz, Angst.

Konstitutionelle Mydriasis
Besonders bei Jugendlichen.

Methylalkoholvergiftung
Foetor alcoholicus.

Zyankalivergiftung
In den Venen arterielles Blut.

2. Mydriasis bei Bewußtseinsstörungen (S. 24f) und komatösen Zuständen (S. 107ff) (Diabetisches Koma, Epilepsie, Schock, moribunde Zustände, Sub- und Epiduralhämatome)

3. Mydriasis bei neurologischen Ausfällen

Lues cerebri (vgl. S. 233f)
Luesreaktionen im Blut meist positiv. Evtl. im Liquor Pleozytose, positive Eiweißreaktionen und Mastixkurve, u.U. auch hier Luesreaktionen positiv.

Meningitis (S. 128ff)
Klinik: Nackensteifigkeit.
Im Liquor evtl. Erregernachweis, Eiter, starke Pleozytose und Eiweißvermehrung.

Subdural- und Epiduralblutung (DD S. 192)
Anamnestisch vorausgegangenes Schädeltrauma. Liquor evtl. xanthochrom.

Seltener:
Botulismus, s. unter 1.

Manisch-depressives Irresein und multiple Sklerose (s. Fachbücher der Neurologie und Psychiatrie)
Neurologischer und psychiatrischer Untersuchungsbefund; leichte Pleozytose im Liquor.

4. Mydriasis mit Sehstörungen: Blindheit, Glaukom, Katarakt
(s. Fachbücher der Augenheilkunde)

Nackensteifigkeit
(vgl. Schlafsucht)

1. Aliquorrhö (Nonne-Froin-Syndrom)
2. Enzephalorrhagien, Epi-, subdurale und subarachnoidale Blutungen, Aneurysmen
3. Kleinhirntumoren und Neoplasien der Hirnhäute
4. Meningitis und Poliomyelitis 4.1. Eitrige Meningitiden 4.2. Nichteitrige, lymphozytäre Meningitiden und Meningitissyndrom 4.3. Chronische Meningitiden 4.4. Poliomyelitis
5. Meningismus
6. Pachymeningosis haemorrhagica interna
7. Wirbelsäulendegenerationen im Halsbereich und Verspannung der Nackenmuskulatur

1. Aliquorrhö (Nonne-Froin-Syndrom)

Kein oder minimaler Liquorabfluß bei der Punktion.
Bei *Exsikkose* (DD S.) neben dem typischen klinischen Bild Hämatokrit erhöht und Elektrolytstörungen, bei *Schädeltraumata* und *Halswirbelsäulenprozessen* typischer Rö-Befund, bei *einengenden Rückenmarkstumoren* charakteristischer myelographischer Befund, bei *Kleinhirntumoren, subduralen Hämatomen, Zysten, subduralen Hygromen* charakteristisches Computertomogramm, Hirnangio-, -szintigramm und Luftenzephalogramm. Bei meningealen Verwachsungen meist typische Anamnese.

2. Enzephalorrhagien, epi-, subdurale und subarachnoidale Blutungen, Aneurysmen (s. zerebraler Insult; Aneurysmen)

Blutiger oder xanthochromer Liquor bei entsprechender Anamnese und typischer Symptomatik.

3. Kleinhirntumoren und Neoplasien der Hirnhäute

Klinisch meist Stauungspapille. Charakteristische Befunde der Angio-, Hirnszintigraphie, Computertomographie und Ventrikulographie.
Bei *Leukämien* (DD S. 117) charakteristisches Blutbild oder Sternalpunktat, bei *Sarkomatosen* und *Melanoblastosen* im Liquor Pleozytose, Eiweißvermehrung und Xanthochromie, evtl. Tumorzellnachweis. Beim *Morbus Boeck* (S. 42) Nachweis anderer Organmanifestationen und typische histologische Lymphknotenbefunde.

4. Meningitis und Poliomyelitis

Typisch: Im Liquor Pleozytose, Eiweißvermehrung, Erregernachweis. Mittel- bis Rechtstyp der Liquorkolloidkurven. Im Liquor Erniedrigung des Chlors und Zuckers. *Klinik:* Kopfschmerz, Fieber, evtl. Hirnnervenausfälle.

4.1. Eitrige Meningitiden
(Listeriose, Meningitis epidemica, Meningitis purulenta, hämatogen-metastatische Meningitis, fortgeleitete Meningitis)

Meningitis epidemica (Meningokokkenmeningitis)
Klinik: Meist Herpes labialis. Meist Auftreten im Frühjahr.
Labor: BSG-Beschleunigung; bis starke Leukozytose mit Linksverschiebung und Eosinopenie; Liquordruck erhöht; im trüben Liquor starke Pleozytose (polymorphkernige Leukozyten, später Lymphozyten; Eiweiß stark vermehrt bis 3000mg/dl [30g/l]). Im Liquor direkter oder kultureller Erregernachweis. Evtl. positive Blutkultur.

Meningitis purulenta (eitrige Meningitis)
Labor: BSG-Beschleunigung; Leukozytose; Liquordruck erhöht. Im trüben Liquor Eiweißvermehrung bis 3000mg/dl [30g/l], starke Pleozytose (polymorphkernige Leukozyten). Entscheidend ist der direkte oder kulturelle Erregernachweis. Zu denken ist insbesondere an: Pneumokokken, Haemophilus influenzae, Pyocyaneus, Amöben – selten – (S. 75).

Hämatogen-metastatische Meningitis
Klinisch meist Zeichen einer anderen Organinfektion.
Bei der *Endokarditis* typischer EKG-Befund

(S. 184), bei *Pneumonien* charakteristisch Thorax-Rö, bei *urologischen Infektionen* (s. Miktionsbeschwerden, s. Nierenerkrankungen) typischer Urinbefund, evtl. Anstieg der harnpflichtigen Substanzen. Bei *gynäkologischen Infektionen* gynäkologischer Untersuchungsbefund oft hinweisend. Evtl. auch Nachweis einer *Nasenrachen-infektion.*

Fortgeleitete Meningitis
Charakteristisch ist der Nachweis von *osteomyelitischen Schädelknochenprozessen, Affektionen* der *Nasennebenhöhlen,* des *Halses* (DD S. 10ff), der *Ohren, Thrombophlebitiden* des Sinus bei Gesichtsfurunkel, *Epiduralabszessen* – hier evtl. Nachweis durch Computertomographie und Hirnszintigraphie –, *Hirnabszessen, offenen Hirnverletzungen, -frakturen, durch Punktion* entstandene Meningitis – hier oft kein Erregernachweis möglich, aber Pleozytose bis 3000/3 (1000×10^6/l) Zellen und geringe Eiweißvermehrung bis 60mg/dl (600mg/l). Ähnliche Befunde finden sich manchmal nach *Injektion von Medikamenten.*

4.2. Nichteitrige lymphozytäre Meningitiden und Meningitissyndrom

(Leptospirosen mit Meningitis serosa; seröse, nicht eitrige Meningitiden und Meningismus; tuberkulöse Meningitis)

Ursachen: *Virusmeningitis (Choriomeningitis); bakteriell* bedingte seröse Meningitis im Anfangsstadium (später meist Übergang in die Meningitis purulenta); Brucellosen (Morbus Bang) (S. 174); *Leptospirosen* (Morbus Weil, S. 173 u.a.); *Toxoplasmose,* S. 116; *Pilze* (Monoliasis), *Trichinen* (S. 124); *Echinokokken* (S. 75); *post- oder parainfektiös* bei akuten Infektionskrankheiten wie Diphtherie (S. 11); Masern (S. 69); Röteln (S. 69); Mumps (S. 148); Mononucleosis infectiosa (S. 11); Tularämie (S. 115); Pocken (S. 68); Windpocken (S. 68); Keuchhusten (S. 83); Typhus (S. 28f); Paratyphus (S. 28); Ruhr (S. 53); Herpes simplex (S. 68) und Herpes zoster (S. 68); Hepatitis (S. 73); Enzephalitis (S. 167f); Viruspneumonien (S. 40); Sepsis (S. 68); Pyelitis (S. 135f); Lues (S. 233f) u.a. Infektionen. Als *sympathische Meningitis* bei meningeal naheliegenden Abszessen und Entzündungen, Tumoren, Thrombosen, Zysten; nach *Lumbalpunktionen, Enzephalographien* und nach *Sonnenbestrahlung;* bei *Urämie* (S. 108) und diabetischem Koma (S. 107f), durch *Intoxikationen* mit Arsen, Blei, Quecksilber.

Klinik: Oft katarrhalische Erscheinungen bei der Virusmeningitis, sonst Symptome der zugrundeliegenden Krankheit bzw. typische Anamnese (s. unter anderen Leitsymptomen).
Labor: Im nur leicht getrübten Liquor Eiweiß selten über 300mg/dl (3000mg/l) erhöht, Pleozytose von 50/3–500/3 ($17-170 \times 10^6$/l) Zellen (selten mehr, meist als Lymphozyten). Liquorzucker und -Cl nur selten erniedrigt. Selten direkter Erregernachweis im Liquor möglich. Evtl. kultureller oder tierexperimenteller Erregernachweis aus dem Liquor, Blut, Sputum, Stuhl oder Urin. Entscheidend sind oft die serologischen Nachweismethoden wie KBR, Neutralisations- und Hamagglutinationsteste u.a.
Differentialdiagnose: Besonders wichtig gegenüber der tuberkulösen Meningitis!
Leptospirosen mit Meningitis serosa: Hierunter fallen: Feld- oder Erntefieber (durch Mäuse übertragen), Canicola-Fieber (durch Hunde übertragen), Reisfeldfieber (durch Zwergmäuse übertragen), Schweinehüterkrankheit (durch Schweine übertragen) (S. 74).
Anamnestisch: Übertragungsmöglichkeiten besonders bei Landarbeitern.
Tierexperimenteller Erregernachweis aus dem Blut oder Liquor; serologischer Erregernachweis durch die KBR oder Agglutinations-Lysisreaktion. BSG beschleunigt. Leukozytose mit Lymphopenie.
Im etwas getrübten, nicht eitrigen Liquor Eiweißvermehrung, Pleozytose (50/3–500/3 ≙ $17-170 \times 10^6$/l Zellen).

Tuberkulöse Meningitis
Labor: BSG-Beschleunigung, im Blutbild Leukozytose kaum über 15000/μl (15×10^9/l). Erhöhter Liquordruck; Liquoreiweiß bis 300mg/dl (3000mg/l) (selten darüber) und Fibrin vermehrt; lymphozytäre, initial evtl. polynukleäre Pleozytose bis 300/3 (100×10^6/l) Lymphozyten. Oft Spinngewebsgerinnsel im xanthochromen Liquor; starke Erniedrigung des Liquorzuckers und -NaCl. Direkter, kultureller oder tierexperimenteller Erregernachweis im Liquor, evtl. im Sputum oder Urin. Tuberkulinhautteste oft stark positiv.
Sonst: Nachweis anderer Organmanifestationen (z.B. durch Thorax-Rö).

4.3. Chronische Meningitiden

Klinik: Über lange Zeiträume (Monate bis Jahre) bestehender meningealer Reizzustand.
Chronische Meningealtuberkulose: Befunde in abgeschwächter Form, wie unter 4.2. beschrieben.

Pilzinfektionen: Liquor oft dickflüssig und gallertig, dazu Liquorchlor und -zucker oft erniedrigt. Pilznachweis im Liquor – oft erst nach mehrmaligen Untersuchungen – möglich.
Evtl. röntgenologischer Nachweis eines Lungenbefalls.
Chronisch-aseptische Meningitis: Wechselnde Liquorbefunde, dabei Pleozytose bis mehrere 1000/3 (330 x 10^6/l) Lymphozyten und wechselnd starke Eiweißvermehrung; tiefe, rechtsverlagerte Mastixkurven.
Atypische Lues: Im Liquor Pleozytose, Eiweißvermehrung und positive Luesreaktionen (die im Blut evtl. negativ ausfallen) (S. 233f).

DD: Morbus Boeck, Neoplasien der Hirnhäute und Kleinhirntumoren (s.unter 3.).

4.4. Poliomyelitis (Kinderlähmung)
Klinik: Fieber mit biphasischem Verlauf; Kopf- und Gliederschmerzen, Hyperreflexie, Hyperästhesie; unsystematische schlaffe Paresen und evtl. Atemlähmung u.a.
Labor: Evtl. leichte Leukozytose. Im klaren oder leicht trüben Liquor anfangs polynukleäre, dann schnell mononukleäre Pleozytose von 20–300/3 (7–100 x 10^6/l) Zellen, evtl. auch über 1000/3 (330 x 10^6/l) Zellen; Liquorzucker oft leicht erhöht; Liquoreiweiß deutlich vermehrt; Links- oder Mitteltyp der Liquorkolloidkurve.
Serologisch positiver Neutralisationstest.
KBR wenig zuverlässig.

5. Meningismus

Abgeschwächte Zeichen der Meningitis nach *Schädeltraumen,* bei *Liquorunterdruck* (s. unter 1.), Symptome einer *Enzephalitis* (S. 167f), eines *Typhus* (S. 28f), *Fleckfiebers* (S. 69), *Dysenterie* (S. 28), *Grippe* (S. 83), *Mumps* (S. 148), *Masern* (S. 69), *akuten Infektion des Respirationstrakts* (hier meist typischer Thorax-Rö (S. 40f), des *Urogenitaltraktes.* Typische Anamnese bei vorangegangener *Impfung* oder *Sonnenbestrahlung.* Im Liquor evtl. leichte Pleozytose, geringe Eiweißvermehrung und Druckerhöhung. Bei der *Enzephalitis* im Liquor Eiweißvermehrung bis 300 mg/dl (3000 mg/l), Zucker und Chlor vermehrt.

6. Pachymeningosis haemorrhagica interna

Bei älteren Menschen mit *schweren Allgemeinkrankheiten,* mit *chronischen Intoxikationen,* insbesondere bei Alkoholismus, bei hämorrhagischer Diathese (DD S. 63ff) mit verlängerter Gerinnungszeit, Thrombozytopenie oder positivem Rumpel-Leede-Zeichen. Tritt evtl. auf auch unter einer Antikoagulantientherapie.
Bei *Leukämien* (DD S. 117) typisches Blutbild und Sternalpunktat.
Charakteristisch ist nur der xanthochrome, evtl. blutige Liquor und der pathologische Ausfall des Angiogramms.

7. Wirbelsäulendegenerationen im Halsbereich und Verspannung der Nackenmuskulatur

Charakteristische Rö-Befunde der Halswirbelsäule. Typisches klinisches Bild. Diese Erkrankungen täuschen gerade bei alten Menschen oft eine Nackensteifigkeit vor.

Neuro- und Polyneuropathien

Notwendig: Neurologische Fachuntersuchung und Liquorpunktion. Weitere Untersuchungen richten sich nach den differentialdiagnostischen Möglichkeiten, die sich aus der Anamnese und dem klinischen Befund ergeben.
Bei *entzündlichen und serösen Polyneuritiden* Liquoreiweiß evtl. bis 400 mg/dl (4000 mg/l) erhöht bei normaler bis initial leicht erhöhter Zellzahl (Zell-Eiweißdissoziation!).

1. Chemisch-toxische und medikamentös bedingte Polyneuritiden

Charakteristisch: Anamnese. Besonders bei *chronischem Alkoholismus.* Bei Exposition mit: *Blei* (Anämie mit basophiler Tüpfelung, oft Porphyrinurie), *Bleibenzin, Triorthokresylphosphat* (Antiklopfmittel), *Thallium* (Änderung der Haarfarbe, Haarausfall, Ausfall des lateralen Drittels der Augenbraue, toxikologischer Thalliumnachweis in Haaren, Nägeln, Stuhl und Urin), *Arsen* (toxikologischer Arsennachweis im Haar, Urin), *Schwermetallen* wie Gold, Kupfer, Quecksilber, *Barium,* CO (spektroskopischer CO-Nachweis im Blut), *Schwefelkohlenstoff, Sulfonamide, INH, Thiosemikarbazon, Kanamycin, Vibramycin, Somnifen, Sulfonal, Thalidomid, Streptomycin, PAS, Thiacethazon, Nitrofurane, Chloramphenicol, Stilbamidin und Pentamidin, Hydralazin, Vitamin D_2, Nebennierenhormone und ACTH, Antimalariamittel, Psychopharmaka wie Meprobamat, Monoaminoxydasehemmer, Amitriptylin, metallhaltige Medikamente (Arsen, Antimon, Gold, Quecksilber, Wismut), Diamox, Antabus, Phenophthalein, Oleum chenopodii, Vincristin.*

2. Stoffwechselkrankheiten

Diabetes mellitus (oft Initialsymptom) (S. 84ff)
Hyperglykämie, meist Glukosurie. Pathologischer Ausfall des Glukosebelastungs- oder Tolbutamidtestes.

Schwere Lebererkrankungen (bei deutlicher Erhöhung der alkalischen Serumphosphatase s. Ikterus und Cholostase, Hepatomegalie), sonst Leberfermente erhöht; breitbasige γ-Globulinerhöhung, pathologische Leberteste; meist typischer Leberbiopsiebefund. Harnfarbstoffe und Serumbilirubin meist vermehrt.

Porphyrie (DD S. 154f)
Porphyrinnachweis im Urin. Nachdunkeln des Urins beim Stehen.

Hypokaliämien (DD S. 224)
Nachweis einer Hypokaliämie im Serum.

Seltener:
Alimentäre dystrophische Polyneuritis
Bei Unterernährung oder einseitiger Ernährung. Nachweis eines Thiamin-, besser Thiaminpyrophosphatmangels im Blut, verminderte Thiaminausscheidung in den Urin. Oft gleichzeitig Hypoproteinämie. Tritt auch auf bei Vitamin-C-Mangel. Zu denken ist immer an den *chronischen Alkoholismus* – bevorzugt sind Schnapstrinker. Bei der *Sprue* (S. 28) werden gelegentlich Polyneuritiden beobachtet.

3. Serogene Polyneuritis

Charakteristische Anamnese nach meist 8–9 Tage vorher durchgeführter Impfung.

4. Post- und parainfektiöse Polyneuritis (s. unter anderen Leitsymptomen)

Klinisch: Entzündungszeichen.
BSG meist beschleunigt; oft Leukozytose mit Linksverschiebung. Evtl. Erregernachweis in der Blutkultur, im Sputum, Urin, Stuhl, in Abstrichen (bes. bei *Diphtherie* [S. 11]; *Ruhr* [S. 28]; *Typhus abdominalis* und *Paratyphus* [S. 28f]; *Lues* [S. 233f]; *Lepra* [S. 71]; *Botulismus* [S. 127 – hier Erregernachweis in Nahrungsresten]; *Fleckfieber* [S. 69]; *Masern* [S. 69]; *Scharlach* [S. 69]; *Mumps* [S. 148]; *Pneumonie* [S. 40f]; *Sepsis* [S. 68]; *Tuberkulose* [S. 41]; *Morbus Bang* [S. 174]; *Viruskrankheiten* (Hepatitis) [S. 73f]; *Herpes zoster* [S. 68]; *Mononucleosis infectiosa* [S. 11]).

5. Paraneoplastische Polyneuropathien und bei Blutkrankheiten

Malignome (s. Malignomverdacht)
Klinik: Gewichtsabnahme.
Im Blutbild hypochrome Anämie; Serum-Fe erniedrigt; Blutnachweis im Stuhl, Sputum und Urin (evtl. Tumorzellnachweis). Typische neurologische, gynäkologische oder Rö.-Befunde.

Leukämien (DD S. 117)
Nachweis insbesondere von einer myeloischen, aber auch lymphatischen Leukämie durch Blutbild und Sternalpunktat.

Perniziöse Anämie (S. 7)
Im Serum Erhöhung des indirekten Bilirubins, der LDH und HBDH, im Blutbild megalozytäre Anämie, Serumeisenerhöhung. Charakteristischer Befund des Sternalpunktats. Pathologischer Ausfall des Schilling-Testes. Nach Vitamin-B_{12}-Gabe Retikulozytenkrise.

Seltener:
Paraproteinosen (S. 147f) und **Dysproteinämien** (S. 251)
Meist extreme BSG-Beschleunigung. In der Serumelektrophorese meist starke Erhöhung der α-, β- oder γ-Globuline (bei Paraproteinosen meist schmalbasig und typische Immunelektrophorese). Evtl. Kryoglobulinnachweis bei der Kryoglobulinämie.

Morbus Boeck, Heerfordt-Syndrom (S. 149)
Beweisend: Histologischer Befund.
Charakteristisch: Neben dem klinischen Bild (entzündliche Schwellung der Speichel- und Tränendrüsen, Iridozyklitis, Hals- und Lungenhiluslymphome) meist negative Tuberkulinproben auch in hohen Konzentration (1 : 100, 1 : 10). Im Liquor oft Pleozytose und Eiweißvermehrung.

6. „Rheumatische" Polyneuritis und Mononeuritis

Häufig „rheumatisch" nach „Erkältungen", Zugluft und Unterkühlung.
Bei der *Polyarthritis rheumatica* (S. 54) nach langer Medikation mit Nebennierenrindensteroiden. Auftreten bei Absetzen dieser Medikamente.
Beim *Lupus erythematodes* (S. 55) positiver LE-Faktor und LE-Fluoreszenztest. Im Liquor evtl. Eiweißvermehrung bei fehlender oder geringer Pleozytose.

Wirbelsäulenkrankheiten (S. 158ff)
Charakteristisch: Klinisches Bild und der rönt-

genologische Nachweis meist degenerativer Wirbelsäulenprozesse oder sonstiger Wirbelsäulenkrankheiten.

7. Mononeuritis

Nach Traumen, oft postoperativ durch Lagerung, als *„Honeymoon-Syndrom"*, bei *Osteomyelitis* (Rö-Befunde), bei Druck durch *Tumoren*, durch sonstige Knochenveränderungen, Tumoren der peripheren Nerven wie bei der Neurofibromatose Recklinghausen (S. 147), Osteome, Sarkome, Fibrome in den Nervenscheiden, *Glomustumoren*. Hier ist die Histologie von entscheidender Bedeutung.

8. Vaskulär bedingte Neuritis und Polyneuritis (selten)

Beim *Raynaud-Syndrom* (DD S. 14) typisches klinisches Bild ebenso wie bei *Embolien* (DD S. 44). Bei der *Arteriosklerose* (S. 13) röntgenologischer Gefäßkalknachweis, evtl. typische Angiographiebefunde. Bei der *Panarteriitis nodosa* (S. 14) sehr starke BSG-Beschleunigung, Leukozytose, Eosinophilie und Anämie. Typischer Muskelbiopsiebefund, auch bei der Endangiitis obliterans (S. 14).

9. Renal bedingte Polyneuritis (selten)

Charakteristisch: Pathologischer Urinbefund mit Proteinurie, Erhöhung der harnpflichtigen Substanzen (Rest-N, Kreatinin). Auftreten besonders bei der Dauerbehandlung durch Hämo- oder Peritonealdialyse. Ist abzugrenzen gegenüber der Polyneuritis durch Sulfonamide und Nitrofurantoin.

10. Schwangerschaftsneuritis (selten)

Charakteristisch: Schwangerschaftsnachweis.

11. Idiopathische Polyneuritis (Landry-Guillain-Barre-Strohl) (in 50% aller Polyneuritisfälle)

Anamnestisch *Ausschluß der anderen Ursachen*. Im Liquor deutliche Eiweißvermehrung ohne oder mit nur geringer Pleozytose.

Nierenerkrankungen

(vgl. Anurie, Oligurie, Harnretention und akutes Nierenversagen; Miktionsbeschwerden; Ödeme; Proteinurie; Nieren- und Harnwegskoliken; Hydration; Dehydration)

Hinweis: Bei allen Nierenfunktionsstörungen muß versucht werden, den Ort der Störung festzustellen:
Prärenal Hypovolämie mit Schockniere, andere Schockformen – kardiogen, Blutverlust, Verbrennungen, Endotoxinschock, hepatorenales Syndrom, akute Pankreatitis (S. 4), Sepsis, Peritonitis, toxisch bei Transfusionen, paroxysmaler Hämoglobinurie (S. 9), Seifenabort, Tetrachlorkohlenstoff, Salizylate, Rö-Kontrastmittel (bes. bei bestehenden Paraproteinämien), Antibiotika u.a.
Renal ist zu unterscheiden: Störung vor dem Nephron Gefäßerkrankungen, Nephrosklerose Fahr und vaskuläre Nephropathien bei Kollagenosen wie LE, Sklerodermie, Panarteriitis nodosa und andere Arteriitiden, Wegenersche Granulomatose), Störungen im Nephron (alle glomerulären Krankheiten), tubuläre Krankheiten, interstitielle Krankheiten.
Postrenal: Tumoren, Steine, Tuberkulose, Prostatakrankheiten, Harnröhrenstrikturen, Blutkoagula bei hämorrhagischer Diathese, Zystitiden, Urethritiden, Prostatitis.

Notwendig: BSG, Blut- und Differentialblutbild, im Serum Na, K, harnpflichtige Substanzen.
Besonders wichtig: Urinstatus (einschl. spezifischem Gewicht, Na/K).
Serumelektrophorese mit Gesamteiweiß (und evtl. Gesamteiweißbestimmung im 24-Std.-Urin), Glukose in Blut und Urin, evtl. Blutgasanalyse.
Meist notwendig: Sonographie, Urogramm (evtl. Ausscheidungsurogramm), nur im Ausnahmefall retrograde Pyelographie (Infektionsgefährdung!). Dazu Nieren- und Nierenfunktionsszintigraphie, Glomerulumfiltrat, PAH-Clearance.
Evtl. Nierenangiographie und Nierenbiopsie.

Mögliche gemeinsame Kriterien bei Nierenkrankheiten:
Im Urin Proteinurie und je nach Ursache pathologisches Sediment. Bei Einschränkung der Nierenfunktion Anstieg der harnpflichtigen Substanzen, bei chronischen Nierenkrankheiten z.T. hochgradige normochrome Anämie, bei Entzündungen und Tumoren BSG-Beschleunigung, bei Entzündungen α_2-(akut) und/oder γ-Globulinerhöhung (subchronisch, chronisch) bei Erniedrigung des Serum-Fe; Änderungen des Differentialblutbildes.
Bei akutem Nierenversagen Aufstau der Niere (postrenal), Anstieg des Na und K im Serum, Abnahme der Harnmenge, schneller Anstieg der harnpflichtigen Substanzen.
Dazu oft renale Azidose bei schweren Nierenparenchymerkrankungen.

Differentialdiagnostische Möglichkeiten nach den Untersuchungsbefunden:

I. Nierenkrankheiten mit diskretem Urinbefund (wechselnd geringe Proteinurie, evtl. wenig Erthro-, Leukozyten und/oder Zylinder):
Chronische Glomerulonephritis und Pyelonephritis, interstitielle Nephritis, Nierentuberkulose, -tumoren und -mißbildungen, Gefäßkrankheiten der Niere.

II. Nierenkrankheiten vorwiegend mit Hämaturie
Prärenal: Hämorrhagische Diathese.
Renal: Glomerulonephritis, Pyelonephritis (mit Papillennekrosen), „Kollagenkrankheiten" mit Nierenbeteiligung (LE, Panarteriitis nodosa), Herdnephritis, Niereninfarkt, Zystennieren, Tumoren, Tuberkulose, Nephrolithiais.

Postrenal: Zystitis und andere Blasenerkrankungen (Tumor, Papillom) (vgl. S. 120f).

III. Nierenkrankheiten vorwiegend mit Leukozyturie
Begleitende Harnwegsinfekte bei den verschiedenen Nierenkrankheiten (Zystitis, Uretritis, Prostatitis), Nierentuberkulose, Pyelonephritis, Zystennieren.

IV. Nierenkrankheiten mit starker Proteinurie und Hypoproteinämie
Prärenal: Paraproteinämien (S. 147f), besonders L-Kettenkrankheit und Plasmozytom; Stauungsproteinurie, Nierenvenenthrombosen, Glomerulonephritis mit nephrotischem Einschlag, Nephrotische Syndrome, Schwangerschaftsnephropathien, Kollagenkrankheiten (bes. LE).
Postrenal: Schwere Zystitis und andere Blasenkrankheiten.

V. Zylindrurie (hyaline Zylinder, granulierte Zylinder, Zellzylinder)
Glomerulonephritis, Pyelonephritis, Glomerulosklerose, Kimmelstiel-Wilson, dekompensierter Diabetes mellitus (S. 84ff).

VI. Bakteriurie
Renal: Pyelonephritis.
Postrenal: Infekt der ableitenden Harnwege, also Pyelitis, Zystitis, Uretritis (vgl. S. 120ff).

VII. Konzentrationsfähigkeit des Urins eingeschränkt
Rückbildungsfähig: Akutes Nierenversagen z.B. bei Infekten, Toxinen u.a. Durstversuch hier nicht anwendbar! Häufig bei Restdiurese Urin hochgestellt; in der Erholungsphase Polyurie und niedrige Urinkonzentration.
Nicht rückbildungsfähig, als sog. Isostenurie bestehen bleibend bei allen Erkrankungen mit starker Schädigung des Nierenparenchyms (Pyelonephritis, Glomerulonephritis, interstitielle Nephritis, Zystenniere, Gefäßerkrankungen der Niere u.a.).
Beeinflussung der Harnkonzentration ohne Primärerkrankung der Niere: Siehe Abschnitte Hydration; Dehydration; Anurie, Oligurie, Harnretention und akutes Nierenversagen.

VIII. Glomerulumfiltrat, renale Plasmadurchströmung, (PAH-Clearance), Filtrationsfraktion pathologisch
Glomerulumfiltrat erniedrigt bei: Glomerulonephritis, Pyelonephritis, Gefäßerkrankung der Niere, Kollagenosen, Amyloidose.
PAH-Clearance eingeschränkt bei: Pyelonephritis, chronischer Glomerulonephritis , Gefäßerkrankungen der Niere, Schockniere und toxischen Nephropathien.
Glomerulumfiltrat/PAH-Clearance = Filtrationsfraktion erhöht bei: Chronischer Pyelonephritis, Schrumpfniere, vaskulären Ursachen, Schockniere, toxischer Schädigung des Parenchyms.
Erniedrigt bei: Akuter und chronischer Glomerulonephritis.
Bei Erniedrigung sowohl des Glomerulumfiltrats als der PAH-Clearance kann trotz eingeschränkter Nierenfunktion die Filtrationsfraktion normal ausfallen.

IX. Glukosurie
Prärenal: Diabetes mellitus.
Renal: Renaler Diabetes mellitus, Schwangerschaft bei schlechter Nierenfunktion.

X. Elektrolytausscheidung im Urin gestört
Siehe Abschnitte Anurie, Oligurie, Harnretention und akutes Nierenversagen; Hydration; Dehydration.

XI. Nierenstörungen mit pathologischer Harnmenge oder -zusammensetzung
Angeborene Partialstörungen der Nierenfunktion: Aminoazidurie [S. 139]; De-Toni-Debré-Fanconi-Syndrom; Hypochlorämische Azidose [S. 60]; Nephrogener Diabetes insipidus [S. 152]; Oxal- und Xanthinurie [S. 139]; Phosphatdiabetes [S. 146]; Renaler Diabetes mellitus [S. 90].
Klinik: Polyurie, vermehrte Elektrolyt-, Zucker- oder Aminosäureausscheidung.
Extrarenal bedingte Nierenfunktionsstörungen: Akute tubuläre Nekrose (Schockniere, Hepatorenales Syndrom) s. unten!
Endokrine Erkrankungen: Conn-Syndrom [S. 87f]; Diabetes insipidus centralis [S. 152]; Nebennierenüber- [S. 2] und -unterfunktion [S. 59]; Phäochromozytom [S. 87]; primärer Hyperparathyreoidismus [S. 146].
Extrarenale Azotämie: Exsikkose [DD: S. 27], Diabetes insipidus (DD: S. 152), Polyurie (DD; S. 151ff), Herzinfarkt (S. 184); akute zerebrale Erkrankungen, postoperativ und nach Verbrennungen, Lobärpneumonien (S. 40f).

Hyperkalzämie (DD: S. 225).
Hypokaliämie (DD: S. 224).

1.	Gefäßkrankheiten, Glomerulosklerosen und Kollagenosen der Niere
2.	Glomerulonephritiden
3.	Herdnephritis
4.	Interstitielle Nephritis
5.	Pyelonephritis
6.	Nierentuberkulose
7.	Harnwegsbegleitinfektionen bei den verschiedenen Nierenkrankheiten
8.	Nephrolithiasis und Nephrokalzinosen
9.	Nephrotische Syndrome
10.	Nierenmißbildungen
11.	Nierentumoren
12.	Akutes Nierenversagen (Schockniere und toxisches Nierenversagen)

1. Gefäßkrankheiten, Glomerulosklerosen und Kollagenosen der Niere

Zu denken ist an: Arteriosklerose und Arteriolosklerose der Nierengefäße und maligne Sklerose Fahr (arteriosklerotische Schrumpfniere [S. 13ff]), Endangiitis obliterans (S. 14), Gefäßanomalien, Thrombangitis obliterans (S. 186f), Niereninfarkt (bes. bei Endomyokarditis [S. 38]; Mitralvitien [S. 39] und Gefäßkrankheiten [S. 13ff]), Periarteriitis nodosa (S. 14), Lupus erythematodes (S. 55), Sklerodermie (S. 55), Wegenersche Krankheit (S. 14), hämolytisch-urämisches Syndrom bei Kindern (S. 67).

Typisch: Klinisch meist auch Befall anderer Organsysteme (mit charakteristischen Rö-, EKG- und Rheographie-, Dopplersonographie- oder Oszillogrammbefunden sowie meist Retinitis angiospastica und besonders Hypertonie mit hohen diastolischen Werten [s. Hypertonie]).
Labor: Meist Proteinurie, Erythrozyturie und Zylindrurie. Im fortgeschrittenen Stadium Anstieg der harnpflichtigen Substanzen. Keine Proteinurie und Hämaturie bei rein präglomerulären Schäden.
Besonderheiten:
Arteriosklerose: Meist Rö-Nachweis von Gefäßkalk, Isosthenurie. Hämaturie meist nur bei Niereninfarkt.
Lupus erythematodes: Klinisch Gelenkschmerzen und -schwellungen.
Labor: BSG-Beschleunigung. Positiver LE-Zelltest, Latex-LE-Test, LE-Fluoreszenztest. Antikörper gegen DNS. Oft nephrotisches Syndrom (starke Proteinurie, Hypoproteinämie, s. unter 9.). Histologisch charakteristische Wire-Loop-Nephritis.
Endangiitis obliterans: Meist nur BSG-Beschleunigung und α_2- oder γ-Globulin-Erhöhung.
Niereninfarkt: Klinisch starke Druckdolenz im Nierenlager und Oligurie (bei oft pathologischem Herzbefund).
Periarteriitis nodosa: Klinisch Fieber, Polyneuritis und evtl. Bauchkrämpfe.

Glomerulosklerosen
Als diabetische Glomerulosklerose (Kimmelstiel-Wilson) oder als Glomerulosklerose bei Gicht.
Klinik: Hypertonie, Ödembereitschaft, Retinopathia angiospastica und evtl. diabetica.
Labor: Leichte bis starke Proteinurie; oft Nachweis doppelbrechender Substanzen möglich. Gesamteiweiß im Serum evtl. erniedrigt; oft Hyperlipidämie (Hypercholesterinämie). Präfinal oft Anstieg der harnpflichtigen Substanzen und häufig Begleitinfektionen der Harnwege.
Besonderheiten:
Beim *Diabetes mellitus* (S. 84ff) Hyperglykämie, pathologischer Ausfall des Glukosebelastungs- und/oder Tolbutamidtests; Glukosurie. Evtl. hohe Insulin-AK-Titer.
Bei der *Gicht* (S. 139) Harnsäure im Serum erhöht.

Hämolytisch-urämisches Syndrom (vgl. S. 67)
Bei Kindern vorkommend im Zusammenhang mit Virusinfekten. Thrombopenien, Fibrinspaltprodukte. Histologisch Rindennekrose.

2. Glomerulonephritiden

Akute diffuse Glomerulonephritis
Klinik: 3 Wochen nach Infekten (bes. nach Streptokokkeninfekten – Scharlach –), aber auch nach Grippe (S. 83), Mumps (S. 148) und anderen Viruskrankheiten. Kopfschmerz, Fieber, Ödeme, Hämaturie und Hypertonie, Oligurie, selten Anurie. Häufig auch monosymptomatisch mit schleichendem Beginn.
Labor: Im Urin mit hohem spezifischem Gewicht Eiweiß (meist 2–6‰ Esbach = 2–6 g/l), Erythrozyten, weiterhin alle Zylinderformen, wenig Leukozyten; spezifisches Gewicht über 1,020 (unter 1,020 = schlechte Prognose). BSG mittelgradig bis stark beschleunigt; im Blutbild leichte Anämie und Leukozytose (meist zwischen 12000–14000/µl[$12-14 \times 10^9$/l]). In der Serumelektrophorese α_2-Globulinerhöhung. AST meist erhöht. Nierenteste leicht pathologisch. Kreatinin, später auch Harnstoff- oder Rest-N-Anstieg im Blut besonders beim Nierenversagen, Hyponatriämie. PAH-Clearance relativ erhöht, Glomerulusfiltrat leicht herabgesetzt, dadurch erniedrigte Filtrationsfraktion.
Weitere wichtige Untersuchungen: Antistreptolysintiter, Antikörper gegen intrazelluläres Antigen (M-Protein, Erniedrigung des Komplementtiters). Wichtige differentialdiagnostische Hinweise für den Verlauf geben Befunde der Immunhistologie und Immunserologie sowie der Nierenbiopsie (histologische Einteilung nach Bohle, s. Spezialliteratur).

Subakute diffuse Glomerulonephritis
Anamnese: Akute Glomerulonephritis. Besonders schwere Verlaufsform! Vorkommen nach *Streptokokkeninfekt,* aber auch bei *Kollagenosen,* bei der *Wegenerschen Granulomatose* (S. 14), beim *Goodpasture-Syndrom.*
Labor: Im Urin viel Eiweiß, Erythrozyten, Malteserkreuze, hyaline und granulierte Zylinder. Im Blutbild meist Anämie. AST meist erhöht. Oft pathologischer Ausfall der Nierenteste; harnpflichtige Substanzen im Blut erhöht; evtl. herabgesetzte Inulin- und/oder PAH-Clearance. Serum-P erhöht, -Cl, -Ca, -K, Alkalireserve vermindert. Beim Goodpasture-Syndrom (S. 63). Hämoptoe. Typische Thorax-Rö. Histologie!
DD: Lungensiderose (S. 42), Lupus erythematodes (S. 55), Wegenersche Granulomatose.

Chronische Glomerulonephritis
Nicht immer aus der akuten Glomerulonephritis

entstehend; auch primär chronische Verläufe möglich. Verschiedene Verlaufsformen je nach dem, ob Hypertonus im Vordergrund steht. Ein Teil der chronischen Glomerulonephritiden verläuft mit ausgesprochen nephrotischem Einschlag (s. S. 137). Hierbei typische große Proteinurie. Als Folge davon: Niedriges Albumin, Vermehrung der α_2- und β-Globuline, Hypercholesterinämie und Ödeme.
Erhöhung des Harnstoffs und des Kreatinins je nach Schwere der Erkrankung.
Einteilung der verschiedenen Stadien:
Stadium I: Latenzstadium: Nur geringe Urinbefunde (geringe Proteinurie, wenig Erythrozyten und Erythrozytenzylinder), keine Retention harnpflichtiger Substanzen.
Stadium II: Kompensiertes Dauerstadium, auch hier wenig Veränderungen im Urin nachweisbar, keine Erhöhung von Harnstoff.
Stadium III: Sog. kompensierte Retention von Harnstoff. Clearance-Werte erniedrigt, sonographisch bereits deutliche Verkleinerung beider Nieren.
Stadium IV: Dekompensiertes Endstadium mit Kreatinin-Clearance unter 10ml/min, Harnstoff hoch. Schweres allgemeines Krankheitsbild mit Ödemneigung (Eklampsiegefahr, Fluid lung, Herzinsuffizienz, schwer einstellbare Hypertonie), Anämie.

Bei geringer Symptomatik ist eine sichere Diagnose der chronischen Glomerulonephritis häufig nur durch eine Nierenbiopsie möglich (meist mesangioproliferative Verlaufsform).
DD: Wichtig Abgrenzung gegen LE, Periarteriitis nodosa, Sklerodermie, Myelom, diabetische Nephrosklerose.

3. Herdnephritis (herdförmige Glomerulonephritis)

Klinik: Entweder gleichzeitig akute Infektionen, bes. Angina (S. 10ff), Cholera (S. 29), Erysipel (S. 69), Scharlach (S. 69), Typhus (S. 28f), Pneumonie (S. 40f), Virusinfektionen (S. 83) oder chronische Infekte (besonders Endocarditis lenta [S. 184]), bei Lupus erythematodes (S. 55); nach Medikamenten- und Fremdeiweißgaben.
Labor: Erythrozyturie, evtl. Makrohämaturie, meist leichte Proteinurie, leichte Zylindrurie möglich (besonders hyaline, selten granulierte und Erythrozytenzylinder). BSG meist beschleunigt.
Besonderheiten:
Bei der *parainfektiösen Form* meist Erregernachweis z.B. durch Rachenabstrich möglich, bei der *Löhleinschen Herdnephritis* typischer Herzbefund (S. 39).
Beim *Lupus erythematodes* (S. 55) positive LE-Zellteste, positiver Antiglobulinkonsumptionstest, Latex-LE-Test. In der Serumelektrophorese α_2- und γ-Globulinvermehrung.
Beim *Morbus Weil* (S. 173) Ikterus, schweres Krankheitsbild. Beweisend serologische Diagnostik.
Bei der *Tuberkulose* (S. 41) ebenfalls Glomerulonephritis, kombiniert mit Pyelonephritis. Röntgen: Mörtel- oder Kittniere.
Bei *Brucellosen,* besonders *Morbus Bang* (S. 174), Hepatosplenomegalie, hohes Fieber. Agglutinationsreaktion mit Titer ab 1:80 ab 10. Tag positiv.

4. Interstitielle Nephritis

Vorkommen: Akut in den ersten Tagen bei Scharlach, aber auch Angina, Diphtherie, Typhus abdominalis, Morbus Weil u.a., nach Sulfonamiden, Penicillin, Irgapyrin und Sulfonylharnstoff. Chronisch besonders bei chronischem Phenacetinabusus.
Klinik: Anämie, anfangs Isosthenurie, später Oligurie bis Anurie.
Labor: Akute Form: BSG-Beschleunigung und Blutbildveränderungen entsprechend der zugrundeliegenden Infektion; spezifisches Harngewicht (trotz Oligurie) um 1,015; geringe Proteinurie, im Sediment evtl. wenig Erythrozyten, epitheliale, granulierte und hyaline Zylinder. Phenolrotprobe evtl. pathologisch, ebenso die Inulin-, PAH-Clearance. In schweren Fällen Anstieg der harnpflichtigen Substanzen.
Chronische Form: Starke normochrome Anämie. Anstieg der harnpflichtigen Substanzen im Blut; im Urin leichte Proteinurie, einzelne Erythrozyten, Leukozyten und wenig Zylinder; spezifisches Harngewicht auch im Konzentrations- und Trinkversuch um 1,010. Pathologische Phenolrotprobe. Im Serum Erniedrigung von K, Na, Ca und Cl, oft Erniedrigung der Alkalireserve. Im Urin vermehrte Elektrolytausscheidung. Evtl. röntgenologischer oder szintigraphischer Nachweis einer Schrumpfniere.

5. Pyelonephritis

Ätiologie: Bei Frauen Schwangerschaft und als Begleiterkrankung bei anderen Nierenerkrankungen wie Zystennieren, Tuberkulose, Tumoren u.a.
Bei Männern Abflußbehinderung durch Prostatahypertrophie u.a. häufig.
Orientierende Untersuchung: Nierensonographie! I.v. Pyelogramm! Urinsediment: Leukozyten, Bakteriurie.

Eiweiß positiv, Leukozytenzylinder. Bakteriologische Urinuntersuchung: E. coli, Enterokokken, Proteus als häufigste Keime.

Akute Pyelonephritis

Klinik: Klopfschmerz im Nierenlager. Bei schweren Verlaufsformen Oligurie, Anurie, Kopfschmerz.

Labor: Im Urin leichte Proteinurie (selten über 2‰ = 2 g/l), starke Leukozyturie (manchmal diskret), Bakteriurie über 100000 (> 100×10^6/l) oder konstant über 10000 Bakterien/ml (> 10×10^6/l) im frischen nativen Urin, seltener Erythrozyturie und Nachweis von Glitzerzellen durch das Färbeverfahren von Malbin und Sternheimer. Nachweis von Leukozytenzylindern durch Peroxydasefärbung (in etwa 80% nachweisbar), Erregernachweis im frischen Urin. – Pathologischer Ausfall der Clearance-Bestimmungen. Serumkreatinin oft (leicht) erhöht. – Im Blutbild Leukozytose; bis starke BSG-Beschleunigung; in der Serumelektrophorese α_2-Globulinerhöhung, beim Übergang zur chronischen Pyelonephritis auch β- und γ-Globulinerhöhung. Bei schweren Verlaufsformen mit Oligurie-Anurie Anstieg der harnpflichtigen Substanzen (zuerst Anstieg des Kreatinins), evtl. Hypochlor- und Hyponatriämie.

Besonderheiten:

Bei *Papillennekrosen* Hämaturie und Papillengewebe im Urin.

Beim *Nierenabszeß* Pyelogramm und Sonographie typisch.

Chronische Pyelonephritis

Klinik: Rezidivierende Temperaturen, „Rücken"- und Nierenlagerschmerzen mit Ausstrahlung in die Leistengegend, Miktionsbeschwerden. Später evtl. Hypertonie, Polyurie mit Isosthenurie, Kopfschmerz.

Labor: Urinbefund wie bei der akuten Pyelonephritis, nur weniger stark und nicht konstant ausgeprägt (mehrfache Kontrollen notwendig!). Evtl. nur Leukozyturie. BSG in etwa 90% deutlich beschleunigt; in der Serumelektrophorese meist γ-Globulinvermehrung. Pathologischer Ausfall der Nierenfunktionsproben (Konzentrationsversuch, Phenolrotprobe) und der Clearance-Bestimmungen. Serum-Na, -Ca und -Cl oft erniedrigt (-Cl evtl. auch erhöht), -K erniedrigt oder erhöht. Evtl. Pyelogramm und Sonogramm charakteristisch (verkleinerte Nieren).

6. Nierentuberkulose

Klinik: Unklare Temperaturen, chronische Zystitis, „Rückenschmerzen" und Nierenlagerschmerzen. Oft Tuberkulose in der Anamnese. Mendel-Mantoux-Probe stark positiv. Bei der tuberkulösen Kalkniere oft Hypertonie. Tine-Test stark positiv.

Labor: Entscheidend ist der direkte, kulturelle, meist jedoch der tierexperimentelle Erregernachweis im Urin; BSG meist beschleunigt, im Blutbild oft Anämie. Im Urin leichte Proteinurie, Erythro- und Leukozyturie. Selten Makrohämaturie.

In der Serumelektrophorese oft γ-Globulinvermehrung (evtl. auch α- und β-Globulinvermehrung im akuten Schub).

Evtl. Hypokali- und -chlorämie bei vermehrter Elektrolytausscheidung im Urin. Nierenfunktionsproben oft pathologisch. Serumkreatinin oft (leicht) erhöht.

Sonst: Evtl. typisches Niere-Rö, sog. Mörtel- oder Kittniere und Zystoskopiebefund. Später Anstieg der harnpflichtigen Substanzen.

7. Harnwegsbegleitinfektionen bei den verschiedenen Nierenkrankheiten

Vorkommen: Besonders bei Nierensteinen, Nierentumoren, Gefäßkrankheiten der Niere, Glomerulosklerosen, Nierenmißbildungen, Nierentuberkulose.

Klinik: Symptome der Grundkrankheit; Miktionsbeschwerden.

Labor: Leukozyturie, meist bis mäßige Proteinurie und positiver Erregernachweis im Urin. BSG meist beschleunigt; im Blutbild oft Anämie und Leukozytose evtl. mit Linksverschiebung.

8. Nephrolithiasis und -kalzinose, s. Nieren- und Harnwegskoliken

Klinik: Nierenkoliken und Makrohämaturie, evtl. Fieber.

Labor: Erythrozyturie, evtl. Proteinurie. Evtl. Leukozytose mit Linksverschiebung.

Entscheidend: Steinnachweis durch Pyelographie, evtl. Sonographie.

Bei *Hydronephrose* evtl. Anstieg der harnpflichtigen Substanzen. Typische Sonographie!

Bei *Begleitinfekten* der Harnwege Leukozyturie und positiver Erregernachweis.

9. Nephrotische Syndrome

Kein einheitliches Krankheitsbild. Vorkommen bei verschiedenen Nierenerkrankungen.

Glomerulonephritis mit nephrotischem Einschlag
Labor: Wie bei der Glomerulonephritis (s. dort); zusätzlich stärkste Proteinurie und Hypoproteinämie (evtl. weniger als 4g/dl [40g/l]) bei Hyperlipidämie und Hypercholesterinämie. α- und β-Globulinvermehrung bei starker Albumin- und γ-Globulin-Verminderung. In der Harnelektrophorese spiegelbildlicher Befund. Blutvolumen oft vermindert.

Nephrotisches Syndrom
Ursachen: Amyloidose, Lipoidnephrose, durch Schwermetallvergiftungen wie Quecksilber, Wismut, Gold u.a. und Medikamente wie Penicillamin, Salvarsan und Penicillin, Hydantoin, Quecksilber, selten Benemid, Tolbutamid und Natriumperchlorat. Glomerulosklerosen bei Diabetes mellitus und Gicht, bei Plasmozytom, Lupus erythematodes und Periarteriitis nodosa der Niere; bei Nierenvenenthrombosen, selten auch bei Malignomen (S. 118), Hodgkin- und Non-Hodgkin-Lymphome (S. 116ff) sowie evtl. chronischen Infektionen (Lues [S. 233f], Malaria [S. 175]).
Klinik: Symptome der Grundkrankheit.
Labor: Hyperlipidämie (Erhöhung besonders der Triglyzeride, weniger des Cholesterins), Hypoproteinämie. Im Urin Erhöhung der harnpflichtigen Substanzen möglich (selten). Stärkste Proteinurie, Lipidurie, Nachweis doppelbrechender Substanzen (Malteserkreuze), im Sediment hyaline, granulierte und Wachszylinder, hohes spezifisches Harngewicht.
BSG meist über 100mm nach 1 Stunde beschleunigt; in der Serumelektrophorese α_2- und β-Globulinerhöhung (Ausnahmen s. unten) bei starker Albumin- und γ-Globulinverminderung. Spiegelbildlicher Befund der Harnelektrophorese. Oft hypochrome Anämie evtl. bei Verminderung des Serum-Fe und -Cu, dazu evtl. des Serum-Ca, -K, -Na, der Alkalireserve.
Besonderheiten:
Bei der einfachen **Nephrose Fahr** (nach infektiösen Schäden) lediglich Protein- und *Zylindrurie.*
Lipoidnephrose: Ausschlußdiagnose! Evtl. geringe Hämaturie. Normaler Ausfall der Clearance-Untersuchungen. DD gegenüber der Nephrose bei Glomerulonephritis meist nur nierenbioptisch möglich.

Amyloidose
Primäre Amyloidose ohne nachweisbare Grundkrankheit: Häufiger Befall von Skelettmuskulatur, Gastrointestinaltrakt, Zunge, Herz und Blutgefäßen.
Weniger häufig betroffen sind Leber, Milz und Lymphknoten.

Sekundäre Amyloidose: Befall: immer Milz, häufig Niere, Leber, Lymphknoten und Pankreas. Folgekrankheiten nach chronischen Eiterungen (Tuberkulose, Bronchiektasen, Osteomyelitis). Plasmozytom (S. 147), Makroglobulinämie Waldenström (S. 148). Wichtig Histologie der Rektumschleimhaut.

Beim **Plasmozytom** keine oder wenig starke Hypoproteinämie; Serumelektrophorese nicht so typisch wie bei den Formen ohne Nephrose. Hier in der Harnelektrophorese deutliche Vermehrung der entsprechenden Eiweißfraktion.
Beweisend: Sternalpunktat, Immunogramm!

Beim **Lupus erythematodes** (S. 55) und der **Periarteriitis nodosa** (S. 14) γ-Globulinvermehrung in der Serumelektrophorese. Dazu beim LE positive LE-Teste, bei der *Periarteriitis nodosa* Eosinophilie und Muskelbiopsiebefund typisch.

Bei der **Glomerulosklerose** (S. 133f) Blut- und Urinzucker bzw. Harnsäure im Blut vermehrt. Bei **Nierenvenenthrombosen** Nachweis einer Thromboseneigung.

Schwangerschaftsnephropathien
Klinik: Ödeme, Hypertonie, Schwangerschaft. Gefahr der eklamptischen Anfälle mit Übelkeit Schwindel, Sehstörungen, Kopfschmerz, Papillenödem.
Labor: Starke Proteinurie, evtl. Anstieg der harnpflichtigen Substanzen, selten Erythrozyten im Urin.

10. Nierenmißbildungen

Hufeisenniere, Doppelniere und doppelte Nierenbecken bzw. Ureteren
Nierenaplasie und -hypoplasie
Solitärzysten der Nieren

Zystenniere, Markschwammniere
Evtl. rezidivierende Harnwegsinfekte oder Pyelonephritis; bei Zystennieren: Palpationsbefund (in etwa 75%). Beginnende Niereninsuffizienz oft ab 40. Lebensjahr! Oft Hypertonie.
Labor: Besonders bei Zystennieren Anstieg der harnpflichtigen Substanzen evtl. vor Auftreten

der klinischen Symptome, häufig Mikro- oder Makrohämaturie oder wechselnder diskreter Urinbefund. BSG meist deutlich beschleunigt (Begleitpyelonephritis). – Evtl. pathologischer Ausfall des Konzentrationsversuchs. – Hypochlor- und -natriämie bei vermehrter Ausscheidung an Cl und Na im Urin. Im Spätstadium starker Anstieg der harnpflichtigen Substanzen im Blut (ab 40. Lebensjahr!).
Entscheidend: Nieren-Rö-Befunde (Pyelogramme, evtl. Nierenszintigramm). Sonographiebefund besonders typisch!

Besonderheiten:
Zystennieren
Häufig auch Zysten an anderen Organen: Leber, Pankreas, Ovarien, Lunge, Schilddrüse und häufig auch Hirnbasisaneurysmen. Sonographie!

Markschwammniere
Multiple Zysten im Pyramidenbereich. Typischer Röntgenbefund, nämlich Verkalkungen im Bereich der Pyramidenspitzen.

11. Nierentumoren

Gutartige Tumoren
Adenome, Atherome und Hämangiome, Zysten.

Maligne Tumoren
Grawitztumoren, Wilms-Tumoren, Sarkome. Infiltrativ befallen ist die Niere außerdem bei: Leukosen (S. 117), beim Myelom (S. 147), Morbus Waldenström (S. 148).
Klinik: Gewichtsabnahme, evtl. Makrohämaturie, Lungen- und Knochenmetastasen bei malignen Tumoren.
Labor: Oft Polyglobulie, evtl. Leukozytose und bis extreme BSG-Beschleunigung. Sonst Tumorsymptome (vgl. S. 118ff). Im Urinsediment meist Erythrozyten (bei Begleitpyelonephritis auch Leukozyten). LDH, alkalische Serumphosphatase und Serum-Cu evtl. erhöht bei Erniedrigung des Serum-Fe. Erst bei großer Ausdehnung Anstieg der harnpflichtigen Substanzen. – Oft entscheidend: Sonographie, Nierenangiographie, Nierenszintigramm, evtl. Computertomographie.

12. Akutes Nierenversagen (Schockniere und toxisches Nierenversagen)

Prärenal: Hypovolämie bei Schockniere, Elektrolytstörungen, Endotoxinschock, kardiogener Schock, Blutverlust, Verbrennungen, Peritonitis, akute Pankreatitis, Sepsis; akute Cholezystitis, als sog. hepatorenales Syndrom (SGOT, SGPT, γ-GT erhöht. Cholinesterase erniedrigt).
Toxisch bei verschiedenen Vergiftungen, Fehltransfusion, paroxysmaler Hämoglobinurie, Seifenabort, Tetrachlorkohlenstoff, Salizylaten, Röntgenkontrastmitteln, Antibiotika u.a.
Renal: Bei verschiedenen Nierenerkrankungen: schwere perakute Glomerulonephritis, Pyelonephritis, bei vaskulären Nephropathien, als akutes Ereignis bei meist schwer vorgeschädigter Niere.
Postrenal: Durch Ureterverschluß infolge Tumoren, Harnsperre u.a.
Diagnostik s. Abschnitt Anurie, Oligurie, Harnretention und akutes Nierenversagen.
Wichtige Untersuchungen: Nierensonographie zur Bestimmung der Nierengröße, Aufstauung der Niere, Nierenfehlbildungen u.a. – Urinbefund mit Bestimmung der Urinkonzentration, des Na im Urin, Osmolarität im Urin. Im Blut Harnstoff, Kreatinin, Kalium, venöser BE. – EKG-Veränderungen.

Nieren- und Harnwegskoliken – durch Steine, Blutgerinnsel, Detritus

Typisch: Meist Hämaturie, Leukozyturie und Bakteriurie. Bei Nierenkoliken evtl. typischer sonographischer Befund mit Aufstauung und Erweiterung des Nierenhohlsystems auf der betroffenen Seite. Weitere Untersuchungen: Abdomenleeraufnahme und Ausscheidungsurogramm.

1. Idiopathische Steinbildung

Häufigste Form der Steinbildung. Meist Oxalat- und Phosphatsteine.

2. Nierenkoliken bei Nierenerkrankungen (DD S. 132ff)

Am häufigsten Hydronephrose bei Tumoren, Abflußbehinderung bei Pyelitis.
Charakteristisch oft Sonographie-, Rö-Urographiebefund. Proteinurie und pathologisches Urinsediment.
Urin-pH oft über 6,8. Bei *Nierenentzündungen* BSG-Beschleunigung, oft positiver Erregernachweis im Urin, bei der *Hydronephrose* gestörte Farbstoffausscheidung, bei *Nierentumoren* BSG-Beschleunigung, meist Hämaturie und typisches Nierenszintigramm bzw. Nierenarteriogramm oder perirenale Luftfüllung. Bei der *renalen tubulären Azidose* Urin-pH auch unter Ammoniumchlorid nicht unter 5.7.

3. Hämorrhagische Diathese (DD s. dort)

Rekalzifizierungs- und/oder Blutungszeit pathologisch und/oder Thrombopenie oder Thrombozytenanomalien und/oder Rumpel-Leede-Zeichen positiv.

4. Stoffwechselkrankheiten

Gicht (Hyperurikämie, familiär und sekundär)
Im Urinsediment Harnsäurekristalle. Evtl. positive Murexidprobe mit dem Tophiinhalt. Harnsäure im Blut erhöht (auch nach 3 fleischfreien Tagen). Urin-pH meist unter 5,5 (bei Begleitinfekten höher!).

Besonderheiten:
Familiäre Hyperurikämie
Familiäres Auftreten.

Sekundäre Hyperurikämie
Nach Strahlen-, Zytostatika-, Diuretikatherapie. Bei Blutkrankheiten (Anämien, bes. Perniziosa; Polyzythämie, Leukämien) typisches Blutbild. Weiter bei Nahrungskarenz, bei Schwangerschaft, malignen Tumoren (ohne zytostatische Therapie), Nieren- und Herzinsuffizienz, bei Darm- und Leberkrankheiten.

Seltener:
Aminoazidurie
Im Sediment Zystinkristalle und positive Sullivan-Reaktion. Vermehrte Zystin-, evtl. Anginin-, Lysin-, Ornithinausscheidung (Elektrophorese).

Glyzinurie
Glykokollausscheidung bis auf 1 g/24-Std.-Urin (13,3 mmol/24 h) vermehrt.

Lightwood-Butler-Albright-Syndrom
Im Serum Ca erhöht, Alkalireserve, Bikarbonat und Blut-pH erniedrigt. Hyperkalzi- und Hyperphosphaturie.

Primärer Hyperparathyreoidismus, AT-10-Überdosierung (S. 146)
Im Serum Ca, alkalische Serumphosphatase oft erhöht, P (evtl. nicht bei Nierenschäden) und K oft erniedrigt. Im Urin Ca und P vermehrt. Nebenschilddrüsensuppressionstest pathologisch, Prednisolontest negativ (nach 10tägiger Gabe von 4 x 10 mg Prednisolon keine Änderung des Serum-Ca-Spiegels, dagegen Hyperkalziämie beim Milchtrinker-(Alkali-)Syndrom und bei Vitamin-D-Intoxikationen). Kalziumoxalatsteine!

Vitamin-D-Intoxikation
Osteosklerose. Im Serum Ca erhöht, P normal bis erniedrigt. Alkalische Serumphosphatase evtl. erniedrigt. Im Urin Hyperkalziurie, vermehrte Aminosäureausscheidung.

Xanthinurie
Xanthinkristalle im Urinsediment. Pyelogramm.

Zystinurie
Hexagonale Zystinkristalle im Urinsediment; Rotfärbung des alkalisch gemachten Urins nach Zugabe von Na-Zyanid und Nitroprussid-Na-Lösung; Aminosäuren im Urin (Zystin bis 1 g (4,2 mmol) in 24 Std., daneben Arginin, Lysin und Ornithin) vermehrt (elektrophoretischer Nachweis!). Im Leberpunktat evtl. Nachweis einer Zystinspeicherung. Typisches Pyelogramm.

5. Tumoren und Hämoblastosen

Kalziumoxalatsteine bei **Knochenmetastasen** (Erhöhung der alkalischen oder sauren Serumphosphatase, Knochenszintigramm, Knochen-Rö), beim **Plasmozytom** (S. 147) Sternalpunktat, Elektrophorese, Immunogramm, bei **Leukosen** (S. 117) Sternalpunktat und Blutbild charakteristisch.

Nykturie

Diabetes mellitus (S. 84ff)
Hyperglykämie und Glukosurie.

Genußmittelabusus
Nach übermäßiger Alkohol-, Kaffee-, Tee- und sonstiger Flüssigkeitseinnahme am Abend.

Herzinsuffizienz (s. Dyspnoe; Thoraxschmerzen; Zyanose)
Klinik: Kardiale Rechtsherzinsuffizienzzeichen. Oft Proteinurie und evtl. vermehrte Harnfarbstoffausscheidung. Pathologisches EKG oder typisches Thorax-Rö.

Hungerzustände
Typische Ernährungsanamnese, evtl. Azetonurie und Verminderung des Gesamteiweißes im Blut. Evtl. Erhöhung der harnpflichtigen Substanzen (bes. bei alten Menschen).

Niereninsuffizienz (DD S. 132ff)
Im Urin Proteinurie und pathologisches Harnsediment. Pathologischer Ausfall der Nierenteste, oft erhöhtes Rest-N, Urastrat und Kreatinin im Serum. Evtl. typisches Pyelogramm.

Oberbauchschmerzen, s. Akutes Abdomen; Bauchschmerzen

Obstipation

(vgl. Diarrhoe; Bauchschmerzen; Ileus; Akutes Abdomen)

Notwendig: Sorgfältige Anamnese, körperliche Untersuchung mit rektaler Untersuchung, Stuhlbeschaffenheit? Stuhl auf Blut, evtl. Erreger. Evtl. Blut- und Differentialblutbild, BSG. Notwendig meist Kolonkontrasteinlauf (KE), besser Koloskopie (Histologie). Bei Verdacht auf Darmtumor Karzinoembryonales Antigen (CEA), α-Fetoprotein.

1. Chronische Obstipation bei Funktionsstörungen, Anomalien oder Krankheiten des Darms 1.1. Spastische Obstipation 1.2. Atonische Obstipation 1.3. Darmanomalien und Lageanomalien des Kolons 1.4. Darmstenosen
2. Vorübergehende, meist akute Obstipation bei Darmentzündungen
3. Oft akut auftretende Obstipation durch exogene Einflüsse
4. Obstipation oft als akut auftretendes Begleitsymptom anderer internistischer Krankheiten
5. Reflektorische Obstipation

1. Chronische Obstipation bei Funktionsstörungen, Anomalien oder Krankheiten des Darms

Ausschlußdiagnosen!

1.1. Spastische Obstipation
Jahrelanger Laxantienabusus, psychische Belastung, Schafskot mit Schleim bei Hyperperistaltik. Druckschmerz im Unterbauch, der nach dem Essen und Defäkation verschwindet. Evtl. „falsche Diarrhö", rektal leere Ampulle. Labor unauffällig. Koloskopisch evtl. Pseudomelanosis coli (Laxantien-Abusus-Hinweis!).

1.2. Atonische Obstipation
Stuhl kittartig. Rektal eher gefüllte Ampulle. Kein Entleerungsdrang, keine Schmerzen. Vorkommen bei bettlägerigen und alten Menschen, bei verminderter Nahrungs- und Flüssigkeitszufuhr (z.B. Anorexia nervosa). Evtl. Hypokaliämie, Hypertonie.

1.3. Darmanomalien und Lageanomalien des Kolons
Charakteristisch: Rektoskopie und/oder Kolonkontrasteinlauf.

Bei der angeborenen *Hirschsprungschen Krankheit* bereits postnatal Meteorismus, reduzierte Peristaltik. Typisch Rektoskopie evtl. mit Biopsie. (Cave Kontrasteinlauf, da Gefahr des Bariumileus.) Charakteristischer KE beim *erworbenen Megakolon,* bei organischem Abflußhindernis, der Chargas-Krankheit (S. 114), bei Hypothyreose, Akromegalie, Anticholinergika, Morphindauergebrauch. Beim *Dolichokolon* abnorm langes Kolon mit Torsions- und Volvulusgefahr (Rö-KE!).
Bei *Lageanomalien des Kolons* Befund des Rö-KE bei lageabhängigem Schmerz im rechten Oberbauch und typischem Palpationsbefund.

1.4. Darmstenosen
Nach Bauchoperationen und -entzündungen durch Adhäsionen, peritoneale Stränge (Briden), Narbenschrumpfung, postinfektiös und nach Bestrahlung, Impressionen durch Tumoren (Ovarien, Peritoneum, Myome) von außen – hier Sonographie! – Darmtumoren – s. unten! und Divertikulose – s. unten. Hier charakteristisch Rö-KE und Koloskopie. *DD:* Hernien und Sklerodermie (S. 55) mit typischer Klinik.

2. Vorübergehende, meist akut auftretende Obstipation bei Darmentzündungen

(z.T. sind akute und chronische Infektionen bei den gleichen Krankheiten möglich)

Entzündungszeichen. BSG meist beschleunigt, oft Leukozytose. Evtl. positiver Erregernachweis im Stuhl oder serologisch oder typischer Koloskopiebefund mit Histologie.

Morbus Crohn (S. 31)
Klinik: Resistenz und Druckschmerz im rechten Unterbauch, Diarrhöen und Obstipation, evtl. Ileozökalstenose.
Labor: BSG erhöht, Thrombozytose, α_2- und β-Globulinerhöhung, hypochrome Anämie, Erniedrigung von Kalium und Kalzium.
Typisch: Koloskopie und Biopsie, Röntgenuntersuchung.

Colitis ulcerosa (S. 31)
Klinik: Spätstadium.
Labor: Leukozytose, BSG erhöht, Anämie, Hämocult positiv.

Darmtuberkulose (S. 41)
Klinik: Tastbare Resistenz und Druckschmerz besonders der Ileozökalgegend, eitriger Stuhl; gleichzeitig andere Organtuberkulose, besonders Lungen-Tbc.
Labor: BSG pathologisch, Anämie, Stuhl auf pathogene Keime positiv, evtl. mit Tierversuch,

Mendel-Mantoux-Probe stark positiv.
Typisch: KE, Endoskopie mit Biopsie.

Divertikulitis und Divertikulose (S. 31)
Klinik: Druckschmerz vorwiegend im linken Unterbauch, Fieber, Obstipation oder Durchfall, Dyspepsie, Stuhl mit Schleim und Blut.
Labor: BSG erhöht, Leukozytose, Anämie, Hämocult positiv.
Typisch: Rektoskopie, KE.

Seltener:
Sklerodermie (S. 55)
Klinik: Hauterscheinungen, Dysphagie, Malabsorption.
Typisch: Hautbiopsiebefund, KE.

Amyloidose (S. 126)
Klinik: Evtl. Grunderkrankung je nach Amyloidoseform (sekundär oder primär).
Labor: Uncharakteristisch.
Typisch: Rektumbiopsie-Befund

Obstipation bei Infektionskrankheiten

Ruhr (S. 28f)
Erregernachweis im Stuhl, Gruber-Widal positiv.

Typhus und Paratyphus (S. 28f)
Kontinua, relative Bradykardie, Splenomegalie, Roseolen.
Labor: Leukopenie mit Linksverschiebung und Eosinopenie; BSG mäßig beschleunigt. Erregernachweis in der 1. Woche im Blut, in der 2. im Stuhl. Gruber-Widal in der 2. Woche über 1:400.

Lues (S. 233f)
WaR, besser TPHA-Test bzw. FTA-Absorptionstest (bzw. VDRL-Test, evtl. IgM-FTA).
Komplikation: Stenose.

Gonorrhö (S. 122)
KBR positiv; evtl. Erregernachweis im Abstrichpräparat.
Klinik: Eitrig-blutige Entleerungen.
Stenosegefahr.

Lymphogranuloma inguinale (S. 70)
Positiv KBR, Neutralisationstest und Intrakutantest mit Freischem Antigen. Evtl. leicht positive Luesreaktionen. Proktorektoskopie.

Pneumatosis cystoides intestinalis
Häufig gleichzeitig Asthma und Lungenemphysem, wechselnd Durchfall und Obstipation, Blut im Stuhl.
Labor: BSG, Blutbild, Hämocult pathologisch.
Typisch: Rektoskopie, Biopsie, KE.

Ileocoecaltuberkulose
Begleitet meist eine Lungen-Tbc (S. 41).
Labor: Bakteriologische Untersuchung (Sputum, Stuhl), Tine-Test.
Röntgen: Unvollständige Kontrastmittelfüllung des Zökums und Verkürzung des rechten Kolons. Thorax-Rö.

Amöbenruhr (S. 30)
Oft „Himbeergelee"-Stuhl. Mikroskopischer Amöben- und -zystennachweis im frisch entnommenen Stuhl oder in der bioptisch entnommenen Rektumschleimhaut.

3. Oft akut auftretende Obstipation durch exogene Einflüsse

Atonische Obstipation – s. unter 1. – bei Bettlägerigkeit, Ernährungsmangel, nach Intoxikationen mit *Blei* (Koliken, Gingiva-Bleisaum-Syndrom), *Thallium* (Haarausfall, Polyneuritis, toxikologischer Nachweis in den Haaren), nach *Medikamentenabusus* wie Morphin und seinen Derivaten, Kodein, Tranquilizer, Anticholinergika, Sedativa, Antazida, Bariumbrei u.a.

4. Obstipation oft als akut auftretendes Begleitsymptom anderer internistischer Krankheiten

Charakteristisch: Symptome der Grundkrankheiten.

Bei **Erkrankungen anderer Bauchorgane**
(s. Akutes Abdomen; Aszites; Ileus; Gallen- und Leberkrankheiten [S. 71ff]; Nierenerkrankungen; Pankreaskrankheiten [S. 20ff]; Peritonitis [S. 4]).
Hier oft charakteristischer Sonographiebefund.

Bei **Magenkrankheiten** (S. 19f):
Typische Magenanamnese oder Druckgefühl im Oberbauch.
Nachweis eines Ulcus ventriculi durch Gastroskopie, evtl. Magen-Rö.

Bei **Herz- und Gefäßkrankheiten** (Dyspnoe; Thoraxschmerzen; Zyanose; Arteriosklerose [S. 13ff]).
Pathologisch Herzbefund, EKG, Thorax-Rö.

Bei **neuralen und psychischen Ursachen**
Z.B. Hirn- und Rückenmarksläsionen, multipler Sklerose, Tabes dorsalis, akute Depressionen, neurotische Fehlentwicklung, aktuelle Belastungssituation.

Endokrinopathien und metabolische Störungen
Myxödem (Hypothyreose) (S. 164f): RIA-T_3 und -T_4 erniedrigt, RIA-TSH erhöht (164f)

Hyperkaliämie (Ursachen s.S. 224).
Anorexia nervosa (S. 58): Amenorrhö, Gewichtsabnahme, Obstipation.
Diabetes insipidus (S. 152): Polyurie und Polydipsie. Spezifisches Harngewicht unter 1,005.
Hyperparathyreoidismus (S. 146): Oft Nierensteine, Pankreatitis, Osteomalazie und Skelettdeformierungen. Serum-Ca erhöht, -P erniedrigt.
Nebennierenrindeninsuffizienz (S. 59): Adynamie und evtl. braune Haut- und Schleimhautpigmentierung. Deutlich verminderte 17-KS- und 17-OH-CS-Ausscheidung im 24-Std.-Urin.
Porphyrie (S. 154f): Bauchkoliken. Nachdunkeln des Urins im Stehen und Persistieren der Urobilinogenreaktion. Porphyrinnachweis im Urin.
Akromegalie (S. 3f): Klinisch fortschreitendes Akrenwachstum. Oft Hyperglykämie, STH-Erhöhung, Erhöhung des Serum-P.

5. Reflektorische Obstipation

Bei anorektalen Krankheiten (Fissuren, Thrombosen, Fisteln, Prolaps, Hämorrhoiden usw.), bei Gallen- und Nierenkoliken, Adnexitis, Appendizites u.a.

Ödeme

1. Generalisierte Ödeme 1.1. Mit Druckdellen 1.2. Ohne Druckdellen (Myxödem)
2. Lokalisierte Ödeme 2.1. Beiderseitige Beinödeme bzw. lageabhängige Ödeme 2.2. (Vorwiegend) einseitige Beinödeme 2.3. Gesichts- und Lidödeme 2.4. Lokalisierte Ödeme ohne bestimmte Lokalisation

1. Generalisierte Ödeme

1.1. Mit Druckdellen

Eiweißmangelödeme
Bei chronischem Alkoholismus, Beriberi, Hungerzuständen, Kachexie (Tuberkulose, Tumoren), bei schweren Verbrennungen, Amyloidose, exsudativer Gastroenteropathie, nach Aszites- und Pleurapunktionen, bei chronischen Leberkrankheiten.
Gesamteiweiß im Serum deutlich erniedrigt.

Besonderheiten:
Bei **Beriberi** Erhöhung der Blutbrenztraubensäure; im Thiochromfluoreszenztest Vitamin-B_1-Verminderung.

Amyloidose (S. 126): Pathologische Kongorotprobe.
Typischer Darmschleimhaut-, Milz- oder Leberbiopsiebefund.
Meist normochrome Anämie und BSG-Beschleunigung und Proteinurie.

Exsudative Enteropathie (S. 33): Pathologischer PVP-Test.

Kwashiorkor: Alle Zeichen der Fettleber evtl. mit Leberfermenterhöhung, Eisenmangelanämie, oft Erniedrigung des Cholesterins, Kaliums und anderer Elektrolyte.

Leberkrankheiten: Leberfermente erhöht, Laparoskopie mit Histologie charakteristisch.

Herzinsuffizienz
Rechtsherzinsuffizienzzeichen, pathologisches EKG (s. Dyspnoe; Thoraxschmerzen; Zyanose)

Hyperaldosteronismus, primär und sekundär (S. 87f)
Hypokali- und Hypernatriämie bei stark erniedrigtem Na/K-Quotienten im Urin; Alkalireserve im Blut, Aldosteronausscheidung im Urin vermehrt. Sekundär oft bei Rechtsherzinsuffizienz (S. 39), Nieren- (S. 132ff) und Leberkrankheiten (S. 71ff), chronischem Laxantienabusus.

Hypokaliämische Ödeme
Anamnese: Bes. Laxantienabusus und Durchfälle (S. 224).

Leberzirrhose (S. 75)
Leberfermente erhöht, Leberteste pathologisch. In der Serumelektrophorese breitbasige γ-Globulinerhöhung.
Beweisend: Laparoskopie- und Leberbiopsiebefund.

Nierenerkrankungen (s. dort) (bes. bei der Nephrose)
Proteinurie und pathologischer Urinbefund.
Im Serum Hypoproteinämie. Urastrat (Rest-N, Kreatinin u.a.) meist erhöht. Bei der Nephrose meist Blutcholesterin erhöht.

Wasservergiftung
Nach elektrolytfreien Infusionen postoperativ, bei Nebennierenrinden-(17-KS- und 17-OH-CS

im 24-Std.-Urin erniedrigt), Herz- und Niereninsuffizienz.

Seltener:

Isotone Hyperhydration (S. 83)
Nach Infusion hypertonischer Salzlösungen; Serum-Na erhöht.

Iatrogene Ödeme
Nach Überdosierung von Mineralokortikoiden.

1.2. Ohne Druckdellen

Myxödem (S. 164f)
T_3- und T_4-RIA erniedrigt, meist TSH-RIA stark erhöht.

2. Lokalisierte Ödeme

2.1. Beiderseitige Beinödeme bzw. lageabhängige Ödeme

Adipositas (s. dort) **und Lipödem**
Evtl. Hyperlipidämie, Hyperglykämie, Hyperurikämie.

Essentielle Ödeme (hereditäres chronisches Ödem, Nonne-Meigs-Millroy), Hitzeödeme, prämenstruelles zyklisches Ödem und Schwangerschaftsödeme
Keine pathologischen Befunde. Schwangerschaft: Ausschluß eines Nierenschadens!

Herzinsuffizienz (s. Dyspnoe; Thoraxschmerzen; Zyanose)
Rechtsherzinsuffizienzerscheinungen; pathologischer EKG-Befund.

Seltener:

Elephantiasis (Filariasis)
Filariennachweis im Nachblut; oft positive KBR, Intrakutanteste.

Primäres Lymphödem bei Lymphgefäßmißbildungen
Keine Verfärbung der Haut oder Venenstauung. Oft regionale Lymphome. Typisches Lymphangiogramm. Keine pathologischen Laborbefunde (vgl. 2.2).

Venenkompression durch Prostatatumoren (S. 121), **gynäkologische oder Pfortaderaffektionen** (S. 155), **Thrombosierungen, Venenstauung.** Oft typischer Befund der gynäkologischen oder rektalen Untersuchung. BSG meist beschleunigt. Typischer Phlebographiebefund.
Beim **Prostatakarzinom** (S. 121) Erhöhung der sauren Serumphosphatase (besser der spezifischen Prostataphosphatase), bei der **Leberzirrhose** (S. 75) pathologische Leberteste, oft erhöhte Leberfermente und breitbasige γ-Globulinvermehrung in der Serumelektrophorese. Hier charakteristischer Laparoskopie- und Leberbiopsiebefund. Bei **gynäkologischen Affektionen** typischer gynäkologischer Untersuchungsbefund!

2.2. Vorwiegend einseitige Beinödeme

Lymphangitis
Infektionszeichen. BSG meist beschleunigt.

Posttraumatisch
Typische Anamnese.

Variköser Symptomenkomplex (S. 186f)
Charakteristischer klinischer Befund.

Venenkompressionen bei Prostatatumoren (S. 121), **gynäkologischen oder Pfortaderaffektionen, Thrombosierungen** (S. 186f)
Venenstauung. Oft beschleunigte BSG. Typisches Phlebogramm (s. unter 2.1)

Seltener:

Elephantiasis (Filariasis), s. unter 2.1

Neurologische Erkrankungen (s. Fachbücher der Neurologie)
Neurologische Ausfälle (zerebraler Insult)

Primäres und sekundäres Lymphödem (vgl. auch Lymphome)
Beim **primären Lymphödem** evtl. Nachweis von Lymphgefäßmißbildungen durch das Lymphangiogramm.
Bei **sekundären Lymphödemen** meist BSG-Beschleunigung, Tumorsymptome (S. 118ff) oder bei Hämoblastosen typisches Blutbild, Sternalpunktat, Lymphknotenexzisionsbefund (vgl. Lymphome; Splenomegalie).
Bei Beckenmetastasen oft Erhöhung der alkalischen Serumphosphatase. Sonst Entzündungszeichen.
Im Lymphangiogramm Lymphabflußstörung.

2.3. Gesichts- und Lidödeme

Allergisches Ödem
Meist andere allergische Symptome.
Im Blutbild Eosinophilie, im Augensekret Eosinophilennachweis. Oft positive Allergieteste (Provokationsteste, Antigenkarenz).

Nierenerkrankungen (s. dort)
Starke Proteinurie, pathologischer Urinbefund. Erhöhung der harnpflichtigen Substanzen.
Bei Nephrosen Hypercholesterinämie, Hypoproteinämie.

2.4. Lokalisierte Ödeme ohne bestimmte Lokalisation

Allergisches Ödem (S. 143)
Klinik: Juckreiz, Urtikaria. Allergieteste oft positiv; evtl. Eosinophilie.

Entzündliches Ödem
Rubor, Dolor, Calor.

Toxisches Ödem
Kontakt mit Schwermetallsalzen, Arsen oder Toxinen, auch bei Scharlach und Diphtherie.

Traumatisches Ödem
Anamnese, evtl. Röntgenbefunde.

Seltener:
Neurologische Erkrankungen (s. neurologische Fachbücher)
Neurologische Befunde.

Ohnmachtsneigung, s. Bewußtseinsstörungen

Oligurie, s. Anurie, Oligurie, Harnretention und akutes Nierenversagen

Orthopnoe, s. Dyspnoe

Ösophagusvarizen, s. Portale Hypertonie

Osteoporose, Osteomalazie und generalisierte Knochenentkalkungen

(vgl. Knochenschmerzen und Knochendeformierungen)

Charakteristisch: Knochenschmerzen und -deformierungen, evtl. Spontanfrakturen. Knochen-Rö-Befund.

1. Osteoporose
2. Osteomalazie
3. Primärer Hyperparathyreoidismus, Ostitis fibrosa generalisata Recklinghausen und AT-10-Überdosierung (selten)
4. Sekundärer Hyperparathyreoidismus (selten) 4.1. Mit Hyperphosphatämie 4.2. Mit Hypophosphatämie
5. Hyperplasiogenes Adenom der Nebenschilddrüse (selten)
6. Polyostotische Knochendysplasie (Albright-Syndrom) (selten)
7. Polyostotische fibröse Dysplasie (Jaffé-Lichtenstein) und Osteofibrosis deformans juvenilis Uehlinger (selten)
8. Neurofibromatosis Recklinghausen (selten)

1. Osteoporose

Röntgen: Strähnige Struktur und Aufhellungen, evtl. Keil- und Fischwirbel, Deckplatteneinbrüche.
Labor: Erhöhte Ca-Ausscheidung selten, evtl. leichte Erhöhung der alkalischen Phosphatase.
Typisch: Knochen- (Beckenkamm-) biopsiebefund.

Eiweißmangelzustände
Hypoproteinämie.
Besonderheiten:
Hungerzustände: Typische Anamnese (vgl. Gewichtsabnahme und Magersucht).
Nephrose (S. 137): Starke Proteinurie, Hypercholesterinämie; Erhöhung der α_2- und β-Globuline in der Serumelektrophorese bei Hypoproteinämie.
Malabsortptions-Syndrom und exsudative Gastroenteropathie (DD S. 33): Fettstühle. In 24 Stunden Stuhlmenge über 200 g und Stuhlfett über 7 g. PVP-Test pathologisch bei der Gastroenteropathia exsudativa.

Chronische Leberkrankheiten (S. 71ff)
Erhöhung der Leberfermente.
Beweisend: Laparoskopie- und Leberbiopsiebefund.

Juvenile, sog. idiopathische Osteoporose
Klinik: Dysproportionierter Minderwuchs.
Röntgen: Fischwirbel.
Ausschlußdiagnose!

Inaktivitätsosteoporose
Bei mangelnder Bewegung und Knochenbelastung. Initial Serum-Ca,-P, im Urin Ca vermehrt, evtl. erhöhte harnpflichtige Substanzen.

Klimakterische und Altersosteoporose
Ausschlußdiagnose, Alter der Patienten.

Myelom und Makroglobulinämie Waldenström (S. 147f)
Schmalbasige Vermehrung der α_2-, β- oder γ-Globuline bei starker BSG-Beschleunigung. Evtl. Bence-Jones-Eiweißkörper im Urin.
Beweisend: Sternalpunktat, Immunogramm und Immunolektrophorese.

Seltener:
Nebennierenrindenüberfunktion und nach NNR-Steroid-Therapie (S. 2)
Vermehrte 17-KS- und 17-OH-CS-Ausscheidung bei Erniedrigung des Na/K-Quotienten im 24-Std.-Urin; evtl. anamnestisch langanhaltende Therapie mit Nebennierenrindensteroiden.

Akromegalie (s. dort)
Zunehmendes Akrenwachstum.

Diabetes mellitus (S. 84ff)
Hyperglykämie und meist Harnzucker.

Hyperthyreote Funktionszustände (S. 164)
RIA-T_3 und -T_4 erhöht bei negativem TRH-Test. Hypocholesterinämie.

Hypogonadismus (DD s. dort)
Klinisches Bild bei Sterilität, Fertilitätsstörungen. Gonadotropinausscheidung erhöht oder erniedrigt. Pathologische Samenanalyse.

Osteoporose bei langdauernder Heparintherapie und Hämodialyse
Charakteristische Anamnese.

Osteoporose bei Kollagenosen und Hämochromatose
Charakteristische Symptome der Grundkrankheiten. Bei der **Sklerodermie** (S. 55) und **Dermatomyositis** (S. 125) Hautbiopsiebefund beweisend, bei der **Hämochromatose** (S. 76) Serum-Fe-Erhöhung, positiver Desferaltest. Beweisend Leberbiopsiebefund.

Osteogenesis imperfecta (S. 103f)
Multiple Frakturen, Schwerhörigkeit, blaue Skleren.

2. Osteomalazie

Röntgen: Entkalkungen, evtl. Looser-Umbauzonen und/oder Kartenherzbecken. Beweisend Beckenkammbiopsiebefund.
Labor: Im Serum alkalische Phosphatase meist erhöht, P oft, Ca evtl. erniedrigt. Vermehrte Hydroxyprolinausscheidung.

Laxantienabusus
Anamnese. Oft Hypokaliämie. Koloskopisch oft irritables Kolon nachweisbar.

Malabsorptions-, Maldigestionssyndrom (DD S. 33)
Klinisch Steatorrhö. In 24 Std. Stuhlmenge über 200g, Stuhlfett über 7g. Oft Erniedrigung des Serum-Ca, -K und Gesamteiweißes. Bei Cholostase Hyperbilirubinämie. Erhöhung der alkalischen Phosphatase. Gallensteinnachweis oder typischer Leberbiopsiebefund (biliäre Zirrhose).

Schwangerschaftsosteomalazie
Schwangerschaftsnachweis.

Spätrachitis (in der Pubertät), **klimakterische, senile Osteomalazie**
Alter des Patienten. Ausschlußdiagnose! Bei Jugendlichen evtl. Hypokalziämie.

Tubuläre Azidose (bes. bei Pyelonephritis, interstitieller Nephritis, Hydronephrose und glomerulärer Niereninsuffizienz. DD S. 132ff)
Meist Proteinurie und pathologisches Urinsediment. Oft Erhöhung der harnpflichtigen Substanzen und/oder pathologischer Ausfall der Phenolrotprobe und des Konzentrationsversuchs. Im Serum Erniedrigung der Alkalireserve, des Standardbikarbonats, des Blut-pH und oft des K, evtl. Erhöhung des NaCl und P. Im Urin vermehrte K- und Ca-Ausscheidung. Serum-Ca meist normal (tubuläre Azidose).
Bei *glomerulärer Insuffizienz* Serum-P-Anstieg.

Vitamin-D-Mangel und Pseudohypovitaminose
Serum-P immer, -Ca evtl. erniedrigt (Erniedrigung des Ca/P-Produkts). Im Urin fehlende oder erniedrigte Ca-Ausscheidung (Sulkovitch-Probe negativ), evtl. vermehrte Aminosäureausscheidung. Typische Ernährungsanamnese.

Osteomalazie durch Antiepileptika
Behandelte Epilepsie.

Osteomalazie bei Leberzirrhosen (S. 75)
Leberfermente erhöht. Beweisend Laparoskopie- und Leberbiopsiebefund.

Seltener:

Aminosäure-Diabetes (Fanconi-Syndrom)
Vitamin-D-Resistenz, Polydipsie und -urie.
Im Urin Harnzucker, vermehrte Aminosäureausscheidung (Chromatogramm) und P-Ausscheidung. Alkalireserve, Standardbikarbonat und Blut-pH und evtl. Serum-Na, -Cl, -K und -P erniedrigt.

Glukosurische Osteopathie (Fanconi-Syndrom der Erwachsenen)
Intermittierende Glukosurie bei normalen Blutzuckerwerten und Zuckerbelastungstesten. Evtl. Aminoazidurie.

Hypophosphatasie
Alkalische Serumphosphatase fehlt bzw. stark erniedrigt. Im Serum P evtl. erniedrigt bei Ca-Erhöhung. Meist verminderte P-Ausscheidung im Urin.

Idiopathische Hyperkalziurie
Im Urin vermehrte Ca-Ausscheidung, Sulkovitch-Probe positiv; im Serum P, evtl. auch Ca erniedrigt. Oft Nephrolithiasis.

Neurofibromatosis Recklinghausen (s. unter 8.)
Klinisches Bild. Neurologische Symptome.

Paroxysmale hypokaliämische Muskellähmung
Serum-K erniedrigt, Serum- Na und -Cl erniedrigt.

Phosphatdiabetes
Hyperphosphaturie und Hypophosphatämie.

Lightwood-Butler-Albright-Syndrom (S. 139)
Klinik: Zwergwuchs, Rachitis, Nierensteine.

Im Serum Cl, evtl. harnpflichtige Substanzen leicht erhöht; Erniedrigung von K, Ca und der Alkalireserve.

3. Primärer Hyperparathyreoidismus, Ostitis fibrosa generalisata Recklinghausen und AT-10-Überdosierung – selten

Klinik: Oft Nephrolithiasis, Muskelschwäche, Hypotonie, Spontanfrakturen, Magenulzera, Polydipsie und -urie, evtl. Arthritiden.
Röntgen: Generalisierte Demineralisation, subperiostale Erosionen, Zysten, Aufsplitterung der Kortikalis.
Labor: Hyposthenurie, im Serum Ca und alkalische Phosphatase vermehrt, P vermindert. Vermehrte Hydroxyprolinausscheidung. Im Urin Ca und P vermehrt. Negativer Nebenschilddrüsensuppressionstest. Nach 10tägiger Gabe von je 40mg Prednisolon keine Änderung des Serum-Ca-Spiegels (Ca-Bestimmung vor Versuchsbeginn und am 5., 8. und 10. Tag). ADH-Test pathologisch. Typisches Beckenkammpunktat, Riesenzelltumorpunktat.

4. Sekundärer Hyperparathyreoidismus – selten

Klinisch und *röntgenologisch* Knochenveränderungen, schwächer ausgeprägt als beim hyperplasiogenen Adenom der Nebenschilddrüse (s. unter 5). Im Knochenpunktat generalisierte fibröse Osteodystrophie.
Labor: Serum-Ca tiefnormal bis erniedrigt, alkalische Serumphosphatase und Hydroxyprolinausscheidung in den Urin vermehrt.

4.1. Mit Hyperphosphatämie

Hier harnpflichtige Substanzen erhöht. Pathologische Nierenfunktionsproben, Urinbefund mit Proteinurie.

Glomeruläre Störungen (DD S. 132ff)
Erhöhung der harnpflichtigen Substanzen bei Isosthenurie.
Im Serum meist Erniedrigung der Alkalireserve, Erhöhung der alkalischen Phosphatase; Hyperkalziurie und Hypophosphaturie. Serum-Ca meist erniedrigt, -P erhöht.

Tubuläre Störungen (DD S. 132ff)
Nierenfunktionsteste pathologisch. Im Serum Alkalireserve, Ca und K erniedrigt, Cl erhöht. Vermehrte Ca- und Na-Ausscheidung.

4.2. Mit Hypophosphatämie

Idiopathische Hyperkalziurie (angeboren oder erworben bei tubulären Schäden)
Im Serum Ca normal bis erniedrigt, P erniedrigt; evtl. erhöhte alkalische Phosphatase; im Urin vermehrte Ca-, P-Ausscheidung.

Phosphatdiabetes
Im Urin vermehrte P-, Glukose- und Aminosäure-, verminderte Ca-Ausscheidung.

Renale Azidose (Anazidogenese [bei Kindern] und Niereninsuffizienz)
Im Serum verminderte Alkalireserve, erhöhtes Cl. Im Urin vermehrte Na-, Ca- und K-Ausscheidung. Harnpflichtige Substanzen meist erhöht, pathologischer Ausfall der Nierenfunktionsproben. Ellsworth-Howard-Test negativ.

Sigmoidostomie
Vermehrte Ca- und P-Ausscheidung.
Im Serum Alkalireserve, K, Ca, P erniedrigt, Cl erhöht.

Sprue (DD S. 28)
24-Std.-Stuhlmenge über 200g mit über 7g Stuhlfett. Im Serum Ca, P, alkalische Phosphatase erniedrigt. Im Urin Ca- und P-Ausscheidung evtl. erniedrigt.

5. Hyperplasiogenes Adenom der Nebenschilddrüse – selten

Besonders schwere Knochenveränderungen. Knochenhistologie wie unter 4. Nierenfunktionsproben und Urinbefund pathologisch bei erhöhten harnpflichtigen Substanzen. Dazu Isosthenurie, im Serum Ca, P, alkalische Serumphosphatase erhöht, Urin-Ca erhöht. Vermehrte Hydroxyprolinausscheidung.

6. Polyostotische Knochendysplasie (Albright-Syndrom) – selten

Oft Frakturen bei segmentaler Pigmentierung und Pubertas praecox.
Beweisend: Knochenbiopsiebefund.
Labor: Wie unter 4.

7. Polyostotische fibröse Dysplasie (Jaffé-Lichtenstein) und Osteofibrosis deformans juvenilis Uehlinger – selten

Fibröse Herde in einzelnen Knochen, braune Hautpigmentflecken und Veränderungen des ZNS. Bei Aktivität Serum-P manchmal vermindert, alkalische Serumphosphatase vermehrt. BSG beschleunigt.
Beweisend: Knochenbiopsiebefund.

8. Neurofibromatosis Recklinghausen

– selten

Klinik: Neurofibrome der Haut (Histologie!), milchkaffeefarbene Pigmentflecken, Augensymptome.
Kortikalisdefekte durch benachbarte Neurofibrome, zystische Aufhellungen, Knochendeformierungen, oft Spontanfrakturen, begleitende Osteomalazie.

Palmarerythem

Vorkommen bei chronischen Lebererkrankungen, besonders bei der *Leberzirrhose* (bei deutlicher Erhöhung der alkalischen Serumphosphatase, s. Ikterus; sonst Hepatomegalie, selten bei *rheumatischen Krankheiten* [DD S. 52ff]).

Panzytopenie

Definition: Verminderung aller drei aus dem Knochenmark stammenden Zellsysteme, d.h. Anämie – Granulozytopenie – Thrombozytopenie (vgl. S. 3 f, S. 7 ff, S. 65).

1. Panzytopenie bei hypozellulärem Knochenmark (Panmyelophthise)

Im peripheren Blut Verminderung aller drei, seltener zwei Zellreihen aufgrund einer Störung der Zellproduktion auf der Stufe der frühen, undifferenzierten Stammzellen. Zytologisch, besser histologisch (Myelotomie) Nachweis einer Hypo- oder Aplasie des blutbildenden Knochenmarks und Ersatz durch Fettmark, aber auch Nachweis hyperplastischer Markbezirke möglich (Mehrfachpunktionen!). In solchen Bezirken evtl. Nachweis einer starken Plasmazellvermehrung (cave: Fehldiagnose „Plasmozytom") oder lymphoider Zellen. Keine extramedulläre Blutbildung.
Typisch: Symptome der Anämie (Leistungsschwäche, Dyspnoe), Granulozytopenie (Stomatitis, Angina, Sepsis) und Thrombozytopenie (hämorrhagische Diathese, z.B. Zahnfleischblutungen, Purpura), ferner stark beschleunigte Blutsenkung.

Erworben
Panmyelophthise durch zahlreiche Medikamente (z.B. Chloramphenicol, Phenylbutazon, Thyreostatika, Goldpräparate, Antimalariamittel, Antidiabetika u.v. a.m.), ionisierende Strahlen und Zytostatika, verschiedene chemische Substanzen wie Benzol, Insektizide, ferner möglicherweise durch Virusinfektionen (z.B. Panmyelophthise bei akuter Virushepatitis) oder pathologische Immunreaktionen gegen die hämatopoetischen Stammzellen. In vielen Fällen (ca. 50%) nicht zu klärende Ursache („idiopathische Panmyelophthise").

Konstitutionell
Familiär auftretende Formen betreffen Jugendliche und sind an zusätzlichen Mißbildungen zu erkennen (z.B. Fanconi-Anämie).

2. Panzytopenie bei hyperzellulärem Knochenmark

Panzytopenien bei hyperzellulärem Knochenmark stellen eine heterogene, pathophysiologisch inhomogene Gruppe dar. Wichtigste Formen sind Panzytopenien bei Hypersplenismus (S. 171), Lupus erythematodes (S. 55), kombinierte autoantikörperbedingte Zytopenien (autoimmunhämolytische Anämie, S. 8ff), Anämie und Thrombozytopenie bei thrombotisch-thrombozytopenischer Purpura (S. 67), Panzytopenie bei Vitamin-B_{12}- oder Folsäuremangel, subleukämische akute Leukosen (S. 180), „Smoldering"-Leukämie, Regenerationsphase bei erworbener Panmyelophthise.

Paraproteinämien

Definition: Starke Vermehrung identischer (monoklonaler) Immunglobuline oder Immunglobulinanteile im Serum.

1. Obligate Paraproteinämien

Folge monoklonaler, neoplastischer Proliferation von Immunzellen der späten Differenzierungsstufe. Beweisend Immunogramm und Sternalpunktat.

Plasmozytom (Morbus Kahler)
Maximal beschleunigte Blutsenkung („Sturzsenkung"), in der Serumelektrophorese hohe, schmale Zacke (M-Gradient) im γ-, β- oder α_2-Bereich. Paraproteinnachweis in der Immunelektrophorese (IgG, -A, -D, -E). Im Krankheitsverlauf ansteigende, erhebliche Vermehrung des monoklonalen Immunglobulins auf über 3 g/100 ml ≙ 30 g/l (radiale Immundiffusionsmethode). Verminderung der anderen (polyklonalen) Immunglobuline, Antikörpermangel. Im Knochenmarksausstrich Vermehrung der Plasmazellen auf über 20% der kernhaltigen Zellen bei morphologisch unterschiedlichen Formen („reife" oder „unreife" Plasmazellen mit verschiedenen Zellatypien).
Häufige Blutbefunde: Anämie, Leukopenie, Thrombozytopenie, Gerinnungsstörungen, Er-

höhung von Kalzium und Harnsäure, ferner Bence-Jones-Proteinurie, röntgenologische Skelettveränderungen (osteolytische Herde, „Osteoporose").

Sonderformen:

Bence-Jones-Plasmozytom

Hypogammaglobulinämie, fehlender M-Gradient, ausgeprägte Proteinurie. Im Urin (und Serum) Nachweis der Leichtketten vom Kappa- oder Lambda-Typ (Immunelektrophorese).

Schwerkettenkrankheit (Heavy-chain-disease)

Produktion eines inkompletten Paraproteins mit Schwerketteneigenschaft vorwiegend im lymphatischen Gewebe (Lymphknoten, Milz, Leber). In der Serumelektrophorese meist (nicht immer) relativ breitbasiger M-Gradient, serologisch Nachweis verschiedener „defekter" γ-Globuline je nach Typ der Schwerkettenkrankheit (Näheres s. Spezialliteratur).

Plasmozytome mit Mehrfachparaproteinämie (Di-, Tri- oder Tetraparaproteinämie)

Plasmozytom ohne Paraproteinämie

Primäres Fehlen der Paraproteinsynthese oder Verlust der Synthesefähigkeit bei zunehmender Entdifferenzierung.

Solitäres intraossäres Myelom, extramedulläres Myelom

Histologische Diagnose. Nur geringe oder fehlende Paraproteinämie.

Plasmazelleukämie

Plasmazellbedingte Leukozytose als Erstmanifestation oder Endzustand eines Plasmozytoms (sehr selten).

Morbus Waldenström (Makroglobulinämie)

Ähnlich wie beim Plasmozytom Sturzsenkung, M-Gradient; in der Immunelektrophorese Ig-M-Paraproteinämie. Im Knochenmarksausstrich Vermehrung lymphatischer Zellen unterschiedlicher Morphologie (kleine lymphatische Zellen = lymphoide Retikulumzellen, große lymphatische Zellen, lymphoide Plasmazellen).
Klinik: Hepatosplenomegalie, Lymphknotenvergrößerung, Neuropathie, Niereninsuffizienz.
DD: Idiopathische chronische Kälteagglutininkrankheit (s. hämolytische Anämien, S. 8ff).

2. Fakultative Paraproteinämien

Folge monoklonaler reaktiver Veränderungen des Immunsystems bei verschiedenen Grundkrankheiten.

Auftreten von Paraproteinen bei Karzinomen, Hämoblastosen, Infektionen, Hepatopathien. Quantitativer und qualitativer Nachweis des Paraproteins durch radiale Immundiffusionsmethode bzw. Immunelektrophorese. Keine Verminderung der polyklonalen Immunglobuline, relative Konstanz der Paraproteinmenge in der Verlaufsbeobachtung, fehlender zytomorphologischer Befund im Sternalpunktat. Röntgenologisch evtl. nachweisbare Osteolysen als Folge der Grundkrankheit (z.B. Bronchialkarzinom).

3. Idiopathische Paraproteinämien
(limitierte monoklonale Proliferation von Immunzellen)

Fehlende oder nur mittelgradige Senkungsbeschleunigung (1-Stunden-Wert nicht über 50mm n.W.), oft nur mäßig ausgeprägter M-Gradient in der Serumelektrophorese, im Verlauf konstante Paraproteinmenge (unter 3g/100ml ≙ 30g/l) bei fehlender Verminderung der polyklonalen Immunglobuline. Im Sternalpunktat Plasmazellvermehrung von 10–20% der kernhaltigen Zellen, in der Regel keine atypischen Plasmazellen.

Parotisschwellungen

1. Entzündungen der Parotis

Klinisch schmerzhafte Parotisschwellung, meist Temperaturerhöhung.
Labor: BSG meist beschleunigt. Bei akuten Entzündungen α_2-Globuline, bei chronischen γ-Globuline vermehrt.

Mumps (Parotitis epidemica)

Parotisschwellung, Fieber und regionale Lymphknotenvergrößerung. Evtl. Splenomegalie. Oft Orchitis, Epididymitis, Pankreatitis, Mastitis, Thyreoiditis, Myokarditis (mit pathologischem EKG), Hepatitis (Leberfermente erhöht). Bei Begleitmeningoenzephalitis im Liquor lymphozytäre Pleozytose und Eiweißvermehrung. Serologisch zwischen 1. und 10. Tag mindestens 4facher KBR-Titeranstieg, Agglutinationshemmtest über 1:32/1:64 ansteigend und positiver Hämagglutinationstest. Dazu positiver Hauttest.

Marantische Parotitis

Schwerkranke Patienten; verminderter Speichelfluß und Fieber. BSG-Beschleunigung, Leukozytose.

Seltener:
Begleitparotitis bei Infektionskrankheiten
Symptomatik der Infektionskrankheit.

Besonderheiten:
Encephalitis epidemica: BSG normal; Linkstyp der Liquorkolloidkurve; ab 2. Woche lymphozytäre Pleozytose bis 300/3 (10 x 10^6/l) Zellen bei Liquoreiweißvermehrung und Erniedrigung des Cl und Zuckers (S. 168f).
Fleckfieber: Starke BSG-Beschleunigung, Leukozytose bei Lymphopenie und Aneosinophilie. Weil-Felix-Reaktion (ab 2. Woche), KBR und Agglutinationstiter pathologisch (S. 69).
Lyssa: Negrische Körperchen im Tierkadaver nachweisbar (S. 178).
Bei der *Meningoenzephalitis* Erhöhung des Liquordrucks, Pleozytose bis 500/3 (170 x 10^6/l), Lymphozyten und Eiweißvermehrung im Liquor.
Sepsis: Starke BSG-Beschleunigung; Leukozytose mit toxischer Granulation; positive Blutkultur (S. 167f).
Typhus: Leukopenie mit Linksverschiebung; Aneosinophilie; Gruber-Widal ab 2. Woche positiv und Erregernachweis im Stuhl (2. Woche) oder evtl. Blut (1. Woche) (S. 28f).
Morbus Bang (S. 174): Evtl. typhöses Bild oder wellenförmiger Fieberverlauf; Hepato-, Splenomegalie. Relative Bradykardie.
BSG wenig beschleunigt; Leukopenie mit Lymphomonozytose und oft Anämie.
Evtl. Erregernachweis in Blut und Sternalpunktat möglich; positiver KBR und Agglutinations-(Coombs-Blocking-)Test. Beweisend meist kultureller und tierexperimenteller Erregernachweis in Blut, Urin, Liquor, Eiter, Ergüssen u.a.

Chronische Parotitiden
Bei Intoxikationen mit Blei, Jod, Quecksilber, Kupfer und bei Urämien.
Entweder toxikologischer Giftnachweis in Blut, Urin. Bei der Bleivergiftung basophile Tüpfelung der Erythrozyten, oft Porphyrinurie. Bei der Urämie Proteinurie und pathologischer Urinbefund, Erhöhung der harnpflichtigen Substanzen im Serum.

2. Heerfordt-Syndrom (Morbus Boeck)

Klinisch Keratokonjunktivitis, Neuritis oder Polyneuritis, Hals- und Hiluslymphome.
Beweisend ist der histologische Lymphknotenbefund. Tuberkulinproben in hohen Konzentrationen (1 : 100, 1 : 10) noch negativ. BSG mäßig beschleunigt.

3. Mikulicz-Syndrom

Klinisch Parotis-Tränendrüsenschwellung und Versiegen des Tränen und Speichelflusses. Entweder *idiopathisch* oder *symptomatisch.* Dann BSG-Beschleunigung, bei der *Lymphadenose* (S. 117) typisches Blutbild und Sternalpunktat, bei der *Tuberkulose* (S. 41) direkter, kultureller oder tierexperimenteller Erregernachweis und Nachweis anderer Organmanifestationen, bei der *Lymphogranulomatose* (S. 116) histologisch oder zytologisch beweisender Lymphknotenbefund.

4. Sjögren-Syndrom

Klinik: Keratokonjunktivitis sicca, trockene Schleimhäute und Gelenkschwellungen. BSG stark beschleunigt, Hyperglobulinämie, evtl. Eisenmangelanämie.

5. Parotishypertrophien

Bei *chronischem Alkoholismus* und *Leberschäden.* Leberfermente erhöht und charakteristischer Laparoskopie- und Leberbiopsiebefund bei pathologischem Ausfall des Bromthalein-Testes.
Bei *Hungerzuständen* (S. 93) und *Sprue* S. 28) Nachweis eines Vitamin-A-Mangels, verminderte Magensekretion und im Urinsediment oft viele Epithelien. Bei der *Adipositas* (DD S. 2f) typisches klinisches Bild.

6. Parotistumoren (Karzinome, Mischtumoren, Zysten)

Beweisend ist der histologische Befund.

7. Speichelsteine

Rö-Steinnachweis bei Darstellung der Ausführungsgänge.

Paroxysmale Tachykardien, s. Tachykardien

Perikardergüsse, s. Ergüsse

Periphere Durchblutungsstörungen, s. Arterielle Gefäßstörungen; Embolien; Thrombosen

Pigmentationen

1. Generalisierte Hautpigmentationen
2. Generalisierte Haut- und Schleimhautpigmentationen
3. Lokalisierte Hautpigmentationen

1. Generalisierte Hautpigmentationen

Chronisch-interstitielle Nephritis, S. 135
Anamnestisch meist starker Phenacetinabusus.
Labor: Im Urin oft nur mäßig Erythrozyten, Leukozyten, Zylinder bei Proteinurie und Hyposthenurie. Meist normochrome Anämie, im Serum oft Erhöhung der harnpflichtigen Substanzen.

Chronische Lebererkrankungen (S. 71 ff) und **Hämochromatose** (S. 76)
Leberfermente im Blut vermehrt, Leberteste pathologisch. Im Urin meist vermehrt Harnfarbstoffe, γ-Globuline breitbasig vermehrt. Beweisend sind der Leberbiopsie- und Laparoskopiebefund.
Bei der *Hämochromatose* Blut- und Harnglukose vermehrt. Im exzidierten Hautstück Nachweis von Fe-haltigem Pigment und Lipofuszin.

Konstitutionell oder nach Sonnenbestrahlung
Anamnese

Porphyrien (s. dort)
Im Stehen nachdunkelnder Urin, persistierende Urobilinogenreaktion; Porphyrinnachweis im Urin.

Seltener:
Alkaptonurie
Klinik: Schwärzlich-bräunliche Verfärbung.
Labor: Positive Alkaptochromreaktion im nachdunkelnden Urin.
Röntgen: Osteoporose und Osteochondrose (meist nach dem 40. Lebensjahr).

Intoxikationen
Anamnese: Arsen-, ACTH-, Antimalariamittel-, Eisen-, Insulin-, Gold-, Phenacetin- und Silber-, Steroid-, Wismutabusus.

Hyperthyreose (S. 164) **oder Myxödem** (S. 164 f)
Evtl. Pigmentverschiebungen (Hyperthyreose) bei sonst typischem klinischem Bild.
Beweisend: RIA-T_3, -T_4 erniedrigt oder erhöht bei charakteristischem TRH-Test.

Morbus Gaucher, S. 72
Klinik: Meist Splenomegalie und Lymphome.
Labor: Meist Leukopenie, Thrombozytopenie und hypochrome Anämie (Hyperspleniesyndrom). Im Sternalpunktat Nachweis von Gaucherzellen.

Perniziöse Anämie, s. Anämien
Megalozytäre hyperchrome Anämie, Histamin-refraktäre Anazidität des Magensafts; Vermehrung des indirekten Serumbilirubins, der LDH und HBDH, beschleunigte BSG. Typischer Knochenmarkbefund und Schilling-Test. Price-Jones-Kurve stark verbreitert.

Sklerodermie, S. 55
Typisches klinisches Bild.
Biopsiebefund der Haut beweisend.

Vitaminmangelzustände
Anamnestisch: Mangelernährung, Notzeiten, schwere Allgemeinerkrankung.
Klinik: besonderer Befall der belichteten Hautstellen, meist Magen-Darm-Störungen.

2. Generalisierte Haut- und Schleimhautpigmentationen

Hämochromatose, S. 76
Leberfermente erhöht, Leberteste pathologisch; Blut- und Harnzucker vermehrt; Serum-Fe erhöht; γ-Globuline vermehrt; Leberbiopsiebefund und Nachweis von Lipofuszin und Fe-haltigem Pigment im exzidierten Hautstück.

Morbus Addison, S. 59
Im 24-Std.-Urin stark verminderte 17-KS- und 17-OH-CS-Ausscheidung bei erhöhtem Na/K-Quotienten.

Peutz-Jeghers-Syndrom, S. 24
Vererbte intestinale Polyposis bei Melaninpigmentierung.

Konstitutionell
Meist typische Familienanamnese.

3. Lokalisierte Hautpigmentationen

Acanthosis nigricans
Klinik: An den Beugeflächen, in Körperfalten und Axilla lokalisiert.
Bei der *„benignen" juvenilen Form* (verbunden mit Mißbildungen und psychischen Defekten) und der *Pseudoacanthosis* bei Adipositas keine typischen Laborbefunde.
Bei der *„malignen Form"* (bei Bronchial-, Mamma- und Abdominalkarzinomen) s. Malignomverdacht.

Chemische, mechanische, thermische Reize; Hauterkrankungen und venöse oder arterielle Gefäßerkrankungen (S. 13ff)
Anamnese (z.B. nach Verätzungen, Strahlenbehandlung oder Sonneneinwirkung, nach Hautläsionen, nach Kratzen, bei varikösem Symptomenkomplex u.a.) charakteristisch.
Klinik: Sommersprossen, Pigmentlarve, Hauterkrankungen oder Hauttumoren, Pigmentnävi.

Chloasma
Lokalisation: Im Gewicht bei Schwangerschaft, ovarieller Insuffizienz, Kachexie.

Interstitielle Nephritis (S. 135)
Anamnestisch: Meist starker Phenacetinabusus.
Lokalisation: Vorwiegend im Gesicht.
Labor: Oft nur mäßige Protein-, Erythrozyt-, weniger Leukozyt- und Zylindrurie meist bei Hypo- oder Isosthenurie. Meist starke normochrome Anämie; oft Erhöhung der harnpflichtigen Substanzen (Rest-N, Urastrat u.a.).

Melanom (vgl. Malignomverdacht)
Klinik: Pigmentierte Hauttumoren.
Labor: Evtl. positive Melaninprobe im Urin nach Jaksch. Beweisend: Histologie.

Neurofibromatosis Recklinghausen (S. 147)
Klinik: Fleckförmige Hautpigmentationen.

Polyarthritis rheumatica, (S. 54f)
Lokalisation: Über den Gelenken bei Gelenkschwellungen und -deformierungen.

Seltener:

Albright-Syndrom
Klinik: Pigmentflecken, Pubertas präcox.
Röntgen: Multiple Knochenzysten und Frakturen.

Alkaptonurie (S. 150)
Lokalisation: Über Nase und Ohren.
Labor: Positive Alkaptochromreaktion im nachdunkelnden Urin.

Nervenkompressionen (z.B. d. Tumoren)
Lokalisation: Im Nervenverlauf.
Bei Tumoren *beweisend:* Exzisionsbefund.

Peutz-Jeghers-Syndrom (S. 24)
Lokalisation: Perioral, perinasal und in den Händen.
Sonst: Generalisierte Polyposis intestinalis.

Pleuraergüsse, s. Ergüsse; Thoraxschmerzen

Pollakisurie, s. Miktionsbeschwerden

Polydipsie und Polyurie

1. Mit erhöhtem spezifischem Harngewicht (und evtl. Zeichen der Exsikkose)
2. Mit normalem oder erniedrigtem spezifischem Harngewicht
3. Mit einem spezifischen Harngewicht unter 1,008, meist unter 1,005 und einer 24-Std.-Urinmenge zwischen 4 und 40 l

1. Mit erhöhtem spezifischem Harngewicht (und evtl. Zeichen der Exsikkose)

Dehydration (s. dort)
Klinisch stehende Hautfalten und trockene Zunge.
Anamnestisch: Durchfälle (DD S. ▪▪), bei alten, unversorgten Patienten, fieberhaften Zuständen (DD S. ▪▪▪) – bei Fieber ist bis 39 °C der Flüssigkeitsbedarf pro Grad um etwa 600 ml, ab 39 °C pro halben Grad noch einmal um etwa je 600 ml in 24 Stunden über die Urinmenge erhöht – nach übermäßigem *Diuretika-Abusus,* bei *Nulldiät* und *Reduktionskost* (hier in den ersten 2–3 Wochen starke überschießende Wasserausscheidung), bei *kardialer Insuffizienz* (DD s. Dyspnoe; Zyanose), *nach Digitalisierung,* nach *Punktionen* von Aszites und Pleuraergüssen, nach vermehrter *Salzzufuhr* und bei *Ödemen* (DD s. dort).
Labor: Hämatokrit und Erythrozytenzahl erhöht. Meist leichte bis mäßige Erhöhung der harnpflichtigen Substanzen.

Diabetes mellitus (DD S. 84ff)
Starke Glukosurie und Hyperglykämie.

Effort-(Da-Costa-)Syndrom
Stenokardien in Ruhe und nach Aufregung bzw. nervöses Atemsyndrom bzw. Migräne. Nach den Anfällen Polyurie.

2. Mit normalem oder erniedrigtem spezifischem Harngewicht

Alkoholismus, psychogene Polydipsie, übermäßige Salzzufuhr
Anamnese: Beim Alkoholismus oft erhöhte γ-GT und Transaminasen, die sich unter Alkoholkarenz evtl. schnell normalisieren.

Diabetes mellitus (S. 84ff)
Hyperglykämie, Glukosurie und pathologischer Glukosebelastungs- und Tolbutamid-Test.

Hyperhydration (DD s. Hydration)
Überwässerung insbesondere durch Infusionstherapien bei *Niereninsuffizienzen.* Hier Erhöhung der harnpflichtigen Substanzen. Hämatokritwert dabei erniedrigt.

Niereninsuffizienz (DD S. 132ff)
Proteinurie und pathologisches Harnsediment bei Hypo- bis Isosthenurie.
Pathologisch: Phenolrotprobe und Konzentrationsversuch. Harnpflichtige Substanzen meist erhöht.

Seltener:

Hyperchlorämische Azidose und Anazidogenese
Angeboren oder erworben bei chronischen Nephritiden (S. 134ff).
Im Serum Cl erhöht, K, evtl. auch P und Ca vermindert bei Erniedrigung der Alkalireserve, des Standardbikarbonats und des Blut-pH. Im Urin K, Ca, P, Na vermehrt.

Aminosäurediabetes (Fanconi-Syndrom)
Aminosäureausscheidung im Urin vermehrt (Chromatogramm) und Glukosurie bei vermehrter P- und Ca-Ausscheidung. Alkalireserve, Standardbikarbonat und Blut-pH und Serum-P erhöht.

Hyperkalziämie (DD S. 225)
Beweisend: Serumkalziumkonzentration erhöht.
Besonderheiten: Beim primären *Hyperparathyreoidismus* (S. 146) Serum-Ca erhöht, -P erniedrigt, beim *sekundären Hyperparathyreoidismus* (DD S. 146) Serum-Ca erniedrigt, -P wechselnd.
Beim *Morbus Boeck* (S. 42) beweisend der histologische Lymphknotenbefund. Tuberkulinproben meist bis 1 : 100 oder 1 : 10 negativ.
Bei *osteolytischen Prozessen* (DD S. 105ff) typische Rö-Knochenbefunde, evtl. Erhöhung der alkalischen Phosphatase. Beim *Milch-Alkali-Syndrom* (nach jahrelanger Milchdiät) Hyperkalziämie, Hypochlorämie, Alkalose und Erhöhung der harnpflichtigen Substanzen.

3. Mit einem spezifischen Harngewicht unter 1,008, meist unter 1,005 und einer 24-Std.-Urin-Menge zwischen 4 und 40 l

Charakteristisch: Oft Erhöhung des Hb, Hämatokrits und des Serum-NaCl.

Primärer Hyperparathyreoidismus (S. 146)
Serumkalzium erhöht, -phosphat erniedrigt.

Weitere Differentialdiagnose zu 3.

Minirinin-(ADH-)Test → *negativ* → dazu Proteinurie; Harnsediment und Phenolprobe pathologisch, evtl. Erhöhung des Rest-N, Kreatinins, Urastrats → **Symptomatischer nephrogener Diabetes insipidus** *(Niereninsuffizienz, DD S. 132ff)*

negativ → normale Nierenwerte → **Hereditärer nephrogener Diabetes insipidus und Aminosäurediabetes** (S. 145) oder: **bei der angeborenen hyperchlorämischen Azidose und Anazidogenese.** Im Serum Cl erhöht, K, evtl. auch P und Ca vermindert bei Erniedrigung der Alkalireserve, des Standardbikarbonats und des Blut-pH. Im Urin K, Ca, P, Na vermehrt.

normale Nierenwerte ↓ Biographische Anamnese Trinken besonders tagsüber! → **Psychogene Polydipsie (Dipsomanie)**

Minirinin-(ADH-)Test ↓ *evtl. Plazebokontrolle* ↓ *positiv* ↓ *Carter-Robbins-Test (Nikotin-Test)* → *pathologisch* → dazu typische Anamnese (Hirntraumen, -entzündungen), evtl. Hypophysen- und Hypothalamus-Tumornachweis durch Hirnszintigraphie, Angiographie, Computertomographie und/oder pathologisches EEG. → **Zentraler Diabetes insipidus** (*hereditär:* von Geburt an Bettnässer)

Carter-Robbins-Test (Nikotin-Test) ↓ *normal* → biographische Anamnese; ADH-Test evtl. erst verzögert negativ. Trinken besonders tagsüber! Vasopressin-Plazebo-Test notwendig! → **Psychogene Polydipsie (Dipsomanie)**

Polyglobulie, s. Polyzythämie und Polyglobulie

Polyurie, s. Polydipsie und Polyurie

Polyneuritis, s. Neuro- und Polyneuropathien

Polyzythämie und Polyglobulie

Charakteristische Befunde: *Erythrozytenzahl* über 5 Mill./µl (5×10^{12}/l) bei Frauen, 5,5 Mill/µl ($5{,}5 \times 10^{12}$/l) bei Männern. *Hämatokrit* über 50% (0,50) bei Frauen, über 55% (0,55) bei Männern. *Hämoglobin* über 14 g/dl (140 g/l) bei Frauen, über 16 g/dl (160 g/l) bei Männern. *BSG* oft erniedrigt.

1. Polycythaemia rubra vera
2. Sekundäre Polyglobulien 2.1. Eindickungspolyglobulie 2.2. Lokale Polyglobulie 2.3. Symptomatische Polyglobulie

1. Polycythaemia rubra vera

Gesamtblutvolumen vermehrt. Im Blutbild Leukozytose mit Linksverschiebung (in 75%), die selten über die Myelozyten hinausgeht. Lymphopenie, Eosino- und Basophilie. Thrombo- und Retikulozytose. Zellreiches Knochenmark mit vermehrten kernhaltigen roten Blutzellen und Riesenzellen, absoluter Vermehrung der Leukozytenvorstufen. Meist erhöhte alkalische Leukozytenphosphatase. Erythrozytenlebensdauer normal.
Im Urin vermehrte Harnfarbstoffe und Proteinurie, Zylindrurie und Erythrozyturie. Dazu Hyperurikämie. Milz in 60–70% vergrößert. Funduspolycythaemicus.

2. Sekundäre Polyglobulien

Charakteristisch: Meist keine Leuko- und Thrombozytose; im Knochenmark nur gesteigerte Erythropoese; klinisches Bild der Grundkrankheit; keine Milzvergrößerung.

2.1. Eindickungspolyglobulie
Nach schwerem Flüssigkeitsverlust durch Erbrechen (s. dort), Diarrhö (s. dort), Diuretikatherapie, Schwitzen, Schock, schwere Verbrennungen sowie Lungenödem.

Serum-Na, bei Durchfällen meist auch Serum-K erniedrigt; Alkalireserve oft erhöht.

2.2. Lokale Polyglobulie
Zeichen der Polyglobulie nur in den betroffenen Abschnitten bei venösen Stauungen, Kälte. Bei der Kälteagglutinationskrankheit (S. 15) Erhöhung des Kälteagglutinationstiters. Bei Paresen und Skalenussyndrom (S. 171) vorkommend.

2.3. Symptomatische Polyglobulie
Kardiale Insuffizienz (bes. Eisenmengerkomplex, S. 39, Fallotsche Tetra- und Trilogie S. 39)
Klinik: Linksinsuffizienzzeichen und Dyspnoe (s. dort); physikalischer und röntgenologischer Herzbefund; pathologisches EKG; oft Herzfehlerzellen im Sputum.

Pulmonale Insuffizienz (bes. Emphysem, Pulmonalsklerose und Stauungslunge, s. Dyspnoe)
Typisch: Thorax-Rö und/oder Lungenfunktionsproben.

Blutgifte
Exposition mit oder Abusus von Adrenalin, Arsen, Benzol, Blei, CO, Eisen, Kobalt, Kupfer, Mangan, Phosphor, Quecksilber, Radium- und Röntgenstrahlen.
Evtl. spektroskopischer Methämoglobin- oder CO-Nachweis möglich.

Höhenkrankheit
Aufenthalt in großen Höhen.

Seltener:
Hyperthyreote Funktionszustände, S. 164 ff
Neben der charakteristischen Symptomatik RIA-T_3, -T_4 erhöht, RIA-TSH erniedrigt und negativer TRH-Test.

Hyposplenie-Syndrom, S. 171 ff
Nach Splenektomie, bei Milzabszessen, -tumoren, -zysten und -infarkten.
Charakteristisch: Sonographie, evtl. Milzszintigraphie.

Magen-Darm-Erkrankungen, S. 19 f
Klinisch Magen-Darmstörungen; Rö-Befunde.

Nebennierenrindenüberfunktion, S. 2
Vermehrte 17-KS- und 17-OH-CS-Ausscheidung im 24-Std.-Urin bei erniedrigtem Na/K-Quotienten im Urin.

Nierenerkrankungen (S. 132 ff) – bes. Hypernephrom und Hydronephrose –
Pathologischer Urinbefund; harnpflichtige Substanzen erhöht.
Charakteristisch: Sonographie, Pyelogramm, Angiogramm oder Nierenszintigramm.

Hämoblastosen (initial) (Leukämien, S. 117ff; Osteomyelosklerose, S. 172)
Typisch: Blutbild und Knochenmarkspunktat, bei der Osteomyelosklerose Rö.-Knochen, Beckenkammpunktat; Erhöhung der alkalischen Leukozytenphosphatase. Milz und Leber meist stark vergrößert.

Zentrogene Polyglobulie (Hirn- und Hypophysentumoren, S. 171, Chorea, Enzephalitis, chronische Arachnitis)
Meist neurologische Ausfälle.
Typisch: EEG, Schädel-Röntgenbefunde und Computertomographie, evtl. Angio-, Ventrikulo-Enzephalographie und pathologischer Liquorbefund.

Porphyrien (primäre Porphyrien) und Porphyrinurien (sekundäre Porphyrien)

Vorbemerkung: Verdacht auf eine Porphyrie besteht, wenn rötlicher Urin beim Stehen nachdunkelt und eine positive Urobilinogenreaktion über 24 Stunden persistiert.
Eine Porphyrie liegt wahrscheinlich vor, wenn beim Kochen von 10 ml Urin mit 2 ml 10%iger (2,7 mol/l) HCl eine Schwarzfärbung auftritt. Porphobilinogen kann in der Porphobilinogen-Reaktion nach Watson und Schwartz oder in der Waldenströmprobe nachgewiesen werden, die sich die unterschiedliche Löslichkeit des Urobilinogens und des Porphobilinogens in Äther oder Chloroform zunutze machen.
Koproporphyrin kann aus porphyrinhaltigem Urin mit Äther unter Hinzufügen von Essigsäure ausgeschüttelt werden.

Provokationsmöglichkeiten von Porphyriekrisen: Alkohol, Schlaf-, Schmerz- und Beruhigungsmittel wie Barbiturate, Sulfonal, Trional, Phanodorm, Sedormid, Luminal, Chloroquin, Phenothiazin, Ergotaminpräparate, Morphin, aber auch Sulfonamide, Sulfonylharnstoffpräparate, Butazolidin, Griseofulvin, Östrogene, Schwermetalle (Blei, Quecksilber insbesondere), Tetrachlorkohlenstoff, weiterhin körperliche Belastungen, Kälte, Hitze, Fieber, Überanstrengungen u.a.

1. Porphyrien (primäre Porphyrien)

Konnatale erythropoetische Porphyrie (Günther-Krankheit) – selten
Klinik: Schwere Photodermatose bis zu Geschwüren von früher Kindheit an. Dazu Splenomegalie (etwa nur in 1% der Porphyrien!).
Beweisend: Protoporphyrin III in den Erythrozyten erhöht, dazu Zeichen der Hämolyse wie Erhöhung des indirekten Bilirubins, der LDH und HBDH sowie Retikulozytose.
Im Stuhl deutliche Erhöhung des Protoporphyrins, weniger der Koproporphyrine. Im Urin Uroporphyrinogen I vermehrt.

Hepatische Porphyrien
Akute intermittierende Porphyrie (Waldenström)
Klinik: Abdominelle Koliken, Polyneuritis (60–70% der Porphyrien!). Auftreten vom 15. bis etwa 60. Lebensjahr.
Im Urin Nachweis von d-Aminolävulinsäure, Porphobilinogen, weniger Uroporphyrinogen I, im Stuhl Nachweis von Koproporphyrinogen I. Leberporphyrine deutlich erhöht.

Porphyria cutanea tarda (chronische Porphyrie) (in etwa 30–40% der Fälle)
Klinik: Beginn vom 40.–60. Lebensjahr, schwache Photodermatose, Hepatomegalie.
Im Urin Nachweis von Uroporphorinogen III, im Stuhl Protoporphyrin. Leberporphyrine deutlich vorhanden.
Bei *Fettleber* (S. 76), *Leberfibrose, -zirrhose* und *Hämochromatose* (S. 75f) meist vermehrte Transaminasen im Serum und charakteristischer Laparoskopie- und Leberbiopsiebefund.

Seltener:
Gemischte Porphyrie (Porphyria variegata)
Vorkommen bei ca. 1% der weißen Bevölkerung Südafrikas. Beginn vom 15.–60. Lebensjahr.
Klinisch: Abdominelle Schmerzen und Photosensibilität.
Im Urin d-Aminolävulinsäure, Porphobilinogen und vorwiegend Uroporphobilinogen positiv; Leberporphyrine deutlich nachweisbar; im Stuhl deutlicher Nachweis von Koproporphyrinogen III.

Hereditäre Koproporphyrie
Relativ harmlos, aber akute Bauchschmerzen und Neuropathien. Besonders durch Barbiturate auslösbar.
Im Urin Koproporphyrine dauernd stark positiv. Während der Anfälle d-Aminolävulin und Porphobilinogen deutlich positiv. Im Stuhl Koproporphyrin dauernd stark nachweisbar.

2. Porphyrinurien (sekundäre Porphyrien)

Charakteristisch: Nachweis von Porphobilinogen und Uroporphyrin im Urin.
Besonderheiten:
Bei *Karzinomatosen* (DD S. 118ff) allgemeine Hinweise auf Malignome, bei *schweren fortgeschrittenen Leberkrankheiten* (S. 71ff) Leberfermente im Serum erhöht (Leberzirrhosen, primäre Hepatome, Hämochromatose, chronische Hepatitis).
Charakteristisch: Laparoskopie-, Leberbiopsiebefund und evtl. typisches Lebersonogramm.

Bei *Bleiintoxikationen* basophile Punktierung der Erythrozyten und Zeichen der Hämolyse. Vermehrter Bleigehalt in Urin und Stuhl nachweisbar. Bei der *Perniziosa* (S. 7) und bei *hämolytischen Anämien* (DD S. 8ff) Retikulozytose, indirektes Serumbilirubin vermehrt, Erhöhung der LDH und HBDH im Serum. Evtl. typischer Befund der Sternalpunktion. Bei der *Lymphogranulomatose* (S. 116) beweisend nur der histologische Lymphknotenbefund.

Portale Hypertonie

(vgl. Aszites; Hepatomegalie; Lymphome; Splenomegalie; Ikterus)

Allgemeine klinische Symptomatik: Aszites, Ödeme, Splenomegalie, Hinweise auf Umgehungskreislauf wie Hämorrhoiden, Ösophagus- und Magenfundusvarizen sowie das periumbilikale „Caput medusae". Ausgeprägte Hepatomegalie, insbesondere bei Speicherkrankheiten. Splenomegalie ohne Lebervergrößerung beim Banti-Syndrom. Bei der Leberzirrhose ist die Milz in der Regel klein, die Leber von wechselnder Größe je nach Stadium und Form.
Wichtig: Sonographie (Lymphome, Leber-, Milzgröße, gestaute Gefäße u.a.), Ösophagoskopie (evtl. Ösophagus-Rö.!).

1. Prähepatischer Block (selten) 1.1. Kongenitale Fibrose und Anomalien 1.2. Pfortader-Kompressions-Syndrom 1.3. Pfortader- und Milzvenenthrombosen
2. Intrahepatischer Block
3. Posthepatischer Block

1. Prähepatischer Block – selten

1.1. Kongenitale Fibrose und Anomalien (s. Fachbücher der Kinderheilkunde)

1.2. Pfortader-Kompressions-Syndrom (durch Lymphome bei verschiedenen Erkrankungen)
Klinik: s. oben! Keine Hepatomegalie. Symptome der Grundkrankheit.

Cholezystitis, Cholangitis, Pankreatitis, Duodenitis (vgl. Bauchschmerzen)
Labor: Erhöhte BSG, Leukozytenzahl (mit Linksverschiebung), evtl. alkalische Phosphatase, γ-GT, Lipase, Amylase.
Weitere Abklärung: Sonographie, Röntgen, evtl. Endoskopie.

Tumoren, Metastasen, Lymphknotenvergrößerung (z.B. bei Lymphogranulomatose, S. 116)
Labor: Stark erhöhte BSG, Anämie.
Weitere Abklärung: Sonographie, Lymphographie, Sternalpunktion, Laparotomie bzw. Tumorsuche (s. Malignomverdacht).

Tuberkulose (S. 41)
Labor: Mendel-Mantoux bzw. Tuberkulinreaktion und Magensaftuntersuchung, Sputumuntersuchung positiv; erhöhte BSG.

1.3. Pfortader- und Milzvenenthrombosen
Klinik: Symptome der Grundkrankheit.

Polycythaemia vera, Polyglobulie, Thrombozytämie (S. 66, 153f)
Labor: Erhöhung von Leukozyten, Hb, HK, Ery, Thrombozyten, der alkalischen Leukozytenphosphatase.
Wichtige Untersuchungen: Sternalpunktion, Erythrozytenüberlebenszeit, Splenoportographie, Sonographie.

Abdominelle Karzinome (besonders Pankreas-Karzinom), S. 21
Wichtig: Sonographie, evtl. Computertomographie.

Akute und chronische Pankreatitis, S. 4, 20
Wichtig: BSG, Amylasen, Sonographie und evtl. ERCP.

Perityphlitis
Klinik: Resistenz im rechten Unterbauch, Fieber, rektaler Untersuchungsbefund, evtl. Sonographiebefund typisch.
Labor: BSG-Beschleunigung und Leukozytose.

Ovulationshemmer
Typische Anamnese.

2. Intrahepatischer Block

Klinik und Laboruntersuchung der Grundkrankheit:

Leberzirrhose, chronische Hepatitis, primäre biliäre Zirrhose, Zystenleber, Morbus Wilson, evtl. Leberverfettung (s. Ikterus; Hepatomegalie)

Speicherkrankheit (Amyloidose, S. 126, Morbus Gaucher, S. 72, Morbus Niemann-Pick, S. 72, Myelosklerose, S. 172) – selten!

Leukämien, S. 117ff (selten!)

Schistosomiasis (Bilharziose) (S. 30) – selten!
Hier Verschluß der kleinen Pfortaderäste durch Eier und Fibrose.
Klinik: Flüchtig juckende Petechien, Durchfälle, Hämaturie, Leibschmerzen, Splenomegalie.
Labor: Eosinophilie, Eier in Urin und Fäzes. BSG erhöht.

Intoxikationen mit Vinylchlorid und Arsen, S. 31, – selten!

3. Posthepatischer Block – selten –

Budd-Chiari-Syndrom
Klinik: Thrombotischer Verschluß der größeren Lebervenen, Verlegung der kleinsten Äste (Venoocclusive desease). Bei den akuten Fällen plötzlich schmerzhafte Lebervergrößerung, blutiger Aszites, evtl. später Leberzirrhose.
Labor: Uncharakteristisch.
Wesentliche Untersuchungen: Splenoportographie, Szintigraphie, evtl. Sonographie, Laparoskopie.

Polyglobulie, Polycythaemia vera (S. 153f),

Rechtsherzinsuffizienz (S. 39)

Pericarditis constrictiva (S. 185)
Blutbild, EKG und/oder Rö-Thorax und Sonographie bzw. Echokardiographie charakteristisch.

Tumoreinbruch (z.B. bei Leberkarzinom, S. 76, Hypernephrom, S. 138, aber auch Leberabszesse)
Charakteristisch: Meist Sonographie, Angiographie, evtl. Computertomographie.

Potenzstörungen des Mannes, s. Hypogonadismus

Proteinurie

1. Fieberhafte Zustände (s. unter anderen Leitsymptomen)

Fieber und Infektionszeichen. Proteinurie meist nur gering. Ausschluß einer Nierenkrankheit notwendig!

2. Nierenerkrankung (DD s. dort)

Erhöhung der harnpflichtigen Substanzen und/oder pathologischer Konzentrationsversuch oder Phenolrottest. Pathologisches Urinsediment. Evtl. typisches Pyelogramm.

3. Stauungsproteinurie (vgl. Dyspnoe; Thoraxschmerzen; Zyanose)

Spezifisches Uringewicht meist über 1,025.
Typisch: Herz-, Rö- und EKG-Befund bei anderen Rechtsherzinsuffizienzzeichen.

4. Vaginalfluor oder Harnwegsinfektionen (DD S. 120ff)

Oft pathologisches Urinsediment. Im Katheterurin oder nach Abzentrifugieren kein Eiweißnachweis mehr. Harnpflichtige Substanzen, Nierenteste und Pyelogramm normal.

5. Paraproteinämien (DD s. dort) – selten!

Oft extreme BSG-Beschleunigung. In der Serumelektrophorese meist schmalbasige α, β- oder γ-Globulinvermehrung. Immunelektrophorese, Knochenmarkpunktat charakteristisch.
Myelom: In etwa 20% Bence-Jones-Eiweißkörper-Nachweis im Urin.

6. Gutartige orthostatische Proteinurie (häufige Fehldiagnose – selten)

Ausschlußdiagnose! Nachturin eiweißfrei. Proteinurie im Stehversuch oder nach körperlicher Belastung. Harnpflichtige Substanzen, Nierenfunktionsproben und Pyelogramm normal.

Pruritis, s. Juckreiz

Ptosis der Augenlider, s. Hornerscher Symptomenkomplex

Pubertas praecox und frühzeitige Pubertät (vgl. Gynäkomastie; Intersexualität)

Definition: *Vorzeitige Pubertät:* Pubertätserscheinungen bei Mädchen vor dem 6., bei Jungen vor dem 8. Lebensjahr. *Frühzeitige Pubertät:* Pubertät bei Mädchen im 6.–8., bei Jungen im 8.–10. Lebensjahr.

1. Idiopathische Pubertas praecox

Ausschlußdiagnose! Hormonausscheidung wie bei Erwachsenen. 17-KS-Ausscheidung aber altersentsprechend.
Vorkommen: Bei Mädchen 4- bis 7mal häufiger als bei Jungen.

2. Pubertas praecox bei hypothalamischen und sonstigen Hirnstörungen

Vermehrte Gonadotropin- und Östrogen-, evtl. 17-KS-Ausscheidung bei neurologischen Symptomen und Hirndruckzeichen (Gesichtsausfälle, Optikusatrophie und Ausfälle anderer zentraler Nerven, Anosmie, evtl. zerebrale Krampfanfälle u.a.).

Charakteristisch: Hirncomputertomogramm, Hirnarteriogramm, evtl. Hirnszintigraphie und EEG sowie Rö-Schädel. Bei *Pinealomen* oft Verkalkungen erkennbar. Hier speziell dazu oft Pleozytose im Liquor. Im LHRH-Test Anstieg der Gonadotropine LH und FSH.
Ursachen: Basalmeningitis, S. 129, Hirntumoren, S. 171, Hydrozephalus, postenzephalitisch, Harmatome des Tuber cinereum und Pinealome u.a.

3. Hormonproduzierende Tumoren oder Hyperplasien

Adrenogenitales Syndrom (kongenital), S. 80
Plasmakortisol erniedrigt. 17-KS-Ausscheidung deutlich erhöht, 17-OH-CS-Ausscheidung normal bis erniedrigt.
Charakteristisch: Sonographie, Nebennierenszintigraphie, Angiographie.

Chorionepitheliom (S. 61)
Stark vermehrte Gonadotropinausscheidung; Östrogenausscheidung meist deutlich, 17-KS-Ausscheidung evtl. erhöht. Biopsiebefund entscheidend. Aschheim-Zondek-Reaktion oft leicht positiv. Oft Lungenmetastasennachweis.

Teratome und Hepatome (S. 91 u. 76)
Hormone wie beim Chorionepitheliom. Evtl. charakteristischer Sonographie- und Computertomographie-, evtl. Laparoskopiebefund. Hodenbiopsie: Mangelnde oder fehlende Tubulusreifung.

Hodenzwischenzelltumoren
Tast- und Biopsiebefund. Starke 17-KS-Ausscheidung im 24-Std.-Urin.

Granulosa- oder Thekazelltumoren
Im Urin Ausscheidung von Östrogenen deutlich, von 17-KS evtl. vermehrt. Gynäkologischer Untersuchungsbefund, Laparoskopiebefund mit Histologie entscheidend.
DD: Ovarialzysten, Teratome.

Östrogenproduzierende Nebennierenrindentumoren (selten!)
Im Urin vermehrte Östrogen-, in etwa 50% auch vermehrte 17-KS- und 17-OH-CS-Ausscheidung.
Charakteristisch: Sonographie, Arteriographie, Nebennierenszintigraphie oder Computertomographie.
Beweisend: Histologie.

Selten:

4. Nach Hormontherapie

Anamnestisch Therapie mit Choriongonadotropin, Östrogenen oder Androgenen und anabolen Steroiden.

5. Polyostotische Knochendysplasie (Albright-Syndrom) – nur bei Mädchen –

Segmentale Pigmentierung, Skelettdeformierungen und Rö-Nachweis von Entkalkungen und Knochenzysten. Typischer Knochenbiopsie-Befund. Evtl. zusätzlich Hyperthyreose (S. 164) oder Akromegalie (S. 3f).
Labor: 17-KS- und Östrogenvermehrung. Serum-P evtl. erniedrigt.

6. Hypothyreose und Down-Syndrom (mongoloide Idiotie)

RIA-TSH, evtl. Gonadotropine (bes. FSH) und Prolaktin vermehrt bei Erniedrigung des RIA-T_3 und -T_4 (s. Hypothyreose, S. 164f).

Pubertas tarda, s. Hypogonadismus; Intersexualität; Zwergwuchs

Pulsunregelmäßigkeiten, s. Arrhythmie; Extrasystolie

Als respiratorische Arrhythmie oft bei vegetativer Dystonie und jugendlichen Patienten.

Pupillenstarre

Notwendig: Bei psychiatrischen oder neurologischen Symptomen: Neurologisch-psychiatrische Fachuntersuchung, sonst augenärztliche Untersuchung.
Bei Miosis s. S. 122, bei Mydriasis S. 127f.

Besonderheit:
Beim **Adie-Syndrom** Pupillenerweiterung bei Blick in die Ferne. Cave Verwechslung mit der Neurolues!

Purpura, s. Hämorrhagische Diathese

Pyurie, s. Urinsediment; Miktionsbeschwerden

Respiratorische Arrhythmie, s. Herzrhythmusstörung; Arrhythmien

Rhythmusstörungen, s. Arrhythmien; Bradykardie; Extrasystolie; Tachykardie; Vorhofsflimmern und -flattern

Riesenwuchs (Gigantismus)

(vgl. auch Intersexualität; Pubertas praecox; Hypogonadismus)

Definition des Groß- und Riesenwuchses: bei *Kindern:* Körpergröße mehr als 20% des Längenalters = Großwuchs; Körpergröße mehr als 40% des Längenalters = Riesenwuchs. *Männer:* Körpergröße über 200 cm = Riesenwuchs, über 185 cm = Großwuchs; *Frauen:* Körpergröße über 185 cm = Riesenwuchs, über 170 cm = Großwuchs.

1. Konstitutioneller (primordialer) Riesenwuchs

Meist familiär.
Keine pathologischen Laboratoriumsbefunde.

2. Hypogonadismus mit eunuchealem Riesenwuchs (DD S. 93f) – selten

Klinik: Eunuchealer Riesenwuchs. In der *Samenanalyse* Oligo- oder Aspermie. *Hodenbioptisch* kein funktionsfähiges Hodengewebe. Vermehrte oder verminderte Gonadotropinausscheidung im Urin. Evtl. auffällige Geschlechtschromatine oder Chromosomenanalyse.

Besonderheit:
Zerebraler Gigantismus (Sotos-Syndrom)
Großer Kopf mit hoher Stirn und großen Augenhöhlen, große Hände und Füße, schwerfällige Bewegungen. Intelligenzminderung, Hydrozephalus (Computertomographie), oft pathologisches EEG.

3. Hypophysärer Riesenwuchs bei Akromegalie (S. 3f) – selten

Zunehmendes Akrenwachstum. Oft Hemianopsie, Visusstörungen, Kopfschmerzen. Rö: Sella meist verbreitert. Computertomogramm. Serum-P und alkalische Serumphosphatase oft erhöht. Somatotropin im Plasma stark erhöht, nicht senkbar durch Glukose, stimulierbar durch Insulin.

4. Marfan-Syndrom (Arachnoidaktylie), (S. 59) und Homozystinurie (S. 10) – selten

Spinnenfingrigkeit, Aneurysmen und Gefäßmißbildungen, oft Herzvitien, evtl. Spina bifida. Evtl. charakteristischer Sonographie-, sicherer Angiographie-Befund.
Bei der Homozystinurie (bei schwachsinnigen blonden Jungen) Rotfärbung des Urins nach Zyanidnitroprussid-Zusatz.

5. Hyperthyreose, S. 164

T_3- und T_4-RIA erhöht bei negativem TRH-Test.

Hinweis: Der Riesenwuchs darf nicht mit der alimentären Fettsucht verwechselt werden.

Rippen- und Wirbelusuren

1. Aortenaneurysma (vgl. S. 10)

Klinik: Evtl. Hornerscher Symptomenkomplex und Heiserkeit, Puls- und Blutdruckdifferenz an den Armen.
Meist BSG-Beschleunigung und positive Lues-Reaktionen bei luischer Genese.
Typisch: Rö-Aorta und -Kymogramm. Kalkeinlagerungen bei der Arteriosklerose.

2. Aortenisthmusstenose

In 60% Hypertonus an den oberen, erniedrigter Blutdruck und/oder fehlende Pulse an den unteren Extremitäten. Systolikum über der Aorta, links davon, zwischen den Schultern.
Typisch: Aortographie, EKG und Pulskurven. Oft poststenotische Erweiterung.

Seltener:

3. Mediastinaltumoren (DD S. 78)

Verbreiterung des Mediastinums im Rö-Thorax. Evtl. typischer Mediastinoskopiebefund.

Rückenschmerzen

(vgl. auch Knochenkrankheiten und Knochendeformierungen, besonders bei Schmerzen auch im übrigen Knochensystem)

Hinweise: Angeborene generalisierte Skelettmißbildungen, s. Fachbücher der Pädiatrie; Wirbelsäulendeformierungen und Zwergwuchs, S. 193f; Osteoporose, Osteomalazie und sonstige generalisierte Knochenentkalkungen; Erkrankungen des Nervensystems, inbesondere Tabes dorsalis (S. 233f), Syringomyelie, Tetra (Para-) phlegie, s. neurologische Fachbücher

Notwendig: *Röntgen:* Wirbelsäule, evtl. Röntgen des übrigen Skelettsystems und Knochenszintigraphie, evtl. Rö-Tomographie und Computertomogramm.
Labor: BSG, Blut- und Differentialblutbild, Serumelektrophorese, alkalische und saure Serumphosphatase. Evtl. spezifische Prostataphosphatase, Urinstatus, Ca und P im Serum, harnpflichtige Substanzen.
Oft entscheidend oder richtungsgebend für die Diagnose ist die genaue Anamnese und Festlegung von Schmerzlokalisation, die Abhängigkeiten der Beschwerden z.B. von Bewegungen, Temperaturschwankungen

und anderen exogenen Einflüssen und evtl. *klinisch* Befunde der Untersuchung von Mamma, Prostata, Schilddrüse. Bronchiopulmonale Insuffizienzzeichen hinweisend auf ursächliche Krankheiten.

1. Mit typischem Anamnesebefund
2. Mit typischem körperlichem Untersuchungsbefund
3. Mit pathologischer Röntgen-Wirbelsäule und Knochenszintigraphie 3.1. Generalisierter Wirbelsäulenbefall 3.2. Isolierte Wirbelsäulenanomalien 3.3. Umschriebene multiple oder solitäre Wirbelsäulenherde 3.4. Veränderungen der Ileosakralgelenke 3.5. Bandscheibenverschmälerungen, Randzacken, Arthrosen oder/und keilförmige Wirbeldeformierungen

1. Mit typischem Anamnesebefund

Nach exogenen Einflüssen
Anamnestisch: Traumen (hier entweder Rö-Veränderungen wie Frakturen oder Bänder- und Muskelzerrungen, Tendinosen oder Tendomyosen, s. unten!), nach thermischen, elektrischen Reizen, Strahlenschäden, nach Injektionen und Operationen, Überanstrengung. Schipperfraktur: Ermüdungsfraktur eines Dornfortsatzes.

Lumbago (rheumatisch)
Akuter Beginn nach Abkühlung.
Rö-Wirbelsäule negativ.

Nucleus pulposus-Hernie
Nach schweren Arbeiten oder ungeschickten Bewegungen Husten- und Niesschmerz. Oft neurologische Ausfälle!
Rö-Wirbelsäule positiv oder negativ. Evtl. typische Myelographie.

Menstruation

Schwangerschaft
Positive Schwangerschaftsteste (z.B. Pregnosticon-Test, Aschheim-Zondek-Reaktion).

Psychogene Rückenschmerzen
Typische biographische Anamnese. Ausschluß der anderen Ursachen der Rückenschmerzen!

2. Mit typischem körperlichem Untersuchungsbefund

Statisch-dynamische Ursachen
Klinik: Asthenische Konstitution, Korpulenz, Enteroptose oder Gelenk- und Extremitätenanomalien. Haltungsfehler, z.B. Hohl-, Flachrücken, Beckenschiefstand, Fehlbelastungen bei sonstigen Gelenkkrankheiten.
(Ausschluß der anderen Ursachen der Rückenschmerzen notwendig!).

Nierenerkrankungen (DD s. dort) – bes. Pyelonephritis und Tbc
Schmerz im Nierenlager mit Ausstrahlung in die Ureteren und Leistengegend.
Pathologischer Urinbefund mit Proteinurie, Leukozyten, Erythrozyten, Zylindern, Bakterien usw.. Oft Erhöhung der harnpflichtigen Substanzen und/oder pathologische Nierenteste. Rö-Pyelogramm. *Evtl.* typisches Sono- und/oder Isotopennephrogramm.

Paranephritischer Abszess
Klinik: Schmerz und Schwellung im Nierenlager. Starke BSG-Beschleunigung, meist Leukozytose mit Linksverschiebung und toxischer Granulation. Oft typisches Sonogramm, evtl. Computertomogramm, evtl. perirenale Luftfüllung.

Wirbelsäulenkrankheiten (s. unter 3)
Wirbelsäulenklopf-, -druck- und Stauchungsschmerz.
Typisch: Rö-Wirbelsäule.

Prostatakrankheiten, S. 121
Prostataveränderungen bei der rektalen Untersuchung. Evtl. saure Serumphosphatase erhöht, Pyurie und Leukozyturie.
Evtl. charakteristischer Sonographiebefund – bei gefüllter Blase.

Tastbare, in die Knochen metastasierende Malignome (s. auch unter 3.3.)
Charakteristisch: Tastbefund und *entscheidend* zytologischer oder histologischer Befund beim *Mamma-Karzinom* (S. 119), *Prostatakarzinom* (S. 121), evtl. Hämaturie beim *Hypernephrom* (S. 138).
Seltener: Tastbefund beim *Schilddrüsenkarzinom* (S. 165) oder blutiges Sputum, Pleuraergüsse und Dyspnoe beim *Bronchialkarzinom* (S. 37).

Wirbelsäulenkrankheiten bei internistischen Krankheiten und neurologischen Störungen
Oft charakteristische anamnestische Hinweise auf die ursächlichen Krankheiten wie z.B. endokrine Störungen.

Douglas- oder periproktitischer Abszess
Darmwandveränderungen bei der rektalen Untersuchung. Evtl. Erregernachweis im Punktat. Fieber und Leukozytose mit Linksverschiebung; deutliche BSG-Beschleunigung. Evtl. charakteristischer Sonographiebefund – bei gefüllter Blase.

Retroperitoneale Metastasen oder Fibrosen (S. 119)
Evtl. Darmwandveränderungen bei der rektalen Untersuchung.
Charakteristisch: Oft Befund der Sonographie, des retrograden Pyelogramms (Ureterverlegungen), des Pneumoperitoneums, der Lymphographie oder Computertomographie.

Rückenmarksleiden
Neurologische Untersuchung. Neurologische Ausfälle. Normale Rö-Wirbelsäule.
Typisch: Myelographie, Liquorbefund, Computertomogramm.

Gynäkologische Leiden (s. Lehrbücher der Gynäkologie)
Gynäkologischer Untersuchungsbefund entscheidend.

Nach in der Kindheit durchgemachten schweren Infektionen wie Poliomyelitis (S. 130), Erbscher Lähmung, Unfällen u.a.

Seltener:
Endokrine Erkrankungen (s. auch Knochenschmerzen und -deformierungen)
Klinische Hinweise auf Hypo- oder Hyperthyreose (DD S. 164f), *Panhypopituitarismus* (S. 108), *Turner-Syndrom* (S. 100f), *adrenogenitales Syndrom* (S. 79f), *Hypogonadismus* (S. 90ff), *Hyperituitarismus* (S. 198), *Diabetes mellitus* (S. 84ff).

Enteropathien
Vorkommen: Besonders bei der Colitis ulcerosa (S. 31), Ileitis terminalis (S. 31) – Morbus Crohn –, der intestinalen Lipodystrophie (Whipple), S. 53.
Klinik: Darmveränderungen bei der rektalen Untersuchung evtl. tastbar. Im Stuhl oft Blut- oder Erregernachweis; Befund der Koloskopie oder des Kolon-Kontrasteinlaufs bzw. der Sonographie evtl. charakteristisch.

Pankreaskrankheiten (S. 20ff)
Klinik: Druckschmerz im Pankreaslager, ausstrahlend in den Rücken nach links. Headsche Pankreaszone bei Pankreatitis evtl. positiv.
Evtl.: Erhöhung der Amylase und Lipase in Urin und Serum (nur im akuten Stadium einer akuten Pankreatitis!) oder Sistieren der erhöhten Werte bei Pankreaszysten bzw. Pseudozysten und -tumoren.
Charakteristisch: Befund der Sonographie, evtl. der hypotonen Duodenographie (Rö).

Pleuraerkrankungen (DD S. 183ff)
Klinik: Physikalischer Thoraxbefund meist typisch.
Weiter: Rö-Thorax: Pleurale Veränderungen, evtl. Pleurapunktatbefund.

Gallenerkrankungen, S. 97f
Klinik: Schmerz unter dem rechten Rippenbogen. Evtl. Ikterus.
Labor: BSG meist beschleunigt, Harnfarbstoffe und Bilirubin meist vermehrt, evtl. starke Erhöhung der γ-GT und der alkalischen Serumphosphatase. Sonographie, Rö-Galle und Gallensaftuntersuchung oft pathologisch.

Lebererkrankungen (bei deutlicher Erhöhung der alkalischen Serumphosphatase s. Ikterus; sonst Hepatomegalie)
Hepatomegalie, oft Schmerz unter dem re. Rippenbogen. Leberfermente im Serum erhöht; γ-Globulinerhöhung in der Serumelektrophorese. Charakteristisch Laparoskopie- und Leberbiopsiebefund!

Magenkrankheiten, S. 19f
Klinik: Schmerz im Mittelbauch.
Pathologisch: Magensaftanalyse; Rö-Befund.

Splenomegalie (DD s. dort)
Klinik: Splenomegalie. Sonographischer Nachweis möglich.

3. Mit pathologischer Röntgen-Wirbelsäule und Knochenszintigraphie

3.1. Generalisierter Wirbelsäulenbefall

Osteoporose, Osteomalazie und generalisierte Knochenentkalkung (s. dort)
Röntgenologisch Entkalkungen

Spondylitis ancylosans (ossificans) (Morbus Bechterew) und Reiter-Syndrom
Röntgen: Verkalkung der Längsbänder und Bandscheiben. Befall der Ileosakralgelenke.
Labor: Rheumafaktoren in etwa 15%, AST in etwa 40% positiv. HLA-Antigen-W27 – nicht spezifisch – positiv. Vermehrung der γ-Globuline, im akuten Schub auch α_2-Globulin-Erhöhung in der Serumelektrophorese bei meist bis starker BSG-Beschleunigung. Im akuten Schub oder bei Bewegungsmangel Serum-Cu erniedrigt, -Fe erhöht (im Gegensatz zu anderen rheumatischen Krankheiten). Im Blutbild hypochrome Anämie, evtl. Lymphozytose. Im Liquor evtl. Albuminvermehrung.
Reiter-Syndrom: Urethritis, Keratokonjunktivitis, Gelenkschwellungen.

Seltener:
Osteomyelosklerose und Marmorknochenkrankheit, S. 172
Röntgen: Knochenverdichtungen: Typischer Beckenkamm- und Sternalbiopsiebefund. Im Blutbild kernhaltige rote Vorstufen und pathologische Linksverschiebung. Alkalische Leukozytenphosphatase erhöht.

Ostitis fibrosa generalisata, S. 146
Röntgen: Knochenverdichtungen.
Erhöhung der alkalischen und evtl. der sauren Serumphosphatase, Serum-Ca meist erhöht, -P meist erniedrigt. Selten Hyperkalzi- und -phosphaturie. Knochenbiopsiebefund entscheidend.

Ochronosis alcaptonurica (Ochronose)
Klinisch und *röntgenologisch* progressive degenerative Prozesse der Wirbelsäule mit Bandscheibenveränderungen um das 40. Lebensjahr. Entscheidend Homogentisinsäurenachweis im Urin.

Chondrokalzinose
Röntgenologisch: Verkalkte Bandscheiben, im Punktat von Extremitätengelenken Nachweis von Ca-Pyrophosphatkristallen.
Klinisch: Wie bei der Gicht plötzlich oder schnell einschießende Schmerzen.

Diabetes mellitus (DD S. 84ff)
Hyperglykämie, meist Glukosurie.
Klinik: Entweder neuropathische Arthropathien oder *röntgenologisch* hyperostotische Spondylosis, ossifizierende Insertionstendinosen.

3.2. Isolierte Wirbelsäulenanomalien

Charakteristischer Röntgenbefund bei: Störungen wie dorsolumbale Übergangswirbel, (Hemi-) Sakralisation und Lumbalisation, Spaltbildungen wie Spina bifida occulta, Meningomyelozelen, Spondylolysen mit oder ohne Spondylolisthesis, Blockbildungen, Halswirbel, Aplasien, primäre Diarthrosis interspinalis (Bastrup) u.a. Erworbene Entwicklungsstörungen wie Osteochondrosis juvenilis Scheuermann (s. unter 3.1.), Skoliosen, Brustkorbdeformitäten.

3.3. Umschriebene und solitäre Wirbelsäulenherde

Wirbelsäuleninfektionen (Spondylitiden durch Mikroorganismen)
Durch hämatogene oder lymphogene Streuung, fortgeleitet aus der Umgebung, traumatisch oder nach Operationen und Injektionen.
Klinik: Lokalisierter Schmerz, oft Fieber, evtl. Abszessbildung.
Charakteristisch: BSG-Beschleunigung, evtl. Leukozytose mit Linksverschiebung. In der Serumelektrophorese im akuten Stadium α_2-Globuline, im chronischen γ-(und evtl. α_2-) Globulinvermehrung. Im Knochenszintigramm lokalisierte Aktivitätsanreicherung bei entsprechendem Rö-Befund.
Entscheidend: Entweder direkter Erregernachweis im Punktat- oder Biopsiepräparat, evtl. in Abstrichen, Urin, Sputum, Magensaft, Stuhl oder kultureller oder serologischer Nachweis. Evtl. Erregernachweis auch durch Kulturen oder tierexperimentell bzw. durch Hautteste möglich.

Besonderheiten:
Bei der *Tuberkulose* (S. 41) stark positive Tuberkulinproben, direkter, kultureller oder tierexperimenteller Erregernachweis in Sputum, Magensaft, Urin oder aus bronchoskopisch entnommenen Proben möglich. Bei *Bruzellosen* (S. 174), bes. Morbus Bang, ab 10. Tag in der Agglutinationsreaktion im Serum und Blut Titer über 1:80, evtl. positive KBR, positiver Hauttest. Bei *Salmonellen* (S. 29) direkter Erregernachweis im Stuhl und positive Gruber-Widal-Reaktion. Bei *Shigelleninfektionen* (S. 28) direkter Erregernachweis im Stuhl möglich. Agglutinationstiter ab 2. Woche erhöht. Bei der *Lues* (S. 233f) positive Lues-Reaktionen. Bei *Mykosen* direkter Pilznachweis (z.B. auch im Schuppenmaterial), bei *Parasitenbefall* meist starke Eosinophilie und IgE-Vermehrung. Oft direkter Ei- oder Zystennachweis im Biopsiebefund oder bei zusätzlichem Organbefall bei der Biopsie dieser Organe möglich. Oft Hautteste und serologische Proben positiv. (Zystizerkosen, S. 124, Bilharziose, S. 30). Bei der *Psoriasis* als *Spondylitis psoriatica* (S. 5). Bei der *Spondylosis cervicalis* bei *chronischer Polyarthritis rheumatica* (S. 54f) in 80% positiver RF-Nachweis.

Maligne und benigne Knochentumoren, Wirbelsäulenmetastasen, Hämoblastosen (vgl. Malignomverdacht)**, Angiome und Spondylitis bei chronischer Sarkoidose**
Klinisch, serologisch oder röntgenologisch Hinweise auf diese Krankheiten, z.B. auf Mamma-, Prostata-, Bronchial- evtl. Schilddrüsenkarzinome. Röntgenologisch oft Wirbelzusammenbrüche. Knochenszintigraphisch meist Aktivitätsvermehrungen.
Meist BSG-Beschleunigung, hypochrome Anämie bei erniedrigtem Serum-Fe und erhöhtem Serum-Cu. Bei osteoplastischen Prozessen Erhö-

hung der alkalischen, evtl. der sauren und/oder spezifischen Prostataphosphatase.

Beweisend: Zytologisches oder histologisches Präparat oder Knochenmarkspunktat, bei der chronischen Sarkoidose (evtl. mediastinoskopisch gewonnenes) Lymphknotenpräparat.

Besonderheiten:
Beim *Hypernephrom* (S. 138) extreme BSG, oft Erythrozyturie.
Charakteristisch Sonographie und Nierenarteriographie.
Bei *Hämoblastosen* evtl. typisches Blut- und Differentialblutbild und Sternalpunktat, dazu beim *Plasmozytom* (S. 147) Immunogramm und Immunelektrophorese.
Bei *Angiomen* charakteristische Angiographie.

Selten:
Speicherkrankheiten (Morbus Gaucher, S. 72; Niemann-Pick, S. 72; eosinophiles Granulom bzw. Morbus Hand-Schüller-Christian, S. 72)
Klinisch: Meist Splenomegalie, Lymphome, evtl. Wirbelzusammenbrüche.
Typisch: Leber-, Milz- und Lymphknotenpunktat- oder -exzisionsbefund.

3.4. Veränderungen der Ileosakralgelenke

Arthritis urica, S. 139
Klinisch plötzlich einschießender Schmerz, Tophi, Fieber, Harnsäure im Blut (auch nach fleischfreier Diät) erhöht. Im Urin oft Hämaturie und Harnsäurekristalle.

Ileosakralarthrose
Nur Rö-Bild charakteristisch.

Nicht tuberkulöse und tuberkulöse Ileosakralarthritis
Klinik: Ischias, Lumbalgien und Ileosakralschmerz.
Tuberkulose: Oft palpabler Abszess (s. unter 3.3.).

Ostitis condensans ilii
Klinik: Meist Beginn in der Schwangerschaft. Tiefer Kreuzschmerz. Kein verstärkter Nachtschmerz.
Röntgen: Homogene Verdichtung der medialen Anteile des Os ileum.

Spondylitis ancylosans (Morbus Bechterew) (s. 3.1.)
Tiefer Kreuzschmerz, verstärkter Nachtschmerz.
Röntgen: Doppelseitiger Befall der Ileosakralgelenke.

3.5. Bandscheibenverschmälerungen, Randzacken, Arthrosen und/oder keilförmige Wirbeldeformierungen

Osteochondrose und Diskushernienprolaps
Nies- und Hustenschmerz, oft akute Ischialgien und Lumbalgien.
Röntgen: Evtl. Bandscheibenverschmälerungen.
Typisch: Myelographie.

Spondylosis deformans
Meist bei älteren Menschen ausstrahlende Rükkenschmerzen, verstärkt in Ruhe.
Röntgen: Randzacken, Deckplattenveränderungen.
Evtl. geringe BSG-Beschleunigung. Diffuse Aktivitätsvermehrung im Knochenszintigramm.

Spondylarthrosis deformans
Klinik: Wie bei der Spondylosis.
Röntgen: Veränderungen an den Wirbelgelenken. BSG evtl. leicht beschleunigt. Diffuse Knochenszintigraphische Aktivitätsanreicherungen.

Osteochondrosis juvenilis (Scheuermann)
Bei jungen Patienten Beschwerden wie bei der Spondylosis deformans.
Röntgen: Keilförmige Deckplattendeformierungen und Schmorlsche Knötchen. Aktivitätsvermehrung im Knochenszintigramm.

Rumpel-Leede-Phänomen, s. hämorrhagische Diathese

Sattelnase

Typisch für die Lues congenita. Hier Lues-Reaktionen oft positiv (S. 233f).
Nicht zu verwechseln mit den Gesichtsveränderungen beim *Myxödem.*

Schilddrüsenvergrößerungen und -funktionsstörungen (vgl. Exophthalmus)

Hinweis: Moderne Untersuchungsverfahren erlauben es heute gegenüber früher, die Schilddrüsendiagnostik zuverlässiger und weniger aufwendig zu betreiben. Viele heute noch verwendete diagnostische Methoden sind deshalb *überflüssig und verzichtbar.* Dazu gehören: Grundumsatz, T_3- und T_4-Test, PBJ, BEJ, Pyruvat im Gesamtblut, Achillessehnenreflexzeit.
Meist überflüssig: TSH-Test, Schilddrüsensuppressionstest, Radiojodtest und -szintigramm.

Notwendig: Grunddiagnostik: Erhebung der Symptomatik, des Lokalbefundes. RIA-T_3 (nur evtl. -T_4), Technetiumszintigraphie, Rö-Trachea oder -Ösophagus, Cholesterin, BSG. Evtl. Sonographie.
Zusätzliche Diagnostik je nach der Verdachtsdiagnose:
Hyper- oder Hypothyreose: TRH-Test, RIA-T_4 (freies und gebundenes), TBG, Schilddrüsen-AK.

Knotenstruma oder Thyreoiditis: Schilddrüsenpunktion mit Zytologie, bei Thyreoiditis zusätzlich Schilddrüsen-AK.

Spezielle, selten notwendige Diagnostik: Bei *toxischen Adenomen* evtl. TSH- oder Suppressionstest. Bei *Tumoren:* RJ-(Ganzkörper-)Szintigraphie. *Hormonsynthesestörungen:* Evtl. Depletionstest, Dijodtyronintest, RJ im Speichel, Tyrosin im Blut.

Verlaufsdiagnostik: Cholesterin, T_3-RIA, besonders aber klinische Symptomatik und der Lokalbefund. Sonst Kontrolle der vor der Therapie erhobenen pathologischen Befunde.

Differentialdiagnostische Möglichkeiten nach dem Funktionszustand der Schilddrüse: *I. Euthyreote Funktionslage:* Thyreoiditiden, blande Strumen, kompensierte toxische Adenome, Schilddrüsenzysten, -malignome, -adenome, -hormonsynthesestörungen.

II. Hyperthyreote Funktionslage (s. Hyperthyreose, S. 164): Parenchymatöse hyperthyreote Struma und toxisches Adenom, sekundär basedowifizierte Knotenstruma, iatrogene Hyperthyreose, evtl. initial bei Thyreoiditiden.

III. Hypothyreote Funktionslage (s. primäres Myxödem, S. 164f): Primäres und sekundäres Myxödem, Schilddrüsenhormon-Synthesestörungen, Schilddrüsenmalignome, Thyreoiditiden.

1. Blande Strumen, Schilddrüsenadenome und -zysten
2. Entzündungen der Schilddrüse (Thyreoiditiden)
3. Hyperthyreose und toxisches Adenom
4. Primäres und sekundäres Myxödem
5. Schilddrusenmalignome
6. Schilddrüsenhormonsynthesestörungen

1. Blande Strumen, Schilddrüsenadenome und -zysten

Meist Struma. Keine dysthyreote Symptomatik (Cave: Verwechselung mit vegetativer Symptomatik oder Übersehen oligosymptomatischer Altershyper- oder -hypothyreosen!). *Charakteristisch* oder *beweisend* Tastbefund, Punktat, Rö-Trachea, Technetiumszintigramm, Schilddrüsenzytologie und evtl. SD-Antikörpernachweis. Hinweise gibt auch die Sonographie! Jeder kalte (evtl. auch heiße) Knoten ist malignomverdächtig!

Besonderheiten:

Blande Strumen: Tastbefund, Belastungsdyspnoe bei retrosternaler Lage, Rö-Trachea, Punktat, im Szintigramm kalte Bezirke. SD-Punktat. Abweichend davon beim *kompensierten toxischen Adenom* szintigraphisch heißer Knoten. Sicherung evtl. durch TSH- und/oder SD-Suppressionstest. TRH-Test negativ.

SD-Malignome: Schnelles Wachstum, meist kalte Knoten. Entscheidend Punktat und besser Histologie. BSG meist beschleunigt und oft Malignomzeichen (vgl. S. 118ff). Alle kalten Knoten sind malignomverdächtig, besonders solitäre!

SD-Zysten: Charakteristischer Tast- und Punktionsbefund (*serös = Kolloidzyste, braun = Schokoladenzyste*), Sonographiebefund.

SD-Hormon-Synthesestörungen: Meist kindliche oder jugendliche Strumen und familiäre Häufung. Eher Hypothyreosezeichen. Weitere Differenzierung s. unten. Nach Strumektomie naturgemäß schnelles Rezidiv.

2. Entzündungen der Schilddrüse (Thyreoiditiden)

Charakteristisch: Druckschmerz oder -empfindlichkeit, BSG-Beschleunigung, positive SD-Antikörper, SD-Punktat, inhomogene Speicherung im Szintigramm charakteristisch. Initial oft Hyperthyreose, später oft Myxödemsymptomatik (s. dort!).

Chronische Struma lymphomatosa (Hashimoto) und Immunthyreoiditis

Klinik: Langsame Entwicklung einer derben, druckdolenten Struma; evtl. regionale Lymphome; langsame Entwicklung eines Myxödems (in 50%).

Vorkommen: Meist bei jungen Frauen.

Labor: In 95% Schilddrüsenantikörper stark positiv; BSG-Beschleunigung, in der Serumelektrophorese γ-Globulin-Vermehrung. Cholesterin meist erhöht.

Bei *Myxödem* negativer TSH-Test.

Punktion: Lymphozytäre Infiltrationen und Oxyphilie des Schilddrüsenepithels. Szintigramm: Evtl. inhomogene Speicherung (bei der fokalen Form).

Seltener:

Spezifische Thyreoiditis

Ursache: Tuberkulose, Lues, Morbus Bang u.a.

Klinik: Wie chronische Thyreoiditis. Die Schilddrüsenfunktion bleibt lange euthyreot.

Labor: Bei *Lues* positive Lues-Reaktionen (S. 233f), bei *Tuberkulose* direkter, kultureller oder tierexperimenteller Erregernachweis im Schilddrüsenpunktat, Sputum, Rachenabstrich, Magensaft oder Urin (S. 41).

Beim *Morbus Bang* positive KBR, Agglutinationsreaktion über 1:100. Erregernachweis evtl. im Blut möglich (S. 174).

Akute infektiöse Thyreoiditis

Ursache: Besonders bei Staphylokokken-,

Streptokokkeninfektionen, Typhus, Paratyphus.
Klinik: Plötzlich starke Schilddrüsenschmerzhaftigkeit und -schwellung; evtl. Hautrötung, Schluckschmerzen, Fieber.
Labor: BSG bis stark beschleunigt; meist Leukozytose mit Linksverschiebung.
Punktion: Granulozyten-, später Lymphozyteninfiltrate. Regressiv veränderte Schilddrüsenepithelien. Evtl. Erregernachweis im Punktat.

Subakute Thyreoiditis de Quervain
Klinik: Leichte Druckdolenz der Schilddrüse, evtl. Kompressionszeichen; evtl. Temperaturerhöhung.
Labor: BSG mäßig bis stark beschleunigt und Leukozytose mit geringer Linksverschiebung; in der Serumelektrophorese α_2-, β- und γ-Globulinvermehrung. Schilddrüsenantikörper evtl. leicht positiv.
Im Punktat: Riesenzellen, Granulozyten, später Lymphozyten und nekrotische Schilddrüsenepithelien. Alle Veränderungen sind reversibel.

Strumitis fibrosa Riedel (eisenharte Thyreoiditis)
Klinik: Knorpelharte Struma mit Infiltrationen in die Umgebung, Kompressionserscheinungen und Heiserkeit.
Labor: Schilddrüsenantikörper evtl. schwach positiv. Evtl. mäßige BSG-Beschleunigung und mäßige γ-Globulinvermehrung in der Serumelektrophorese; typischer Schilddrüsenexzisionsbefund: fibrotische Umwandlung des Schilddrüsengewebes.

3. Hyperthyreose und toxisches Adenom

Ursache: Sekundäre Basedowifizierung einer Knotenstruma, parenchymatöse Struma mit Überfunktion oder toxisches Adenom, TSH- und Schilddrüsenhormonüberdosierung.
Charakteristisch: Tachykardie, große Blutdruckamplitude, Wärmeempfindlichkeit, Durchfälle, Schlafstörungen, Haarausfall, feinschlägiger Tremor. Neigung zur Dissimulation bei unangemessenen psychischen Reaktionen. Digitalisrefraktäre Tachykardie, Gewichtsabnahme.
Labor: RIA-T_3, -T_4 erhöht, -TSH erniedrigt.
Entscheidend: Negativer TRH-Test. Antikörper oft positiv, zytologisch lymphozytäre Infiltrationen möglich. Cholesterin erniedrigt, Pyruvat erhöht, „Achillessehnenreflexzeit" verkürzt.

Sonst: Im Blutbild evtl. Leukopenie mit relativer Lymphozytose. Nüchternblutzucker oft leicht erhöht bei normalem Ausfall des Tolbutamidtestes. Gesamt-Eiweiß evtl. erniedrigt; Kalzium, Phosphat, Kreatinausscheidung im Urin vermehrt.
Bei *thyreotoxischem Leberschaden* Leberfermente wie SGOT, SGPT, alkalische Phosphatase und γ-GT leicht erhöht, Leberteste pathologisch.
DD: Im Szintigramm läßt sich ein toxisches Adenom von den übrigen Formen der Hyperthyreose unterscheiden.

Sonderformen:
T_3-Hyperthyreose: RIA-T_3 erhöht, RIA-T_4 erniedrigt. SD-Antikörper oft positiv. Sonst wie oben.
Altershyperthyreose: Klinisch mono- oder oligosymptomatisch bei Frauen nach dem Klimakterium oder Männern ab etwa 50 Jahre; digitalisrefraktäre Tachykardie oder/und Gewichtsabnahme bei gutem Appetit und/oder Durchfälle u.a.

Kompensiertes und dekompensiertes Adenom (warmer Knoten)
Klinik: Meist Struma mit isoliertem Knoten.
Labor: Alle Laborwerte noch normal beim kompensierten toxischen Adenom. Szintigraphisch Darstellung eines speichernden Knotens und mehr oder weniger starke Verminderung der Speicherung in der Umgebung. Im TSH-Test Zunahme der Aktivität in der Umgebung des Knotens, im Schilddrüsen-Suppressionstest keine Verminderung der Speicherung im warmen Bezirk, dazu weiter Suppression in der Umgebung.

4. Primäres und sekundäres Myxödem

Klinik: Myxödem, Antriebsschwäche, Voralterung, Kälteintoleranz, Bradykardie auch unter Belastung, Schwerhörigkeit, Makroglossie, Obstipation, spröde Haare, trockene Haut.
Labor: T_3- und T_4-RIA erniedrigt, RIA-TSH normalerweise bei der primären Form erhöht, weiterer TSH-Anstieg im TRH-Test. Schilddrüsenantikörper oft positiv, Cholesterin erhöht. Pyruvat erniedrigt.
Verminderte szintigraphische Speicherung.

Primäres Myxödem
Ursache: Angeborene Athyreose oder Hypothyreose (Kretinismus); nach Entzündungen, Behandlung mit Rö-Strahlen, Radiojodtherapie, Strumektomie, nach Kropfnoxen u.a.
Labor: Cholesterin bis stark erhöht; TSH-Test negativ. Szintigraphisch keine Darstellung der Schilddrüse möglich.

Sonst: Im Blutbild meist hypochrome oder megalozytäre Anämie; relative Lymphozytose und Eosinophilie. Sub- bis Anazidität des Magensaftes. Schilddrüsenantikörper können positiv sein. BSG oft mäßig beschleunigt.
DD: Beim **Altersmyxödem** Mono- oder Oligosymptomatik! (Entsprechend wie bei der Altershyperthyreose!)
Sekundäres Myxödem – sehr selten –!
Ursache: Ungenügende TSH-Ausschüttung bei oder nach hirnorganischen Krankheiten, Hypophysen- und Zwischenhirnkrankheiten, im Klimakterium.
Klinik: Wie beim primären Myxödem.
Labor: Cholesterin kaum erhöht; verminderte 17-Ketosteroidausscheidung. Positiver TSH-Test. Sonst wie beim primären Myxödem. RIA-TSH erniedrigt und durch TRH-Gabe (verzögert?) stimulierbar.

5. Schilddrüsenmalignome (Karzinome, Sarkome, Metastasen)

Klinik: Entweder symptomlos oder schnelles Wachstum einer Knotenstruma mit Kompressionserscheinungen, Gewichtsabnahme, regionalen Lymphomen. Infiltrationen in die Umgebung. Selten hypothyreote Zeichen. Frühere Radiatio?
Labor: BSG meist beschleunigt; in der Serumelektrophorese α-, β- und γ-Globulinangleichung. Im Szintigramm fast regelmäßig kalte Knoten (meist auch keine Speicherung im TSH-Test), sehr selten warme oder heiße Knoten.
Mit $^{197}HgCl_2$ oder ^{32}P Speicherung im kalten Bezirk. Metastasen erkennbar oft im Ganzkörperszintigramm.
Punktat: Evtl. atypische Schilddrüsenzellen.

6. Schilddrüsenhormonsynthesestörungen – selten! –

Klinik: Oft familiäre Belastung, Strumabildung bei meist nur geringen Zeichen der Unterfunktion. Evtl. auch Euthyreose. Meist erhöhte RJ-Speicherung.

Besonderheiten:
Defekt der Jodakkumulation (Jodination)
Labor: Alle Werte wie beim Myxödem. Im Speichel erhöhte ^{131}J-Konjugation. Keine szintigraphische Darstellung der Schilddrüse möglich.

Defekt der Jodbindung (Jodisation), z.B. Pendred-Syndrom
Klinik: Schwerhörigkeit oder Taubheit von Kindheit an, später Entwicklung einer evtl. nodösen Struma. Funktion klinisch hypothyreot oder euthyreot.
Labor: Erhöhte Jodspeicherung in der Schilddrüse. Im Perchlorattest verstärkte Jodidabgabe an das Blut.

Defekt der Kopplung (Thyroninsynthese)
Klinik: Oft als sporadischer Kretinismus.
Labor: Erhöhte Jodspeicherung in der Schilddrüse bei erhöhter Serumaktivität nach 48 Stunden. Im Perchlorattest keine verstärkte Jodabgabe aus der Schilddrüse in das Blut. Ausschlußdiagnose!

Dejodasemangel (Dehalogenasemangel)
Klinik: Leichte Hypothyreosezeichen und Struma.
Labor: Wie beim Defekt der Thyroninsynthese. Intravenös verabreichtes markiertes Dijodtyrosin wird unverändert im Urin ausgeschieden (chromatographische Bestimmung). Chromatographischer Jodtyrosinnachweis im Blut und Harn.

Proteasemangel (extrem selten)
Klinik: Struma.
Labor: Jodaufnahme in die Schilddrüse und Serumaktivität nach 48 Stunden normal bis erhöht. Tyrosin im Blut vermehrt.

Schlaflosigkeit

Psychogen oder durch Medikamente und Genußmittel verursacht
Charakteristische biographische Anamnese oder Nachweis abendlichen Kaffee- und Teegenusses. Medikamentenabusus wie Coffein, Weckamine, Schilddrüsenhormone.

Herzkrankheiten (s. Dyspnoe; Thoraxschmerzen, Zyanose)
Charakteristisches Beschwerdebild: Angina pectoris verus durch vermehrten Vagotonus oder Linksherzinsuffizienzzeichen. Typischer Befund des EKG und evtl. des Rö-Thorax.

Lungen- und Bronchialkrankheiten (s. Dyspnoe; Husten)
Entweder typisches Beschwerdebild oder charakteristischer Rö-Thorax.

Gelenk- und Wirbelsäulenkrankheiten (s. Extremitätenschmerzen; Rückenschmerzen)
Charakteristische Untersuchungs- und Rönt-

genbefunde. Besonders bei degenerativen Wirbelsäulenkrankheiten.

Polyneuritiden, Neuralgien und Neuritiden
(DD S. 130ff)
Charakteristischer neurologischer Untersuchungsbefund.

Arterielle und venöse Gefäßkrankheiten (s. Arterielle Gefäßstörungen; Thrombosen und venöse Gefäßstörungen)
Bei *arteriellen peripheren Gefäßstörungen* Pulslosigkeit, Pulsabschwächung und charakteristische Oszillogramme, Arteriogramme. Bei *venösen Gefäßstörungen* (mit Schmerzen besonders im Warmen) klinischer Nachweis von tiefen oder oberflächlichen Thrombosen, eines varikösen Symptomenkomplexes oder typischer Ausfall der Phlebographie.

Magen-Darm-Krankheiten oder -störungen
Beim *Ulcus duodeni* typischer Nüchternschmerz und Rö-Magen- bzw. Duodenoskopiebefund, bei *Hiatushernien* Schmerzen kurz nach dem Zubettgehen, beim *Roemheld-Syndrom* Besserung von „Herzschmerzen" nach dem Aufstoßen oder nach der Defäkation (s. Bauchschmerzen).

Hyperthyreote Funktionszustände (S. 164)
T_3-, T_4-RIA erhöht, im TRH-Test kein Anstieg des TSH-RIA.

Krankheiten der Harnwege und der Prostata
(s. Miktionsbeschwerden)
Charakteristische Miktionsbeschwerden oder Prostatatastbefund. Meist pathologischer Urinbefund.

Schlafsucht (vgl. Komatöse Zustände; Bewußtseinsstörungen)

Hinweis: Schlafsüchtige Menschen sind immer auf Medikamentenabusus (s. unter 1!) verdächtig!

1. Schlafsucht bei geistiger, körperlicher oder psychischer Erschöpfung und/ oder Medikamentenabusus
2. Schlafsucht bei Infektionskrankheiten (außer Enzephalitiden)
3. Schlafsucht bei Enzephalitiden 3.1. Parainfektiöse Enzephalitiden 3.2. Sonstige Enzephalitiden
4. Schlafsucht bei sonstigen neurologischen Leiden
5. Schlafsucht bei Schilddrüsenunterfunktion
6. Schlafsucht mit Schlafanfällen

1. Schlafsucht bei geistiger, körperlicher oder psychischer Erschöpfung und/ oder Medikamentenabusus

Kein muskulärer Tonusverlust. Beim Medikamentenabusus evtl. toxikologischer Nachweis von Psychopharmaka, Schlafmitteln, insbesondere bromid- und karbamidhaltige Präparaten notwendig.

2. Schlafsucht bei Infektionskrankheiten (außer Enzephalitiden)

Charakteristisch: Fieber, BSG-Beschleunigung, entzündlich verändertes Blutbild.
Kultureller, direkter, tierexperimenteller und/ oder serologischer Erregernachweis.

Miliartuberkulose, S. 41
Meist hoch-positive Tuberkulinproben. Direkter, kultureller oder tierexperimenteller Tuberkelbakteriennachweis in Sputum, Magensaft, Urin oder Liquor. BSG meist stark beschleunigt. Meist typischer Rö-Thorax.

Typhus und Paratyphus, S. 28f
Leukopenie bei relativer Lymphozytose (bei Komplikationen Leukozytose) und Eosinophilie. Erregernachweis im Stuhl, Urin, Blut oder Knochenmark evtl. möglich. Gruber-Widal-Reaktion ab 2. Woche positiv mit Titeranstieg.

Seltener:
Afrikanische Schlafkrankheit (Afrikanische Trypanosomiasis)
Klinik: Fieber, Lymphome (bes. im Nacken), evtl. Splenomegalie. Trypanosomennachweis im Sternalpunktat, Lymphknotenpunktat oder Liquor, im Blutausstrich oder dicken Tropfen. Positive KBR und Formolgelprobe. Antikörpernachweis meist im indirekten Fluoreszenztest möglich. In 95% der Fälle IgM-Vermehrung im Blut, im Liquor 10% und mehr des Proteins als IgM nachweisbar.
Uncharakteristisch: BSG-Beschleunigung, starke γ-Globulinvermehrung, Eiweißvermehrung im Liquor.

Influenza (Grippe), S. 83
Hirst-Test positiv. KBR über 1:40 ansteigend. Oft auch positiver Neutralisationstest.

Psittakose (Ornithose), S. 40
Anamnese: Exposition mit Vögeln.
Labor: Meist BSG-Beschleunigung. Im Liquor leichte Pleozytose und Eiweißvermehrung.
Charakteristisch: Röntgen-Thorax; positive

KBR mit mindestens 4fachem Titeranstieg nach einer Woche.

3. Schlafsucht bei Enzephalitiden

Hinweis: Die Enzephalitis ist gegenüber *präkomatösen und komatösen Zuständen* (vgl. Komatöse Zustände), *zerebralen Insulten* (s. dort), hier besonders subarachnoidalen Blutungen, *Hirntumoren* (vgl. Malignomverdacht) abzugrenzen (vgl. auch Nackensteifigkeit).
Charakteristisch: *Klinik:* Bewußtseinseintrübung und Fieber, oft Meningismus, evtl. Hirnnervenausfälle.
Labor: Im Liquor Eiweiß bis 300 mg/dl (3000 mg/l), keine bis einige Tausend/3 (330×10^6/l) Zellen; oft Vermehrung des Liquorzuckers und -Cl. Im Blut evtl. Hyperglykämie, Hypo- oder Hypernatriämie.

3.1. Parainfektiöse Enzephalitiden

Klinik: Neben der Enzephalitis sind andere Organmanifestationen von Infektionen nachweisbar. Evtl. ging auch eine *Infektionskrankheit* bzw. eine *Vakzination* der Enzephalitis voraus.

Besonderheiten der Grundkrankheiten:

Brucellosen (S. 174), besonders Morbus Bang
KBR und Agglutinationsreaktion positiv.

Coxsackie-Infektionen (S. 51)
Virusnachweis der Typen B3 und B4 im Liquor und Stuhl möglich.

Echoviren (S. 51)
Neutralisationstest und KBR positiv.

Typhus exanthematicus (Fleckfieber) (S. 69)
Agglutination und KBR positiv, beweisend ist die ansteigende Weil-Felix-Reaktion.

Grippe (S. 83)
Positiver Hirst-Test und 4facher KBR-Titeranstieg.

Herpes simplex und zoster (S. 68)
Klinisches Bild charakteristisch.

Katzenkratzkrankheit (S. 116)
Positiver Intrakutantest und positive KBR ab 2. Monat.

Keuchhusten (S. 83)
Erregernachweis durch Hustenplattenmethode. KBR und Agglutinationsreaktion positiv.

Kollagenkrankheiten (DD S. 54 ff)
Charakteristisches klinisches Bild.

Listeriose (S. 114)
Agglutinationsreaktion und KBR positiv.

Lues (S. 233 f)
Lues-Reaktionen positiv.

Lymphogranuloma inguinale (S. 70)
Freischer Hauttest positiv.

Marburg-Virus-Krankheit
Erregernachweis im Blut, aus Lebergewebe in der Fieberphase, auch im Urin und Sperma. Direkter Antigennachweis durch Immunfluoreszenz im dicken Tropfen. Positive KBR.
Im Blutbild Leukopenie (bis unter 1000/ml) mit hochgradiger Linksverschiebung bis zu den Metamyelozyten, Promyelozyten und Myelozyten, dazu später plasmozelluläre und monozytoide Lymphozyten. Weiterhin starke Thrombozytopenie. Extremer Anstieg der SGOT und SGPT im Serum mit mäßiger Hyperbilirubinämie und Hypoproteinämie.

Masern (S. 69)
Charakteristisches klinisches Bild und Blutbild.

Malaria (S. 175)
Erregernachweis im Blut.

Mononucleosis infectiosa (S. 11)
Typisches Blutbild, positiv Hanganutziu-Deicher-Reaktion und Paul-Bunnel-Test sowie Mononukleosetest.

Ornithose (Psittakose) (S. 40)
Positive KBR nach der 1. Woche. Beweisend ist der 4fache Titeranstieg.

Parotitis epidemica (Mumps) (S. 148)
Klinisches Bild, 4facher KBR-Anstieg zwischen 1. und 8. bis 10. Tag.

Pilz- und Parasiteninfektionen
Oft Eosinophilie, positive Intrakutanteste und/oder Agglutinationsreaktionen u.a.

Poliomyelitis (S. 130)
Positiver Neutralisationstest.

Rubeola (Röteln) (S. 69)
Charakteristisch: Klinische Symptomatik, Blutbild mit Leukopenie, relativer Lymphozytose und Plasmazellen. Positive KBR.

Scarlatina (Scharlach) (S. 69)
Charakteristisch: Klinisches Bild und ansteigende AST.

Sepsis (S. 68)
Klinisches Bild. Leukozytose mit Linksverschiebung und toxischer Granulation. Erregernachweis in der Blutkultur charakteristisch.

Toxoplasmose (S. 116)
Sabin-Feldmann-Test über 1 : 128, KBR über 1 : 50, dazu Neutralisationstest und evtl. Intrakutantest positiv.

Trichinose (S. 124)
Beweisend: Parasitennachweis in den Resten des verzehrten Fleisches oder im exzidierten Muskel.

Tuberkulose (S. 41)
Erregernachweis in Sputum, Urin, Magensaft, Liquor.

Tularämie (S. 115)
Agglutinationsreaktion ab 10. Tag positiv.

Typhus und Paratyphus (S. 28f)
Erregernachweis im Stuhl, Gruber-Widal positiv.

Varizellen (Windpocken) (S. 68)
Typische klinische Symptomatik.

Variolen (Pocken) (S. 68)
KBR, Neutralisationsreaktion und Hämagglutinationshemmtest positiv.

Wolhynisches Fieber (S. 178)
Im Blutbild Leukozytose und Eosinophilie.
BSG mäßig beschleunigt.
Charakteristisch: Positiver Xenotest.

3.2. Sonstige Enzephalitiden

Hinweis: Meist keine andere Organmanifestation wie unter 3.1. nachweisbar. Laborbefunde wie oben unter 3.

Akute hämorrhagische Enzephalitis
Im Liquor Pleozytose und Erythrozyten. Meist Grippe oder Herpes zoster klinisch nachweisbar. Dann Hirst-Test evtl. positiv.
Die Symptome der Enzephalitis sind nur schwach ausgeprägt.

Eitrige Enzephalitis und Hirnabszess
Meist Nachweis von Entzündungen im Hals-Nasen-Ohren-, Gesichts-, Augenbereich, an Zähnen, evtl. in der Lunge.
Bei *Hirnabszessen* evtl. Hirndruckzeichen, typisches Computertomogramm, evtl. Rö-Schädelaufnahme.
Meist Erregernachweis im eitrigen Liquor möglich.

Embolische Herdenzephalitis (vgl. Karditiden, S. 164f)
Charakteristisch: Oft Pulsunregelmäßigkeiten und pathologisches EKG. Dazu oft pathologischer physikalischer Herzbefund.

Encephalitis epidemica (lethargica, v. Economo)
BSG normal. Titeranstieg bzw. pos. KBR, evtl. Neutralisationstest und Hämagglutinationshemmtest. Linkstyp der Liquorkolloidkurve. Ab 2. oder 3. Woche lymphozytäre Pleozytose bis 1000/3 (330×10^6/l) Zellen. Liquorzucker erhöht.

Postvakzinöse Enzephalitis
Auftreten nach Pocken-, Typhus-, Fleckfieber-, Lyssaschutzimpfungen.

Sommerenzephalitis (E. St. Louis)
Übertragen wahrscheinlich durch Insektenstiche. Evtl. serologischer Virusnachweis möglich.

Virusenzephalitiden (vgl. unter 3.1.)
Positive serologische Teste. Beim Grippevirus positiver Hirst-Test.

Zentraleuropäische Enzephalitis (Russian-spring-summer-Enzephalitis, Frühsommermeningoenzephalitis, Zeckenenzephalitis)
Klinisch: 10 Tage nach Zeckenbiß leichte Temperaturen und grippale Symptome, nach 7 Tagen Beschwerdefreiheit. Auftreten von Symptomen einer Meningoenzephalitis oft viele Monate später. Serologischer Nachweis von Arboviren der Gruppe B beweisend.

4. Schlafsucht bei sonstigen neurologischen Leiden

Charakteristisch: Neurologische sonstige Symptomatik. Neurologische Fachuntersuchung notwendig!
Meist charakteristisch weiterhin: EEG, Computertomogramm, Hirnszintigramm und -angiogramm.

5. Schlafsucht bei Schilddrüsenunterfunktion, S. 164f

T_3-, T_4-RIA erniedrigt, TSH-RIA meist stark erhöht und durch TRH-Gabe weiter stark stimulierbar.

6. Schlafsucht mit Schlafanfällen (selten)

Klinik: Anfallsweises plötzliches Einschlafen.

Narkolepsie
Muskulärer Tonusverlust, charakteristisches EEG.

Pickwick-Syndrom
Polyglobulie, hoher Hämatokrit, verminderte O_2- und erhöhte CO_2-Spannung im Blut bei extremer Fettsucht (S. 2f).

Schlaganfall, s. Zerebrale Insulte

Schluckstörungen, s. Dysphagien

Schwindel und Menièrescher Symptomenkomplex

Vorbemerkung: Hier sollen nur die den Internisten interessierenden Ursachen des Schwindels abgehandelt werden. Wenn der Schwindel internistisch nicht abzuklären ist, sollte immer eine augenärztliche, HNO- und nervenärztliche Fachuntersuchung erfolgen, insbesondere bei dem Verdacht auf *Ohrenkrankheiten, Tumoren der hinteren Schädelgrube, multiple Sklerose* oder (als Ausschlußdiagnose) auf eine *idiopathische Menière-krankheit.*

Definition: Klinisch besteht einfaches *Schwindelgefühl* oder *Drehschwindel.* Vom *Menièreschen Symptomenkomplex* spricht man, wenn anfallsweiser Drehschwindel mit halbseitiger Schwerhörigkeit, Ohrensausen, Übelkeit und Erbrechen bei pathologischem Audiogramm nachzuweisen sind.

1. Blutkrankheiten

Charakteristisch: Blutbild oder Knochenmarkspunktat. Infrage kommen die **Anämie** (s. dort), die **Leukämien** (S. 117) oder die **Polyzythämie** und **Polyglobulie** (s. dort!).

2. Exogene Ursachen wie Genußmittel und Medikamente, Umweltfaktoren, gewerbliche Gifte, postoperative Zustände, Bettlägerigkeit

Besonderheiten: Hinweise auf Alkohol-, Nikotin- und Koffeinabusus, bei Psychopharmaka-, Morphin-, Rauschmittelabusus, nach Schlafmittelmißbrauch, aber auch bei Einnahme von Antihypertensiva, Antiarrhythmika, Atropin und Bellafolin, Scopolamin, Oleum Chenopodii, nach schnellwirkenden Diuretika, Streptomycin, Vitamin-D-Überdosierung.
Exposition mit gewerblichen Giften wie Anilin, CO, Nitrobenzol, Schwefelkohlenstoff u.a.
Umweltfaktoren wie Reise und Seereise, Sonnenexposition, starke Luftdruckänderungen, Föhn.
Bei länger *bettlägrigen Patienten* Blutdruckabfall im Stehen, ebenso häufig bei postoperativen Zuständen.

3. Infektionskrankheiten

Charakteristisch ist die Temperaturerhöhung, meist die BSG-Beschleunigung, oft die Leukozytose, die α_2-Globulinerhöhung in der Serumelektrophorese bei akuten, die mittelbasige γ-Globulinerhöhung bei chronischen Entzündungen.
Bei Nackensteifigkeit oder neurologischer Symptomatik Pleozytose und meist im Liquor Eiweißvermehrung, dazu direkter, kultureller, tierexperimenteller oder serologischer Erregernachweis.

Besonderheiten:

Diphtherie (S. 11)
Kultureller oder direkter Erregernachweis im Tonsillenabstrichpräparat, negative Schickreaktion.

Enzephalitis und Meningitis (S. 167f und S. 128ff)
Pathologischer Liquorbefund mit Erregernachweis.

Influenza (Grippe), S. 83
Positiver Hirst-Test.

Lues, S. 233f
Positive Lues-Reaktionen.

Masern, S. 69
Leukopenie mit relativer Lymphozytose.

Typhus und Paratyphus, S. 28f
Evtl. Erregernachweis im Stuhl, Blut, Urin und Knochenmarkspunktat. Gruber-Widal-Reaktion ab 2. Woche positiv und mit Titeranstieg.

Herpes zoster
Charakteristisches klinisches Bild.

Typhus exanthematicus (S. 69) **(Fleckfieber)**
Beweisend ist der Titer über 1:200 der Weil-Felix-Reaktion (ab 2. Woche).

4. Kardiovaskuläre Störungen

Nachweis von *Herzrhythmusstörungen* (s. dort!), *Hypertonie* (s. dort!), eines pathologischen Schellong-Testes oder einer *Hypotonie* (s. dort), eines pathologischen EKG-Befundes, von Blutdruckdifferenzen (*Karotis-Sinus-Syndrom*; *Subclavian-Steal-Syndrom,* S. 95 oder Symptome der *Zerebralsklerose,* S. 187.

5. Klimakterischer Schwindel, psychogen bedingter Schwindel

Charakteristische Anamnese oder auffälliges psychisches Verhalten.

6. Halswirbelsäulen-Syndrom (S. 162)

Charakteristisch: Abhängigkeit des Auftretens des Schwindels von Kopfbewegungen. Typische, meist degenerative röntgenologische Veränderungen nachweisbar.

Selten:

7. Hirn- und Hypophysentumoren mit endokriner Symptomatik

Klinisch: Akromegalie, Fettsucht, Polyurie und -dipsie, evtl. Stauungspapille und neurologische Ausfälle.
Charakteristisch: Neben der endokrinologischen

Funktionsdiagnostik der Rö-Schädel- oder die Rö-Sella, das Computertomogramm, Hirnszinti- oder Angiogramm, evtl. das EEG.
Bei *Akromegalie* (s. dort), bei *Adipositas* (s. dort), besonders *Dystrophia adiposogenitalis* und *Morbus Cushing,* bei *Diabetes insipidus* (s. dort), bei *Gewichtsabnahme (sekundäre Nebennierenrindeninsuffizienz s. S. 59).*

Selten:

8. Präkomatöse Zustände (DD s. Komatöse Zustände)

Blutzucker vermindert oder vermehrt, Glukosurie und Acetonurie oder Erhöhung der harnpflichtigen Substanzen oder bei Exsikkose NaCl-Verminderung im Serum.
Zu denken ist besonders an das *diabetische, urämische Präkoma,* an die *Hypoglykämie,* an eine *Kochsalzverarmung!*

Singultus

Vorbemerkung: Vorübergehender Singultus findet sich besonders bei Kindern, aber auch bei vegetativ-labilen Erwachsenen, bei Alkoholisierten und Schwerkranken. Dieses Symptom besitzt nur eine sehr beschränkte differentialdiagnostische Bedeutung.

1. Schwangerschaft
2. Abdominelle Krankheiten
3. Komatöse und präkomatöse Zustände und Alkoholintoxikation
4. Neurologische Krankheiten
5. Krankheiten der Thoraxorgane und mit Halslymphomen

1. Schwangerschaft

Schwangerschaftsnachweis entweder durch Schwangerschaftsteste oder durch eine gynäkologische Untersuchung möglich.

2. Abdominelle Krankheiten

Ileus (S. 98 f)
Beweisend: Klinisches Bild mit Schocksymptomatik, akutem Abdomen (s. dort), Hypo- oder Hyperperistaltik, oft Erbrechen, evtl. Koterbrechen.
Spiegelbildungen im Röntgen-Abdomen. Evtl. charakteristischer Sonographiebefund.

Leberkrankheiten (bei deutlicher Erhöhung der alkalischen Serumphosphatase s. Ikterus, sonst Hepatomegalie)
Charakteristisch: Leberfermente erhöht, evtl. in der Serumelektrophorese breitbasige γ-Globulinvermehrung.
Beweisend: Leberpunktat und Laparoskopie. Oft typischer Sonographiebefund.

Seltener:
Magenkrankheiten (S. 19 f) **und Zwerchfellhernien**
Charakteristisch: Ösophago-Gastro-Duodenoskopie und Röntgen-Ösophagus-Magen.

Ösophagusdivertikel
Beweisend: Röntgen-Ösophagus und Ösophagoskopiebefund.

Peritonitis (S. 4)
Klinik: Akutes Abdomen, Fieber.
Starke Leukozytose und BSG-Beschleunigung.
Evtl. Erregernachweis in der Blutkultur.

Subphrenischer Abszess
Fieber, Zwerchfellhochstand und Abwehrspannung; evtl. Pleuraerguß.
Dazu Leukozytose und BSG-Beschleunigung.
Evtl. charakteristische Szintigraphie der Leber und Lunge und typisches Ultraschallbild.

Prostatakarzinom
Charakteristischer Tast- und Biopsiebefund.
Evtl. Erhöhung der sauren Phosphatase und spezifischen Prostataphosphatase im Serum.

Ovarialkrankheiten
Charakteristischer gynäkologischer Untersuchungsbefund.

3. Komatöse und präkomatöse Zustände und Alkoholintoxikation (s. Komatöse Zustände; Zerebrale Insulte)

Beim *urämischen Koma* (S. 108) starke Erhöhung der harnpflichtigen Substanzen und pathologischer Urinbefund, beim *diabetischen Koma* Hyperglykämie, Glukosurie und Azetonurie.
Bei *Alkoholintoxikationen* Alkoholfötor und Nachweis von Alkohol im Blut.

4. Neurologische Krankheiten

Charakteristisch: Neurologische Zusatzsymptomatik, evtl. zerebrale Anfälle.
Notwendig: Neurologische Fachuntersuchung.

Enzephalitiden (DD S. 167 f)
Klinik: Fieber, Somnolenz, Kopfschmerz, evtl. Meningismus.
Labor: Beschleunigte BSG, entzündliches Blutbild, pathologischer Liquorbefund.

Hirntumoren und Prozesse der hinteren Schädelgrube
Klinik: Hirndruckerscheinungen (Augenhintergrund), oft Bradykardie.
Sonst: Oft erhöhter Liquordruck. BSG meist beschleunigt; evtl. Serum-Fe erniedrigt, LDH erhöht, Anämie. EEG, Enzephalo- oder Hirnarteriographie, Hirnszintigramm, Computertomogramm oft charakteristisch.

Zerebralsklerose und Enzephalomalazie (S. 187, 191 f)
Charakteristisches klinisches Bild. Evtl. Rö-Nachweis von Gefäßverkalkungen. Hirnangiogramm und Computertomogramm typisch.

5. Krankheiten der Thoraxorgane und mit Halslymphomen (s. Lymphome; Dyspnoe; Husten und Auswurf; Thoraxschmerzen; Zyanose)

Bronchial- und Lungenerkrankungen, S. 36 ff (besonders Tumoren)
Evtl. Tumorzellnachweis im Sputum; BSG-Beschleunigung. Befund einer Bronchographie und -skopie (mit histologischem Exzisionsbefund) und oft Röntgen-Thorax charakteristisch.

Herzkrankheiten (besonders Perikarditis, S. 183 ff)
Meist pathologischer EKG-Befund; Harnfarbstoffe erhöht, oft Proteinurie und erhöhte Leberfermente. Evtl. charakteristischer Röntgen-Thorax-, echokardiographischer oder sonographischer Befund.

Mediastinalerkrankungen (DD S. 77 ff)
Mediastinum verbreitert; Befund der Mediastinoskopie (Exzisionsbefund). Evtl. typische Galliumszintigraphie, Computertomographie.

Subphrenischer Abszess
Zwerchfellhochstand, Fieber.
Leukozytose und evtl. Pleuraerguß. BSG-Beschleunigung.
Charakteristisch: Oft Befund der Sonographie oder der gleichzeitigen Leber- und Lungenszintigraphie bzw. Computertomographie.
Beweisend: Punktat.

Halslymphome (vgl. Lymphome)
Klinik: Tastbefund.
Beweisend für die Diagnose: Histologischer Befund, evtl. Blut- und Differentialblutbild und Sternalpunktat.

Seltener:
Ösophaguserkrankungen, S. 34 f (besonders Divertikel)
Typisch: Rö-Ösophagus-Befund.

Pleuraerkrankungen, S. 183
Klinik: Atemschmerz, physikalischer Befund. Evtl. Erreger- oder Tumorzellnachweis im Punktat.

Sinusbradykardie, s. Bradykardie

Sinustachykardie, s. Tachykardie

Skalenus-Syndrom

Typisch: Verschwinden des Pulses und Schmerzverstärkung bei Drehung des Kopfes zur entgegengesetzten Seite.

Halsrippen, Pleuraspitzenprozesse, S. 183
Typisch: Rö-Thorax.

Seltener:
Halswirbelsäulenprozesse, S. 162 ff
Typisch: Röntgen-Wirbelsäule.

Induration und Spasmen des Musculus scalenus
Typisch: Klinisches Bild. Evtl. beschleunigte BSG (posttraumatisch oder bei Infektionen, Halswirbelsäulenkrankheiten).

Somnolenz, s. Bewußtseinsstörungen; Komatöse Zustände

Splenomegalie

(vgl. Hepatomegalie; Lymphome; Hilus- und Mediastinalverbreiterung)

Notwendig: Genaue Anamnese (Infektionszeichen u.a.) und körperliche Untersuchung (Hepatomegalie? Lymphome? Kardiale Insuffizienzsymptome? Aszites? Caput medusae u.a.).
Labor: BSG, Blut- und Differentialblutbild mit Thrombozyten, Serumelektrophorese, Serum-Fe und -Cu, evtl. Versuch eines direkten, kulturellen, tierexperimentellen oder serologischen Erregernachweises. Blutlipide. Evtl. Sternalpunktat, Knochenbeckenstanze, Lymphknotenexzision mit Histologie.
Sonstige wichtige Untersuchungen: Sonographie, Endoskopie und Rö-Ösophagus, Thorax, EKG.
Hinweise: *Für alle Formen der Splenomegalie mögliche Befunde:* Evtl. unterschiedlich starke Anämie, Leuko- und Thrombopenie **(splenomegale Markhemmung)** bis zur Panmyelophthise; meist Vermehrung des indirekten Bilirubins; Urobilin- oder Urobilinogenurie.
Charakteristisch für den Hyposplenismus – meist bei primären Milzerkrankungen: Im peripheren Blut allgemeine Zellvermehrung und häufig Howell-Jolly-Körperchen.

Die unbefriedigende Diagnose „*Symptomatische Splenomegalie*" darf nur nach Ausschluß aller möglichen Ursachen der Splenomegalie gestellt werden.

1. Blutkrankheiten und Hämoblastosen
2. Infektionskrankheiten 2.1. Akute Infektionen 2.2. Chronische Entzündungen
3. Leber- und Gallenkrankheiten
4. Mechanisch bedingte Splenomegalie (selten!)
5. Primäre Milzkrankheiten (selten!)
6. Speicher- und Stoffwechselkrankheiten (selten!)

1. Blutkrankheiten und Hämoblastosen

Typisch:

Charakteristisch: Meist Blut- und Differentialblutbild oder Serumelektrophorese bzw. Immunelektrophorese. Alkalische Leukozytenphosphatase oft verändert.
Beweisend: Histologie oder Zytologie des Sternalpunktats, der Lymphome, Milz oder Leber. Abdominelle Lymphome durch Sonographie, evtl. Lymphographie oder Computertomographie. (Histologie durch Laparotomie!). Evtl. Lymphknoten-, Leber- und Milzbefall durch die Hämoblastose auch zur Stadieneinteilung oft durch Galliumszintigraphie möglich.

Hämolytische Anämie, S. 8ff
Oft abnorme Erythrozyten; Hb_E bzw. F.I. normal; erhöhtes indirektes Serumbilirubin; LDH/HBDH erhöht; Urobilin- und Urobilinogenurie. Retikulozytose.

Chronische myeloische Leukämie (CML)
Diagnostisch entscheidend: Im Differentialblutbild das Vorkommen aller Reifungsstufen der Granulopoese (segment- und stabkernige Granulozyten, Metamyelozyten, Promyelozyten, Myeloblasten) bei *Leukozytose* (meist über 100000/mm^3 ($>100 \times 10^9$/l), aber auch normale oder erniedrigte Werte) und relativer Lymphopenie. Thrombozyten initial oft erhöht, später abfallend, ebenso im Verlauf zunehmende Anämie.
Differentialdiagnostische Abgrenzung der CML gegenüber anderen chronischen myeloproliferativen Erkrankungen durch Nachweis des Philadelphia-Chromosoms, Erniedrigung oder Fehlen der alkalischen Leukozytenphosphatase. Unterscheidung gegenüber leukämoiden Reaktionen durch Gesamtwertung des klinischen Krankheitsbildes.
Kriterium eines terminalen Blastenschubes der CML: Anstieg der Myeloblasten im Differentialblutbild und Knochenmarksausstrich auf über 30% (0,30) bei gleichzeitiger Leukozytose von mindestens 30000/mm^3 (30×10^9/l), zunehmende Anämie, Thrombopenie.
Seltene Sonderformen: Chronische Eosinophilen- und *Basophilenleukämie, chronische Neutrophilenleukämie* (s. weiterführende Literatur).

Haarzellenleukämie (leukämische Retikuloendotheliose)
Im Blutbild in der Regel Panzytopenie, 1–90% der Leukozyten atypische Zellen von 10–20μm Durchmesser und unregelmäßig begrenzter, haarförmig ausgefranster Zellgrenze („Haarzelle"). Evtl. zusätzliche zytochemische Untersuchungen (saure Phosphatase, α-Naphthyl-Acetesterase). Bei der Knochenmarksaspiration häufig „punktio sicca", sonst zellarmer Ausstrich mit Nachweis der Haarzellen. Retikulumfaservermehrung im Knochenmark (Knochenstanze) oder anderen befallenen Organen (Leber, Milz).
Klinisches Leitsymptom: Splenomegalie, Hepatomegalie. In der Regel keine Lymphome.

Osteomyelosklerose und Marmorknochenkrankheit (Albers-Schönberg)
Im Blutbild meist normochrome Anämie, normale, erniedrigte oder auch erhöhte Leukozyten- und Thrombozytenzahlen. Typischer sind qualitative Veränderungen im Differentialausstrich: Normoblasten, basophile Erythroblasten, Linksverschiebung der Granulopoese bis zu den Myelozyten, final u.U. Blastenschub. „Punctio sicca" beim Versuch der Knochenmarksaspiration. In der Knochenbiopsie als typischer Befund Knochenmarksfibrose. Nachweis extramedullärer Blutbildung in Milz, Leber, auch in Lymphknoten und anderen Organen.
Differentialdiagnostische Abgrenzung zur chronischen Myelose durch die alkalische Leukozytenphosphatase (erhöhte Werte bei OMS), fehlendes Philadelphia-Chromosom.
Bei der *Marmorknochenkrankheit* extreme Knochenbrüchigkeit.

Akute myeloische Leukämie (s. Temperaturerhöhung)
Klinisch weniger Splenomegalie, sondern Fieber, Schleimhautulzerationen, Hämatome und Blutungen.
Labor: Anämie, Thrombozytopenie, deutliche BSG-Beschleunigung. Im Differentialblutbild Hiatus leucaemicus mit nur reifen und unreifen Leukozytenformen: Myeloblasten, Promyeloblasten und Myelozyten. Charakteristisches Sternalpunktat. Alkalische Leukozytenphosphatase erhöht.

DD: Mononucleosis infectiosa, S. 11.
Starke Lymphomonozytose (bis evtl. 30000/μl (30×10^9/l). Paul-Bunnel-Test ab 8. Tag meist positiv.

Polyzythämie, Polyglobulie, (s. dort)
Erythrozytenzahl und Hämoglobingehalt deutlich vermehrt. Hämatokritwert erhöht; typischer Knochenmarkbefund.

Seltener:
Megakaryozytäre Myelose (hämorrhagische Thrombozythämie)
Konstant erhöhte periphere Thrombozytenzahl von über 800000/mm³ (800×10^9/l). Megakaryozytenvermehrung im Knochenmark.
Klinisch charakteristisch sind rezidivierende Spontanblutungen und Thrombosen oberflächlicher und tiefer Venen sowie ein Milztumor.

Essentielle Thrombopenie (Morbus Werlhoff), S. 65
Thrombopenie oder abnorme Thrombozyten.
Im Sternalpunktat Megakaryozyten oft vermehrt.

Eosinophilia persistens
Oft Lymphome. Stärkere Eosinophilie. Hochgradiger allergischer Zustand.

Erythroblastose
Im Blutbild viele basophile Erythroblasten und Paraerythroblasten bei normochromer Anämie, starker Thrombo- und Leukopenie. Im Knochenmark Zurückdrängung der Granulo- und Thrombozytopoese durch Hyperplasie des erythropoetischen Gewebes. Erythroblastosenherde im Milz-, Leber- und Lymphknotenpunktat. Bei der chronischen Form oft Retikulozytose, Erhöhung des indirekten Bilirubins.

Plasmozytom und Makroglobulinämie Waldenström, s. Paraproteinämien
Starke schmalbasige α_2-, β- oder γ-Globulinerhöhung bei entsprechender Albuminverminderung; evtl. entweder Sia-Probe positiv oder im Urin Nachweis von Bence-Jones-Eiweißkörpern. Immunelektrophorese charakteristisch oder beweisend.

Hodgkin- und Non-Hodgkinlymphome (DD s. Lymphome
Klinisch: Lymphomnachweis direkt, röntgenologisch oder sonographisch.
Beweisend für die Diagnose ist nur der histologische Befund. Im Galliumszintigramm Aktivitätsnachweis der befallenen Organe zur Stadieneinteilung oft möglich.

2. Infektionskrankheiten

2.1. Akute Infektionen

Typisch:
Klinik: Akutes Fieber, harte Milz.
Labor: BSG-Beschleunigung, α_2-Globulinerhöhung.

Virushepatitis, S. 73f
Meist Ikterus.
Labor: Starke Erhöhung der SGOT, SGPT und meist deutliche Hyperbilirubinämie. Positiver Antigennachweis gegen *Hepatitis A* und *B* möglich.

Mononucleosis infectiosa, S. 11
Im Blutbild 50–90% der Leukozyten typische breitleibige Lymphomonozyten bei meist vorhandener Leukozytose. Typisches Lymphknotenpunktat. Serologisch Hanganutziu-Deicher-Reaktion und Paul-Bunnel-Test in 70% positiv. Dazu meist positiver Mononukleose-Schnelltest.

Morbus Weil (Leptospirosis icterohaemorrhagica)
Im Blutbild Lymphopenie bei Leukozytose und Anämie; starke BSG-Beschleunigung; starke Erhöhung der harnpflichtigen Substanzen (Rest-N, Kreatinin, Urastrat u.a.); NaCl im Serum erniedrigt; Hyperbilirubinämie und stark pathologisch ausfallende Leberteste.
Beweisend: In der 1. Woche evtl. direkter Erregernachweis im Blut und Urin möglich (Dunkelfeldmethode). Tierexperimenteller Erregernachweis bei Meerschweinchen aus dem Blut, Duodenalsaft oder Liquor, später aus dem Urin möglich; ab 2. Woche serologischer Erregernachweis durch die KBR (über 1:10) und Agglutinationslysisreaktion (über 1:400) möglich.
Sonst: Evtl. Blutnachweis im Stuhl und im Erbrochenen. Oft Hautblutungen. Evtl. Protein- und Zylindrurie.

Rubeola (Röteln), S. 69
Im bunten Blutbild Plasma- und Lymphozytenzellvermehrung bei Eosinopenie und leichter Leukozytose bis -penie.

Sepsis, S. 68; **Erysipel,** S. 69
Klinisches Bild; weiche Milz.
Starke BSG-Beschleunigung, Leukozytose mit toxischer Granulation und Linksverschiebung. Meist Proteinurie. Erregernachweis in der Blutkultur, Knochenmark und in Metastasen, Urin und Liquor.

Typhus und **Paratyphus,** S. 28f
Im Blutbild Leukopenie bei relativer Lymphozytose und Eosinopenie. Bei Komplikationen Leukozytose. Diazo-Reaktion im Urin positiv.

Serologisch Agglutination nach Gruber-Widal von der 2. Woche an ansteigend. Erregernachweis im Stuhl, Urin, Blut oder Knochenmark möglich.

Seltener:

Brucellosen (Morbus Bang und Maltafieber)
Als Nahrungsmittelinfektionen oder Übertragung durch Haustiere (sehr selten).
Klinik: Geringes Krankheitsgefühl; relative Bradykardie. Oft Lebervergrößerung, Lymphome, Durchfälle, evtl. flüchtige Exantheme und Roseolen.
Labor: Nur geringe BSG-Beschleunigung, akut mäßige Leukozytose, dann Lymphomonozytose bei Neutropenie.
Charakteristisch: Ab 10.–15. Tag ein über 1:100 erhöhter Agglutinationstiter und positive KBR über 1:10. Beweisend ist der Erregernachweis im Fieberschub entnommenen Blut, evtl. Urin und Sternalpunktat, Liquor u.a. Uncharakteristisch evtl. leichte Hyperbilirubinämie, Erhöhung von SGPT und SGOT. Leberpunktat charakteristisch. Der hochempfindliche Brucellosen-Hauttest ist nicht beweisend.

Cholangitis, S. 97
Klinik: Meist Koliken, Fieber.
Labor: Alkalische Phosphatase und direktes Bilirubin erhöht. BSG-Beschleunigung und meist Leukozytose.

Kala-Azar (Leishmaniose)
Klinik: Meist Lebervergrößerung und Lymphome bei Schüttelfrost oder unregelmäßigem Fieber. Braunschwarze Pigmentierung.
Labor: Starke BSG-Beschleunigung, Thrombo- und Leukozytopenie, hypochrome Anämie.
Beweisend: Direkter, kultureller oder tierexperimenteller Erregernachweis im Sternalpunktat, Leber- oder Milzpunktat.
Hinweisend: Antimonprobe, KBR und Leishmanin-Hauttest, indirekter Hämagglutinations- und Immunfluoreszenztest positiv.
Oft: IgG-Vermehrung. Formolgeltest unspezifisch positiv. Dazu γ-Globulinvermehrung und Transaminasen-Erhöhung.

Leptospirosen, S. 74 und **Lues**, S. 233f
Besonders bei der Lues positive Lues-Reaktionen. Ab 2. Woche Antikörpertiter über 1:400 oder positive Agglutinationsreaktion (über 1:400) oder KBR positiv.
In der 1. Woche direkter Erregernachweis in Blutkultur und Urin möglich.
Uncharakteristisch: Leukozytose mit Linksverschiebung, deutliche BSG-Beschleunigung und stark pathologischer Ausfall der Leberteste, dazu oft Proteinurie und Zylindrurie.

Lymphocytosis infectiosa acuta
Charakteristisch: Stärkste Leukozytosen bis 120000/μl(120×10^9/l) mit einem 50–95%-Anteil an kleinen Lymphozyten, dazu oft Eosinophilie. Im Knochenmark lymphatische Infiltrationen. Hanganutzin-Deicher-Reaktion *immer* negativ.

Rickettsiosen (Fleckfieber, Q-Fieber), S. 40
Labor: Unspezifisch mäßige BSG-Beschleunigung, anfangs Leukopenie, später Leukozytose, Proteinurie und oft Zylindrurie. Im Liquor oft Eiweiß- und Zellvermehrung.
Beweisend: In den ersten Tagen tierexperimenteller Erregernachweis aus Venenblut. Ab Ende der 1. Woche Agglutinationsreaktion (Weil-Felix Reaktion) über 1:200 positiv und weiterhin stark ansteigend. Dazu ab 14. Tag positive KBR.

Rückfallfieber (Febris recurrens)
Vorkommen: Besonders in Kriegszeiten. Übertragung durch Läuse, Zecken.
Klinik: Plötzliches Auftreten von Schüttelfrost, hohem Fieber über 3–10 Tage mit starken Kopf-, Rücken- und Extremitätenschmerzen; evtl. Rötung, später Flecken an Extremitäten und Rumpf; evtl. Hepatomegalie mit Ikterus und Hämorrhagien. Nach Fieberabfall Wiederholung des Anfalls nach 5–8 Tagen.
Labor: BSG-Beschleunigung, polynukleäre Leukozytose mit relativer Lymphopenie, später Anämie. Im Urin Eiweiß, Zylinder und evtl. Erythrozyten.
Beweisend: Spirochätennachweis im Dunkelfeld, während des Anfalls im dicken Tropfen oder Ausstrich von Blut, evtl. Liquor. Tierexperimenteller Erregernachweis durch intraperitoneale Blutinjektion auf Mäuse möglich. In 20% positive Lues-Reaktionen.

Tularämie, S. 115
Hämagglutinationstiter ab 2. Woche über 1:20 erhöht; KBR und Intrakutantest positiv.
Beweisend: In der 1. Woche kultureller oder tierexperimenteller Erregernachweis im Eiter, Lymphknotenpunktat oder Sputum.

Viruspneumonie, S. 40
Rö-Thorax-Befund. Nur wenig beschleunigte BSG. Serologisch Kälteagglutinationstiter über 1:256. Im Blutbild nach etwa 10 Tagen Lymphozytose.

Wolhynisches Fieber, S. 178
Meist als Kriegsseuche.
Positiver Xenotest. Dazu Leukozytose mit Linksverschiebung und Eosinophilie (während der Fieberschübe).

2.2. Chronische Entzündungen
Typisch: Weiche Milz, γ-Globulinvermehrung; evtl. intermittierende Temperaturerhöhung oder subfebrile Temperaturen.

Endocarditis lenta, S. 184
Pathologischer Herz-, EKG-Befund.
Erregernachweis in der Blutkultur möglich. Im Blutbild oft mäßige Leukozytose mit Linksverschiebung und Endothelzellen sowie toxische Veränderungen.
Progrediente Anämie.
Antistreptolysintiter meist erhöht.

Still-Felty-Syndrom, S. 55
Klinik: Gelenkbeschwerden und Lymphome.
Im Blutbild Leukopenie, evtl. Eosinophilie, leichte Anämie.

Lupus erythematodes und Libmann-Sachs-Syndrom, S. 55
Meist Gelenk- und Herzbeschwerden.
In Blut und Punktaten Nachweis von LE-Zellen; positiver Antiglobulinkonsumptionstest, LE-Fluoreszenztest und positives Rosetten-Phänomen. DNS-Antikörpernachweis positiv. Starke γ-Globulinvermehrung. Sehr oft im Urin Zylinder, Eiweiß und Erythrozyten; pathologischer EKG-Befund.

Malaria
(Malaria tertiana [Pl. vivax oder Pl. ovale], Malaria quartana [Pl. malariae], Malaria tropica [Pl. falciparum], Schwarzwasserfieber)
Anamnestisch: Aufenthalt in den Tropen.
Klinik: Typischer Fieberverlauf, Lebervergrößerung, grippale Erscheinungen.
Labor: Während der Anfälle Leukozytose; im Intervall Leukopenie mit Lymphomonozytose (evtl. mit Pigmentierung), weiterhin Anämie. BSG deutlich beschleunigt. Im Urin vermehrte Urobilinogenausscheidung; im Serum meist Erhöhung besonders des indirekten Bilirubins.
Entscheidend ist der Plasmodiennachweis im Blutausstrich oder im dicken Tropfen.
Besonderheiten:
Beim *Schwarzwasserfieber* (bes. nach Chinintherapie) schnell sich entwickelnde Anämie, starke Hyperbilirubinämie mit Ikterus, rötlichem Urin mit Met- und Oxyhämoglobin; evtl. schneller Anstieg der harnpflichtigen Substanzen (Rest-N, Urastrat, Kreatinin u.a.).
Bei *Malaria quartana* evtl. massive Proteinurie, bei *Malaria tropica* evtl. schneller Anstieg der harnpflichtigen Substanzen.
Seltener:
Afrikanische Schlafkrankheit (Afrikanische Trypanosomiasis), S. 166
Trypanosomennachweis im Blut, Sternal- und Lymphknotenpunktat möglich; Formolgel-Probe, KBR positiv.

Chronisch-allergische Erkrankungen
Starke Eosinophilie und andere allergische Erscheinungen.

Chronische Cholangitis, S. 97
Hyperbilirubinämie, erhöhte alkalische Serumphosphatase und Leberfermente, BSG oft beschleunigt.

Histoplasmose
Beweisend: Histoplasmin-Hauttest positiv bzw. direkter (nur selten möglich!) oder kultureller Pilznachweis in Blut, Sternalpunktat, Sputum oder Magensaft.
Unspezifisch: Starke BSG-Beschleunigung und serologische Nachweismethoden.

Konnatale Lues, S. 233f
Positive Lues-Reaktionen.

Schistosomiasis (Bilharziose)
Im Blutbild Eosinophilie. Im Urin und in der Darmschleimhaut (nach Biopsie) Wurmeinachweis. Fairley-Probe (KBR), indirekter Hämagglutinationstest, Immunfluoreszenztest und Zerkarienhüllenreaktion unspezifisch positiv.
Zystoskopisch: Eituberkelnachweis evtl. möglich.
Röntgen – Blase: Evtl. Verkalkungen erkennbar.

Toxoplasmose, S. 116
Lymphomonozytose; im Liquor oft Pleozytose. Hoher oder ansteigender Sabin-Feldmanntest über 1 : 128 oder KBR über 1 : 40 (in der akuten Phase) beweisend. Direkter oder tierexperimenteller Erregernachweis im Blut, Liquor, Sputum, Urin möglich.

Tuberkulose, S. 41
Erregernachweis evtl. aus Sputum, Magensaft, Urin, Punktat direkt, kulturell oder tierexperimentell möglich. Im Milzpunktat manchmal Epitheloidzellen. Tuberkulinproben stark positiv.

3. Leber- und Gallenkrankheiten
(Bei Cholostase mit Erhöhung der alkalischen Serumphosphatase s. Ikterus und Cholostase, sonst Hepatomegalie)

Meist erhöhte SGOT, SGPT, γ-GT.

Charakteristisch: Oft Sonographie oder Laparoskopie bzw. Leberpunktion. Rö-Galle.

Selten:

4. Mechanisch bedingte Splenomegalie

Bei *portaler Hypertonie* (s. dort) Zeichen für Umgehungskreislauf wie Hämorrhoiden, Ösophagusvarizen, Caput medusae. Evtl. charakteristische Splenoportographie, Sonographie, evtl. Laparoskopie.
Bei der *Stauungsmilz* pathologisch: EKG, Rö-Thorax, physikalischer Herzbefund. Oft Proteinurie. (Hier selten Splenomegalie!)

Selten:

5. Primäre Milzkrankheiten
(Abszesse, Infarkte, Tumoren, Zysten)

Oft Druckdolenz und Hypospleniesyndrom – s. oben!
Charakteristisch: Häufig Sonographie und Szintigraphie, evtl. Computertomographie. Im Milzpunktat evtl. Eiter-, Parasiten-, Bakterien-, Tumorzellnachweis.

Selten:

6. Speicher- und Stoffwechselkrankheiten

Klinik: Meist ausgeprägte Splenohepatomegalie.
Entscheidend: Meist Leber- oder Milzbiopsiebefund.
Besonderheiten:
Bei der **Amyloidose** (S. 126) oft beweisend Darm-, insbesondere Rektumbiopsiebefund. Bei der Nephrose starke Proteinurie und Hypoproteinämie.
Bei den **essentiellen Hyperlipidämien** (Typ I und V nach Fredrickson, S. 189f) charakteristische Lipidelektrophorese. Im Eisschrank bildet sich über dem Serum milchiger Überstand. Im Serum Triglyzeride und Chylomikronen vermehrt.
Bei der **Glykogenspeicherkrankheit** (S. 72) Hypoglykämieneigung, pathologischer Glukosebelastungs- und Tolbutamidtest (hier sehr schneller Blutzuckerabfall). Hypertriglyzerid- und cholesterinämie.
Beim **Morbus Gaucher** (S. 72) Serum-Fe erhöht, -Cu erniedrigt bei hypochromer Anämie, Leuko- und Thrombopenie. Im Sternalpunktat Gaucherzellnester.
Beim **Morbus Hand-Schüller-Christian** (S. 72) Nachweis cholesterinreicher Retikulumzellen (Schaumzellen) in Lymphknoten-, Leber-, Milz- und Sternalpunktat.
Beim **Morbus Niemann-Pick** (S. 72) in Sputum und Blutausstrich lipidhaltige Zellen, im Knochenmark-, Milz- und Leberpunktat Nachweis von Pick-Zellen durch positive Smith-Dietrich-Reaktion. Oft makrozytäre Anämie, Leukozytose mit Vakuolen in den Leukozyten und Gumprecht-Schollen.
Bei der **Tangier-Krankheit** (S. 12) Cholesterinerniedrigung bei vergrößerten Tonsillen. Bei der **Tyrosinose** Hypolipämie und Dioxyphenylbrenztraubensäure-Nachweis im Urin (S. 82).
Beim **Morbus Wilson** (S. 76) immunelektrophoretischer Nachweis eines Caeruloplasminmangels. Serum-Cu meist vermindert.
Klinik: Neurologische Ausfälle, typischer Kornealring.

Stenokardien, s. Thoraxschmerzen

Sterilität des Mannes, s. Hypogonadismus

Strangurie, s. Miktionsbeschwerden

Stridor, s. Dyspnoe

Struma, s. Schilddrüsenvergrößerung und -funktionsstörungen

Stupor, s. Bewußtseinsstörungen; Komatöse Zustände

Tachykardien
(vgl. Arrhythmien; Extrasystolie)

Hinweis: Tachykardien können supraventrikulären oder ventrikulären Ursprungs sein. In der Regel sind sie rhythmisch, können aber auch arrhythmisch in Erscheinung treten.
Notwendig: EKG.

1. Vorhofstachykardien mit Block und unregelmäßigen Überleitungsverhältnissen
2. Supraventrikuläre Tachykardien
3. Ventrikuläre Tachykardien
4. Arrhythmische Tachykardien

1. Vorhofstachykardien mit Block und unregelmäßigen Überleitungsverhältnissen

Siehe **Arrhythmien.**

2. Supraventrikuläre Tachykardien

Hinweis: *Ausgangspunkt* kann der Sinusknoten, der Vorhof oder der AV-Knoten sein. Bei hohen Frequenzen treten Blockierungen auf (AV-Block 1. Grades, 2. oder 3. Grades). Vorhoftachykardien mit Blockbildung sind meist Folge einer *Digitalisintoxikation;* kommen auch bei *schweren organischen Herzerkrankungen* vor. Beim *Cor pulmonale* schlechtes prognostisches Zeichen.
Beachte: Im EKG kann häufig differentialdiagnostisch zwischen Tachykardien bei Vorhofflattern und Vorhoftachykardien mit Blockbildung nicht unterschieden werden! Ersteres braucht Digitalis, letzteres ist häufig durch Digitalis induziert.
Supraventrikuläre Tachykardien können mit verbreitertem QRS-Komplex einhergehen; dann Folge aberrierender ventrikulärer Leitung. Rechtsschenkelblock dabei häufiger. Differentialdiagnose supraventrikulär oder ventrikulär dann aus dem EKG nicht möglich. Therapieerfolg bringt manchmal Klärung, durch die Rhythmisierung verschwindet die QRS-Verbreiterung.

Supraventrikuläre Tachykardien kommen beim *WPW-Syndrom* vor. Das **WPW-Syndrom** als solches kann während des Anfalls im EKG nicht festgestellt werden. Unterbrechung bringt dann Klärung.
Toxisch bedingt: Atropin, Kokain, Nikotin, Alkohol (Anamnese!).
Hyperthyreosen (S. 164): T_3-, T_4-RIA erhöht, TRH-Test negativ.
Phäochromozytom (S. 87): Vermehrte Vanillin-Mandelsäure im 24-Std.-Urin.
Anämien (s. dort!): Im Blutbild Hb-Verminderung.
Kardial organische Ursachen: Myokarditis, Perikarditis (S. 184f).

Infektionen (s. unter anderen Symptomen)
Temperaturerhöhung und andere klinische Entzündungszeichen. BSG beschleunigt; meist Leukozytose und Veränderungen des Differentialblutbildes; direkter, kultureller oder serologischer Erregernachweis.

Hypotonie, Trainingsverlust (s. dort!)
Bei der Fahrradergometrie überschießende Pulsfrequenz, Evtl. RR-Anstieg schon bei geringer Belastung.

Hyperventilationstetanie und nervöses Atemsyndrom, S. 181
Hyperventilation und tetanische Anfälle. Hyperventilationsversuch positiv.

Lungeninfarkt, S. 40
Atemabhängiger Thoraxschmerz und Blutdruckabfall. Leukozytose, beschleunigte BSG; evtl. EKG-Veränderungen und Rö-Thorax-Befund (oft bei bettlägerigen Patienten mit Thrombophlebitis). Charakteristische Lungenszintigraphie.

Paroxysmale Tachykardie
Plötzlicher Beginn, meist schlagartiges Aufhören.

3. Ventrikuläre Tachykardien

Hinweis: Meist nach einem sog. *Reentry-Mechanismus* entstehend; QRS-Komplex verbreitert (rechtsventrikulär, linksventrikulär), kann Vorbote eines Kammerflatterns oder Kammerflimmerns sein. Nach Beginn der Tachykardien, abrupt oder eingeleitet mit Extrasystolen unterscheidet man: *Typ Bouveret-Hoffmann* bzw. *Typ Callavardin.*

Vorkommen:
Immer organische Ursachen wie *ischämische Herzkrankheit, Herzinfarkt,* S. 184, *Hypertonie,* S. 86ff, *Herzinsuffizienz* (S. 195) oder bei *toxischer Schädigung des Myokards (Digitalis, Hyperkaliämie, Anästhetika).*

Beachte:
Hyperdyname Form des **Morgagni-Stokesschen Anfalls** (*DD* zur Asystolie: Langzeit-EKG, Speicher-EKG).
Schlechte Prognose der ventrikulären Tachykardie bei sogenannten chaotischen Formen mit wechselndem Ursprung.
DD: Supraventrikuläre Tachykardien mit Verbreiterung des QRS-Komplexes. Kennzeichen für ventrikuläre ES sind immer sog. „ventricular capture beats" (s. EKG-Bücher).

4. Arrhythmische Tachykardien

Tachyarrhythmia absoluta bei Vorhofflimmern
Anstelle der P-Wellen finden sich Flimmer-Wellen. Frequenz: 350–600 Schläge/min. Die Flimmer-Wellen können sehr klein sein, so daß sie in den Standard-Ableitungen nicht sichtbar werden (besser über die Ösophagus-Ableitungen). Bei hoher Überleitungsfrequenz kann bei der Tachyarrhythmia absoluta der Eindruck einer regelmäßigen Tachykardie entstehen.

Vorkommen:
Degenerative Herzmuskelerkrankung (Kardiosklerose) (S. 38)
Klinik: Zeichen der Herzinsuffizienz.
Bei Überdehnung des linken Vorhofs: *Mitralvitien,* S. 39.
Thyreotoxikose: T_3-, T_4-RIA erhöht, negativer TRH-Test (S. 164).

Tachyarrhythmia absoluta bei Vorhofflattern mit unregelmäßiger Überleitung
Flatterwellen wie beim Flimmern (meist in den Ableitungen II, III und V_1 am besten zu erkennen). Frequenz der Flatterwellen zwischen 220

und 350 Schlägen/min. Häufig findet sich beim Flattern ein konstantes Überleitungsverhältnis, wobei die Arrhythmie von der AV-Blockierung abhängigen Tachykardie abgelöst wird. *Vorkommen* wie bei Vorhofsflimmern.

Teerstuhl, s. Blut- und Teerstuhl

Temperaturerhöhung

1. Temperaturerhöhung bei typischer Anamnese und typischen Beschwerden
2. Temperaturerhöhung bei typischem körperlichem Untersuchungsbefund 2.1. Haut 2.2. Kopf und Hals 2.3. Thorax und Herz 2.4. Gefäße 2.5. Abdomen 2.6. Nierenlager 2.7. Wirbelsäule 2.8. Extremitäten 2.9. Rektale Untersuchung 2.10. Zentrales Nervensystem 2.11. Psyche 2.12. Gynäkologischer Untersuchungsbefund
3. Temperaturerhöhung bei pathologischen Laboratoriumsbefunden 3.1. Blutbild, Thrombozyten und Knochenmarkspunkt 3.2. Urinbefund 3.3. Serum- und Immunelektrophorese 3.4. Kälteagglutinine

1. Temperaturerhöhung bei typischer Anamnese und typischen Beschwerden

Hinweise: s. unter folgenden Zusatzsymptomen: *Akutes Abdomen, Bauchschmerzen, Blut- und Teerstühle, Diarrhöen, Dyspnoe, Gelenkschmerzen und -schwellungen, Husten und Auswurf, Krämpfe, Miktionsbeschwerden, Nackensteifigkeit, Obstipation, Rückenschmerzen, Schlafsucht, Thoraxschmerzen.*

Weitere Krankheitsbilder:

Allergische Reaktionen
Nach Bluttransfusionen, Serumgaben, Medikamentenabusus, Exposition mit chemischen Giften und Allergenen.
Oft Eosinophilie, evtl. Agranulozytose. Evtl. Nachweis eosinophiler Zellen in Sputum, Augen- und Nasensekreten. Ergebnis der Allergietestungen (Hautteste, Läppchenproben, Provokations- und Karenzteste) evtl. *charakteristisch.*

Herzinfarkt, S. 184
CPK, SGOT, SGPT, LDH mit HBDH erhöht bei typischem EKG-Befund.

Infektionskrankheiten (s. unter anderen Leitsymptomen)
Zeichen akuter Infektionen. BSG meist beschleunigt.
Oft Leukozytose mit Linksverschiebung. In der Serumelektrophorese α_2-Globulinvermehrung.
Besonderheiten:
Pappatacifieber: 1–9 Tage hohes Fieber, Extremitäten-, Kopf-, Augenschmerzen und Bradykardie. Im Blutbild Lymphozytose bei Leukopenie. Auftreten in Mittelmeerländern. In den ersten Tagen Virusnachweis im Blut möglich. Dann auch positiver Neutralisationstest.
Rückfallfieber (Febris recurrens): Besonders in Kriegszeiten bei Übertragung durch Läuse. Anfangs Schüttelfrost und hohes Fieber, dann periodische Fieberanfälle von 6–7 Tagen. Leukozytose mit relativer Lymphopenie und Linksverschiebung, später Anämie. Erregernachweis im Blut möglich.
Sepsis: Septische Temperaturen. Starke BSG-Beschleunigung; im Blutbild Leukozytose mit meist toxischer Granulation, Linksverschiebung und Eisenmangelanämie. Meist Proteinurie. Erregernachweis in Blut (Kultur), Knochenmark, in Metastasen und Exsudaten, evtl. Urin und Liquor möglich.
Tollwut (Lyssa): Anamnese! Depressionen, leichtes Fieber, später Erregung, Wutanfälle und Paresen. Nachweis Negrischer Körperchen im Tierkadaver.
Antikörpernachweis durch Fluoreszenzfarbtest möglich.
Wolhynisches Fieber: Meist als Kriegsseuche; hohes Fieber mit neuen Fieberschüben alle 4–6 Tage. Leukozytose mit Linksverschiebung und Eosinophilie während der Fieberschübe. BSG nur leicht beschleunigt. Rickettsiennachweis im Xenotest möglich.

Lungeninfarkt, S. 40
Atemabhängiger Thoraxschmerz, evtl. blutiges Sputum. LDH evtl. leicht erhöht.
Evtl. charakteristisch: Rö-Thorax-Befund.
Unerklärbare intermittierende hochfieberhafte

Schübe, evtl. mit Dyspnoe und atemabhängigem Thoraxschmerz, müssen immer an Lungenembolien denken lassen. Rö-Thorax oft unauffällig! Dann aber typische Lungenszintigraphie. Verschwinden der Fieberschübe unter Antikoagulantien.

Nach Lungenödem, S. 40
Charakteristisch: Im Sputum Herzfehlerzellen. Meist pathologisches EKG. Oft Nachweis eines Herzinfarktes.

Malignome (Vgl. Malignomverdacht)
Gewichtsabnahme, Kachexie. Meist hypochrome Anämie. Im Serum Fe erniedrigt, Cu erhöht. Evtl. Erhöhung der LDH und alkalischen, evtl. auch sauren Serumphosphatase.
BSG meist deutlich beschleunigt.

Überhitzung
Evtl. bei generalisierten Hauterkrankungen wie Ichthyosis.

Seltener:
Addison-Krise, S. 108
Adynamie, Hypotonie, evtl. zentralnervöse und abdominelle Beschwerden.
Hypoglykämieneigung und Erniedrigung der 17-KS- und 17-OH-CS-Ausscheidung im 24-Std.-Urin.

Metallfieber
Nach Einatmen von Metalldämpfen.

Resorptionstemperaturen
Nach schweren Gewebsläsionen und Blutungen. Blutnachweis im Stuhl, Erbrochenen, Sputum, Urin u.a. oft möglich.

2. Temperaturerhöhung bei typischem körperlichem Untersuchungsbefund

Hinweis: Von 2.1.–2.5. s. unter folgenden Leitsymptomen:

2.1. Haut
Erythema nodosum, Exsikkose, generalisierte Hautkrankheiten (s. dermatologische Fachbücher!), hämorrhagische Diathese, Hauterscheinungen, Ikterus, Pigmentationen, Zyanose.

2.2. Kopf und Hals (vgl. Fachbücher der Augen- und HNO-Krankheiten)
Angina tonsillaris und *Mundschleimhautveränderungen, Lymphome, Nackensteifigkeit, Parotisschwellungen, Schilddrüsenvergrößerung.*
Bei schmetterlingsförmigem Gesichtserythem: *Lupus erythematodes,* S. 55.

2.3. Thorax und Herz
Hilus- und Mediastinalverbreiterung, Husten und Auswurf, Dyspnoe, Thoraxschmerzen, Zyanose.

2.4. Gefäße
Arterielle Gefäßstörungen, Embolien, Thrombosen und venöse Gefäßstörungen.

2.5. Abdomen
Akutes Abdomen, Bauchschmerzen, Diarrhö, Hepatomegalie, Ikterus, Splenomegalie.

2.6. Nierenlager
Nierenerkrankungen, s. dort
Druckdolenz des Nierenlagers evtl. vorhanden. Pathologischer Urinbefund. Harnpflichtige Substanzen (Rest-N, Kreatinin, Urastrat) evtl. erhöht. Erregernachweis (direkt, kulturell oder tierexperimentell – bes. bei Tbc) im Urin oft möglich.
Oft pathologische Nierenteste. Charakteristisch oft i.v. Pyelogramm, Sonographie u.a.

Paranephritischer Abszess
Teigige Schwellung. Erregernachweis im Punktat. Typisches Veratmungspyelogramm. Meist starke Leukozytose mit Linksverschiebung und toxischer Granulation; BSG-Beschleunigung. Evtl. charakteristischer Befund der Sonographie, evtl. der Computertomographie.

Hinweis: Von 2.7.–2.8. s. abermals unter den folgenden Leitsymptomen:

2.7. Wirbelsäule
Rückenschmerzen

2.8. Extremitäten
Erythema nodosum, Gelenkschmerzen und -schwellungen, Knochenschmerzen, Muskelschmerzen.

2.9. Rektale Untersuchung
Prostataentzündung, S. 121
Prostata vergrößert oder druckdolent.
Im Urin Leukozyturie; Erregernachweis im Prostataexprimat.

Prostatakarzinom, S. 121
Erhöhung der spezifischen Prostata- (bzw. sauren) Phosphatase im Serum.
Beweisend: Biopsie- oder Exzisionsbefund.

Rektumentzündungen und -tumoren, S. 22f
Tumoren oder Entzündungen im Rektum nachweisbar. Rektoskopie und Probeexzisionsbefund typisch.

Douglas- und periproktische Abszesse
Erregernachweis im Punktat. BSG-Beschleunigung, Leukozytose.
Hinweis: Von 2.10.–2.12. s. abermals unter den folgenden Leitsymptomen:

2.10. Zentrales Nervensystem
Siehe *Fachbücher der Neurologie,* dazu unter: *zerebraler Insult,* komatöse Zustände, Nackensteifigkeit, Schlafsucht.

2.11. Psyche
DD: Psychovegetative Labilität, Temperaturfälschung.

2.12. Gynäkologischer Untersuchungsbefund
Siehe *Fachbücher der Gynäkologie!*

3. Temperaturerhöhung bei pathologischen Laboratoriumsbefunden

3.1. Blutbild, Thrombozyten und Knochenmarkspunktat

Agranulozytose (DD s. dort!)
Leukopenie mit stark erniedrigter Neutrophilenzahl.

Anämien (DD s. dort!)
Anämie im Blutbild.

Thrombopenien und Thrombopathien, s. hämorrhagische Diathese
Thrombopenie oder morphologische Thrombozytenveränderungen. Verlängerte Blutungszeit, evtl. pathologisches Thrombelastogramm.

Mononucleosis infectiosa, S. 11
Leukozytose mit plasmareichen, lymphozytenähnlichen Zellen. Serologisch in 60–80% positiver Paul-Bunnel-Test, Mononukleostest oder Hanganutziu-Deicher-Reaktion.

Akute unreifzellige Leukämien
Im *peripheren Blut und Sternalpunktat* Vorherrschen gleichartiger „Blasten" unterschiedlicher Morphologie. Von Fall zu Fall finden sich „Mikromyeloblasten", „promyelozytoide Parablasten" oder „monozytoide Parablasten". Andere Formen sind gänzliche atypisch. Gesamtleukozytenzahl in der Hälfte der Fälle deutlich vermindert, ferner Anämie und Thrombozytopenie (DD Panmyelophthise).
Klinisch akuter Beginn mit den Leitsymptomen: Hohes Fieber, hämorrhagische Diathese, erhöhte Infektneigung. Hepatosplenomegalie oder Lymphome weniger konstant nachweisbar.

Aufgrund morphologischer Kriterien in der panoptischen Färbung (Giemsa u. Pappenheim) und zytochemischer Hilfsmethoden Klassifizierung der akuten unreifzelligen Leukämien in

1. *Akute lymphatische Leukämie* (ALL)
2. *Akute myeloische Leukämie* (AML)

DD und Besonderheiten:
Akute lymphatische Leukämie: Vorwiegend bei Kindern, selten bei Erwachsenen. Leukämische und aleukämische Verlaufsformen. Im Blutbild und Knochenmark lymphozytenähnliche Blasten mit rundem Kern und schmalem blauem Zytoplasma, *keine* Auer-Stäbchen (s. unten), keine Granulationen oder Pelger-Anomalie. Zytochemisch positive PAS-Reaktion, fehlende Peroxydase- oder Esteraseaktivität. Immunologisch können 2 Typen der ALL unterschieden werden: ALL vom B- bzw. T-Typ (weiteres s. Spezialliteratur).

Akute myeloische Leukämien: Im Knochenmark und peripheren Blut Vorherrschen unreifer Blasten verschiedener Morphologie (s. oben), gelegentlicher Nachweis von Auerstäbchen (intrazytoplasmatische Einschlüsse) und Pseudo-Pelgerformen der Leukozyten.
Auch mit Hilfe zytochemischer Methoden Unterscheidung verschiedener Varianten in der heterogenen Gruppe der AML:

Myeloblastenleukämie	(Peroxydase Typ)
Promyelozytenleukämie	(Peroxydase Typ 3)
Eosinophilenleukämie (selten)	(Peroxydase Typ, verstärkte PAS-Reaktion und andere Besonderheiten)
Basophilenleukämie (selten)	(spezielles Muster)
Monozyten-Monoblasten-Leukämie	(Esterase-Typ)
Myelomonozytäre Leukämie	(Peroxydase-Esterase-Typ)
Erythroleukämie	(ausgeprägte PAS-Reaktion der Erythroblasten, Peroxydaseaktivität der Myeloblasten)

Ca. 5% der AML sind auch zytochemisch nicht klassifizierbar („undifferenzierte Formen").
Zytochemische Klassifizierung (Speziallabor) aus prognostischen und therapeutischen Gründen in jedem Falle ratsam.

3.2. Urinbefund
Siehe unter *Miktionsbeschwerden.*

3.3. Serum- und Immunelektrophorese

Erworbenes Antikörpermangelsyndrom
Verminderung der Immunglobuline (γ-G, -M, -A oder β_{2A}, β_{2M}-Globuline) in der Immunelektrophorese und im Immunogramm.

Besonderheiten:
Amyloidose, S. 126: Pathologische Kongorotprobe, besonders typischer Rektumbiopsiebefund.
Benzolvergiftung: Anamnese.
Chronisch-lymphatische Leukämie, S. 117: Lymphozytose und Gumprechtsche Schollen im Blutbild bei typischem Knochenmarkspunktat.
Knochenmarksmetastasierung, S. 105 f (ausgedehnt): Tumorzeichen, meist Erhöhung der alkalischen, evtl. sauren Serumphosphatase und/oder des Serum-Ca. Knochenmarksbefund typisch.
Kryoglobulinämie, S. 16: Nachweis von Kryoglobulinen im Blut.
Morbus Cushing, S. 2: Vermehrte 17-KS- und 17-OH-CS-Ausscheidung im 24-Std.-Urin.
Morbus Hodgkin, S. 116: Beweisend Lymphknotenbiopsiebefund.
Nephrotisches Syndrom, S. 137: Starke Proteinurie, Hypercholesterinämie, Hypoproteinämie und Erhöhung der α_2- und β-Globuline.
Plasmozytom und Makroglobulinämie Waldenström, S. 147f: Schmalbasige β- oder γ Globulinerhöhung in der Serumelektrophorese. Meist typisches Knochenmarkpunktat, Immunogramm und Immunelektropherogramm.
Steroidtherapie (über lange Zeit): Anamnese.

Selten:
Angeborenes Antikörpermangel-Syndrom
Beweisend: Immunelektrophoretischer und immunographischer Nachweis einer Agammaglobulinämie. In der Serumelektrophorese fehlende γ-Globuline.

3.4. Kälteagglutinine

Siehe **Kälteagglutinationskrankheit,** S. 15.

Tetanie

1. Normokalzämische Tetanie 1.1. ohne Elektrolytstörungen 1.2. mit Elektrolytstörungen (Mg, Na, K, Blutgasanalyse)
2. Hypokalzämische Tetanie

1. Normokalzämische Tetanie

1.1. Ohne Elektrolytstörungen

Hyperventilationstetanie (Nervöses Atemsyndrom)
Hyperventilationsversuch positiv. Verschwinden der Tetanie bei Luftanhalten.
Klinik: Gefühl der Luftnot, Hyperventilation → Herzklopfen, Angstgefühl, Kribbeln in Händen und Füßen, schließlich Pfötchenstellung der Finger.

Maternitätstetanie
Schwangerschaftsteste positiv.

Selten:
Organische oder toxische Hirnschäden
Neurologische Ausfälle oder zentralnervöse Störungen. Evtl. nach Abusus von oder Exposition mit Koffein, Nikotin, Blei, Guanidin, Phosphor.
Evtl. pathologisches EEG, Hirnangio- oder -szintigramm bei organischen Hirnschäden (s. neurologische Fachbücher).

Pseudo-pseudohypoparathyreoidismus mit brachyzephalem Kleinwuchs
Klinik: Oft subkutane Verkalkungen.
Labor: Serum-Ca, -P und Parathormon normal. Im Ellsworth-Howard-Test Anstieg des Urinphosphats und des zyklischen AMP nach Parathormongabe.

1.2. Mit Elektrolytstörungen (Mg, Na, K, Blutgasanalyse)

Metabolische Alkalose
Im Serum Erhöhung von P, evtl. der harnpflichtigen Substanzen oder/und Erniedrigung von Na und Cl. Alkalireserve, Blut-pH, Standard-Bikarbonat und Basenpuffer erhöht.

Selten:
Magnesiummangel
Magnesium im Serum erniedrigt; Alkalireserve normal.

Primärer Hyperaldosteronismus, S. 87f
Klinisch Hypertonie.
Im Serum K erniedrigt, Cl tiefnormal, Na erhöht; im Urin Umkehr des Na/K-Quotienten und vermehrte Aldosteronausscheidung und Aldosteronkonzentration im Plasma.

Pseudohypoparathyreoidismus (Albright)
Klinik: Kleinwuchs, Bradydaktylie, Katarakt, subkutane und zerebrale Verkalkungen. Oft Oliophrenie.

Labor: Keine oder nur schwach erhöhte Phosphatausscheidung und Anstieg des zyklischen AMP im Ellsworth-Howard-Test. Während möglicher intermittierender Phasen der Hypokalzämie Erhöhung des Parathormons im Serum. Im Serum Ca und P normal.

2. Hypokalzämische Tetanie

Typisch: Hypokalzämie; im EKG ST verlängert bei normal breitem T.

Hypoparathyreoidismus nach Strumektomie, evtl. Radiojodtherapie
Labor: Im Serum P erhöht; im Urin Ausscheidung an Ca (P schwankend) vermindert (Sulkovitch-Probe negativ), Ellsworth-Howard-Test positiv. Pathologischer Ausfall des Nebenschilddrüsenstimulations-Testes. Parathormon im Serum erniedrigt.

Seltener:
Idiopathischer Hypoparathyreoidismus
Klinik: Zahn- und Skelettdystrophien, Katarakt, zerebrale Verkalkungen. Evtl. zusammen mit Morbus Addison, Perniziosa u.a.
Labor: Im Serum P erhöht, Ca erniedrigt, Parathormon erniedrigt. Im Urin Ca erniedrigt, P erhöht. Im Ellsworth-Howard-Test im Urin Anstieg des zyklischen AMP und des Ca.

Pseudohypoparathyreoidismus (s. unter 1.2!) Evtl. Serum-Ca erniedrigt, -P erhöht, dabei aber Erhöhung des Parathormons. Negativer oder nur angedeutet positiver Ellworth-Howard-Test.

Enterogene Tetanie (vgl. Malabsorptionssyndrom, S. 33ff)
Klinik: Durchfälle (s. dort!) oder abdominelle Beschwerden.
Labor: Im Serum Ca, P, oft K vermindert; alkalische Serumphosphatase leicht bis stark erhöht. Meist niedriger Quickwert bei positivem Koller-Test; verminderte Ausscheidung von Ca (neg. Sulkovitch-Probe) und P im Urin. Bei der Pankreatitis erhöhte Diastase im Blut und Urin. Negativer Ellsworth-Howard-Test. Oft charakteristisch Sonographiebefund.

Nephrogene Tetanie
Im Serum P evtl. erhöht; evtl. auch Erhöhung der harnpflichtigen Substanzen bei pathologischem Urinbefund mit Proteinurie (Niereninsuffizienz, S. 132ff). Hypophosphatämie und Hyperphosphaturie bei tubulärer Insuffizienz (S. 135f). Ellsworth-Howard-Test negativ. Pathologischer Ausfall des Konzentrationsversuchs und evtl. der Phenolrotprobe.

Iatrogene Tetanie und Mangelernährung
Anamnese: Nach großen Bluttransfusionen, Vit.-D-Überdosierung, Abusus von Oxalat und Fluorid und Kationenaustauschern. Bei Mangelernährung oft Hypoproteinämie.

Thoraxschmerzen

Vorbemerkung: Bei der Differentialdiagnose von Thoraxschmerzen ist zu bedenken, daß häufig kardiale und extrakardiale Ursachen die Beschwerden verursachen (*Verkettungssyndrom*).

1. Thoraxschmerzen bei Erkrankungen des knöchernen Thorax und der Thoraxorgane
2. Thoraxschmerzen bei Herzkrankheiten
3. Thoraxschmerzen bei Gelenk- und Wirbelsäulenerkrankungen
4. Thoraxschmerzen bei Erkrankungen des Ösophagus und der Trachea
5. Thoraxschmerzen bei psychovegetativer Labilität („Funktioneller Herzschmerz")
Seltener: 6. Thoraxschmerzen bei Rückenmarkserkrankungen
7. Thoraxschmerzen bei abdominellen Krankheiten

1. Thoraxschmerzen bei Erkrankungen des knöchernen Thorax und der Thoraxorgane

Typisch: Bei Erkrankungen des knöchernen Thorax meist nur isolierter Druckschmerz über dem Thorax, bei Pleurabeteiligung atemabhängiger Schmerz. Charakteristisch meist Rö-Thorax, evtl. Sputum oder Erguß, bei Aortenaneurysma evtl. positive Lues-Reaktionen.

Aortenaneurysma
Meist *typisch:* Kymogramm, Arteriogramm; *Evtl.:* Im EKG Infarktbilder; häufig erhöhter Blutdruck und seitenverschiedener Puls und/oder Systolikum zwischen den Schulterblättern. Oft Leukozytose; bei luischer Genese Lues-Reaktionen in 80–90% positiv.

Bronchialkarzinom im fortgeschrittenen Stadium, S. 87
Klinik: Drückender, beklemmender Schmerz „wie ein Stein in der Brust". Dazu faulig-eitriges, mit altem und frischem Blut untermischtes Sputum. Im *Rö-Thorax* Nachweis von Atelektasen oder Thoraxwandmetastasen (evtl. Nachweis durch Galliumszintigraphie oder Computertomographie möglich).

Lungenkrankheiten
Klinisch Dyspnoe (s. dort)
Lungeninfarkt: Atemabhängiger Schmerz, evtl. EKG-Veränderungen und blutig-schaumiges Sputum. Oft Leukozytose, BSG-Beschleunigung und evtl. LDH-Erhöhung (HBDH/LDH-Quotient unter 0,81). Charakteristisches Lungenszintigramm.
Spontanpneumothorax: Keine Laborbefunde.

Mediastinalkrankheiten, S. 77ff
Röntgen: Verändertes Mediastinum.
Bei *Entzündungen* BSG-Beschleunigung und Leukozytose, beim *Emphysem* auskultatorisch knisterndes Geräusch.

Pleurakrankheiten (bei Ergüssen s. dort)
Klinik: Atemabhängiger Schmerz.
Pleuraentzündungen: BSG-Beschleunigung, Leukozytose mit Linksverschiebung, α_2-Globulinvermehrung in der Serumelektrophorese im akuten, γ-Globulinvermehrung im chronischen Stadium.
Beim **Pleuraempyem** klinisch intermittierende hohe Temperaturen und toxisches Bild; evtl. Erregernachweis im hinter dem Röntgenschirm gewonnenen Punktat.
Pleuritis sicca: (Bei Pneumonien, S. 40f, Lungengangrän, S. 43, -abszessen, S. 43 und -tumoren, S. 41, bei Bronchitis, S. 82f und Bronchiektasen, S. 82, Non-Hodgkin-Lymphomen, S. 116ff und Lymphogranulomatose, S. 116, als Durchwanderungspleuritis bei abdominellen Entzündungen, nach Punktionen).
Beweisend: Erregernachweis in Punktaten, im Sputum, Magensaft, Lymphknoten u.a. bzw. typischer histologischer Befund.
Evtl. charakteristische Galliumszintigraphie.
Coxackie-Infektionen (als Sommergrippe):
Klinik: oft Splenomegalie, evtl. Meningitis. Hier evtl. Virusnachweis im Stuhl und positiv Neutralisationstest und KBR. Bei Meningitis Pleozytose im Liquor über mehrere 1000/3(300x 10^6/l) Zellen.
Bei *Ergüssen* kommen besonders in Frage: Tuberkulose (30%), Pneumonien (5%), Malignome (35%), Herzinsuffizienz (8%), Infarkte (7%), rheumatisch (1%): s. Ergüsse, S. 47ff.
Pleuraschwarten: Evtl. typischer Pleurabiopsiebefund (nach Pleuritis und Empyemen).
Pleuratumoren (Endotheliom, Metastasen besonders bei Mamma-, Magen-, Schilddrüsenkarzinomen; Sarkome): *Röntgen:* Rundschatten oder Schwarten. Allgemeine Tumorsymptome. Meist BSG-Beschleunigung und Anämie. Serum-Fe oft erniedrigt, Cu und LDH häufig erhöht. Typischer Pleurabiopsiebefund oder Tumorzellnachweis im meist blutigen Erguß (vgl. Malignomverdacht).
Bei *gutartigen Tumoren:* Keine Progredienz, nur geringe Symptome.
Pneumothorax: *Klinik:* Akute Dyspnoe und typischer physikalischer Befund. Als Spontanpneumothorax, bei bullösen Emphysemen, Traumen oder als therapeutischer Pneumothorax.

Thoraxkrankheiten
Klinik: Isolierter Druckschmerz über dem knöchernen Thorax.
Posttraumatisch: Anamnese
Trichter- und Schusterbrust: Klinisches Bild.
Präeruptives Stadium des **Herpes zoster:** Halbseitige, segmentale Lokalisation (S. 68).
Tietze-Syndrom, Xyphoidsyndrom: Typische Lokalisation des Schmerzes.
Skalenus-Syndrom: Evtl. Verschwinden des Pulses bei Drehung des Kopfes (S. 171).
Rippenmetastasen: Röntgenbefund und Tumorsymptome (vgl. S. 118ff).

Selten:
Bornholmsche Krankheit
Klinik: Thorax- und Bauchmuskelschmerzen; oberflächliche Atmung; evtl. Lymphome und Meningismus.
Labor: Evtl. Leukopenie und Eosinophilie; leichte BSG-Beschleunigung. Bei Meningismus im Liquor Eiweißvermehrung und mäßige Pleozytose.

Aggressive Fibromatose der Thoraxwand
Heftigste, unerträgliche Schmerzen durch Ummauerung der Nerven. Beweisend ist der Biopsiebefund.

2. Thoraxschmerzen bei Herzkrankheiten
(vgl. Dyspnoe; Zyanose)

Typisch: Thoraxschmerz, der abhängig ist von körperlicher Belastung, Erregung und plötzlichem Temperaturwechsel. Oft klinische Herzinsuffizienzzeichen. Pathologisch meist das EKG, der Ergometriebefund, die Herzmuskelszintigraphie und Koronarographie.

Absolute und relative Koronarinsuffizienz und Roemheld-Syndrom
EKG-Veränderungen evtl. erst bei Belastung (z.B. bei der Fahrradergometrie). Karotisdruckversuch evtl. positiv (Verschwinden des Schmerzes); Hypoxämieversuch positiv (Schmerz nach Einatmen eines O_2-armen Gasgemisches). Oft Nachweis eines Diabetes mellitus, einer Hyperurikämie oder Hyperlipidämie.
Roemheld-Syndrom: Besserung nach Aufstoßen und Defäkation. Typische Anamnese nach Auf-

digitalisierung, Digitalisüberdosierung, nach Adrenalin-, Östrogen- und Schilddrüsenhormontherapie, nach Insulinüberdosierung sowie nach starkem Nikotinabusus.
Hämodynamischer Kollaps: Blutdruckabfall (s. Hypotonie). Im Klimakterium vasomotorisch mit Stenokardien nachts in der trophotropen Phase.
Relative Koronarinsuffizienz bei Hypertonie, Herzvitien. Hier meist EKG und Rö-Herz typisch.

Herzinfarkt
Blutdruckabfall und länger als 15 Minuten anhaltende Stenokardien. Oft Temperaturerhöhung. Meist typisches EKG. Herzfermente erhöht: CPK bereits nach 2–4 Stunden (Maximum: nach 18–24 Std.). SGOT und SGPT erhöht nach 24–36 Stunden (Normalisierung nach 5–7 Tagen). LDH und HBDH erhöht nach 24–36 Stunden (Maximum: nach 2–4 Tagen). LDH/HBDH-Quotient über 0,75. Polynukleäre Leukozytose evtl. mit Linksverschiebung und Eosinophilie. Meist Hyperglykämie, evtl. Glukosurie. BSG beschleunigt. In der Serumelektrophorese α_2- und β-Globulinanstieg. Evtl. Erhöhung der harnpflichtigen Substanzen und/oder Proteinurie.
Wichtig: Bei jüngeren Patienten Koronarographie. Ausschluß von Stoffwechselkrankheiten: Diabetes mellitus, Hyperurikämie, Hyperlipidämie.

Herztraumen
Typische Anamnese; evtl. Blutungsanämie und Leukozytose, Hämiperikard.

Paroxysmale Tachykardien (DD S. 176ff) und **Arrhythmien** (DD s. dort)
Typisch: Anfälle und evtl. EKG-Befund.

Entzündliche Herzkrankheiten und Aortitis luica
Klinik: Fieber, Tachykardien und Leistungsknick bei meist typischem physikalischem Herzbefund besonders bei jüngeren Menschen. Meist BSG-Beschleunigung und Leukozytose mit Linksverschiebung. Im akuten Stadium in der Serumelektrophorese α_2-Globulin-, im chronischen γ-Globulinvermehrung. Oft Proteinurie, evtl. Erythrozyturie. Meist charakteristischer EKG-Befund.

Besonderheiten:
Endokarditis:
Abakterielle thrombotische Endokarditis (kachektische Endokarditis, Thromboendokarditis): Bei Vorliegen von chronischen Krankheiten, besonders Infektionen.
Akute und subakute bakterielle Endokarditis (Endocarditis lenta) besonders durch Streptococcus viridans, Enterokokken, Staphylokokken: Meist Entstehung auf dem Boden von Herzvitien. Beginn vorwiegend schleichend und/oder mit Fieber, Schüttelfrost. Meist multiple Embolien, Petechien, Osslersche Knötchen, Splenomegalie.
Positive Blutkulturen. Im Blutbild progrediente Anämie, meist Leukozytose mit vermehrt polymorphkernigen Leukozyten, Monozyten, evtl. Histiozyten, Makrophagen und Endothelzellen; evtl. auch Leukopenie, Fibrinogen- und γ-Globulinvermehrung; Kryoglobulinnachweis evtl. positiv.

Besonderheiten:
Endocarditis luica: Lues-Reaktionen positiv (vgl. S. 233f).
Endocarditis rheumatica: Meist akute Polyarthritis. Bakterienantikörper (AST z.B.) und CRP positiv, starke BSG-Beschleunigung, Hb-Abfall bis 6g/dl(60g/l). Leukozytose mit Vermehrung der polymorphkernigen Granulozyten und Linksverschiebung. Blutkultur nur in 5% positiv.
Endocarditis tuberculosa (meist vergesellschaftet mit einer Perikarditis): Nachweis anderer Organmanifestationen. Direkter, kultureller oder tierexperimenteller Erregernachweis in Sputum, Magensaft, Urin, evtl. (bei gleichzeitiger Perikarditis) Perikarderguß. Tuberkulinproben meist stark positiv (S. 41).
Endokarditis Lipman-Sachs: Positiver LE-Zelltest, Rosettenphänomen und LE-Faktornachweis. Positiver LE-Fluoreszenz- und Antiglobulinkonsumptionstest. Oft hämolytische Anämie. WaR oft falsch positiv.
Nicht klassifizierte Endokarditis: Ausschlußdiagnose!

Myokarditis
Als **isolierte Myokarditis Fiedler, postinfektiöse Myokarditis** nach Infektionskrankheiten, besonders Diphtherie, Scharlach, Mononucleosis infectiosa, Tonsillitis und Pharyngitis; Myokarditis durch chemische Gifte (z.B. Phosphor), durch Medikamente (Sulfonamide, Penicillin und Seruminjektionen) und physikalische Agentien, als *spezifische Myokarditis* bei Tuberkulose, S. 41, Rheumatismus, S. 52ff und Lues, S. 233f.
Evtl. Erregernachweis im Blut, Erniedrigung des Serum-Fe, Erhöhung der Herzfermente (CPK, SGOT, SGPT, LDH und HBDH).
Pathologischer EKG-Befund und verlängerte Kreislaufzeit. (Sonst wie unter Endokarditis, s. oben.)

Perikarditis
Klinik: Oft perikarditisches Reiben, Venenstauung, Tachykardie und Herzverbreiterung. *Charakteristisch:* Oft EKG, Rö-Thorax, Echokardiographie und auch Sonographie (realtime-Verfahren).

Besonderheiten:
Pericarditis acuta benigna: Mäßige Leukozytose, geringe BSG-Beschleunigung und hämorrhagisches Punktat.
Pericarditis chronica constrictiva: Nach akuter Perikarditis und oft bei Tuberkulose (S. 41).
Pericarditis luica: Positive Lues-Reaktionen.
Pericarditis purulenta besonders durch Strepto-, Staphylo- und Pneumokokken, bei Lungenkrankheiten: starke Leukozytose, BSG-Beschleunigung. Oft positive Blutkulturen und Erregernachweis im Punktat.
Pericarditis rheumatica und **Perikarditis beim Lupus erythematodes (Lipman-Sachs):** s. unter Endokarditis, oben!.
Pericarditis uraemica: Starke Erhöhung der harnpflichtigen Substanzen bei stark pathologischem Urinbefund.
Perikarditis bei Parasiten- und Pilzbefall: Oft Eosinophilie. Meist auch andere Organmanifestationen mit Aktinomyzes-, Echinokokken- oder Zystizerkennachweis in Punktaten, Sputum u.a. Evtl. positive Hautteste und serologische Untersuchungen.
Unspezifische Perikarditis nach Herzinfarkten, Herztraumen, bei Malignomen (S. 118ff) und Hämoblastosen (Lymphome, S. 113ff, Paraproteinämien, S. 147f), bei der Periarteriitis nodosa (S. 14) und nach Seruminjektionen.

3. Thoraxschmerzen bei Gelenk- und Wirbelsäulenerkrankungen

Thoraxschmerzen besonders in Ruhe, insbesondere nachts, die unter Bewegung sich bessern. Bewegungs- und Druckschmerz der Gelenke oder über der Brustwirbelsäule mit Muskelverspannungen und Bewegungseinschränkung. Dazu Druckschmerz über dem Thorax in den Interkostalräumen parasternal und in der mittleren Axillarlinie. Bei *Gelenkkrankheiten* s. DD, S. 52ff, bei *Wirbelsäulenerkrankungen* s. DD S. 158ff.

4. Thoraxschmerzen bei Erkrankungen des Ösophagus und der Trachea

Meist Schmerzen hinter dem Brustbein, die von Mahlzeitaufnahme bzw. vom Atmen und Husten abhängig sind. Charakteristisch bei *Ösophaguskrankheiten* (DD S. 34f) Rö-Ösophagus und Ösophagoskopie (evtl. mit Biopsie), bei *Trachealkrankheiten* (S. 36ff) meist katarrhalische Beschwerden, Rö-Trachea gezielt, evtl. Endoskopie mit Biopsie.

5. Thoraxschmerzen bei psychovegetativer Labilität („Funktioneller Herzschmerz")

Ausschlußdiagnose! Evtl. Ergometrie notwendig. Ruheschmerz, Zeichen der vegetativen Labilität. *Anamnestisch* oft plötzlicher Herztod oder Herzinfarkt nahestehender Personen.
Im Zweifel Koronarographie, evtl. Herzmuskelszintigraphie.

Seltener:

6. Thoraxschmerzen bei Rückenmarkserkrankungen

Nachweis neurologischer Ausfälle und Symptome. Bei der *Tabes dorsalis* (S. 233f) Lues-Reaktionen in Blut und Liquor positiv, bei *Rückenmarkstumoren* charakteristische Myelographie und Computertomographie.

7. Thoraxschmerzen bei abdominellen Krankheiten
(vgl. Akutes Abdomen; Bauchschmerzen)

Klinisch: Gleichzeitig abdominelle Beschwerden und Druckdolenz. Zu denken ist an Durchwanderungsprozesse oder etwa Ergüsse bei Pankreatitis.
Subphrenische Abszesse evtl. nach Cholezystektomie feststellbar durch Sonographie und gleichzeitiger Lungen- und Leberszintigraphie. Beim *Roemheld-Syndrom* Besserung der Thoraxschmerzen nach Aufstoßen und Defäkation n. (*Gastrokardialer Symptomenkomplex*).
Zu denken ist besonders an: Akute Appendizitis, Gallenkoliken, S. 4; gastrische Krisen, S. 19, Magenperforationen, S. 6 und -ulzera, S. 19, Hernia und Relaxio diphragmatica, S. 19, Milzinfarkt, S. 176, Pankreatitis, S. 84.

Thrombosen der Extremitäten und venöse Gefäßstörungen

1. Arterielle Thrombosen

Typisch: Kalte Extremitäten. Charakteristische Befunde der Dopplersonographie, Rheographie und/oder Arteriographie.

Arteriosklerose, S. 13ff
Meist bei älteren Patienten. Röntgenologisch oft Gefäßverkalkungen in der Aorta oder auf Weichteilaufnahmen der Wade; meist Hyperlipidämie. -urikämie und/oder -glykämie.

Blutkrankheiten
Bei der **essentiellen hämorrhagischen Thrombozythämie** (S. 65) starke Thrombozytose.
Bei der **Polyzythämie und Polyglobulie** (s. dort) Erythrozytenzahl über 6 Mill.; Hb und Hämatokrit deutlich erhöht. Typisches Sternalpunktat.
Bei der **thrombotischen thrombopenischen Purpura** Spleno- und Hepatomegalie und Thrombopenie (S. 67).

Diabetisches Koma (S. 107f)
Labor: Starke Hyperglykämie und Glukosurie, meist Azidose.

Endangiitis obliterans (S. 14)
Meist jüngere Menschen mit Durchblutungsstörungen (Claudicatio intermittens, Stenokardien usw.) und pathologischem Oszillogramm. Evtl. beschleunigte BSG, γ- bzw. auch α_2-Globulinvermehrung in der Serumelektrophorese und fast immer positives CRP. Angiographisch Nachweis eines distalen Gefäßbefalls.

Dehydration (DD s. dort!)
Klinik: Stehende Hautfalten, trockene Zunge.
Labor: Polyglobulie, erhöhter Hämatokrit.

Lokale Arterienschädigung
Nachweis lokalisierter Entzündungen oder von Narben.

Panarteriitis nodosa, S. 14
Klinik: Meist akuter Befall mit Fieber und starker Schmerzhaftigkeit.
Labor: Starke BSG-Beschleunigung, leichte bis starke Leukozytose, oft starke Eosinophilie; α_2- und/oder γ-Globuline in der Serumelektrophorese vermehrt.

2. Venöse Thrombosen und Gefäßstörungen

Besonderheiten: Bei der *oberflächlichen Thrombophlebitis* Rötung, Schwellung, Venenverhärtung und Druckschmerzhaftigkeit ohne Plantar- und Inguinaldruckschmerz, bei der *tiefen Thrombophlebitis* dazu positiver Plantar- oder Inguinaldruckschmerz, dazu Stauungsödeme. Bei *Varizen* neben dem charakteristischen klinischen Bild mit nächtlichem Wadenschmerz evtl. positive Venenteste.
Bei *Bauchvenenthrombosen* stechende Bauchschmerzen, Blutnachweis im Blut besonders bei Mesenterialvenenbefall in 50% der Fälle möglich; evtl. sogar Bluterbrechen.
Beim *postthrombotischen Syndrom* evtl. Ulcus cruris, Pigmentierungen und subkutane Indurationen bei einer Varikosis.
Bei allen *entzündlichen Reaktionen* kommt es oft zur Temperaturerhöhung, BSG-Beschleunigung und Leukozytose. Bei *Nekrosen* (z.B. bei der Phlegmasia caerula) α_2-Globulinvermehrung.

Thrombosen bei Blutkrankheiten
Thrombozytose bei der **essentiellen Thrombophilie.** Zusätzlich verkürzte Gerinnungszeit und im Serum bzw. in der Serumelektrophorese Globulin- und Fibrinogenvermehrung.
Bei der **Polyglobulie und Polyzythämie** (s. dort) Vermehrung der Erythrozyten, des Hb und des Hämatokrits.
Bei der **thrombotischen thrombopenischen Purpura** (S. 67) Thrombopenie und Thrombozytenveränderungen.
Bei der **primären Thrombozytose** oft beschleunigte BSG. Charakteristischer Röntgen-Thorax beim Morbus Boeck (S. 42). Auftreten evtl. auch nach Splenektomie.

Herz-Kreislauf-Krankheiten (vgl. Dyspnoe; Hypotonie; Thoraxschmerzen; Zyanose)
Klinik: Meist Thrombophlebitis bei Hypotonie oder kardialen Insuffizienzzeichen.
Charakteristisch: Oft pathologisches EKG, auffälliger Röntgen-Thorax.

Malignome (vgl. Malignomverdacht)
Klinisch oft Thrombophlebitis migrans. Hinweisend sind ein Blutnachweis im Stuhl, Urin, Sputum, eine hypochrome Anämie mit Serum-Fe-Erniedrigung und -Cu-Erhöhung, eine Erhöhung der LDH und alkalischen, bei *Prostatakarzinomen* der sauren und spezifischen Prostataphosphatase. Oft charakteristischer rektaler oder gynäkologischer Untersuchungsbefund. Bei *Bronchialkarzinomen* (mit Thrombozytose) Rö-Thorax typisch.

Regionale Venenstauung
Lokalbefund: Varizen, Traumen, Hämatome, Tumoren oder Metastasen.

Nulldiät, Reduktionskost und Hyperlipidämien (S. 189ff)
Bei Hyperlipidämien im Serum Triglyceride und/oder Cholesterin erhöht, charakteristischer Ausfall der Lipoproteinelektrophorese, vermehrte Thromboseneigung; unter Nulldiät oder Reduktionskost initial durch überschießenden Wasserverlust zusätzlich Polyglobulie.

Thrombophlebitis migrans et recurrens
Besonders initial bei der *Endangiitis obliterans*

(S. 14), bei *chronischen Infekten* (besonders bakteriellen und Pilzinfektionen), bei *Malignomen* (besonders des Pankreas, Magens, der Bronchien, Lunge, Blase – s. auch unter Malignomverdacht), bei der Hernia diaphragmatica, selten als *idiopathische Form.*

Venöse Angiopathien
Besonders nach Erfrierungen, physikalischen Schäden, Hypoxämien, bei Bindegewebsschwäche auftretende rötlich-zyanotische Hautverfärbung.

Arteriovenöse Fistel und Aneurysmen
Klinisch pulsierende Venenerweiterungen besonders an den Extremitäten. Oft palpables Schwirren. Charakteristischer Arterio- und Phlebographiebefund.

Mondors-Krankheit
Rötung, Schwellung, Venenverhärtungen und Druckschmerz bei Thrombophlebitis an der seitlichen Thoraxwand.

Tonsillenveränderungen, s. Angina tonsillaris und Mundschleimhautveränderungen

Transsudate, s. Ergüsse

Tremor

Hinweis: Vorübergehender Tremor findet sich bei Kälte, Hunger, Erregung und bei körperlicher und geistiger Anstrengung.

1. Fein- bis mittelschlägiger Tremor

Familiärer hereditärer Tremor
Anamnese und gehäuftes familiäres Vorkommen.

Hyperthyreote Funktionszustände, S. 164
Charakteristisch: RIA-T_3, -T_4 erhöht, RIA-TSH erniedrigt und im TRH-Test nicht stimulierbar.

Intoxikationen
Anamnestisch Medikamentenmißbrauch, besonders Abusus von Morphin, Kokain und Nikotin.

Psychovegetative Labilität
Vegetative Zeichen und typische biographische Anamnese.

Seltener:

Paralyse, S. 233 f
Im Blut und Liquor positive Lues-Reaktionen, im Liquor weiterhin Pleozytose.

Phäochromozytom, S. 87
Meist dauerhafte oder anfallsweise Hypertonie. Leukozytose mit Lympho- und Eosinopenie nach den Anfällen. Evtl. positiver Histamin- oder Regitin-Test.
Im Urin vermehrte Vanillin-Mandelsäure-Ausscheidung.

2. Grobschlägiger Tremor

Intoxikationen
Anamnestisch Abusus von bzw. Exposition besonders mit Alkohol, aber auch mit Blei, Quecksilber und Schlafmitteln. Evtl. toxikologischer Nachweis in Blut und Urin.

Morbus Parkinson und Parkinsonismus (s. neurologische Fachbücher)
Klinisch: Salbengesicht.

Zerebralsklerose
Röntgenologischer Nachweis von Gefäßverkalkungen bei älteren Patienten bei charakteristischer Symptomatik.

Seltener:

Hepatolentikuläre Degeneration (Morbus Wilson), S. 76
Klinik: Kayser-Fleischersche Ringe, meist neurologische Ausfälle und Hepatomegalie. Leberfermente erhöht. Leberteste pathologisch. Serum-Cu erniedrigt. Typischer Leberbiopsiebefund.

Psychopathien
Klinisches Bild und psychiatrischer Untersuchungsbefund charakteristisch.

3. Intentionstremor

Friedreichsche Ataxie, Multiple Sklerose (s. neurol. Fachbücher)
Neurologischer Untersuchungsbefund.

4. Flapping Tremor

Praecoma hepaticum (S. 108)
Klinisch neben dem Intensionstremor zunehmend pathologische Schreib- und Malprobe (unkoordiniertes Schriftbild, Unfähigkeit, z.B. nach Vorlage Sterne abzumalen). Dazu Ikterus (DD s. dort!), Hepatomegalie (s. dort) oder Caput medusae.
LDH, SGOT, SGPT stark erhöht (*Leberzerfallskoma*) oder normal (*Ausfallskoma*), Hyperbilirubinämie, im Serum erniedrigte Cholinesterase u.a. Meist Nachweis von Ösophagusvarizen möglich (Ösophagoskopie, Rö-Thorax).

Trommelschlegelfinger und -zehen, Uhrglasnägel und Osteopathia hypertrophicans toxica (Pierre Marie Strumpell)

Typisch: Meist Nachweis einer Polyglobulie mit Erhöhung der Erythrozytenzahl, des Hb bzw. Hb_E und des Hämatokrits (vgl. Polyzythämie und Polyglobulie). Bei der *Osteopathia hypertrophicans (toxica)* Rö-Nachweis einer Verdickung auch der Röhrenknochen.

1. Aneurysmen und Stenosen der Aorta und der Arteria subclavia

Charakteristisch: Einseitige Trommelschlegelfinger.
Beweisend: Rö-Arteriogramm.

2. Bronchial-, Lungen- oder Pleuraerkrankungen

Bei **Bronchiektasen** (S. 82) hinweisend die „maulvollen Expektorationen", die Dreischichtung des Sputums, beweisend der Bronchographiebefund.
Beim **Bronchialkarzinom** (S. 37), bei dem sich Trommelschlegelfinger sehr schnell entwickeln können, ist beweisend der Nachweis von Tumorzellen im Sputum oder bronchoskopisch gewonnenen Bronchialsekret bzw. Biopsiematerial bei charakteristischem Rö-Thorax; evtl. Galliumszintigraphie typisch.
Beim **Asthma bronchiale chronicum** (S. 36f) oft Eosinophilie und Antigennachweis durch Allergietestungen möglich.
Bei **Silikosen** und **Lungenfibrosen** (S. 41 und S. 42) findet sich ein charakteristischer Rö-Thorax. Beweisend ist der Befund einer Lungenbiopsie.
Bei der **Lungentuberkulose** ist beweisend der Nachweis von Tuberkelbazillen im Sputum oder Magensaft oder der histologische Befund aus (evtl. durch die Mediastinoskopie gewonnenen) Lymphknoten oder Lymphknotenpunktaten (S. 41).

Selten:
Charakteristisch ist das klinische Bild, der Rö-Thorax bei: dem **Lungenemphysem** (S. 41), bei **Lungenabszessen** (S. 43) und **Pleuraempyem** (S. 183) – hier Erregernachweis im eitrigen Punktat.

3. Hereditäre oder idiopathische Trommelschlegelfinger und Hyperostosis generalisata (Uehlinger-Syndrom)

Ausschlußdiagnosen! Beim **Uehlinger-Syndrom** finden sich neben den Trommelschlegelfingern noch eine diffuse Osteosklerose, ein verknöcherter Bandapparat sowie eine verdickte Haut der Extremitäten, des Gesichts und des Kopfes. Progredienz mit Beginn in der Pubertät.

4. Herzkrankheiten

Charakteristisch: Der pathologische Auskultationsbefund, EKG, PKG und Herzspitzenstoß- und Karotispulskurven sowie das Rö-Herz. Oft Nachweis von Herzfehlerzellen im Sputum möglich, dazu oft Proteinurie und Erythrozyturie sowie Harnfarbstoffvermehrung. Klinisch meist Zyanose.
Beweisend: Meist die Herzkatheteruntersuchung. Vorkommen meist bei **angeborenen,** nur selten bei **erworbenen Herzvitien** mit Rechts-links-Shunt (DD S. 39). Bei der **Endocarditis lenta** (S. 184) oft Erregernachweis in der Blutkultur möglich. Bei der **chronischen Rechtsherzinsuffizienz** charakteristisches klinisches Bild ohne Anzeichen für obige Krankheiten.

5. Leberkrankheiten

Bei der **biliären Zirrhose** (S. 97) Erhöhung der Leberfermente und der alkalischen Phosphatase, charakteristischer Laparoskopie- und Leberbiopsiebefund.
Selten finden sich auch Trommelschlegelfinger bei sonstigen chronischen Leberkrankheiten (s. Ikterus; Hepatomegalie).

Tumorsuche, s. Malignomverdacht

Übergewicht, s. Adipositas

Uhrglasnägel, s. Trommelschlegelfinger

Unterbauchschmerzen, s. Bauchschmerzen; Akutes Abdomen

Venöse Gefäßstörungen, s. Thrombosen und venöse Gefäßstörungen

Virilismus, s. Hirsutismus

Vomitus, s. Erbrechen

Vorhofflimmern und -flattern mit absoluter Arrhythmie (vgl. Tachykardie)

Herzkrankheiten
(s. Dyspnoe; Thoraxschmerzen, Zyanose)
Klinik: Kardiale Insuffizienzzeichen und/oder belastungsabhängige Thoraxschmerzen.

Charakteristisch: Befund des EKG und Röntgen-Thorax.

Hyperthyreose, S. 164
RIA-T_3 und -T_4 erhöht, RIA-TSH erniedrigt. Im TRH-Test kein TSH-Anstieg.

Psychische und physische Überlastung
Ausschlußdiagnose! Dazu charakteristische Anamnese.

Vorsorgeuntersuchung (Durchuntersuchung)

Ziel einer Vorsorgeuntersuchung ist es, durch eine sorgfältige Anamnesenerhebung und körperliche Untersuchung Hinweise auf Krankheitssymptome, auf das Vorliegen von Entzündungen und Malignomen, Herzkreislaufkrankheiten, oft symptomlose Leber- und Nierenkrankheiten oder auf Stoffwechselkrankheiten, insbesondere Diabetes mellitus (DD S. 84 ff), Hyperlipidämien (DD S. 189 ff), Hyperurikämie (S. 139) zu erhalten. Dabei gehört zur Anamnese immer die Familienanamnese (frühzeitige Herz-, Kreislauf- und Gefäßkrankheiten, Diabetes mellitus, Tuberkulose, Nervenleiden u.a.), die gesonderte Frage nach Medikamenten- und Genußmittelabusus, nach Zeichen einer Herzinsuffizienz (Dyspnoe, Ödeme, Nykturie), eines Diabetes mellitus (vermehrter Durst, Juckreiz, schlecht heilende Wunden u.a.), nach Miktionsbeschwerden und Verdauungsstörungen. Weil die Patienten oft durchgemachte Krankheiten bei der ärztlichen Befragung vergessen, sei besonders noch einmal nach Krankenhausaufenthalten, nach durchgemachten Nieren- und Leberkrankheiten gefragt, weil solche Krankheiten oft einen symptomlosen chronischen Verlauf nehmen können.
Notwendig ist neben der sorgfältigen Anamneseerhebung bei der körperlichen Untersuchung das Abtasten der Brust, die rektale und gynäkologische Untersuchung, das Fahnden nach Kratzeffekten (Diabetes mellitus), nach dem Arcus lipoides und Xanthelasmen und Xanthomen (Hyperlipidämien), die (evtl. mehrfache) Blutdruckmessung im Stehen und im Liegen, die Suche nach Lymphomen und tastbaren Tumoren der Haut, das Tasten und die Perkussion der Leber und Milz, die Prüfung der Funktionen der Wirbelsäule und der Gelenke.
Als *Laboruntersuchungen* werden empfohlen: Blutbild und Differentialblutbild, Urinstatus, Stuhl auf Blut. Im Serum SGOT oder SGPT, LDH, alkalische Serumphosphatase, Harnsäure, Triglyzeride und Cholesterin, Kreatinin, Elektrophorese, dazu Blutzuckerbestimmung.
Als *weitere Untersuchungen* scheinen notwendig: EKG, Rö-Thorax, *evtl.:* Belastungs-EKG, besser Ergometrie.
Bei dem Auffinden von Krankheitssymptomen s. unter den entsprechenden Abschnitten dieses Buches.

Wirbelusuren, s. Rippenusuren

Wutanfälle, s. Tollwut, S. 178

Xanthelasmen und Xanthoma tuberosum

Vorbemerkung: Auftreten von *Xanthelasmen* suspekt auf das Vorliegen einer familiären Hypercholesterinämie (Typ IIa). *Xanthome* bei allen Formen der Hyperlipoproteinämien (HPL) vorkommend.
Notwendig: Im Serum Cholesterin und Triglyzeride, evtl. Lipoproteinelektrophorese oder Dichtebestimmung der Lipoproteine durch Ultrazentrifugieren, einfacher Fällungsmethoden zur Bestimmung des HDL-Cholesterins mit Berechnung des LDL-Cholesterins. Ergänzend Glukosetoleranztest.
Läßt man Serum einige Stunden im Kühlschrank abkühlen, entsteht bei Anwesenheit von Chylomikronen eine rahmige Oberschicht. Bei stärkerer Hypertriglyzeridämie wird das Serum trüb bis milchig.
Erläuterungen zur Bestimmung der Lipoproteinfraktionen: **Lipidelektrophorese:** Es lassen sich elektrophoretisch die Chylomikronen von einer Prä-β-,β- und α-Lipoproteinbande trennen. Bei der *Trennung mit der* **Ultrazentrifuge** unterscheiden wir die Fraktionen entsprechend ihrer Dichtebereiche. Dabei entspricht d = 0,950 den *Chylomikronen,* d = 0,950 –1,006 den very low density lipoproteins *VLDL,* die den Prä-β-Lipoproteinen entsprechen, d = 1,006–1,063 als low density lipoproteins *LDL* den β-Lipoproteinen und d = 1,063–1,21 als high density lipoproteins *HDL* den α-Lipoproteinen.
Von klinisch-praktischer Bedeutung sind der LDL- und HDL-Spiegel. Ein hoher LDL-Gehalt bedeutet Arterioskleroserisiko, während das HDL als Schutzfaktor anzusehen ist. Durch im Handel erhältliche Testsätze läßt sich das HDL bestimmen, daraus und aus der Gesamtcholesterin- und Triglyzeridkonzentration nach der Friedewald-Gleichung, einfacher über Nomogramme, der LDL-Gehalt bestimmen. (LDL-Cholesterin = Gesamtcholesterin – HDL-Cholesterin – 1/5 · Triglizeride). Bezüglich der HDL-Cholesterin-Konzentration gilt als prognostisch günstig ein Gehalt von über 55 mg/dl (1,42 mmol/l) bei Männern, über 65 mg/dl (1,68 mmol/l) bei Frauen, während ein Gehalt unter 35 mg/dl (0,91 mmol/l) bei Männern und unter 45 mg/dl (1,16 mmol/l) HDL-Cholesterin als Risikoindikator für eine Arteriosklerose anzusehen ist. Ein LDL-Cholesterin unter 150 mg/dl (3,90 mmol/l) gilt dagegen als risikoarm, einer über 190 mg/dl (4,90 mmol/l) als risikoreich und behandlungsbedürftig. Beim Zwischenbereich 150–190 mg/dl (3,9–4,9 mmol/l) LDL-Cholesterin entscheidet das klinische Bild über die Behandlungsbedürftigkeit.
Das Cholesterin-LDL kann erhöht und das Cholesterin-HDL erniedrigt sein bei scheinbar normalen oder im

oberen Normbereich liegenden Cholesterinwerten! Z.B. sollte gerade bei Herzinfarktpatienten mit Cholesterinwerten bis 300 mg/dl (7,76 mmol/l) das HDL- und LDL-Cholesterin bestimmt werden, um eine Fettstoffwechselstörung aufzudecken!

1. Primäre Hyperlipidämien
2. Sekundäre Hyperlipidämien

1. Primäre Hyperlipidämien

Die Einteilung der Hyperlipidämien erfolgt nach Fredrickson.

Typ nach Fredrickson und Synonyme	Vorkommen und Häufigkeitsverteilung ( )	Klinik	Vorwiegend erhöhte Lipidfraktion	Erhöhte Lipoproteinfraktion	Aussehen des Serums (gekühlt!)	Glukosetoleranz
Typ I = fettinduzierte Hypertriglyzeridämie, Hyperchylomikronämie	familiär (1%)	eruptive Xanthome, abdominelle Krisen, Hepatosplenomegalie	exogene Triglyzeride	Chylomikronen	milchig	normal
Typ IIa = Hypercholesterinämie	familiär (10–15%)	tendinös-tuberöse Xanthome, Arteriosklerose	Cholesterin	β-Lipoprotein (LDL)	klar	normal
Typ IIb = Hypercholesterinämie	familiär (22–25%)		Cholesterin Triglyzeride (weniger deutlich erhöht)	β-Lipoprotein (LDL) und Prä-β-Lipoprotein (VLDL)		
Typ III = „broad-β-disease (kohlehydrat-induzierbar)	nicht familiär (unter 5%)	plan, tubero-eruptive Xanthome, evtl. Hepatosplenomegalie	Cholesterin Triglyzeride	β-Lipoprotein (LDL) Prä-β-Lipoproteinämie (VLDL) -atypisch	klar bis trüb	erniedrigt
Typ IV = endogene Hypertriglyzeridämie (kohlehydrat-induzierbar)	nicht familiär (50–60%)	tubero-eruptive Xanthome, Arteriosklerose, evtl. abdominelle Krisen und/oder Hepatosplenomegalie	Triglyzeride	Prä-β-Lipoprotein (VLDL)	klar bis milchig	erniedrigt
Typ V = endogen-exogene Hypertriglyzeridämie (kohlehydrat- und fettinduzierbar)	nicht familiär (1–5%)	tubero-eruptive Xanthome, evtl. Arteriosklerose, abdominelle Krisen und/oder Splenohepatomegalie	Triglyzeride	Prä-β-Lipoproteinämie (VLDL) Chylomikronen	trüb bis milchig	erniedrigt

2. Sekundäre Hyperlipidämien

Alkoholismus, unter Glukokortikoiden, Thiaziden, Kontrazeptiva, während der Schwangerschaft
Charakteristische Anamnese. Bei der Schwangerschaft positive Schwangerschaftsteste. Bei Alkoholismus Hypercholesterin- und -triglyzeridämie. γ-GT, evtl. SGOT und SGPT und MCV (mittleres Zellvolumen), sowie IgA meist erhöht. Unter Karenz schnelle Besserung der Werte.

Diabetes mellitus (S. 84 ff)
Hyperglykämie und Glukosurie, pathologischer Glukosebelastungstest. Vorwiegend Triglyzeriderhöhung, aber auch Hypercholesterinämie.

Gicht (S. 139)
Neben dem typischen klinischen Bild Serumharnsäure vermehrt. Triglyzeride und Cholesterin meist erhöht.

Pankreatitis (S. 20)
Sonographisch vergrößerte Pankreaszone, im akuten Schub α-Amylase und Lipase in Blut und Urin vermehrt. Vorwiegend Triglyzeridämie.

Leber- und Gallenkrankheiten mit Cholostase (S. 95 ff)
Vorkommen besonders bei der biliären Zirrhose, Alkoholleber, Cholelithiasis. Im Serum Erhöhung der alkalischen Phosphatase, der γ-GT, der LAP, oft des direkten Bilirubins. Häufig Nachweis des abnormen Lipoproteins LP-X. Dazu Cholesterinerhöhung, bei Alkoholismus auch Triglyzeriderhöhung (bei besonders deutlich vermehrter γ-GT!

Seltener:

Nephrose und Niereninsuffizienz (DD S. 137)
Starke Proteinurie bei Hypoproteinämie und erhöhten harnpflichtigen Substanzen im Serum. Pathologisches Urinsediment. Vorwiegend Hypercholesterinämie, aber auch Triglyzeridvermehrung.

Paraproteinämien (Plasmozytom, Morbus Waldenström), (s. dort)
Oft Proteinämie, charakteristische Serumelektrophorese. Beweisend Paraproteinnachweis im Immunogramm und in der Immunelektrophorese; Sternalpunktat. Vorwiegend Hypertriglyzeridämie.

Hypothyreose (S. 164 f)
RIA-T_3 und -T_4 erniedrigt, RIA-TSH meist stark erhöht. Vorwiegend Hypercholesterinämie, evtl. auch Hypertriglyzeridämie.

Cushing-Syndrom (S. 2)
Vermehrte 17-KS- und 17-OH-CS-Ausscheidung im 24-Std.-Urin bei erhöhtem Plasmakortisolspiegel und Aufhebung des Tagesrhythmus. Freie Fettsäuren erhöht.

Lipidosen
Beim Morbus *Niemann-Pick* (S. 72), der *Glykogenspeicherkrankheit* (S. 72) und *Morbus Gaucher* (S. 72) Splenohepatomegalie.

Zerebraler Insult (Apoplektischer Insult, Hirnschlag)

Wichtiger Hinweis: Unter der Symptomatik des zerebralen Insults können sich verbergen: *Hirntumoren* und *Hirnmetastasen* (hier pathologisches EEG, Hirnangiogramm, Ventrikulogramm oder Hirnszintigramm, Computertomogramm), *Enzephalo-Meningitis* (S. 167 f) – hier Fieber, Pleozytose, Eiweißvermehrung und Erregernachweis im Liquor –, *Hirnabszesse* (Diagnosestellung wie bei Tumoren) und *Tablettenintoxikationen* (Anamnese, Nachweis von Tablettenresten im Magensaft, toxikologischer Nachweis im Magensaft, Stuhl, Urin, Blut). Beim *subduralen Empyem*, bei eitriger Sinusitis oder Otitis oft deutliche Leukozytose, Liquordruckerhöhung, im Liquor Pleozytose (oft polynukleär), Eiweißvermehrung und leicht erniedrigter Zucker. Meist ist der Liquor steril. Meist typischer EEG-, Hirnszintigramm- oder computertomographischer Befund.

1. Enzephalomalazien (etwa in 80%)
2. Enzephalorrhagien (etwa in 15%)
3. Epi-, Subdural- oder Subarachnoidalblutungen (etwa in 5%)

1. Enzephalomalazien

Typisch: *Klinisch:* Meist langsamer Beginn (außer bei Embolien), eher Blässe, oft Hypertonie.
Im klaren Liquor oft Pleozytose, dazu typisches Hirncomputertomogramm und -angiogramm.
Bei *Embolien* und *hämodynamischen Störungen* oft auffälliger Herzauskultationsbefund, pathologisches EKG oder Nachweis eines Blutdruckabfalls, bei *akuten Blutungen* Anämie und Nachweis einer Blutungsquelle.

Arterielle Gefäßkrankheiten (DD s. dort)
Arteriosklerose mehr bei alten Menschen. Hier oft röntgenologisch Gefäßkalk nachweisbar.
Arteriitiden mehr im jugendlichen Alter.
Bei der *Lues* positive Luesreaktionen, bei der *Endangiitis obliterans* meist Obliteration peripherer Extremitätenarterien angiographisch möglich bei Fehlen typischer Laborbefunde.
Bei der *Panarteriitis nodosa* starke BSG-Beschleunigung und Leukozytose, beim *Lupus erythematodes* LE-Fluoreszenztest positiv.

Embolien (DD s. dort)
Blutgerinnsel: Bei jüngeren Menschen akuter Beginn meist bei Tachykardien und Arrhythmien; dazu Klappengeräusche, pathologisches EKG oder Aneurysmennachweis im Arteriogramm.
Labor: Bei *Herzinfarkten* SGOT, CPK und LDH (besonders HBDH) erhöht (S. 184); bei *Herzentzündungen* (S. 184f) BSG-Beschleunigung.
Fett- und Luftembolie: Nach Operationen, Verletzungen, kriminellen Aborten (Genitalblutungen): Oft Fettnachweis im Blut, Liquor, Urin. Bei der Caisson-Krankheit typische Anamnese (S. 44).

Hämodynamische Störungen (s. Hypotonie)
Meist bei älteren Menschen Nachweis eines Blutdruckabfalls. Nach **Herzinfarkt**: hier typisches EKG, Erhöhung der CPK, SGOT, SGPT, LDH/HBDH, Leukozytose und BSG-Anstieg, s. auch S. 184) nach **Lungenembolie** (LDH erhöht), bei **Herzentzündungen** (S. 184f) BSG-Beschleunigung, EKG-Veränderungen, unter **Antihypertensiva,** bei Auftreten von schweren **Herzrhythmusstörungen** (DD S. 13) – hier typischer EKG-Befund, oft Hypokaliämie –, **Adams-Stokes-Anfällen** (S. 24), akutem Herzversagen. Bei **Schockzuständen** sind die SGOT, SGPT, LDH meist stark erhöht.

Akuter Blutverlust (DD S. 8)
Hier meist Bluterbrechen, Teer- oder Blutstuhl, Traumen, hämorrhagische Diathese, blutiges Pleurapunktat, gynäkologische oder urologische Blutungen nachweisbar. Evtl. anamnestisch Antikoagulantientherapie (besonders Streptase). Quick-Wert oft erniedrigt. Nur verzögerter Hb- und Erythrozytenzahlabfall.

Tumoren
Typisches Hirnszintigramm, Computertomogramm, Hirnangiogramm, Ventrikulogramm und pathologisches EEG oft vorhanden.

Ödemnekrosen
Nachweis einer **Urämie** (Erhöhung des Kreatinin, Harnstoff-N bei Proteinurie und pathologischem Urinsedimentbefund, DD S. 108). Bei **Sepsis** septische Temperaturen, BSG-Beschleunigung, Leukozytose (S. 68).

2. Enzephalorrhagien

Typisch: Klinisch akuter Beginn, tiefe Bewußtlosigkeit, oft Gesichtsrötung und Hypertonie, Bradykardie und Stauungspapille bei meist älteren Menschen.
Im Liquor (cave Liquorpunktion bei Stauungspapille) Blutnachweis – oft erst mehrere Stunden nach dem Ereignis –.

DD:

Hypertonien (s. dort!)
Pathologisch erhöhte Blutdruckwerte.

Aneurysmen (s. dort!), **Angiome und Tumoren**
Meist jugendliches Alter.
Typisch: Enzephalo-, Ventrikulo- oder Arteriographie, Computertomogramm, Hirnszintigramm.

Traumatische Hirnblutung
Auftreten nach Schädeltrauma.
Charakteristisch: Oft Röntgen-Schädel, evtl. Hirnszintigraphie, besser Computertomographie.

Seltener:
Hämorrhagische Diathese (s. dort!)
Quick-Wert erniedrigt oder Blutungs- und Gerinnungszeit verkürzt bzw. Rumpel-Leede positiv oder Thrombozytopenie. Auftreten evtl. unter einer Antikoagulantientherapie.

Hämorrhagische Enzephalitis (S. 168)
Klinisch Fieber, zunehmender Kopfschmerz und Benommenheit. Meist BSG-Beschleunigung, Leukozytose, im Liquor oft Pleozytose, Eiweißvermehrung und Erregernachweis.

Nekrotisierende entzündliche Gefäßerkrankungen (S. 14)
Junge Patientinnen. Bei positiven Luesreaktionen = *Luische Angiitis;* bei Temperaturerhöhung, Leukozytose, erhöhter BSG-Verdacht auf *Panangiitis nodosa.*

3. Epi-, subdural- oder Subarachnoidalblutungen

Klinisch zunehmender Kopfschmerz und Bewußtseinstrübung sowie Nackensteifigkeit, evtl. Bradykardie. Keine oder nur geringe periphere Paresen.
Blutiger Liquor. Bei oder nach **Traumen** typische Anamnese, bei **Aneurysmen** (DD s. dort!) und **Angiomen** typisches Hirnangiogramm.

Zwerg- und Minderwuchs (Kleinwuchs)

Definition:

Kinder:	Kleinwuchs = Längenalter um mehr als 20% vermindert.
	Zwergwuchs = Längenwachstum um mehr als 40% vermindert.
Männer:	Kleinwuchs = Körpergröße unter 165 cm.
	Zwergwuchs = Körpergröße unter 145 cm.
Frauen:	Kleinwuchs = Körpergröße unter 155 cm.
	Zwergwuchs = Körpergröße unter 135 cm.

1. Proportionierter Zwerg- oder Minderwuchs ohne Deformierungen und Mißbildungen
2. Zwerg- und Minderwuchs mit Dysproportionen, Skelett- und Gelenkdeformierungen oder sonstigen Mißbildungen

1. Proportionierter Zwerg- oder Minderwuchs ohne Deformierungen und Mißbildungen

Konstitutionelle Verzögerung des Wachstums
Pubertas tarda mit verzögerter normaler Pubertät zwischen dem 14. und 18. Lebensjahr. Wachstumsdauer bis zum 23. Lebensjahr mit Erreichen von Normalgrößen. Oft familiär gehäuft.
Labor: Normale Hormonbefunde entsprechend dem Körperentwicklungsstadium.

Primordialer Zwergwuchs
Familiäre Häufung. Normale Skelett- und Geschlechtsentwicklung, dabei Zurückbleiben des Größenwachstums und damit Gewichts. Normale Hormonanalysen.

Symptomatischer Zwergwuchs bei schweren kindlichen Erkrankungen
Anamnestisch: Schwere kindliche (evtl. kongenitale) Allgemeinkrankheiten, z.B. Unterernährung, psychosoziale Konflikte, Meningitis, Enzephalitis, chronische Infektionen, Hämoblastosen, intestinale Krankheiten, Endokrinopathien.
Bei **Morbus Cushing** meist vermehrte 17-KS- und 17-OH-CS-Ausscheidung im Urin bei erniedrigtem Na/K-Quotienten. Im Serum evtl. K-Erniedrigung und Na-Erhöhung (S. 2).
Bei **kongenitalen Herzfehlern** typischer physikalischer EKG-Befund und Rö-Herz (S. 39).
Bei **Diabetes mellitus** (S. 84ff) Hyperglykämie und Glukosurie.
Beim **Myxödem** (S. 164f) RIA-T_3 und -T_4 erniedrigt, RIA-TSH erhöht.
Bei der **Coeliakie** (S. 28): Verschwinden nach glutenhaltiger Nahrung.
Beim **Megacolon:** Charakteristische Koloskopie, evtl. Rö-Kolon.
Bei der **zystischen Pankreasfibrose** (S. 21) charakteristischer Sonographiebefund.
Hepatogen: Bei der *Leberzirrhose* (S. 75) Leberfermente erhöht. Beweisend Laparoskopiebefund mit Histologie, evtl. Leberbiopsiebefund.
Bei **Speicherkrankheiten** s. Hepatomegalie. Hier meist u.a. Befunde wie bei der Leberzirrhose (*Glykogenspeicherkrankheit, Morbus Gaucher, Hand-Schüller-Christian*).
Bei **Bronchiektasen** (S. 82) maulvolle Expektorationen und evtl. charakteristischer Bronchoskopie- oder Bronchographie-Befund. Oft Denkerstirn = große Nasennebenhöhlen.

Seltener:
Progerie (Hutchinson-Gilford-Syndrom)
Vorzeitige Alterung und Vergreisung. Greisenhaftes Aussehen bereits der Säuglinge oder Kleinkinder. Normale Intelligenzentwicklung. Hyperlipidämie mit frühzeitiger Arteriosklerose, extreme Voralterung mit allen Erscheinungen (z.B. Osteoporose).

Hypophysärer und hypothalamischer Zwergwuchs
Niedriger Blutdruck, oft Nykturie. Offene Epiphysenfugen bei Erwachsenen; evtl. Rö-Sella verändert bei Hirndruckerscheinungen, fehlende Schweißbildung, Greisengesicht, Akromikrie, Hypogonadismus, oft Adipositas.
Meist verminderte 17-KS- und Gonadotropinausscheidung im Urin. Hypoglykämieneigung; Serumcholesterin oft erhöht, evtl. TSH-RIA (und damit RIA-T_3 und -T_4) erniedrigt.
Positiver ACTH-, Choriongonadotropin- oder TSH- oder TRH-Test. Evtl. auch STH-Mangel. Hodenbiopsie: infantile Verhältnisse.
Charakteristisch: Oft Hirnsonographie bei Kleinkindern, besonders Hirntomographie, evtl. Hirnszintigraphie.
DD: Hypophyseninsuffizienz/hypothalamische Störung: Anstieg von TSH oder LH/-FSH (Gonadotropine) im TRH- bzw. LHRH-Test!

Mauriac-Syndrom
Glukosurie, Hyperglykämie, Hyperlipämie.

Pubertas praecox, S. 156f
Anamnestisch frühzeitige Entwicklung der Geschlechtsreife und für Kinder vermehrte Gonadotropin-Ausscheidung im Urin.

Osteogenesis imperfecta (S. 103)
Typisch: Familienanamnese, blaue Skleren, Schwerhörigkeit, Rö-Knochenbefunde, Knochenbrüche.
Vermehrte Hydroxyprolinausscheidung im Urin.

2. Zwerg- oder Minderwuchs mit Dysproportionen, Skelett- oder Gelenkdeformierungen oder sonstigen Mißbildungen

Chondrodystrophie (Achondroplasie), s. orthopädische Fachbücher
Klinisch relativ großer Kopf, kurze Extremitäten.
Röntgen: Dysplastische oder fehlende Knochenkerne.

Kindliche hypothyreote Funktionszustände und Athyreosen, S. 164f
Evtl. Debilität und Schwerhörigkeit. Serumcholesterin oft erhöht; RIA-T_3, -T_4 erniedrigt, RIA-TSH erhöht.

Rachitis, S. 145
Alkalische Serumphosphatase oft erhöht; Serum-Ca und/oder -P erniedrigt. Typischer Beckenkammbiopsiebefund.

Seltener:
Renaler Zwergwuchs
Bei der **Aminoazidurie** besonders Zystinurie, evtl. Aminosäurekristalle im Urin; chromatographischer Aminosäurennachweis im Urin; Zystinkristallnachweis durch Leber- oder Knochenmarkbiopsie und durch Spaltlampenuntersuchung in Cornea und Conjunctiva. Beim **Fanconi-Syndrom** Glukosurie, Aminoazidurie, Hyperphosphaturie und vermindertes Serum-P.
Bei der **hyperphosphatämischen Rachitis** Rachitiszeichen. Im Serum P erhöht, Ca und Alkalireserve vermindert.
Beim **Phosphatdiabetes** im Urin vermehrte P-Ausscheidung und Hypophosphatämie.
Beim **Pseudohypoparathyreoidismus Albright** verminderte P-Ausscheidung im Urin; im Serum vermehrtes P, vermindertes Ca. Ellsworth-Howard-Test negativ.
Bei **Nierenmißbildungen** (S. 137f) charakteristisches Sonogramm oder i.v. Pyelogramm.
Beim **renalen Diabetes insipidus** (S. 152) Polyurie und -dipsie bei Hyposthenurie.

Frühkindliche Polyarthritis rheumatica (S. 54) **oder Spondylitis** (S. 161ff)
Anamnese, Gelenk- oder Wirbelsäulenveränderungen.

Chondrodystrophia calcaria congenita (s. orthopädische Fachbücher)
Oft asymmetrische Extremitätenverkürzungen.
Rö: Kalkeinlagerungen, Epiphysenauftreibungen.

Polytope enchondrale Dysostosen (Spaltlampenuntersuchung!) (s. orthopädische Fachbücher)
Bei dem *Typ Morquio* besonders Thorax- und Wirbelsäulenbefall. Keine Stoffwechselstörungen.
Beim *Typ Pfaundler-Hurler* Hornhauttrübungen, Wasserspeiergesicht, Spleno- und Hepatomegalie. Im Leberpunktat pathologische Glykogen- und Fetteinlagerungen; in den Leukozyten Riesengranula (Reillysche Granulationsanomalie).

Pubertas praecox, S. 156f
Anamnestisch frühzeitige Entwicklung der Geschlechtsreife und für Kinder vermehrte Gonadotropinausscheidung.
Bei **Gonadentumoren** (S. 16) verminderte Gonadotropinausscheidung. Oft vermehrte 17-KS-Ausscheidung, dazu vermehrte Östrogen- oder Androgenausscheidung.
Entscheidend: Histologischer Befund.

Adrenogenitales Syndrom (S. 79f)
Klinisch: Pubertas praecox oder Intersexualität, Klitorishypertrophie.
Labor: 17-KS im 24-Std.-Urin deutlich erhöht, 17-OH-CS im unteren Normbereich oder erniedrigt. Im ACTH-Test nur Anstieg der 17-KS.

Turner-Syndrom (Gonadendysgenesie), S. 100f
Klinik: Breithals, Mißbildungen, Hypogonadismus, Debilität, Sphinx-Gesicht.
Labor: 17-KS vermindert, Gonadotropinausscheidung nach dem 10. Lebensjahr vermehrt; männliches chromosomales Geschlecht. Bioptisch rudimentäres Ovarien- oder Hodengewebe.

Mongoloide Idiotie (Down-Syndrom)
Klinisch Schrägstellung der Lidspalten, plumper Körperbau, oft angeborene Herzvitien und Unruhezustände.

Mehlsack-Zwerg (myatonischer Diabetes, Prader-Labhart-Willi-Syndrom)
Klinisch: Adipositas, Kleinwuchs, Debilitas, Kryptorchismus. Im 1. Lebensjahr Myatonie, dann enorme Polyphagie mit entsprechender Fettsucht. Viele Mißbildungen wie Akromikrie, Mikrognatie, Strabismus u.a.
Hodenbioptisch fehlende Keimzellen. FSH und Testosteron im Plasma oft vermindert, LH immer vermindert. Positiver LHRH-Test (manchmal nur schwacher Testosteronanstieg).

Mikrozephaler und dyszerebraler Minderwuchs
Hirnmißbildungen und Mikrozephalie bei Kleinkindern sonographisch, sonst computertomographisch (evtl. im EEG) nachweisbar als Folge angeborener oder erworbener Hirnschäden. Selten STH-Verminderung.

Laurence-Moon-Biedle-Syndrom
Klinisch: Poly- und Syndaktylie, Retinitis pigmentosa, Adipositas und Skelettmißbildungen.

Zwitter, s. Intersexualität

Zyanose

(vgl. Akrozyanose, S. 13ff; Arterielle Durchblutungsstörungen; Dyspnoe; Paraproteinämien; Venöse Gefäßstörungen)

Hinweis: Die Zyanose ist gegenüber der Pseudozyanose bei Hautpigmentierung (s. dort!) abzugrenzen. Evtl. ist zur Differenzierung eine Hautbiopsie durchzuführen.

1. Kardiale Insuffizienzen

Klinik: Husten, Auswurf, charakteristischer physikalischer Befund. Evtl. auch belastungsabhängige Thoraxschmerzen und Dyspnoe. Besserung auf Sauerstoffgabe. Meist pathologisches EKG.

1.1. Primäre Herzkrankheiten (DD s. Dyspnoe, Thoraxschmerz)
Hier oft charakteristischer Auskultationsbefund, Rö-Thorax, EKG, Phonkardiographie mit Herzspitzenstoß- und Karotispulskurve, Echokardiographie.

1.2. Sekundäre Herzstoffwechselstörungen
Klinisch: Adipositas, chronischer Alkoholismus, Hepatomegalie oder (anfallsweise) Hypertonie evtl. mit hypertonen Krisen oder pathologischem Urinbefund. Oft Kardiomyopathie mit stark verbreitertem Herzen.
Besonderheiten:
Adipositas (s. dort!)
Charakteristisch: Ernährungs- und Trinkanamnese. Oft dazu Hyperlipidämie, -urikämie und diabetische Stoffwechsellage.

Chronischer Alkoholismus
Charakteristisch: Klinisches Bild und Anamnese. Meist erhöhte Leberfermente, insbesondere γ-GT (und IgA-Vermehrung). Schnelle Normalisierung unter Karenz häufig nachweisbar!

Glomerulonephritis, S. 134f
Labor: Protein-, Mikro- oder Makrohämaturie. BSG-Beschleunigung und meist nephrogene Anämie. Im Serum meist Erhöhung der harnpflichtigen Substanzen (Rest-N, Harnstoff, Kreatinin u.a.).

Seltener:
Glykogenspeicherkrankheit, S. 72
Klinik: Oft Hepatomegalie.
Labor: Neigung zu Hypoglykämien. Im Blut Cholesterin und Neutralfette erhöht.
Meist typischer Leberbiopsiebefund.

Phäochromozytom, S. 87
Klinik: Dauerhypertonie oder Blutdruckkrisen.
Labor: Hyperglykämieneigung 15 Minuten nach Anfallbeginn; Histamin- und Regitintest oft positiv. Im Urin vermehrte Vanillin-Mandelsäure-Ausscheidung.

Beriberi
Charakteristische Ernährungsanamnese.
Beweisend: Thiamin und Thiaminpyrophosphat im Blut und im 24-Std.-Urin vermindert. Die Bestimmung kann nur in Speziallabors durchgeführt werden!

2. Lungen- und Bronchialkrankheiten

Klinisch: Husten, Auswurf, charakteristischer physikalischer Befund und Dyspnoe, die sich nicht auf Sauerstoffgabe hin bessert. Oft typischer Rö-Thorax.
Labor: Im Sputum evtl. Nachweis von Eosinophilen oder Tumorzellen. Erregernachweis meist nur im bronchoskopisch entnommenen Sekret – mit Ausnahme der Tuberkulose – aussagekräftig.

Bronchialkrankheiten (DD S. 36 ff)
Evtl. Bronchoskopie und Bronchographie notwendig.

Lungenkrankheiten (DD S. 39 ff – besonders *Pulmonalsklerose!*)
Neben den oben angegebenen Untersuchungen evtl. Befunde der Lungenszintigraphie (bei Tumor- oder Hämoblastosenverdacht der Gallium szintigraphie), der Bronchoskopie, evtl. Lungenpunktion bzw. -biopsie besser Mikrothorakotomie. Bei der *Pulmonalsklerose* starke Rechtsherzhypertrophie. Pulmonalarteriendruck stark erhöht. Im Röntgen-Thorax helle Lungenfelder und betonte Pulmonalarterien.

3. Verlegung der Atemwege und Störungen der Atemmechanik (vgl. Mediastinalverbreiterung; Dyspnoe)

Klinisch: Stridor, Befund der Mund-Rachen-Inspektion und -spiegelung.
Evtl. *charakteristisch:* Rö-Thorax, -Trachea, Ösophagus, Schilddrüsenszintigramm, Bronchoskopie.
Interkostalmuskelkrämpfe bei Schmerz und Kälte, bei Adipositas, Aszites, Schwangerschaft, nach Entknochung, bei Thoraxstarre, Tetanus, Pharyngeal-, Kehlkopf- und Glottisprozessen, bei retrosternaler Struma, S. 162f, Pleuraschwarten, S. 183, Phrenikusparese, Stimmritzenkrampf, -lähmung.

4. Exogene Ursachen (s. auch unter 5.)

Anamnestisch O_2-Mangel, Fremdeiweißzufuhr (Anaphylaxie), Verbrennungen, Intoxikationen (Anilinderivate, Antefebrin, Kaliumchlorat, Morphin, Nitritverbindungen, Phenacetin, Sulfonamide).

5. Blutkrankheiten und -veränderungen

Methämoglobinämie
Anamnese: Exposition mit oder Abusus von Anilinderivaten, Antefebrin, Kaliumchlorat, Menthol, Morphinpräparaten, Nitritverbindungen, besonders aber von Phenacetin, Sulfonamiden, Tuberkulostatika.
Labor: Spektroskopischer Methämoglobinnachweis. Nach Phenacetinabusus häufig gleichzeitig *chronische interstitielle Nephritis* mit leichter Proteinurie, wenig granulierten und epithelialen Zylindern und häufig Hyposthenurie. Evtl. Anstieg der harnpflichtigen Substanzen im Blut (Rest-N, Kreatinin usw.). Dazu nephrogene normochrome Anämie.

Sulfhämoglobinämie (sehr selten)
Klinik: Hartnäckige Obstipationen oder Durchfälle.
Labor: Spektroskopischer Sulfhämoglobinnachweis im grünlich gefärbten Blut.

Polyzythämie und Polyglobulie (DD s. dort!)
Starke Vermehrung der Erythrozytenzahl, des Hämoglobins und Hämatokrits.

Teil 2

Laboruntersuchungen, Funktionsteste und sonstige für die internistische Diagnostik wichtige Untersuchungsmethoden
– Prinzip, Normalwerte, Bewertung und Testdurchführungen –

ACTH-Bestimmung im Plasma

Das adrenokortikotrope Hormon ACTH wird im Hypophysenvorderlappen gebildet. Es kann im Plasma in biologischen Testen oder radioimmunologisch bestimmt werden.
Normalwerte:
Im biologischen Test: morgens 0,1–0,5 mE/100 ml (1,0–5,0 mE/l)
abends 0,1–0,15 mE/100 ml (1,0–1,5 mE/l).
Radioimmunologisch bestimmt:
morgens 10–100 pg/ml (2,2–22 pmol/l)
abends 5– 20 pg/ml (1,1–4,4 pmol/l).

Bewertung: Erhöht: ACTH-produzierende Hypophysentumoren; vermehrte Produktion von CRF im Hypothalamus; unter Metopiron, Streßsituationen wie Operation; primäre NNR-Insuffizienz; paraneoplastisches Cushing-Syndrom (bei ACTH-bildenden Tumoren und Metastasen); AGS-Syndrom.
Erniedrigt (nicht bestimmbar): Hypophyseninsuffizienz; CRF-Mangel bei hypothalamischen Prozessen; primäre NNR-Überfunktion; unter Dexamethason.

Die Bestimmung ist durch ihre schlechte technische Durchführbarkeit zur Klärung der Differentialdiagnostik klinisch nur beschränkt nutzbar. Die untere Bestimmungsgrenze liegt dazu so hoch, daß erniedrigte Werte noch nicht erfaßbar sind.

ACTH-Hemmtest, s. Dexamethasontest

ACTH-Test

Bei normal stimulierbarer Nebennierenrinde (NNR) steigt nach Gabe von entweder 120 I.E. Depot-ACTH tgl. über zumindest 2 Tage oder 25 I.E. wasserlöslichem oder synthetischem ACTH bei 4- bzw. besser 8stündiger Infusion in Glukose die 17-KS- und 17-OH-CS-Ausscheidung im 24-Std.-Urin auf das 2- bis 4fache an bei gleichzeitiger Erniedrigung des Na/K-Quotienten im Urin unter 1. Zugleich erhöht sich der Plasmacortisolspiegel.
Schnelltest: Nach Gabe von 25 I.E. eines synthetischen ACTH kommt es zu einem starken Anstieg des Plasmacortisols innerhalb einer halben Stunde.
Weiterhin kommt es zum Abfall der Eosinophilen im Blut (Thorn-Test).

Bewertung:

1. Bei erniedrigter 17-KS- und 17-OH-CS-Ausscheidung vor dem Test:
   Keine Reaktion nach ACTH-Gabe: primäre NNR-Insuffizienz. *Normale, wenn auch verzögerte Reaktion nach ACTH-Gabe:* sekundäre NNR-Insuffizienz.
2. Bei mäßig bis stark erhöhter 17-KS- und 17-OH-CS-Ausscheidung und erniedrigtem Na/K-Quotienten vor der ACTH-Gabe:
   Keine Reaktion auf ACTH-Gabe: autonome NNR-Tumoren. *Mäßige Reaktion:* NNR-Hyperplasie und -Adenom.
3. Bei leicht bis stark erhöhter 17-KS- und normaler 17-OH-CS-Ausscheidung vor der ACTH-Gabe und im ACTH-Test deutlichem Anstieg der 17-OH-CS-, aber nur geringem oder fehlendem Anstieg der 17-KS-Ausscheidung bei Abfall des Na/K-Quotienten: Extraadrenale Tumoren oder Hyperplasien (der Hoden, Ovarien, bei Arrhenoblastom).
4. Bei meist erhöhter 17-KS- und normaler bis erniedrigter 17-OH-CS-Ausscheidung:
   Kein Anstieg der 17-OH-CS und 17-KS im ACTH-Test: Adrenogenitales Syndrom bei NNR-Karzinom.
   Kein Anstieg der 17-OH-CS-, mäßiger Anstieg der 17-KS im ACTH-Test: Adrenogenitales Syndrom bei NNR-Hyperplasie oder -Adenom.

Falls bei Verdacht auf ein adrenogenitales Syndrom nach ACTH-Gabe die 17-OH-CS im Urin doch ansteigen, ist eine Bestimmung der Metaboliten oder ein i.v. ACTH-Schnelltest notwendig.
Beim adrenogenitalen Syndrom dann kein Anstieg des Plasmacortisols!

ADH (Pitressin)-Test

Dieser Test wird heute wegen der stärkeren Wirksamkeit des synthetischen DDAVP (1-Desamino-8-D-Arginin-Vasopressin) nicht mehr durchgeführt. Deshalb s. DDAVP (Minirin)-Test.

Adrenalinbestimmung im 24-Std.-Urin und Serum

Das Adrenalin wird vorzugsweise im Nebennierenmark, das Noradrenalin in sympathischen Nerven und Ganglien gebildet und in das Blut sezerniert. Die Substanzen stimulieren das sympathische Nervensystem, erhöhen den systolischen und mittleren Blutdruck, die Pulsfrequenz, den Blutzucker, das K und Ca im Serum und die Granulo- und Lymphozyten. Vermindert werden der diastolische Blutdruck und die Eosinophilen.
Normalwerte im Blut: 75 ± 16 ng/l (410 ± 87 pmol/l) mit radioenzymatischer Bestimmung.
Im 24-Std.-Urin:

unter 10 Jahre:	9,2 ± 8,6 μg (50,2 ± 47 nmol)
10–30 Jahre:	22,0 ± 14 μg (120 ± 76 nmol)
30–50 Jahre:	26,0 ± 22 μg (142 ± 120 nmol)
50–70 Jahre:	28,0 ± 21 μg (153 ± 115 nmol)
älter als 70 Jahre:	19,0 ± 12 μg (104 ± 65 nmol).

Bewertung:
Erhöht: Beim Phäochromozytom, leichter im Streß (Reizung des Sympathikus) und bei Hypoglykämie.

Bemerkung:
Die Bestimmungen sollten immer erst nach Absetzen aller Medikamente über 5 Tage durchgeführt werden.
Zur Lokalisation des Phäochromozytoms wird Blut etagenweise durch einen Vena-cava-Katheter abgenommen und darin Adrenalin (und Noradrenalin) bestimmt.
(Vgl. auch Katecholamine im 24-Std.-Urin.)

Adrenalintest

Der Adrenalintest dient besonders der Sicherung der Diagnose „Glykogenspeicherkrankheit".
Ausführung: Nach Blutdruckmessung und Abnahme von Nüchternblutzucker wird 1 μg(γ)kg/KG Adrenalin intravenös gespritzt, anschließend nach 3 und 5 Min. und weiter bis zu 2 Stunden alle 10 Min. weiter Blutzucker abgenommen und gleichzeitig jeweils der Blutdruck gemessen.
Normalwerte: Blutdruck- und Blutzuckeranstieg (um 35% in 40–60 Min.).
Bewertung:
Kein Blutzuckeranstieg: Glykogenspeicherkrankheit, Morbus Addison.
Starker Blutzuckeranstieg. Normalisierung erst nach 2 Stunden: Diabetes mellitus.
Abfall des diastolischen Drucks innerhalb von 5 Minuten: Hyperthyreosen.
Cave: Der Test ist gefährlich bei Aneurysmen, Hypertonie, Herzkrankheiten, schweren Hyperthyreosen und bei alten Patienten.

Agglutinationsreaktion
(vgl. Blutgruppenbestimmung; Gruber-Widal-Reaktion; Schilddrüsenantikörper)

Im Serum von Patienten mit bestimmten Infektionen befinden sich manchmal Antikörper, die die verantwortlichen Erreger spezifisch agglutinieren und damit identifizieren können. Es finden lebende oder abgetötete Bakteriensuspensionen Verwendung.
Material: Etwa 10ml Blut (positive Reaktionen können erst ab 8. Krankheitstag erwartet werden!).

Albumine im Serum, s. Serumelektrophorese

Albumine im Urin, s. Proteinurie, Teil 1

Albumintest, s. PVP-Test

Aldaktone-Test

Unter Gabe des Aldosteronantagonisten Aldaktone (Spirolaktone) vermindert sich die vorher erhöhte Kaliumausscheidung und erhöht sich der Na/K-Quotient im 24-Std.-Urin bei Vorliegen eines primären und sekundären Hyperaldosteronismus, während der Kaliumverlust durch tubuläre Nierenkrankheiten durch Aldaktone unbeeinflußt bleibt.

Aldolase (Fruktose-1,6-phosphataldolase) im Serum

Das Ferment wird hauptsächlich in der Skelettmuskulatur, aber auch im Herzmuskel und in Leberzellen u.a. gebildet. Es katalysiert die Reaktion Fruktose-1,6-diphosphat in Dihydroxyacetonphosphat + D-Glycerinaldehyd-3-phosphat. Die Serumaktivität kann im zusammengesetzten optischen Test oder kolorimetrisch mit 2,4-Dinitrophenylhydrazin bestimmt werden.
Material: 0,5 ml Serum.
Normalwerte: 0,5–3,1 U/l (bei 25 °C).
Bewertung:
Erhöht: Muskelkrankheiten, besonders progressive Muskeldystrophie, schwere Muskeltraumen, evtl. Dermatomyositis und Polymyositis im akuten Schub. Herzinfarkt (Anstieg nach 12–48 Std.) und Myokarditis. Leberkrankheiten (akute Hepatitis und akuter Schub einer chronischen Hepatitis).
Seltener: Hämolytische Anämien, Myoglobulinurie, Prostatakarzinom.

Aldosteronbestimmung im 24-Std.-Urin und im Plasma
(vgl. Natrium/Kalium-Quotient)

Das Mineralokortikoid Aldosteron wird in der Nebennierenrinde gebildet und verstärkt über den Renin-Angiotensin-Aldosteronmechanismus die Na-Reabsorption, damit die Wasserretention und damit die Abgabe von K-, H-, NH_4- und Mg-Ionen in der Niere. Es beeinflußt das Blutdruckverhalten.
Es kann entweder im 24-Std.-Urin kolorimetrisch oder durch doppelte Isotopenverdünnungsmethode oder radioimmunologisch im Plasma bestimmt werden. Mehrere Tage vor der Bestimmung sollten möglichst alle Medikamente weggelassen werden. Dazu sollte 24 Stunden strenge Bettruhe eingehalten und dem Patienten eine standardisierte Kost mit 60–100 mval(mmol) K und 100–200 mval(mmol) Na zugeführt werden.

Material: 24-Std.-Urin oder 2 ml tiefgefrorenes Blutplasma (Versendung in Trockeneis notwendig).
Normalwerte: Im Urin 2,1–13,0 μg/24 h (5,8–36 nmol/24 h) (Frauen) bzw. 2,9–13,0 μg/24 h (8–36 nmol/24 h) (Männer), im Plasma: mittlere Konzentration (Entnahmen um 8,16 und 24 Uhr) 50–150 ng/l (140–420 pmol/l).
Bewertung:
Erhöht: Primärer und sekundärer Hyperaldosteronismus.
Erniedrigt: Hypoaldosteronismus, Nebenniereninsuffizienz.

Alkalireserve, aktuelles Blut-pH, Standardbikarbonat, Basenexzeß und Basenpuffer

Zur Bestimmung des Säuren-Basen-Gleichgewichtes im Blut werden heute anstelle der Alkalireserve zuverlässiger bestimmt: das aktuelle Blut-pH, Standardbikarbonat (Stb), der Basenexzess (BE), der Basenpuffer (BP) und der pCO_2 (z.B. nach der Methode von Astrup). Unter Basenpuffer versteht man die Alkalireserve, bezogen auf 16 g/dl (160 g/l) Hämoglobin. Bei der respiratorischen Azidose und Alkalose ist die Bestimmung des pCO_2 wichtig.
Normalwerte:
Basenexzess: –2,4 bis + 2,3 mval/l (= mmol/l),
Alkalireserve: 40–45 Vol%,
Standard-Bikarbonat: 19–25 mval/l (= mmol/l),
Blut-pH: 7,36–7,4
Basenpuffer: 45–51 mval/l (= mmol/l),
pCO_2: 32,5–43,7 mmHg.
Bewertung:
Metabolische Alkalose *(mit Erhöhung aller Werte):* Azidosebehandlung (mit Bikarbonat, Natriumazetat, -laktat, -zitrat); Diuretikabehandlung (Quecksilber-, Thiazid-, Fursemid-, Ethacrynsäurepräparate); Kaliummangelzustände (S. 224); Magensaftverlust (Erbrechen, Spülungen); primärer und sekundärer Hyperaldosteronismus.
Respiratorische Alkalose (selten)
(pCO_2-Abfall, primär Anstieg aller anderen Werte nur geringgradig, bei Kompensation Senkung des Bikarbonats und des BP): Atemzentrumsreizung; fieberhafte Zustände; Hyperventilationstetanie; Lungenembolien und -fibrosen; Salizylatvergiftung.
Metabolische Azidose (mit Erniedrigung aller Werte): Ammoniumchlorid- und HCl-Therapie; Colitis ulcerosa; diabetische Azidose; Diuretika-Therapie (Diamox, Ammoniumchlorid); Dünndarm-, Gallen- und Pankreasfisteln; Durchfälle (alkalische D.); Hungerazidose; Lightwood-Albright-Syndrom; Milchsäureazidose; Nebennierenrindeninsuffizienz; Niereninsuffizienz (besonders akute tubuläre Azidose, interstitielle Nephritis, Pyelonephritis); Salizylatvergiftung (später).
Respiratorische Azidose
(pCO_2-Anstieg, primär Erniedrigung aller Werte nur geringgradig, sekundär Senkung des StB und BP): Asphyxie; Aspiration; Atemzentrumslähmung und -depression; Bronchialkrankheiten; Cor pulmonale; Lungenkrankheiten mit alveolärer Insuffizienz; CO_2-Erhöhung in der Atemluft.

Alkalische Leukozytenphosphatase

Die alkalische Leukozytenphosphatase kann in den segmentkernigen, weniger häufig in den stabkernigen Leukozyten nachgewiesen werden z.B. mit dem Azokupplungsverfahren. Dabei wird Naphthol- bzw. Phenolphosphat hydrolytisch durch das Enzym gespalten. Das freigewordene Naphthol bzw. Phenol reagiert mit einem Diazoniumsalz und bildet einen unlöslichen Diazofarbstoff, der im Zytoplasma als diffuser oder granulärer Niederschlag sichtbar wird. Durch prozentuale Auszählung der fermentpositiven Zellen und gleichzeitige Einstufung in verschiedene Reaktionsklassen (0–5) wird der Aktivitätsindex ermittelt. Die Bestimmung der alkalischen Leukozytenphosphatase dient im wesentlichen der Differentialdiagnose hämatologischer Erkrankungen.
Normalwert: Aktivitätszahl 20–80.
Bewertung:
Normal: Symptomatische Polyglobulie.
Erniedrigt: Chronische unbehandelte Myelose.
Erhöht: Osteomyelosklerose; Polycythaemia vera; essentielle Thrombozythämie; aplastische Anämie; chronische Lymphadenose; Morbus Hodgkin; *ferner:* Pneumonie; Sepsis; Karzinome; Leberzirrhose.

Alkalische Serumphosphatase

Das besonders in hoher Konzentration in Leber, Gallenepithelien und Osteoblasten vorkommende und durch die Galle ausgeschiedene Enzym katalysiert bei alkalischem pH die Hydrolyse von Phosphorsäureestern. Diese kann photometrisch bestimmt werden.
Material: 0,3 ml Serum.
Normalwerte: Optimierter Test:
Erwachsene: 40–190 U/l (25 °C),
Kinder: 151–471 U/l (25 °C);
Einfacher kolorimetrischer Test:
Erwachsene: 12– 30 U/l (25 °C),
20– 48 U/l (37 °C),
Kinder: 24– 86 U/l (25 °C),
38–138 U/l (37 °C).

Bewertung:
Erhöht: Antiepileptische Therapie; fortgeschrittene Colitis ulcerosa; Hepatitis bei Mononucleosis infectiosa;

Hyperparathyreoidismus; Hypernephrom; Knochenkrankheiten (osteoplastische Tumoren und Metastasen, Osteomalazie, Ostitis deformans Paget, Rachitis, Ostitis fibrosa generalisata (Recklinghausen)); Leberkrankheiten mit Cholostase; Morbus Boeck; Osteomyelosklerose; Verschlußikterus (besonders durch Steine, Tumoren, Cholangitis u.a.).
Erniedrigt: Hypophysärer Zwergwuchs; Hypothyreose; Vitamin-C-Mangel.

Alkaptochrom-Reaktion, s. Homogentisinsäure im Urin

ALP, s. Alkalische Leukozytenphosphatase

Alpha-Fetoprotein, s. α-Fetoprotein

Ammoniak im Blut und Plasma

Ammoniak kann durch Ionenaustauscher, Neßler-Reagenz mit Ionenaustauscher, Phenolatreagenz und enzymatisch bestimmt werden.
Ammoniak selbst entsteht beim Aminosäureabbau und im Stoffwechsel der Darmbakterien. Es wird durch Leber und Niere aus dem Organismus eliminiert.
Material: Blut oder Plasma, sofort nach der Entnahme des Blutes gut gekühlt in das Labor transportiert und sofort bestimmt.
Normalwerte (variabel je nach Labor): im Blut 15–80mg/l(9–47 μmol/l), im Plasma 12–53 mg/l(7–31 μmol/l).
Bewertung:
Erhöht: Praecoma und Coma hepaticum, Leberzirrhose, nach Einnahme von Ammoniumchlorid und Agonal, im Schock, nach Operationen, schweren Verletzungen, Verbrennungen, bei Niereninsuffizienz, bei Hungerzuständen, Erbrechen und Diarrhöen und diabetischer Azidose mit Dehydration.

Wegen der starken Flüchtigkeit des Ammoniaks (Verluste treten schon in wenigen Minuten nach Blutentnahme auf!) ist eine korrekte Bestimmung in praxi nur schwer durchführbar!

Amylase im Serum und Urin, s. Diastase (Amylase) im Serum und Urin

Androgenbestimmung im Blutplasma

Die Androgene werden in Hoden bzw. Ovar und in der Nebennierenrinde gebildet. Hierbei bestimmt beim Mann vorwiegend das Testosteron die androgene Wirkung des Plasmas. Die verschiedenen zirkulierenden Androgene können ineinander umgewandelt werden. Die Androgenproduktion wird durch die entsprechenden Hypophysenhormone Gonadotropin und ACTH, kann aber auch durch das plazentare Choriongonadotropin stimuliert werden.

Normalwerte:	Männer (20.–45. Lebensjahr)
Testosteron	2,8 – 13 ng/l (9,7 –45 nmol/l)
Dihydrotestosteron	300– 840 ng/l (1,0–2,9 nmol/l)
Androstendion	600–2300 ng/l (2,1–8,0 nmol/l)
Dehydroepiandrosteron	1,3 –12,7 ng/l (4,5–44 nmmol/l)
Androsteron	600–2900 ng/l (2,1–10,0 nmol/l)
Ätiocholanolon	100–2700 ng/l (0,34–9,3 nmol/l)
	Frauen (20.–40. Lebensjahr)
Testosteron	40– 700 ng/l (0,14–2,4 nmol/l)
Dihydrotestosteron	80– 280 ng/l (0,28–0,96 nmol/l)
Androstendion	500–3300 ng/l (1,74–11,4 nmol/l)
Dehydroepiandrosteron	1,4–12,5 ng/l (4,8–43,3 nmol/l)
Androsteron	300–1100 ng/l (1,0–3,8 nmol/l)
Ätiocholanolon	300– 900 ng/l (1,0–3,1 nmol/l)

Bewertung:
Erhöht: S. Hirsutismus, Hyperkortizismus, Intersexualität, Pubertas praecox.
Erniedrigt: S. Hypogonadismus des Mannes, Intersexualität, Nebennierenrindeninsuffizienz.

ANF, s. Antinukleäre Faktoren

Antiglobulinkonsumptionstest (vgl. Antinukleäre Faktoren)

Als Antigen werden in diesem Test zytoplasmafreie Zellkerne aus Leukozyten oder Thymuszellen benutzt. Das antinukleäre Autoantikörper enthaltende Serum vermag die als Antigen dienenden Zellkerne in bestimmten Titern zu agglutinieren.
Material: 4 ml Serum.
Bewertung: bei Gesunden in 3–7% positiv.
Positiv: Lupus erythematodes (in 82–100% positiv); chronisch-aggressive Hepatitis; chronische Polyarthritis rheumatica (in etwa 10% positiv); Felty-Syndrom, Sjögren-Syndrom (40–60% positiv), Sklerodermie.

Antihyaluronidase-Titer, s. Rheumafaktoren

Antinukleäre Faktoren (ANF)

Es handelt sich um Antikörper gegen Kernsubstanzen (DNS, RNS), die im Serum nachweisbar sind bei verschiedenen Autoimmunerkrankungen (s. unten).

Nachweismethoden:

1. Latex-Test

Mit Nukleoproteinen beladene Latex-Partikel werden durch antinukleäre Faktoren (ANF) agglutiniert. Empfindlicher, jedoch an ein Speziallabor gebunden ist der

2. Immunfluoreszenztest (indirekte Methode nach Coons)

Rattenlebergefrierschnitte oder Ausstriche von Kalbsthymus werden mit Patientenserum inkubiert. Die weder organ- noch speziesspezifischen ANF binden sich an die Zellkerne. In einem 2. Untersuchungsschritt wird an die so fixierten ANF (= Gammaglobuline) ein fluoreszenzmarkiertes Antihumanglobulin gebunden. Die Antikörperbindung wird so im Fluoreszenzmikroskop in Form fluoreszierender Zellkerne sichtbar.

3. LE-Zelltest

In unterschiedlichen Methoden werden neutrophile Granulozyten nachgewiesen, die in ihrem Zytoplasma Reste phagozytierter Zellkerne enthalten (LE-Zell-Phänomen).

Bewertung: Nachweis von ANF bei

Lupus erythematodes disseminatus (auch medikamenten-induziert); Panarteriitis nodosa; Dermatomyositis; chronischer Polyarthritis; Sklerodermie; chronisch aktiver („lupoider") Hepatitis; Sjögren-Syndrom; Myasthenia gravis; Polymyositis; klinisch gesunde Personen.

Antistreptokinasetiter, s. Rheumafaktoren

Antistreptolysintiter, s. Rheumafaktoren

Antithrombozytäre Antikörper

Nachweis von Thrombozyten-Autoantikörpern durch direkten oder indirekten *Antiglobulinkonsumptionstest* möglich, jedoch unter Berücksichtigung häufig falsch positiver Befunde problematisch.

Vorkommen: Bei der idiopathischen thrombozytopenischen Purpura, ferner bei autoimmunhämolytischen Anämien, Lupus erythematodes disseminatus, malignen Lymphomen.

Nachweis von Thrombozyten-Isoantikörpern oder medikamenteninduzierten Antikörpern durch *Thrombozytenkomplementfixationstest.*

Vorkommen: Nach multiplen Bluttransfusionen bzw. medikamentöser Behandlung z.B. mit Sedormid, Sulfonamiden, Chinidin, Barbituraten, Phenylbutazon, Phenacetin, Hydantoin u.a.m.

Apexkardiogramm, s. Mechanokardiographie

Artosin-Test, s. Tolbutamid-Test

Astrup-Analyse, o. Alkalireserve

Ätherreflex

Einer der verschiedenen Provokationsteste, die auch mit anderen Substanzen durchgeführt werden, im großen und ganzen aber überholt sind.

Durchführung: Es werden 2–4 ml Äther und Luft in die Duodenalsonde gespritzt.

Bewertung:

Normal: Evtl. leichter Oberbauchschmerz, nach 5–10 Min. hellgelbes Pankreassekret mit vermehrtem Enzymgehalt.

Pathologisch ist in jedem Fall ein Schmerz über 2 Min. (Pankreatitis).

Atropin-Test, s. Horner-Symptomenkomplex

Azeton und Azetessigsäure in Serum und Urin, s. Ketonkörper

Australia-Antigen, s. Hepatitisantikörper, S. 73

Basenexzess, s. Alkalireserve

Basenpuffer, s. Alkalireserve

BEJ, s. Butanolextrahierbares Jod

Bence-Jones-Eiweißkörper im Urin

1. Wärmepräzipitationstest nach Snapper

Mit 20%iger Sulfosalizylsäure versetzter Urin zeigt bei positivem Ausfall ein Präzipitat, das sich bei der anschließenden Kochprobe wieder löst und bei nachfolgender Abkühlung zwischen 50 und 70 °C als milchige Trübung wieder sichtbar wird.

2. Azetatfolienelektrophorese

Nachweis eines M-Gradienten im Globulinbereich (bei geringer Proteinmenge Einengen des Urins auf etwa 300fache Konzentration).

3. Immunologischer Nachweis

In der Immundiffusionstechnik nach Ouchterlony läßt man Urin gegen Bence-Jones-Proteinantiseren (Anti-Kappa bzw. Anti-Lambda) diffundieren. Bei Anwesenheit freier Leichtketten findet sich eine Präzipitationslinie zwischen den Auftragsstellen.

Bewertung:
Obligatorisches Vorkommen beim Bence-Jones-Plasmozytom (Leichtketten-Plasmozytom), ferner in einer Häufigkeit von ca. 20% beim IgG-, A(E)-Plasmozytom. Bei fakultativen und rudimentären Paraproteinämien in der Regel kein positiver Bence-Jones-Eiweißkörper-Nachweis.

Benzidinprobe, s. Blutnachweis

Berliner-Blau-Reaktion, s. Knochenmarkausstrich

Bilirubin im Urin, s. Harnfarbstoffe

Bilirubin im Serum (vgl. Ikterus)

Der Serum-Bilirubinspiegel wird bestimmt von Hb-Abbau und Elimination des Farbstoffes in der Leber. Das indirekte Bilirubin wird in der Leber zu direktem Bilirubin mit Glukuronsäure gekoppelt. Zur Bestimmung wird es zu einem Azofarbstoff bzw. in Biliverdin oder Cholezyanin umgewandelt.
Die Bestimmung erfolgt *qualitativ oder halbquantitativ* nach der überholten Methode von *Harrison und Fouchet* oder im *Ictotest* mit Testtabletten oder Prüfblättchen.
Positive Farbreaktion: Bilirubin erhöht.

Quantitative Methode:
Material: 2 ml Serum für die Makromethodik, sonst weniger.
Normalwert: Gesamtbilirubin: bis 1,0 (1,4) mg/dl = 17–22 μmol/l. *Indirektes Bilirubin:* bis 0,3 mg/dl = 5,1 μmol/l.
Bewertung:
Direktes Bilirubin erhöht: Post- und intrahepatischer Ikterus: Lebererkrankungen (besonders Hepatitis epidemica, Leberzirrhose, Lebermetastasen, toxische Leberschäden); Stauungsikterus: durch Steine, Tumoren, z.B. Gallengangs-, Pankreaskarzinom usw., Cholezystitis und Cholangitis; z.T. bei Dubin-Johnson- und Rotor-Syndrom sowie Crigler-Nayjar-Syndrom (bei Säuglingen); schwere Infektionskrankheiten (besonders bei Fleckfieber, evtl. Scharlach); Rechtsherzinsuffizienz; Speicherkrankheiten.
Indirektes Bilirubin erhöht: Prähepatischer Ikterus: Gänslein-Syndrom; Hämolyse durch Intoxikationen oder vermehrten Blutzerfall, bei Infarkten, intestinalen Blutungen, Resorption von Hämatomen, nach Transfusionen, Sepsis, paroxysmaler Hämoglobinämie, bei Perniziosa, Polyzythämie, Malaria, hämolytischen Anämien; Morbus Meulengracht. *Evtl. bei:* Hepatitis epidemica, Verschlußikterus; nach Lebererkrankungen und bei der Shunt-Hyperbilirubinämie („vorzeitiger Abbau des Hämoglobins").

Bilirubin-Belastungstest, s. Leberteste

Blei in Serum und Urin

Normalwert: 5–30 μg/dl = 0,24–1,45 μmol/l im Serum, bis 80 μg/d = 0,4 μmol/d im Urin.
Bewertung:
Erhöht: Bleivergiftungen (besonders bei Bleiarbeitern).

Blutbild, s. Rotes Blutbild, weißes Blutbild; Lymphome; Thrombozytäre Krankheiten

Blutgasanalyse, s. Alkalireserve

Blutgerinnungszeit, s. Gerinnungszeit

Blutgruppenbestimmung

Die Blutgruppen werden mit ABO- und Rh-Anti-Seren oder im Schnelltest mit Karten bestimmt.
Material: 5 ml frisches Venenblut (nie älter als 24 Stunden).

Blutkörpersenkungsgeschwindigkeit, s. Blutsenkungsgeschwindigkeit (BSG)

Blutkuchentest, s. Rekalzifizierungszeit

Blutkultur

Blutkulturen werden in sterilen Spezialröhrchen abgenommen, in denen üblicherweise ein Unterdruck herrscht. Die Kulturen müssen dann bei 37 °C bis zur Übergabe an Bakteriologen aufbewahrt werden.
Material: Etwa 10 ml Venenblut (abzunehmen vor Beginn einer antibiotischen Therapie und im Fieberschub).

Blutnachweis (in Auswurf, Liquor, Punktaten, Stuhl, Urin)

Direkt wird Blut durch den Nachweis von Erythrozyten im Urin-, Liquor- oder Punktatsediment oder chemisch durch die *o-Tolidin-Probe* nachgewiesen. Bei dieser Probe wird – wie früher bei der *Benzidinprobe,* die aber wegen Kanzerogenität des Benzidins nicht mehr durchgeführt werden soll – durch das Hämoglobin O_2 von H_2O_2 auf o-Tolidin übertragen, das dadurch grünblau gefärbt wird. Der *Streifentest* basiert ebenfalls auf der Oxydation des o-Tolidins. Besonders empfindlich reagiert der *Sangur-Teststreifen.* Schon 5 Erythrozyten pro μl ergeben in 90% eine positive Reaktion. Verwendung findet auch ein *Tablettentest,* weiterhin die unspezifischere *Heller-Probe* und zuverlässig wiederum die *Pyramidonprobe.*

Bewertung:
Positive Reaktion (bei Färbung): bei allen Blutungen bzw. Anwesenheit von Hämoglobin.
Blut im Auswurf, s. Hämatemesis und Hämoptoe;
Blut im Liquor: artefiziell bei Punktionen; Hämorrhagische Diathese; Hirn- und Rückenmarkstumoren; Pachy- und Leptomeningosis haemorrhagica interna; Subarachnoidal- und Subduralblutungen, Ventrikeldurchbruch bei Enzephalorrhagien.
Blut in Punktaten, s. Ergüsse; *Blut im Stuhl,* s. Blut- und Teerstuhl; *Blut im Urin,* s. Urinsediment.
Wenn kein Nachweis von Erythrozyten im Urinsediment (der Urin ist dann durchsichtig rotgefärbt), s. Hämoglobin im Urin.

Störungen: Askorbinsäure in hohen Konzentrationen hemmt die Reaktionen, evtl. ergeben verunreinigte Glasgeräte durch Schwermetallspuren oder Eiter positive Reaktionen.
Bei der *Heller-Probe* reagieren Porphyrine ebenfalls durch eine positive Farbreaktion.

Blut-pH, s. Alkalireserve

Blutsenkungsgeschwindigkeit (BSG)

Die Blutsenkungsgeschwindigkeit hängt ab vom Albumin/Globulinverhältnis und vom Fibrinogengehalt des Blutes.
Material: 1,6 ml Blut in 0,4 ml Zitrat.
Normalwert: bis 8/16 mm/h bei Männern, bis 11/20 mm/h bei Frauen.
Bewertung:
1. Evtl. normal: Beginnende bakterielle Infektionen, Infarkte, Virusinfektionen, Malignome; Erkrankungen ohne entzündliche Reaktionen oder mit nur gering ausgeprägtem Organbefall oder bei gleichzeitiger Erkrankung mit verlangsamter Senkung.
2. Erniedrigt: Allergische Erkrankungen, Polyzythämie und -globulie, Stauungsinsuffizienz und vegetative Dystonie, unter Steroiden und Butazolidin.
3. Erhöht: *3.1. Mäßig:* Blutkrankheiten und Hämoblastosen (Anämien, Leukämien u.a.); nach Blutungen, Operationen; essentielle Hyperlipämie, Entzündungen (besonders stumme Cholezystitis, aktive Lues, Thrombophlebitis, aktive Tuberkulose, nekrotische Prozesse, entzündlich-degenerative Erkrankungen), Varizen, Heavy-chain-disease, Hypogonadismus, Kugelthromben mit Tumoren im Herzen, Magenulkus, Menstruation und Schwangerschaft, Myxödem, postoperative und Schockzustände, evtl. auch bei allen folgenden Erkrankungen.
3.2. Stark: Infektionen (besonders bei akuten Infektionen), Infarkte und Embolien, Lebererkrankungen, Malignome (besonders Hypernephrom) und Hämoblastosen, Pyelonephritis, Purpura Schönlein-Henoch und Majocchi.
3.3. Sehr stark: Akute, schwere Infektionen (selten), Hypernephrom, evtl. auch andere Malignome, Kollagenkrankheiten und Rheumatismus verus, Makroglobulinämie Waldenström, Kryoglobulinämie, Nephrotisches Syndrom, Plasmozytom, Schock, Sepsis.
Besonderheiten:
4. Schleiersenkung: Hämolytische Anämien, Kryoglobulinämie.
5. Plasmabeschaffenheit: *Gelb* bei Ikterus, *hell* bei der Eisenmangelanämie, *strohgelb* bei der Perniziosa, *milchig-trüb* bei der Hypertriglyzeridämie.

Fehlerquellen: Nicht trockene Spritzen oder Senkungsröhrchen; falsche Menge Zitrat; mangelhafte Zitratdurchmischung; Zitratblut wurde länger als 4 Stunden aufbewahrt; Senkungsröhrchen steht nicht senkrecht; zu kalte oder zu warme Umgebungstemperatur.

Blutungszeit

Zeit vom Einstich eines 4 mm tiefgehenden Schneppers ins Ohrläppchen bis zum Stehen der Blutung (auf Filterpapier bestimmt).
Normalwert: 3–5 Min. (Duke).
Bewertung:
Verlängert: Bei Thrombopenien und -pathien, schwerer vaskulärer Purpura und Angiohämophilie.

Blutvolumenbestimmung

Das Blutvolumen kann durch die Bestimmung des Plasmavolumens mit radiojodmarkiertem Humanalbumin oder des Erythrozytenvolumens mit ^{51}Cr-markierten Erythrozyten jeweils unter Berücksichtigung des Hämatokritwertes ermittelt werden.
Normalwerte: 76 ml/kg KG beim Mann,
66 ml/kg KG bei der Frau.
Bewertung:
Vermehrt bei: Polyzythämie und Polyglobulie, chronischer Myelose, Cushing-Syndrom, Herzinsuffizienz, Schwangerschaft.
Vermindert bei: Akuter Blutung, schweren Anämien, Flüssigkeitsverlust mit Bluteindickung (Erbrechen, Durchfälle, diuretische Therapie), Adipositas, Alter.

Blut- und Harnzucker

1. Für die **Blutzuckerbestimmung** haben sich die für Glukose praktisch spezifischen enzymatischen Verfahren, die Hexokinase- oder die Glukosedehydrogenasemethode, heute allgemein durchgesetzt.
Für die Blutzuckerschnellbestimmung in Notfallsituationen stehen das Dextrostix und das Haemoglukotest -Verfahren zur Verfügung.
Normalwerte (Nüchternblutzucker) im Kapillarblut unter 100 mg/dl (5,5 mmol/l), im venösen Plasma unter 110 mg/dl (6 mmol/l).

Für die Diabetessuche ist der Nüchternblutzucker wertlos, da er in leichten Fällen häufig noch normal ausfällt. Aufschlußreicher ist der postprandiale Blutzucker nach einer kohlenhydratreichen Testmahlzeit, der im Tagesverlauf oder 1–2h postprandial zwischen 130 und 200mg/dl (7,22–11,1 mmol/l) als im Verdachtsbereich liegend anzusehen ist. Bei wiederholten Blutzuckerkonzentrationen im Verdachtsbereich nach Testmahlzeiten ist dann die Durchführung eines oralen Glukose-Toleranztestes angezeigt (s. dort).

2. Die **Harnzuckerbestimmung** wird qualitativ und semi-quantitativ mit Teststreifen (Clinistix, Glukotest, Gluco-Merckognost, Tes-Tape bzw. Diabur-Test 5000 U) und quantitativ polarimetrisch durchgeführt. Letztere wird jedoch durch eine Vielzahl von Substanzen, vor allem durch Antibiotika, gestört.
Für die Beurteilung der Harnzuckerwerte ist festzuhalten, daß ein negativer Harnzuckernachweis, vor allem in einzeln gelassenen Harnportionen und bei älteren Menschen, ohne vorausgegangene Kohlenhydratbelastung, einen Diabetes nicht sicher ausschließt. Ein positiver Harnzuckernachweis beweist nicht unbedingt das Vorliegen eines Diabetes.

Bewertung: s. Glukosurie; Hyperglykämie; Hypoglykämie; Ketonkörper (Azeton).

Boyden-Test, s. Schilddrüsenantikörper

Brenztraubensäure im Blut

Wird enzymatisch mit LDH und $NADH_2$ bestimmt. Bei der Überführung des Pyruvats in Laktat verschwindet $NADH_2$. Aus der Extinktionsänderung läßt sich die Pyruvatkonzentration errechnen.
Material: 4ml Vollblut in 4ml 5-prozentiger Perchloratsäure. Sofortige Bestimmung notwendig!
Normalwerte: Nach der enzymatischen Methode: 4–7 mg/l (45–80 µmol/l), nach kolorimetrischer Methode: 4–11 mg/l (45–125 µmol/l).

Bewertung:
Erhöht: Alkoholintoxikation, B_1-Hypovitaminosen (Beri-Beri, Zöliakie, diabetische Azidose, Sprue, Hyperthyreosen, Hungerzustände).
Seltener: Bei kardialer Dekompensation, Digitalisintoxikation, Leberparenchymschäden, Nierenerkrankungen, Wernicke-Syndrom, weiterhin nach körperlichen Anstrengungen und psychischer Erregung.
Erniedrigt: Hypothyreosen, Schilddrüsenhormon-Synthesestörungen, verschiedene Thyreoiditiden.

Diese Bestimmung ist geeignet zur Verlaufskontrolle von Hypo- und Hyperthyreosen. Sie ist aber wegen der Fortschritte in der Schilddrüsendiagnostik entbehrlich.

Bromthalein-Test, s. Leberteste

BSG, s. Blutsenkungsgeschwindigkeit

BUN, s. Harnpflichtige Substanzen

Butanolextrahierbares Jod (BEJ) im Serum

Das BEJ ist der Hormonjodanteil des proteingebundenen Jods. Da heute zuverlässigere Möglichkeiten der Schilddrüsendiagnostik vorhanden sind, kann auf die schwierige und nur von wenigen Laboratorien durchgeführte Bestimmung verzichtet werden.
Normalwert: 3,2–6,2 γ% = 32–62 µg/l (250–490 nmol/l).

Bewertung:
Erhöht: Heiße Schilddrüsenknoten (dekompensierte toxische Adenome), hyperthyreote Funktionszustände (z.B. evtl. in der Anfangsphase der Thyreoiditis-Riedel und -Hashimoto), iatrogen nach TSH, Östrogenen; Schilddrüsenmalignome (selten), Schwangerschaft.
Erniedrigt: Defekte der Schilddrüsenhormonsynthese, Hashimoto-Thyreoiditis (evtl. bei erhöhtem PBJ), Hypothyreosen, Jodmangel und chronischer Jodüberschuß, nach Thyreostatika, Strumektomie oder Radiojodtherapie.

Calcium in Serum und Urin, s. Kalzium im Serum; Kalzium im Urin

Carboxypeptidase im Duodenalsaft, s. Pankreozym-Sekretin-Test

Cardiolipin-Mikroflockungstest, s. Lues-Reaktionen

Caroli-Test (Duodenaler Bromthaleintest)

Es wird die Ausscheidungsgeschwindigkeit des vorher i.v. injizierten Bromthaleins in die Galle bzw. in den Duodenalsaft bestimmt. Eine akute Hepatitis muß aber ausgeschlossen werden! Gallenwegsdyskinesien können einen falschen Wert vortäuschen.
Ausführung: Nach Duodenalsondierung (möglichst Rö-Kontrolle) und Reiz mit 20ml Olivenöl oder 30%igem (2,5 mol/l) Magnesiumsulfat über die Duodenalsonde wird gleichzeitig Bromthalein i.v. injiziert. Die abfließende Galle wird in 2ml 2n (2 mol/l) Kalilauge in 2minütigen Abständen aufgefangen. Im alkalischen Milieu wird der Farbstoff sichtbar.
Normalwert: Farbausscheidung bis 20Min. nach i.v. Injektion.

Bewertung:
Geringe Erhöhung bei intrahepatischem Ikterus. Über 30 Min. Ausscheidungszeit: posthepatischer Ikterus, d.h. Passagehindernis im Choledochus.

Carter-Robbins-Test (Hickery-Hara-Test)

Nach Infusion einer hypertonischen Kochsalzlösung vermindert sich normalerweise die Urinmenge, und das spezifische Harngewicht steigt an.
Ausführung: Nach 8stündigem Dursten und anschließender Blasenentleerung trinkt der Patient innerhalb einer Stunde 20ml Wasser/kg KG. Nach 30 Min. wird durch einen Dauerkatheter alle 15 Min. in Portionen Urin aufgefangen und auf ml/Min. berechnet.
Liegen von den aufgefangenen Urinportionen zwei über 75ml, wird 9ml/kg KG einer 2,5%igen (0,43mol/l) NaCl-Lösung in 45 Min. intravenös infundiert.
Normalwerte: Während oder nach der Infusion Abnahme der Harnmenge und Anstieg des spezifischen Harngewichts.
Bewertung:
Keine Abnahme der Harnmenge und kein Anstieg des spezifischen Harngewichts: Zentraler Diabetes insipidus. Nach intranasaler Applikation von 0,1ml DDAVP- (s. dort) Nasentropfen (Minirin, 0,1mg/ml Ferring, Ritter) dann Anstieg des spezifischen Harngewichts und Abfall der Harnmenge.

Carzinoembryonales Antigen, s. Karzinoembryonales Antigen (CEA)

CEA, s. Karzinoembryonales Antigen

CHE, s. Cholinesterase im Serum

Chlorid im Schweiß

Normalwert: 40–50(0–80)mval/l(= mmol/l).
Erhöht: Bei der zystischen Pankreasfibrose.

Chlorid in Serum und Urin

Material: 3–5ml Blut oder 5ml Urin unter Angabe der 24-Std.-Urinmenge.
Normalwerte: Serum: 97–108mval(= mmol/l) bzw. 345–380mg/dl. *Harn:* 4–9g/24Std.-Urin bzw. 170–250mval(= mmol)/24Std.-Urin.
Bewertung:
1. Im Serum
Erhöht: Hyperchlorämische renale Azidose (S. 146ff), Exsikkose und Dehydration, Niereninsuffizienz, Nebennierenrinden-Hormontherapie, respiratorische Alkalose (S. 200), hypertone Dehydration und hypertone Hyperhydration (S. 27 u. 83f), nach übermäßiger Zufuhr von NH_4Cl und NaCl. Nephrotisches Syndrom, Hypothalamuserkrankung und nach Schädeltraumen, maligne Hypertonie (essentiell), primärer Aldosteronismus (Conn-Syndrom), Uretero-kolische Anastomose, Wassermangel.
Erniedrigt: Aszitespunktionen, Coma diabeticum, Diuretika-Therapie, Emphysem, Erbrechen, Eklampsie, Diarrhö, Herzinsuffizienz, hypotone Dehydration (S. 27), hypotone Hyperhydration. Magen-, Gallen-, Pankreasfisteln, Metabolische Alkalose (S. 200), NNR-Insuffizienz, Ödeme, Pneumonien, respiratorische Azidose (S. 200), nach starkem Schwitzen, übermäßiger HCO_3-Zufuhr, Urämie (bes. tubuläre Insuffizienz, Sublimatniere), Verbrennungen.
2. Im Urin
Erhöht: Bei vermehrter Kalium-Ausscheidung, bei vermehrter Natrium-Ausscheidung.
Erniedrigt: Chronisches Erbrechen, Cushing-Syndrom, Diabetes mellitus, fieberhafte Zustände, Hungerzustände, Ödeme, primärer Aldosteronismus, bei salzfreier Diät.

Cholesterin im Serum, s. Lipide im Serum

Cholinesterase (CHE) im Serum

Zu unterscheiden ist zwischen der *„echten“ CHE*, die Acetylcholin spaltet, und der verschiedene Cholinester hydrolysierenden *Pseudo-CHE.* Letztere wird entweder photometrisch mit S-Butyrylthiocholinjodid oder mit dem Acetylthiocholin als Substrat oder im Schnelltest mit Testplatte und Reagenzpapier bestimmt.
Die Pseudo-CHE wird vorwiegend in der Leber synthetisiert und in das Blut sezerniert. Die Bestimmung erlaubt die Beurteilung der Syntheseleistung der Leber. CHE ist erst bei schweren ausgedehnten Leberparenchymschäden oder bei einer starken Verminderung der Leberzellzahl vermindert.
Material: 1 Tropfen Serum für den Schnelltest, für Makroteste 10–20µl, für den Mikroansatz 5µl Serum.
Normalwerte: Kinetische Teste: Bei dem Substrat S-Butyryl-thiocholinjodid 3000–8000U/l, bei dem Substrat Acetylthiocholin 1900–3800 U/l, beim Streifentest mit Merckognost CHE 3–6U/ml.
Bewertung:
Erniedrigt: Schwere Leberkrankheiten (toxische Schäden, chronisch-aggressive Hepatitis, akuter Schub einer chronisch-persistierenden Hepatitis, evtl. akute Hepatitis besonders mit cholostatischer oder nekrotischer Verlaufsform, dekompensierte Leberzirrhose, Leberzellkarzinom, akute Alkoholhepatitis, ausgedehnte Lebermetastasierung).

Insektizidvergiftungen (Alkylphosphatase, Alkylthiophosphatase).
Selten: Gallengangskrankheiten mit Leberbeteiligung, 2. Hälfte der Schwangerschaft, bei Einnahme von Ovulationshemmern und Zytostatika, akute Paramyeloblastenleukämie, schwere Eiweißmangelzustände, Kachexie, chronische Infekte und Tumoren, nach Herzinfarkten.
Erhöht: Extreme Fettsucht, Nephrosen, exsudative Enteropathie, Thyreotoxikose.

Beachte: Bei Erniedrigung der CHE besteht bei Einsatz von Succinylcholin als Muskelrelaxans bei Operationen die Gefahr einer *Atemmuskellähmung.*

Choriongonadotropin-(HCG-)Bestimmung im Urin (Schwangerschaftsteste)

Die HCG-Bestimmungen werden zum Schwangerschaftsnachweis genutzt. Sie können tierexperimentell z.B. durch die Aschheim-Zondek-Reaktion, heute für praktische Zwecke besser immunologisch in Schnelltesten (Hämagglutinationstest = z.B. Pregnosticon-Test der Firma Organon oder mit noch geringerem Zeitaufwand durch Latex-Agglutinationshemmteste: Pregnosticon-Planotest der Firma Ornanon oder Gravindex der Firma Ortho) durchgeführt werden. Quantitativ läßt sich HCG im Serum radioimmunologisch mit im Handel befindlichen Testsätzen bestimmen.
Die Bestimmungen sind jeweils nach den gegebenen Vorschriften durchführbar.
Material: Für Schnellteste wenige ml Morgenurin, für die quantitative Bestimmung einige ml Blutserum.

Bewertung:
Positiver Testausfall beim Hämagglutinationstest nach 22 bis 24 Tagen nach Konzeption, bei den Latexagglutinationshemmtesten nach 24–26 Tagen nach der Konzeption zu erwarten. Quantitative Maximalwerte in der 8.–12. Woche, dann Absinken.

Chorion- und Gonadotropinteste

1. Choriongonadotropintest

Nach Belastung mit je 500 I.E. Choriongonadotropin über 5 Tage kommt es durch Stimulation der Gonaden zur vermehrten 17-Ketosteroid- (beim Mann) und Östrogenausscheidung (bei der Frau) im 24 Std.-Urin. Es erfolgt keine vermehrte Androgenausscheidung aus der Nebennierenrinde.

Bewertung:
Normale Reaktion: Normal funktionierende Gonaden, sekundärer Hypogonadismus (evtl. Panhypopituitarismus), Stein-Leventhal-Syndrom (hier nur Anstieg der 17-KS-Ausscheidung).
Pathologische Reaktion: Primärer Hypogonadismus, Gonadentumoren mit vermehrter 17-Ketosteroid- und/oder Östrogenausscheidung vor dem Test (hier verminderte Gonadotropinausscheidung).

2. HCG (human-choriongonadotropin)-Test

Funktionstüchtige Leydig-Zellen lassen sich durch tägliche Gabe von je 5 000 E i.m. täglich über 5 Tage stimulieren. Es kommt bei positivem Ausfall des Testes zum starken Anstieg des Plasma- und Urintestosterons.

Bewertung:
Kein Testosteronanstieg: Bei fehlendem Hodengewebe (s. Hypogonadismus, Intersexualität, Gynäkomastie), funktionslosem Hodengewebe, Testosteronsynthesestörungen, hypogonadotropem Hypogonadismus (bei längerer HCG-Verabreichung dann langsamer Testosteronanstieg!).

3. HMG (human-menopausal-gonadotropin)-Test

Funktionstüchtiges Ovargewebe läßt sich durch Gabe von täglich je 150 E HCG i.m. über 5 Tage stimulieren. Bei positivem Testausfall kommt es zu Anstieg des Plasma- und Urin-Östradiols.

Bewertung:
Kein Östradiolanstieg bei fehlendem oder funktionslosem Ovargewebe und bei verminderter Gonadotropinproduktion (hier Anstieg erst nach langzeitiger Gabe von HCG).

Chymotrypsin im Duodenalsaft,
s. Pankreozym-Sekretin-Test

Clearance-Bestimmung, s. Nierenfunktionsuntersuchungen

CO-Nachweis im Blut (Karboxyhämoglobin)

Blut mit starkem CO-Gehalt sieht kirschrot aus. Diese Farbe verschwindet nicht nach Zusatz von Natronlauge. Quantitativ wird der CO-Gehalt spektroskopisch oder photometrisch bestimmt.
Material: 6 ml Blut (mit etwas Kaliumoxyd geschüttelt und mit Paraffinöl überschichtet).

Bewertung:
Erhöht: Kohlenmonoxydvergiftung, Leuchtgasvergiftung.

Cold-Pressure-Test (s. auch Histamin-Test)

Dieser Provokationstest führt zu einer Entspeicherung von Katecholamin aus einem Phäochromozytom und aus Nervenendigungen.
Ausführung: Eine Hand des Patienten wird für die Dauer von einer Minute in ein Wasserbad von 4 °C (Eiswürfel) eingetaucht. Dabei wird nach 30 und 60 Sekunden Blutdruck und Puls gemessen. Anschließend ist ein Histamintest durchzuführen!
Kontraindikation: Diastolischer Blutdruck höher als 150mmHg.

Bewertung:
Deutlicher Anstieg von RR und Pulsfrequenz: Labiler Hypertonus, Psychovegetative Labilität. RR-Anstieg im Histamintest weniger deutlich.
Weniger starker RR- und Pulsfrequenzanstieg als im Histamintest: Dringend verdächtig auf Phäochromozytom.

Coombs-Test (Antiglobulintest)

Standardmethode zur Erfassung von antierythrozytären Autoantikörpern.
Beim **direkten Coombs-Test** reagieren die an die Erythrozytenoberfläche gebundenen inkompletten Antikörper (Gammaglobuline) mit dem zugegebenen Anti-Humangammaglobulin (vom Pferd oder Kaninchen). Es kommt zur Erythrozyten-Agglutination.
Beim **indirekten Coombs-Test** müssen die frei zirkulierenden Antikörper zunächst in vitro an Test-Erythrozyten gebunden werden. Diese „sensibilisierten" (antikörperbeladenen) Erythrozyten werden dann wie beim direkten Coombs-Test durch Anti-Humanglobulinserum agglutiniert.

Bewertung:
Direkter Coombs-Test positiv bei: Immunhämolytischen Anämien, Autoaggressionskrankheiten (z.B. Lupus erythematodes, Immunthyreoiditis), Viruspneumonien, malignen Erkrankungen des lymphoretikulären Systems, malignen Bluterkrankungen (z.B. Monozytenleukämie, Osteomyelosklerose, Myelom), Tumorerkrankungen (z. B. Magen-Darm-Karzinome, Hypernephrom).
Indirekter Coombstest positiv bei: Durch Schwangerschaft oder Bluttransfusionen immunisierten Personen (fetale Erythroblastose).

Corticoidausscheidung, s. Kortikoidausscheidung im 24-Std.-Urin

Cortisol im Plasma (vgl. Cortisol-Tagesrhythmus)

Die photometrisch-kolorimetrische oder fluorimetrische Bestimmung des Plasma-Cortisols (der 17,21-Dihydroxy-20-Ketosteroide) gibt den besten Einblick in die Steroidhormonproduktion der Nebennierenrinde. Sie ist den Urinanalysen in der diagnostischen Aussagekraft deutlich überlegen. Leider ist die technisch schwierige Analyse Speziallaboratorien vorbehalten. Die diagnostische Aussagekraft wird durch Bestimmung im ACTH-, Dexamethason- und Metopiron-Test erhöht.
Material: etwa 30ml Blut.
Normalwerte: 8 Uhr: 145 ± 94 μg/l (400 ± 260 nmol/l); 14 Uhr: um 120 μg/l (330 nmol/l), 20 Uhr: 98 ± 20 μg/l (270 ± 55 nmol/l); 24 Uhr: um 70 μg/l (190 nmol/l).

Bewertung:
Erhöht: Adipositas (evtl.), idiopathischer Hirsutismus (evtl.), primäre und sekundäre Nebennierenrindenüberfunktion (DD: 2): Morbus Cushing und Cushing-Syndrom – hier aufgehobener Tagesrhythmus-, evtl. Stein-Leventhal-Syndrom.
Erniedrigt: Adrenogenitales Syndrom (evtl.), primäre und sekundäre Nebennierenrindeninsuffizienz.

Cortisol-Tagesrhythmus im Plasma (vgl. Cortisol im Plasma)

Der Plasmacortisolspiegel unterliegt einem typischen Tagesrhythmus („innere Uhr"), der sich gleich bei Tag- und Nachtarbeitern und unabhängig von Lichteinfluß findet. Dabei erreicht der Plasmaspiegel morgens um 6 Uhr sein Maximum, fällt bis etwa 24 Uhr langsam (evtl. bei leichtem vorübergehendem Anstieg nach 14 Uhr [?]) ab und steigt bis 6 Uhr wieder langsam an.
Ausführung: Der Tagesrhythmus wird bestimmt, indem um 8, 14, 20 und 24 Uhr Blut abgenommen und darin das Plasmacortisol bestimmt wird.

Bewertung:
Aufhebung des Plasmacortisol-Tagesrhythmus: Nebennierenrindenüberfunktion (pathognomonisch).

CPK (Kreatinin-Phosphokinase) und CPK-MB im Serum

Das Enzym CPK findet sich hochkonzentriert in der Skelettmuskulatur, Herzmuskulatur und im Gehirn und ist infolgedessen bei Schädigung der Skelett- und Herzmuskulatur im Serum erhöht. Es kann relativ einfach photometrisch bestimmt werden. Nur der optimierte Test sollte noch Anwendung finden.
Material: Für den Makrotest 0,1 ml, für den Mikrotest 0,02ml Serum.
Normalwerte: Bis 50 U/l (25 °C).

Zur Differenzierung einer Herzmuskel- und Skelettmuskelerkrankung oder -schädigung kann das CPK-Isoenzym MB bestimmt werden. Der CPK-MB-Anteil beträgt bei Herzmuskelschäden mehr als 6% der CPK-Gesamtaktivität.

Bewertung:
Erhöht: Herzinfarkt (nach 4–6, Maximum in etwa 24 Stunden, nach 3 Tagen Normalisierung der Werte), bei Muskeltraumen (auch nach intramuskulären Injektionen, Operationen und Unfällen), Myoglobinurie (im akuten Stadium), Polymyositis, Dermatomyositis, selten Myotonien und Muskelatrophien, progressive Muskeldystrophie Typ Duchenne und Erb.
Seltener: Alkohol- und Schlafmittelintoxikationen, akute Psychosen, nach körperlicher Belastung; Hypothyreose, schwere Schockzustände.

CRP (C-reaktives Protein), s. Rheumafaktoren

Cruzin-Intrakutantest

Eine positive Intrakutanprobe mit „Cruzin" findet sich bei der Chagas-Krankheit.

DDAVP-(Minirin-)Test (vgl. ADH-Test)

Das 1-Desamino-8-D-Arginin-Vasopressin (DDAVP) ist ein synthetisches Derivat des Vasopressin. Es besitzt eine stärkere diuretische Wirkung, eine wesentlich längere Halbwertszeit und eine geringere pressorische Wirkung als das Vasopressin und ist deshalb therapeutisch und diagnostisch dem Vasopressin deutlich überlegen. Der Test dient der Unterscheidung eines zentralen von einem renalen Diabetes insipidus.
Ausführung: Nach Gabe von 20 ml Flüssigkeit pro kg/KG läßt der Patient alle 15 Min. Urin und trinkt die gelassene Urinmenge in Form von Tee nach. Von jeder der Urinportionen wird Menge, spezifisches Gewicht und Osmolalität registriert. Zu Beginn einer 15-Min.-Periode wird dem Patienten 0,1 ml DDAVP (Minirin) intranasal verabreicht.

Beurteilung:
Auf DDAVP-Gabe Abnahme der Urinmenge, Anstieg des spezifischen Harngewichtes und der Urinosmolalität (stärkere Reaktion als im Carter-Robbins-Test, s. dort): Zentraler Diabetes insipidus.
Keine Reaktion auf den Test hin: Renaler Diabetes insipidus.

DeRitis-Quotien (SGOT/SGPT-Quotient)

Normalwert: Um 1,0 bei der konventionellen Methodik, um 0,7 bei der optimierten Standardmethode.

Bewertung:
Unter 1,0 (bzw. 0,7): Akute und persistierende, toxische Hepatitis (85%), biliäre Zirrhose, cholostatische Hepatose, Fettleber, Mononucleosis infectiosa, frischer Verschlußikterus.
Weit über 1,0 (0,7): Herzinfarkt, Myoglobinurie, progressive Muskeldystrophie, dekompensierte Leberzirrhosen, Lebernekrosen, Metastasenleber, primäres Leberkarzinom.

Desferal-Test

Der Test dient dem Nachweis einer verstärkten Eisenspeicherung.
Ausführung: Nach Blasenentleerung wird 400 ml Tee getrunken, dann 500 mg Desferal intramuskulär injiziert. Im anschließend gesammelten 6 Std.-Urin wird die ausgeschiedene Eisenmenge bestimmt. Zum Vergleich erfolgte am Vortag dieselbe Prozedur ohne Desferalgabe.
Normalwert: Ohne Desferal weniger als 0,3 mg (5,4 μmol)/6 Std.-Urin, mit Desferal Anstieg des Eisens auf das 3- bis 5fache (bis 1 mg (18 μmol)/ 6 Std.).

Bewertung:
Erhöhte Eisenausscheidung (meist über 1,5 mg (27 μmol)/ 6 Std.): Primäre und sekundäre Hämochromatose und -siderose, Leberzirrhose, Porphyria cutanea tarda.

Dexamethasontest

Durch Dexamethasongabe wird die ACTH-Sekretion gehemmt. Dadurch kommt es normalerweise zu einem starken Abfall der 17-Ketosteroid- und Kortikoidausscheidung im 24 Std.-Urin bzw. zur Senkung des Plasmacortisolspiegels.
Ausführung: Nach Bestimmung der Steroidausscheidung im Urin werden über 5 Tage je 6 mg Dexamethason verabreicht und am 1., 2., 4. und 6. Tag nach Testbeginn die 17-Ketosteroide und Kortikoide im 24 Std.-Urin bestimmt.

Bewertung:
1. Kein Abfall der vor dem Test erhöhten Steroide im Urin: Nebennierenrindentumoren (Adenom, Karzinom).
2. Verzögerter und geringer Abfall der meist vorher erhöhten Steroide (meist erst am 6. Tag): Nebennierenrindenhyperplasie, evtl. Adenom.
3. Geringer Abfall der vor dem Test erhöhten 17-Ketosteroide und Abfall der vorher normalen Kortikoide: Extraadrenale hormonproduzierende Tumoren und Hyperplasien, Hoden- bzw. Ovarialtumoren, Stein-Leventhal-Syndrom.
4. Deutlicher Abfall der 17-KS und 17-OH-CS: Adrenogenitales Syndrom.

Diastase im Duodenalsaft, s. Pankreozym-Sekretintest

Diastase (α-Amylase) in Serum und Urin

Das hauptsächlich in Pankreas und Speicheldrüsen, aber auch in Darm und anderen Organen gebildete Enzym baut Stärke ab.
Material: Je nach Methode 0,01–3ml Serum.
Normalwerte:
1. im Urin: 16–64 Wohlgemuth-E oder 18–200 Street-Close-E/100ml(110–1220V/l) bzw. 300–1600 Street-Close-E/24Std.-Urin.
2. im Serum: 8–32 Wohlgemuth-E bzw. 6–33 Street-Close-E/100ml(37–200V/l).
Bewertung:
Erhöht: Akute und chronische Pankreatitis, Begleitpankreatitis bei Cholezystitis, Pankreaskarzinom sowie Pankreassteine, Mumps mit Pankreasbeteiligung.
Extrapankreatisch erhöht z.B. bei Parotitis, postoperativ bei Nahtinsuffizienz nach Magen-Darm-Operation; Mesenterialinfarkt, akute Cholezystitis, Extrauteringravidität, Bronchuskarzinom, Regurgitation von Pankreassaft ins Gallengangssystem, Niereninsuffizienz (nur Blutdiastase erhöht), bei hohem Darmverschluß, nach Opiaten und Codein, bei Typhus, Paratyphus.
Erniedrigt: Diabetisches Koma, Eklampsie, Herzinsuffizienz, Hyperthyreose, schwere Infektionen, Lebernekrose und Hepatitis, Niereninsuffizienz (im Urin), Pankreasinsuffizienz und -karzinom, Schwangerschaft, schwere Verbrennungen.

Diazo-Reaktion im Urin

Die dem Tryptophan chemisch verwandten Diazokörper sind Stoffwechselprodukte, die physiologisch nur in nicht nachweisbaren Mengen im Urin ausgeschieden werden. Eine Diazokörperausscheidung in den Urin ist Zeichen eines vermehrten Eiweißabbaus.
Material: 10ml frischer Urin.
Normalwert: Negative Probe (keine Farbreaktion).
Bewertung:
Positive Probe: Brucellosen, Fleckfieber, Lymphogranulomatose, Masern (bei Röteln negativ), Miliartuberkulose, Pneumonie, Sepsis, Trichinose, Typhus und Paratyphus.
Evtl.: Grippe, Malaria, Psittakose, Scharlach, Tularämie, Wolhynisches Fieber.
Störungen: Positive Reaktionen können vorgetäuscht werden durch Opiate, Atophan, Phenolphthalein, Santonin, Sulfonamide, PAS.
Hemmung der Reaktion: Durch Tannin, Kresol, Salol, Phenol, Guajacol.
Dunkel-violette Reaktion: Bilirubin.

Donath-Landsteiner-Test

Die bithermischen Donath-Landsteiner-Antikörper binden sich bei Kühlschranktemperatur (0–4 °C) gemeinsam mit Komplement an Erythrozyten. Bei anschließender Inkubation im Brutschrank (37 °C) kommt es durch die Aktivierung des Komplements zur Hämolyse.
Untersuchungsmaterial: 5ml Vollblut.
Bewertung:
Positiver Ausfall (Hämolyse) bei chronisch paroxysmaler Kältehämoglobinurie.

Dopaminbestimmung im 24-Std.-Urin (vgl. Adrenalinbestimmung; Noradrenalinbestimmung)

Das Dopamin ist die unmittelbare Vorstufe der Nebennierenmarkhormone Adrenalin und Noradrenalin. Es wird wie die Hormone als Katecholamin bezeichnet. Das Dopamin kann fluorimetrisch im Urin nachgewiesen werden wie das Adrenalin und Noradrenalin.
Bewertung:
Erhöhte Dopaminausscheidung: Hinweis auf Metastasen eines Phäochromozytoms.

Dreigläser-Probe im Urin (vgl. Miktionsbeschwerden)

Der Urin wird in 3 Portionen aufgefangen und in den verschiedenen Portionen das Harnsediment untersucht. Hierdurch kann evtl. eine Aussage über die Lokalisation des pathologischen Prozesses gemacht werden.
Beurteilung:
Pathologische Befunde in Portion 1 deuten auf einen Prozeß der *Harnröhre,* in Portion 1 und 2 auf eine *Blasenerkrankung,* in Portion 1, 2 und 3 auf eine Erkrankung des *Nierenbeckens* oder der *Nieren.*

Drumsticks (vgl. Intersexualität)

In den Granulozytenkernen vorwiegend bei weiblichem Geschlecht vorkommende trommelschlegelförmige Anhänge. Die Bildung dieser Drumsticks ist von der Anwesenheit zweier normaler X-Chromosomen abhängig.
Bewertung:
Nachweis von mindestens 6 Drumsticks bei 500 Segmentkernigen: Weiblich-chromosomales Geschlecht.

Duodenaler Bromthaleintest, s. Caroli-Test

Duodenalsaftuntersuchungen (vgl. auch Caroli-Test)

In der einfachen Duodenalsaftuntersuchung wird Gallen-, Pankreas-, Duodenal- und zum Teil Ma-

gensaft erfaßt. Sie ist noch vielerorts üblich, ihre Aussagefähigkeit aber sehr beschränkt.
In der zunächst aus der Sonde abfließenden normalerweise klaren A-Galle wird das Sediment auf Zellen und Erreger untersucht. Nach Reiz mit z.B. Magnesiumsulfat tritt nach etwa 20 Min. grüne B-Galle aus. Volumen und Zellgehalt werden bestimmt. Als Nachsekretion folgt C-Galle, die wiederum auf Zellzahl und Erreger, z.B. Lamblien untersucht wird.

Bewertung:

Fehlender Gallensaft: Gallengangsverschluß, Verschlußikterus und Hepatitis. Fehlen der B-Galle nach Cholezystektomie.
Epithelien und Leukozyten vermehrt bei Entzündungen der Gallenwege.
Lamblien positiv: Lambliasis.
Tumorzellnachweis: Malignome des Pankreas, Magens und der Gallenwege. Sowohl positive (z.B. Bakterien) als vor allem negative Befunde sind nur ganz bedingt verwertbar.

Enzyme im Duodenalsaft (s. Pankreozym-Sekretintest)

Die fast nur in der Bauchspeicheldrüse gebildeten Enzyme werden am besten nur mit dafür entwickelten Sonden nach Stimulation entnommen.

Durstversuch, s. Konzentrationsversuch

EBK, s. Eisenbindungskapazität

Echokardiographie (vgl. Sonographie)

Zur Größenbestimmung der Herzhöhlen, Bestimmung der Kontraktilität, Aufzeichnung pathologischer Beweglichkeit von Herzklappen (Mitralklappe, Aortenklappe, evtl. Trikusspitalklappe, Pulmonalklappe).
Nachweis von Herztumoren (Vorhoftumoren).
Nachweis eines Perkardergusses!
Wichtig in der Beurteilung von Kardiomyopathien (primäre Myokardiopathien, obstruktive und nicht obstruktive Formen, sekundäre Myokardiopathien).
Die Echokardiographie erfolgt nach dem M-Mode-Verfahren (deutsch: Zeit-Positions-Darstellung). Hierbei werden die Echoimpulse sich bewegender Organe als helle Punkte auf einer Zeit-Basis-Linie kontinuierlich von unten nach oben verschoben. Es entsteht also eine fortlaufende sonographische Aufzeichnung eines Bewegungsablaufs von Organteilen (z.B. Herzklappen).

Ehrlichscher Fingerversuch

In diesem Versuch wird die intravasale Antikörperwirkung bei den unten aufgeführten Immunhämolysen bestimmt. Diese Untersuchung ist heute überholt.
Ausführung: Ein mit einem kleinen Schlauch gestauter Finger wird je 10 Min. in Wasser von zuerst 5 °C, dann 40 °C oder 10 Min. in 20 °C bzw. 30 Min. in 40 °C eingetaucht.
Anschließend wird aus dem getrockneten Finger Blut in Glaskapillaren (1 mm weit, 80 mm lang) aufgesaugt. Nach Gerinnung des Blutes wird die Kapillare zugeschmolzen, zentrifugiert und auf Rotfärbung (Hämolyse) des überstehenden Serums untersucht.
Gleichzeitig wird ein Blutausstrich angefertigt und auf Erythrozyteneinschlüsse in den Leukozyten untersucht (Erythrophagozytose).
Normal: Keine Hämolyse und Erythrophagozytose.

Bewertung:

Positiver Test bei Hämolyse (H) und/oder Erythrophagozytose (E): Chronische Kälteagglutininkrankheit (H und E in 10 Min. bei 20 °C), erworbene hämolytische Anämie mit Wärmeautoantikörpern (E in 30 Min. bei 40 °C), paroxysmale Kältehämoglobinurie (H und E in 10 Min. 5 °C und 10 Min. 40 °C), paroxysmale nächtliche Hämoglobinurie (Marchiafava-Anämie) (H in 30 Min. bei 40 °C).

Eisen im Serum

Bestimmung des Serumeisens durch Abspaltung vom Transferrin mittels Salzsäure, dann Reduktion in zweiwertiges Eisen, das mit Bathophenanthrolin einen Farbkomplex bildet. Dessen Intensität ist proportional zum Serumeisenspiegel und wird photometrisch gemessen.
Normalwerte: 100–120 μg/100 ml (17,9–21,5 μmol/l) bei Männern, 80–100 μg/100 ml (14,3–17,9 μmol/l) bei Frauen.
Bewertung: Hauptindikation der Eisenbestimmung ist der klinische Verdacht auf chronische Blutungsanämie, Eisenresorptionsstörung, Eisenüberladung.
Serumeisen erhöht: Lebererkrankungen mit Parenchymuntergang, Hämochromatose, sideroachrestische Anämie, verstärkte Hämolyse.
Serumeisen erniedrigt: Chronische Blutungsanämie, Infekt-, Tumoranämie, Eisenresorptionsstörungen, Exsudative Enteropathie, nephrotisches Syndrom, Atransferrinämie, Schwangerschaft, Adoleszenz.

Eisenbelastungstest

Dieser Test erlaubt die Feststellung, ob ein Eisenmangel durch eine fehlende oder verminderte Resorptionsfähigkeit des Magen-Darm-Traktes bedingt ist.
Ausführung: Nach Abnahme eines Nüchterneisenspiegels wird an den Patienten 200 mg Eisen oral verabreicht. Anschließend wird über 4 Stunden durch stündliche Serumeisenbestimmung der Verlauf des Serumeisenspiegels verfolgt.
Normalwert: Deutlicher Serumeisenanstieg um etwa 30–40 μg/100 ml (5,4–7,2 μmol/l).
Bewertung:
Kein oder nur geringer Anstieg des Serum-Fe: Eisenresorptionsstörung.
Verminderter Serumeisenanstieg: Tumor- oder Entzündungsanämie (schnelle Abwanderung des Eisens in das RES).

Eisenbindungskapazität

Das Transferrin ist normalerweise zu 1/3 seiner Bindungskapazität mit Eisen beladen. Der nicht beladene Transferrinanteil entspricht der sog. *latenten Eisenbindungskapazität (LEBK).* Die Summe aus LEBK und Serumeisenspiegel ergibt die *totale Eisenbindungskapazität (TEBK).* Bestimmung der totalen und latenten Eisenbindungskapazität durch chemische oder radiochemische Methoden bzw. immunologisch nach dem Prinzip der radialen Immundiffusion (*Transferrinbestimmung*) möglich.
Normalwerte: LEBK 180–250 μgFe/100 ml (32–45 μmol Fe/l)
TEBK 270–370 μgFe/100 ml (48–66 μmol Fe/l).
Bewertung:
Hauptindikation der Untersuchung ist die differentialdiagnostische Abgrenzung der Eisenmangelanämie von der „Infekt- bzw. Tumoranämie“.

	TEBK	*LEBK*	*Serumeisen*
Eisenmangelanämie	erhöht	erhöht	erniedrigt
Infektanämie Tumoranämie	erniedrigt	erniedrigt bis normal	erniedrigt
ferner: Nephrotisches Syndrom Leberzirrhose exsudat. Enteropathie Atransferrinämie	erniedrigt	erniedrigt	erniedrigt
Hämochromatose	erniedrigt	erniedrigt	erhöht

Eiweiß im Blut, s. Gesamteiweiß im Serum

Eiweiß im Urin

Die qualitative und halbquantitative Bestimmung ist sehr einfach durch Schnellteststreifen möglich. Qualitativ ist das Urineiweiß weiterhin durch Kochproben mit Essig oder Sulfosalizylsäure, halbquantitativ durch die Esbachsche Eiweißbestimmung und quantitativ durch die Biuretmethode möglich.
Normalwert: Eiweiß negativ im Urin.
Bewertung: s. Proteinurie (Teil 1).
Anmerkung: Halbquantitative und qualitative Eiweißbestimmungen, die nicht mit Teststreifen erfolgen, sollten mit zentrifugiertem Urin durchgeführt werden.

Eiweißelektrophorese, s. Serumelektrophorese

Elektrokardiogramm

Das EKG als solches weist nicht auf den Grad der Herzinsuffizienz hin, kann aber Hinweise geben auf die Ätiologie der Herzinsuffizienz (Linksherzhypertrophie bei Hypertonien, typische EKG-Umformung bei Vitien, Niedervoltage beim Perikarderguß. Typisches EKG bei Herzinfarkt. Erkennung von Herzrhythmusstörungen als Folge einer kardialen Insuffizienz [Adams-Stokesscher Anfall]). Siehe entsprechende Kapitel.

Ellsworth-Howard-Test (Parathormontest)

Normalerweise kommt es nach Parathormoninjektion zu einer deutlichen Vermehrung der Phosphat- und zyklischen AMP-Ausscheidung in den Urin.
Ausführung: Der nüchterne Patient trinkt morgens 1 l Tee, danach stündlich zusätzlich je 300 ml Tee. Gleichzeitig werden 1 Std.-Urinportionen gesammelt. Nach 3 Stunden werden 200 E Parathormon intravenös gegeben, danach abermals 4 Einstundenportionen Urin gesammelt.
Normal: Nach Parathormongabe Anstieg der Kalziumausscheidung auf das 4- bis 5fache der Nüchtern-Urinportionen.
Bewertung:
Stärkerer Anstieg (auf das 10- bis 50fache): Hypoparathyreoidismus, Pseudopseudohypoparathyreoidismus.
Kein Anstieg: Phosphatdiabetes, Pseudohypoparathyreoidismus (evtl. Test schwach positiv).

Ergometrie, s. Fahrradergometrie

Erythrozyten im Urin, s. Urinsediment

Erythrozytenindizes

1. Mittleres Erythrozytenvolumen (MCV)

$$MCV\ (fl) = \frac{\text{Hämatokrit}\ (\%) \times 10}{\text{Ery.-Zahl Mio}/\mu l}$$

Normalwert: Erwachsene 80–97 fl.

2. Mittlerer Hämoglobingehalt der Erythrozyten (MCH bzw. Hb_E)

$$MCH\ (pg) = \frac{\text{Hämoglobin}\ (g/dl) \times 10}{\text{Ery.-Zahl in Mio}/\mu l}$$

Normbereich: 26–32 pg.

3. Mittlere Hämoglobinkonzentration der Erythrozyten (MCHC)

$$MCHC\ (g/dl) = \frac{\text{Hämoglobin}\ (g/dl) \times 10}{\text{Hämatokrit}\ (\%)}$$

Normbereich: 32–36 g/dl (320–360 g/l).

Bewertung:

	MCV	MCH	MCHC
Eisenmangelanämie Infekttumoranämie	erniedrigt	erniedrigt	erniedrigt bis normal
Thalassämie Kugelzellanämie	normal	normal	erhöht
perniziöse Anämie	erhöht	erhöht	normal (!)

Erythrozytenüberlebenszeit

Körpereigene Erythrozyten werden in vivo oder in vitro mit radioaktivem Chrom (^{51}Cr) markiert und reinjiziert.
Dann wird die Halbwertszeit (scheinbare Erythrozytenüberlebenszeit) der markierten Erythrozyten bestimmt.
Normalwerte: Halbwertszeit = 24–35 Tage entsprechend einer tatsächlichen durchschnittlichen Erythrozytenüberlebenszeit von 100–130 Tagen.
Bewertung:
Verkürzung der Erythrozytenüberlebenszeit: Bei allen Hämolysen. Die Halbwertszeit beträgt bei der idiopathischen erworbenen hämolytischen Anämie im Mittel 6,6 Tage, bei der korpuskulären hämolytischen Anämie 11,7, bei der symptomatischen erworbenen hämolytischen Anämie 15,4 Tage.
Anmerkung: Blutverluste und Bluttransfusionen während der Untersuchungszeit verfälschen das Ergebnis völlig!

Erythrozytenverteilungskurve, s. Price-Jones-Erythrozytenverteilungskurve

Esbachsche Eiweißbestimmung, vgl. Eiweiß im Urin; Proteinurie, S. 156

Esterasereaktion (vgl. Peroxydase-Reaktion)

Prinzip: Zytochemischer Nachweis von Esterasen durch α-Naphthylazetat, Naphthol-AS-Azetat bzw. Naphthol-AS-D-Azetat. In der Granulopoese Aktivitätsmaximum bei Promyelozyten, Myelozyten, dann kontinuierliche Abnahme bei zunehmender Zellreifung. Besonders starke Aktivität in den Monozyten und Retikulumzellen.
Indikation: Die Untersuchung dient vor allem der Differenzierung akuter unreifzelliger Leukosen (S. 180).

Euglobulintest, s. Sia-Probe

Fadentest

Bei diesem Test wird ein bis 100 cm langer, beschwerter Woll- oder Seidenfaden oder besser eine Fadensonde verschluckt und 8–12 Std. im oberen Verdauungstrakt belassen.
Aus einer dunkelroten bis schwarzen Verfärbung kann auf den Sitz einer Blutung geschlossen werden. Evtl. kann das Blut durch die Benzidinprobe am Faden sichtbar gemacht werden. Dieser Test sollte vollständig durch endoskopische Untersuchungen ersetzt werden.

Fahrradergometrie (Näheres s. Spezialliteratur!)

Unter standardisierten Verhältnissen wird je nach Methode der Patient über eine bestimmte Zeitspanne (z.B. jeweils 2 Min.) jeweils stufenweise mit einer bestimmten Wattzahl belastet (25 Watt = sehr leichte Belastung, 50 Watt = leichte Belastung, 75 Watt = mittelschwere Belastung, ab 100 Watt = schwere Belastung). Gleichzeitig werden vor Beginn des Testes und jeweils am Ende, evtl. zwischenzeitlich ebenfalls

Puls, Blutdruck und EKG registriert bei ganzzeitiger Monitorüberwachung. Der Test dient einmal der Feststellung der Belastbarkeit oder zur Aufdeckung von Funktionsstörungen des Kreislaufes und des Herzens bzw. einer Koronarinsuffizienz.
Kontraindikation: Ruhe-RR über 200mmHg systolisch, über 120mmHg diastolisch, Herzentzündungen, Herzinfarkt und andere bekannte schwerere myokardiale Schäden.
Unterbrechung des Testes notwendig: Auftreten von Herzrhythmusstörungen und ST-Streckensenkungen unter 0,2mVolt, RR-Anstieg über 200mmHg systolisch.
Normalwerte: Ausbelastungsfrequenz = 200 minus Lebensalter. RR von 200mmHg erreicht bei einer Belastung von 200 Watt minus Lebensalter. EKG: keine oder nur geringe ST-Streckensenkungen, keine Arrhythmien.

Beurteilung:
Bei leichter Belastung übermäßiger Puls- und/oder RR-Anstieg, dann bei den folgenden Belastungsstufen normales Verhalten, keine EKG-Abweichungen: Trainingsmangel, hyperkinetisches Herzsyndrom, psychovegetative Labilität.
Übermäßiger RR-Anstieg: Labiler Hypertonus.
Abfall von RR, evtl. Pulsfrequenz und EKG-Veränderungen: Myokardiale Insuffizienz. Test ist zu unterbrechen!
ST-Streckensenkung unter 0,2m Volt (horizontal, deszendierend): Koronarinsuffizienz.
Auftreten von Extrasystolien und Arrhythmien: Herzschädigung.
Verschwinden von vorher vorhandenen Extrasystolen: Funktionelle Herzrhythmusstörungen.
Vermehrung vorher vorhandener Extrasystolen: Organisch bedingte Herzrhythmusstörung.

Fairley-Proben

KBR zum Nachweis einer Bilharziose (Schistosomiasis):
(Vgl. Komplementbindungsreaktion)

Fäzesuntersuchung, s. Stuhluntersuchung

α-Fetoprotein (vgl. Karzinoembryonales Antigen)

Das α-Fetoprotein ist ein Serumeiweiß, das oft frühzeitig bei Erhöhung Hinweis auf das Vorliegen eines primären Leberkarzinoms (in 95%), eines Teratoblastoms bei Jugendlichen in etwa 90%, bei Erwachsenen in 25% gibt.
Normalwert: bis 10ng/ml (10μg/l).

Fette im Serum, s.S. 189f, 1. Teil und Lipide im Serum

Fibrinogen im Plasma

In der Methode nach Schulz wird durch Erhitzen von Zitratplasma auf 56 °C das Fibrin ausgefällt und die Menge des präzipitierten Proteins durch Zentrifugieren in einem Spezialröhrchen (Nissl-Röhrchen) ermittelt („Hitzefibrin").
Normbereich: 300–500mg/dl(3–5g/l).
Indikation der Untersuchung: Vorwiegend zur Differentialdiagnose hämorrhagischer Diathesen und Überwachung einer fibrinolytischen Therapie.

Bewertung:
Fibrinogen erniedrigt: Hyperfibrinolyse, Verbrauchskoagulopathie, Hypo- und Afibrinogenämie, fibrinolytische Therapie.
Fibrinogen erhöht: Karzinome (Pankreas-, Bronchialkarzinom), Verschlußikterus, Infektionskrankheiten.

Filtrationsfraktion, s. Nierenfunktionsuntersuchungen

Freischer Intrakutantest

Nach Intrakutaninjektionen von sterilem Buboneneiter entsteht nach 48 Std. eine Rötung der Haut.

Bewertung:
Positiv bei Lymphogranuloma inguinale.

Fruktose-Belastungstest

Ausführung und Bewertung: Dazu werden 0,25g (1,4mmol) Fruktose als 10%ige(550mmol/l) Lösung innerhalb von 10 Min. langsam i.v. injiziert. Die Glukose- und anorganische Phosphatkonzentration des Serums werden nach 30, 45, 60 und 90 Min. bestimmt. Beide Werte sinken rasch bei der hereditären Fruktoseintoleranz stark ab und erreichen ihren tiefsten Wert nach 30 bis 60 Min.
Bei Normalpersonen steigt die Glukosekonzentration dagegen leicht an, während die Phosphatkonzentration nur um einige Zehntel mg absinkt.
Da im Falle einer Erkrankung an hereditärer Fruktoseintoleranz die oben geschilderte Belastung gefährlich ist, wurde als einfache Früherkennungsmethode die Aktivitätsbestimmung der beiden bei der Erkrankung betroffenen Enzyme Fruktose-1-phosphataldolase und Fruktose-1,6-di-phosphat-aldolase im Serum untersucht.
Trotz manifesten Leberschadens kann keine Aktivität der Fruktose-1-phosphataldolase und

eine verminderte Aktivität der Fruktose-1,6-diphosphataldolase gemessen werden. Bei Vorliegen einer Leberschädigung sind beide Enzyme bei Kindern deutlich erhöht.

Fruktose-di-phosphataldolase, s. Aldolase

Fruktosetest im Sperma, s. Samenanalyse

FSH-Bestimmung, s. Gonadotropin im 24-Std.-Urin

FTA-Absorptionstest, s. Lues-Reaktionen

FTA-Test, s. Lues-Reaktionen

Funktionsszintigraphie (s. Spezialliteratur)

Je nach Fragestellung und zu untersuchendem Organ werden Radioisotope verabreicht, die durch die entsprechenden Organe (z.B. Schilddrüse, Niere, Leber, Blutgefäßsystem, Gehirn u.a.) ausgeschieden werden oder sie durchströmen. Darauf erfolgt eine sequentielle bildliche Darstellung in je nach Organ unterschiedlicher zeitlicher Folge des Aktivitätsbolus. Diese Technik dient dem Nachweis z.B. einer verzögerten Aktivitätsanreicherung bzw. -ausscheidung.

Galaktose-Belastungstest, s. Leberteste

Gallenfarbstoffe im Urin, s. Harnfarbstoffe

Gallensaftuntersuchung, s. Duodenalsaftuntersuchungen

Galliumszintigraphie, s. Szintigraphie

Gamma-GT (Gamma-Glutamyl-Transpeptidase) im Serum

Hierbei handelt es sich – im Gegensatz zur alkalischen Serumphosphatase – um ein sehr leberspezifisches Enzym, das die Übertragung von γ-Glutamylresten der γ-Glutamyl-Peptide auf Aminosäuren und Peptide katalysiert. Dieses Ferment ist außerordentlich empfindlich und zeigt bereits leichte Schäden und Irritationen (z.B. durch vorangegangenen Alkoholgenuß u.a.) an.
Material: 0,5 ml Serum.
Normalwert: 6–28 U/l bei Männern, 4–18 U/l bei Frauen.
Bewertung:
Erhöht: Bei allen Leberkrankheiten und -irritationen, besonders aber bei Cholostase und bei chronischen Alkoholikern.

Gerinnungszeit
(vgl. auch Rekalzifizierungszeit; Heparintoleranztest)

Zeit zwischen Blutentnahme und Auftreten des ersten Fibrinfadens.
Material: 5 ml Blut.
Normalwert: 3–10 Min. (im Venenblut) (nach Lee-White), 2–4 Min. (Kapillarblut) (nach Burker), sonst 1–3–6 Min. (je nach Methode).
Bewertung:
Verlängert: Antikoagulantientherapie, Dysproteinämien, Leberzirrhosen, Paraproteinämien, Eklampsie, nach häufigen Infusionen, Vermehrung gerinnungshemmender Faktoren, Koagulopathien (Faktor II-, V-, VIII-, IX-, X-, XI-, XII-, Fibrinogenmangel), *evtl.* Thrombopathien.
Verkürzt: Nach Gabe von Gerinnungsfaktoren; Myxödem, Pfortaderthrombosen, Polycythaemia vera, *selten* auch Leberzirrhosen.

Gesamt-Eiweiß im Serum

Material: 2–4 ml Blut.
Normalwert: 6,6–8,7 g/dl (66–87 g/l).
Bewertung:
Erhöht: Entzündungen (chron. bakterielle Infektionen, Empyem, Lues, Lungenabszess, Lupus erythematodes, Malaria, Osteomyelitis, Periarteriitis nodosa, rheumatisches Fieber, subakute Endokarditis, Tuberkulose u.a.) – selten –, Exsikkose mit Eiweißkonzentration, Hepatitis hyperglobulinaemica, Leberzirrhose (hypertrophische Form), Leukämien, Makroglobulinämie Waldenström, Plasmozytom, Purpura hyperglobulinaemica Waldenström, Verbrennungen; *evtl.:* Herzinsuffizienz, Morbus Boeck – selten –.
Erniedrigt: Chronische Infektionen (Osteomyelitis, Tuberkulose), Darmerkrankungen und Darmresorptionsstörungen: Colitis ulcerosa, exsudative Enteropathie (essentielle Hypoproteinämie), Malabsorptionssyndrom, Sprue bzw. Zöliakie; generalisierte Hauterkrankungen und Verbrennungen; Glomerulosklerosen, Herzinsuffizienz, Hydrämie, Hyperthyreose (schwere Form), Leberinsuffizienz bei schweren Leberschäden (Leberdystrophie, Leberzirrhose), Leukämien, Lues connata (viszerale Form), Malignome, Myodegenerationen, -pathien und Muskelverletzungen, nephrotisches Syndrom und Amyloidose, Pankreasinsuffizienz, Unterernährung und Kachexie (besonders bei Malignomen).

Geschlechtschromatin (vgl. Drumstick)

Bei der Frau finden sich die Geschlechtschromosomen XX, beim Mann XY. Für die Analyse der Geschlechtschromosomen lassen sich durch einfache zytologische Untersuchungen das X-Chromatin und das Y-Chromatin bestimmen.

Das X-Chromatin wird aus dem Mundabstrich (Abstrich von der Innenseite der Wange auf einen Objektträger ausstreichen und in 96–100%igem Alkohol fixieren) oder aus den Haarwurzeln bestimmt. Durch Färbung lassen sich X-Chromatinkörperchen sichtbar machen. Das Y-Chromatin kann durch Fluoreszenzfärbung im Mundabstrich oder in den Lymphozyten (in einem luftgetrockneten dicken Blutausstrich) kenntlich gemacht werden.
Zur Differenzierung der Chromatine dienen auch aufwendige zytogenetische Untersuchungsmöglichkeiten des Karyotyps.
Bei abnormen Chromosomenkonstellationen kann aus der Zahl der Hautleisten der Fingerkuppen (Dermatoglyphen) auf die Zahl der Geschlechtschromosomen geschlossen werden.
Weiteres s. Spezialliteratur!
Material: Mundschleimhautabstrich mit mindestens 50 einwandfreien Zellkernen (s. Intersexualität).

GLDH, s. Glutamatdehydrogenase

Glomerulumfiltratbestimmung, s. Nierenfunktionsuntersuchungen

Glukagontest (nach Marks und Samols)

Ausführung: 12 Std. nach der letzten Mahlzeit erhält der Patient 0,02 mg/kg KG Glukagon i.v. (manche Autoren empfehlen regelmäßig eine Dosis von 1 mg i.v.). Die Blutzuckerbestimmung sollte nüchtern und nach 5, 15, 30, 45, 60 und 90 Min. nach der Injektion erfolgen, die Seruminsulinbestimmung – wenn möglich – nach 2, 4 und 20 Min. nach der Injektion.

Bewertung:
Bei Normalpersonen erreicht der Blutzucker zwischen 20 und 30 Min. sein Maximum und kehrt nach 60–90 Min. zum Normalwert zurück. Der Seruminsulingipfel wird nach 2–4 Min. erreicht, beträgt etwa 4- bis 6mal soviel wie der Initialwert und kehrt nach ca. 20 Min. zum Normalwert zurück. Bei Insulinomen ist der anfängliche Blutzuckeranstieg oft niedrig (zwischen 20 und 40 mg/dl (1,1–2,2 mmol/l). Die Spitze wird innerhalb einer normalen Zeit erreicht, sie steigt aber oft bis 80 und 100 mg und mehr an. Der Seruminsulinspiegel, der anfangs manchmal erhöht ist, steigt steil an und übertrifft in einigen Fällen die 400 μE/ml (400 mE/l) des Blutplasmas.

Glukose in Blut und Urin, s. Blut- und Harnzucker

Glukose-Belastungstest

Wenn der postprandiale Blutzuckerwert keine eindeutige Aussage im Hinblick auf das Vorliegen einer pathologischen Glukosetoleranz erlaubt, kann die Diagnose nur durch Belastungsteste gesichert werden.

1. Orale Glukosebelastung (OGTT)

Vorbedingungen für die Durchführung des Testes:
a) Da zahlreiche Medikamente die Glukosetoleranz beeinflussen können, sollten sie, wenn vertretbar, drei Tage vor Durchführung des Testes abgesetzt werden.
b) Drei Tage vor der Durchführung des Testes muß der Proband eine kohlenhydratreiche Kost mit wenigstens 250 g Kohlenhydraten/Tag zu sich nehmen.
Ausführung: Am Tag der Belastung wird morgens zunächst der Nüchternblutzucker bestimmt und dann 75 g bzw. 100 g Glukose (420 bzw. 555 mmol) in 400 ml warmem Tee zu trinken gegeben, am besten als fertiger Probetrunk (Dextro-O.G.T.). Nach 30, 60, 90 und 120 Min. werden Blutzuckerbestimmungen durchgeführt. Während des Testes soll der Proband nicht liegen, aber auch keine körperliche Arbeit verrichten. Die Tabelle zeigt das Verhalten der Blutglukose nach oraler Glukosebelastung beim Gesunden und bei pathologischer Glukosetoleranz (bisher subklinischer Diabetes).

Empfehlung zur Bewertung des oralen Glukosetoleranztestes mit 100 g oder 75 g Glukose bzw. 100 g oder 75 g Oligosacchariden in der Frühdiagnostik des Diabetes mellitus. Glukosebestimmung im Kapillarblut.

	Normalbereich	Pathologische Glukosetoleranz (subklin. Diabetes)
2-Stunden-Wert	<140 mg/dl (< 7,8 mmol/l)	>140 mg/dl (> 7,8 mmol/l)
Maximalwert nach 1 Std. (evtl. auch nach 30 oder 90 Min.)	<200 mg/dl (<11,1 mmol/l)	>200 mg/dl (>11,1 mmol/l)
Nüchtern-Wert	<100 mg/dl (< 5,6 mmol/l)	>120 mg/dl (> 6,7 mmol/l)

2. Intravenöse Glukosebelastung (IVGTT)

Die intravenöse Glukosebelastung erlaubt die Beurteilung der Glukosetoleranz unabhängig von der Glukoseresorption.
Ausführung: Nach Bestimmung des Nüchternblutzuckers werden dem Probanden 150ml einer Lösung aus 50ml 50%iger (2,8mol/l) Glukose- und 100ml 0,9%iger (154mmol/l) NaCl-Lösung in zwei bis fünf Minuten in die Kubitalvene infundiert (oder auch 0,5g[2,8mmol] Glukose/kg KG bzw. 1ml 50%ige(2,8mol/l) Glukoselösung/kg KG i.v.). Danach Blutzuckerbestimmungen in Abständen von 10Min. für die Dauer von einer Stunde. Wie nach oraler Belastung muß der Harn 2 Stunden nach der Glukosegabe zuckerfrei sein. Bei pathologischen Einzelwerten oder Werten im Grenzbereich sollte der Test nach einiger Zeit wiederholt werden.
Bewertung:
Die diagnostischen Kriterien des IVGTT sind der Tabelle zu entnehmen. Die prozentuale Eliminationskonstante wird aus der graphisch ermittelten Halbwertszeit nach folgender Formel errechnet:

$$k = \frac{\ln 2 \times 100}{T} = \frac{0{,}693 \times 100}{T}$$

Diagnostische Kriterien des intravenösen Glukose-Toleranztestes.

k = 1,2–2,2 normal	k = 1,0–1,2 suspekt (Zwischenbereich)
k <1,0 diabetisch	k >2,2 erhöhte Glukosetoleranz.

Glutamat-Dehydrogenase im Serum (GLDH)

Das Enzym Glutamatdehydrogenase ist weitgehend leberspezifisch und in den Mitochondrien lokalisiert. Die Aktivität wird photometrisch aus der Extinktionsänderung des NADH bei der Umwandlung von α-Ketoglutarat zu Glutamat bestimmt.
Material: Je nach Methode 0,2–2ml Serum.
Normalwerte: Männer: bis 3U/l, *Frauen:* bis 2U/l (im optimierten Test).
Bewertung (steigt sehr schnell an bei Entzündungen und Gallenabflußstörungen):
Erhöht: Akute Hepatitis, akuter Schub einer chronischen Hepatitis und Zirrhose, cholostatische Hepatose, Verschlußikterus.
Die Bestimmung ist besonders aussagekräftig in Verbindung mit dem

$\frac{SGOT + SGPT}{GLDH}$-Quotienten (s. dort).

Glutamat-Oxalazetat-Transaminase (GOT), s. SGOT

Glutamat-Pyruvat-Transaminase (GPT), s. SGPT

γ-Glutamyl-Transpeptidase, s. Gamma-GT

Goldsol-Kolloidkurve, s. Liquoruntersuchungen

Gonadotropin im 24-Std.-Urin und Plasma

Das Gonadotropin wird im Hypophysenvorderlappen und extrahypophysär als Choriongonadotropin in der Plazenta gebildet. Zur Aktivitätsbestimmung stehen verschiedene biologische Teste zur Verfügung. Die Gonadotropine FSH und LH lassen sich für klinische Fragestellungen radioimmunologisch bestimmen.
Material: 24Std.-Urin.
1. Normalwerte (nach einem Vergleichsstandard) im 24Std.-Urin:
Bei Männern: 5–23HMG E/24Std.-Urin.
Bei der geschlechtsreifen Frau: (im 24-Std.-Urin)
während der Menstruation: 3,0–15,7HMG E,
während der Proliferationsphase: 2,8–30,4HMG E
während der Ovulationsphase: 2,8–31,6HMG E,
während der Lutealphase: 2,9–14,9HMG E,
nach der Menopause (bei 95%): 35–158HMG E.
2. Normalwerte im Plasma:

	FSH	LH	(in mIE/ml = IE/l)
unmittelbar vor der Pubertät	3,7	6,8	(Durchschnitt)
am Ende der Pubertät	8,4	10,7	(Durchschnitt)
Geschlechtsreife Frau	je nach Zyklusphase stark schwankend, durchschnittlich zwischen 2 und 25mIE/ml (IE/l) für beide Hormone, am höchsten in der Mitte des Zyklus.		
Klimakterium	25–200	25–50	mit zunehmendem Alter nachlassend

Bewertung:
Erhöht: Chorionepitheliom, hypergonadotroper Hypogonadismus, Pubertas praecox, Schwangerschaft,
Erniedrigt: Arrhenoblastom, Dystrophia adiposogenitalis+, Granulosa- und Thekazelltumoren, Hodentumoren, Hypophysen-Zwischenhirn-Erkrankungen+, Hypopituitarismus+, Laurence-Moon-Biedl-Syndrom+, maskulinisierende Ovarialtumoren, hypogonadotroper Hypogonadismus.
+= positiver Choriongonadotropintest.

(vgl. auch: Gynäkomastie; Hirsutismus; Hypogonadismus des Mannes; Intersexualität; Pubertas praecox; Riesenwuchs; Zwergwuchs).

Gonadotropintest, s. Chorion- und Gonadotropintest

Graviditätsteste, s. Choriongonadotropinbestimmung im Urin

Griesssche Probe (Nitur-Test)

Nitrate werden im Urin besonders durch Kolibakterien in Nitrite umgewandelt, die in einer Diazotierungsreaktion nachgewiesen werden. Im Streifentest reagiert das Nitrit mit aromatischen Aminen ebenfalls unter Bildung von Diazoniumverbindungen, die an Azofarbstoffe gekoppelt werden.
Die Bestimmung kann auch im Streifenschnelltest, z.B. im Nitur-Test, durchgeführt werden.
Material: 2 ml frischer Harn.
Normal: Negative Griesssche Probe (keine Farbreaktion).
Bewertung:
Positive Griesssche Probe (Kirschrotfärbung): Besonders bei Koliinfektionen der Nieren- und Harnwege.
Die Probe ist unzuverlässig bei Urin, der länger als 1 Stunde nach der Miktion geprüft wird und bei zu niedrigen Nitratkonzentrationen bei Polyurie bzw. zu kurzen Reduktionszeiten bei der Pollakisurie.

Gruber-Widal-Reaktion

Die Gruber-Widal-Reaktion beruht auf dem Vermögen der spezifischen Bakterien-Antikörper, die entsprechenden Bakterien zu agglutinieren.
Material: Einige ml Serum.
Normal: Titer bis 1 : 200.
Bewertung:
Erhöht: Bakterienruhr, Brucellosen, Cholera, Koliinfektionen, Enteritis Gärtner, Pest, Proteusinfektionen, Tularämie, Typhus und Paratyphus.

GTT, s. Glukosebelastungsteste

HAA, s. Hepatitis, S. 73

Hämatokrit, s. Rotes Blutbild

Hämoglobin (Hb) im Blut, s. Rotes Blutbild

Hämoglobin im Urin (Hämoglobinurie)

Hämoglobin wird wie Blut im Urin durch die o-Tolidinprobe oder Hellersche Probe nachgewiesen. Der Urin ist durchsichtig rotgefärbt. Im Urinsediment finden sich keine Erythrozyten (s. Blutnachweis).
Material: 2–5 ml Urin.
Normalwert: Kein Hämoglobinnachweis im Urin.
Bewertung:
Hämoglobinnachweis im Urin positiv: Nach Bluttransfusionen; akute Hämolyse, Intoxikationen (Arsenwasserstoff, Kaliumchlorid, Pilzvergiftung, Schlangengifte, Schwefelwasserstoff), Kälteagglutinationskrankheit, Marchiafava-Anämie (Paroxysmale nächtliche Hämoglobinurie), Marschhämoglobinämie (nach starken Anstrengungen), Schwarzwasserfieber (Malaria tropica nach Chininbehandlung), Sepsis, Typhus.

Hanganutziu-Deicher-Reaktion (vgl. Mononukleose-Test)

In diesem Test werden heterophile Antikörper im Blutserum bestimmt, die Schafserythrozyten zu agglutinieren vermögen.
Material: 6 ml Blut.
Normalwert: Positiv bis 1 : 64 und Titeranstieg.
Bewertung:
Titer über 1 : 64 und Titeranstieg: Mononucleosis infectiosa (in 60–80% positiv);
selten: Hepatitis epidemica, Lymphogranulomatose, Retikulosen, Rubeola, Serumkrankheit, Viruspneumonie und andere Viruserkrankungen.

HAR, s. Hepatitis, S. 73

Harndiastase, s. Diastase

Harnfarbstoffe (s. auch Porphyrie und Porphyrinurie, S. 154 f)

Bei verschiedenen Erkrankungen werden Gallenfarbstoffe im Urin ausgeschieden:
1. Bilirubin,
2. Urobilin,
3. Urobilinogen und Sterkobilinogen.

1. Bilirubin

Bilirubin wird durch verschiedene Farbreaktionen (am besten nach Harrison-Fouchet) oder im Schnelltest (mit Tabletten und Prüfplättchen) nachgewiesen.
Material: 10 ml (Harrison-Fouchet) oder einige Tropfen Urin (Schnelltest).

Normalwert: Keine Farbreaktion.

Bewertung:

Farbreaktion bei positivem Bilirubinnachweis: Akute und chronische Hepatitis mit Ikterus und Cholangiohepatitis, cholostatische Hepatose, chronisch-idiopathischer Ikterus, Hyperthyreose (thyreotoxisch), Infektionserkrankungen (Leptospirosen, M.Weil-Listeriose, Lues, Mononucleosis infectiosa, Toxoplasmose), Intoxikationen (Amantia, Arsen, Atophan, organische Lösungsmittel, Quecksilber, Thallium u.a.), Leberzirrhose, -metastasen und -tumoren, Pellagra, Sepsis, Speicherkrankheiten, Verschlußikterus (posthepatischer Ikterus).

2. Urobilin

Urobilinogen wird bei längerem Stehen zu Urobilin umgewandelt. Es kann nach Schlesinger in einer Farbreaktion nachgewiesen werden.

Material: 3 ml frischer Urin.

Normalwert: Keine Farbreaktion.

Bewertung:

Farbreaktion bei Urobilinurie: Bei Pilzvergiftungen, sonst wie unter Urobilinogen.

3. Urobilinogen und Sterkobilinogen

Der Nachweis erfolgt durch verschiedene Farbreaktionen (am besten mit der Ehrlich-Aldehydprobe).

Material: 3–5 ml frischer Urin.

Normal: Keine Farbreaktion (auch bei fehlender Darmflora und beim Verschlußikterus).

Bewertung:

Farbreaktion (in Kälte) bei Urobilinogen- und Sterkobilinogenurie: Hämolytische Anämien, Perniziosa. Cholangitis, Cholelithiasis, cholostatische Hepatose, Hämoglobinurien (s. Hämoglobin im Urin), Hämolyse (Arsenwasserstoff, Blei, Phenazetin, Seifenaborte u.a.), Hepatitis (zu Beginn und beim Abklingen), Herzinsuffizienz (Rechtsinsuffizienz), Hyperthyreose (thyreotoxischer Leberschaden), Infektionen (Leptospirosen, besonders Morbus Weil-Listeriose, Lues, Malaria, Mononucleosis infectiosa, Pneumonie, Scharlach, Toxoplasmose u.a.), Pellagra, Intoxikationen (Amantia, Arsen, Atophan, CO und Leuchtgas, organische Lösungsmittel, Quecksilber, Thallium), Lebermetastasen und -tumoren, Leberzirrhose und -dystrophie, Obstipation, Polyzythämien, Sepsis, Speicherkrankheiten;

Falsch positiv: Nach Medikamenten (besonders Sulfonamiden), Porphyrie (s. dort).

Harnmenge

Normalwert: 500–2000 ml/24 Std.

Bewertung:

Vermehrt: Polydipsie und Polyurie (s. dort)

Vermindert: Anurie und Oligurie (s. dort).

Harnpflichtige Substanzen im Serum

Zu den harnpflichtigen Substanzen gehören:

1. **Harnstoff und Harnstoff-N,**
2. **Kreatinin,**
3. **Rest-Stickstoff,**
4. **Indikan,**
5. **Xanthoprotein.**

1. Harnstoff und Harnstoff-N (Urastrat)

Harnstoff ist das wichtigste Endprodukt des Eiweißstoffwechsels und wird durch die Nieren ausgeschieden. Er kann durch Schnellteste mit Teststreifen, photometrisch im Farbtest, titrimetrisch und durch Ausfällung mit Xanthydrol bestimmt werden.

Material: 0,2 ml Serum für den Schnelltest, 0,1 ml für den photometrischen Farbtest, 1,0 ml Serum für Titrier- und 2 ml für die Ausfällmethode.

Normalwerte: 10–50 mg/dl = 1,7–8,3 mmol/l Harnstoff; 5–27 mg/dl = 1,8–9,6 mmol/l Harnstoff-N.

Bewertung:

Erhöht: Addison-Krise, akute Infektionen (z.B. Fleckfieber, akute Hepatitis, Sepsis), Blut- und Serumverlust, Diarrhö, Dursten und Salzmangel, Eiweißabbau und -verlust (Herzinfarkt, postoperativ, Pneumonien), Erbrechen, Polyurie, Erkrankungen der Nierengefäße, Exsikkose, Hämolyse, hämolytisch-urämisches Syndrom, Harnstauung (durch Steine, Prostatahypertrophie und Harnwegstumoren), hepatorenales Syndrom, Herzinsuffizienz und Herzinfarkt, Ileus, alle Niereninsuffizienzen, Pankreasnekrosen, alle Schockzustände, Vit.-D-Intoxikation, schwere zerebrale Störungen, Seifenabort, Transfusionszwischenfälle.

2. Kreatinin im Serum

Kreatinin entsteht im Muskelstoffwechsel und wird durch die Nieren ausgeschieden. Es wird photometrisch im Farbtest mit Pikrinsäure bestimmt. Kreatinin gibt eine Übersicht besonders der glomerulären, aber auch der tubulären Funktion.

Material: 10–12 ml Blut.

Normalwert: 0,6–1,2 mg/dl (53–106 μmol/l).

Bewertung:

Wie unter Harnstoff und Harnstoff-N. Bei rein tubulären Schäden nur geringer Anstieg.

3. Rest-N (Rest-Stickstoff) im Serum

Unter Rest-Stickstoff versteht man die nach Enteiweißung des Serums mit Trichloressigsäure ins Filtrat gehenden Stickstoffverbindungen, besonders Aminosäuren, Harnstoff, Harnsäure, Kreatinin. Bestimmt wird der Rest-N hauptsächlich nach der Methode von Kieldahl.

Material: 3–5 ml Blut.
Normalwert: 20–40 mg/dl (14,3–28,6 mmol/l).
Bewertung:
Wie unter Harnstoff und Harnstoff-N.

4. Indikan (unübliche Bestimmung)

Indikan ist ein Darmfäulnisprodukt und kommt physiologisch in so geringen Mengen im Blut vor, daß es dort nicht nachgewiesen werden kann.
Material: 5 ml Blut.
Normalwert: 0,03–0,09 mg/dl (1,2–3,6 μmol/l).
Bewertung:
Nachweis von Indikan (nach Jolles-Haas): Eklampsie, Gravidität, Ileus und Darmnekrosen, Niereninsuffizienz.

5. Xanthoprotein-Reaktion (unübliche Bestimmung)

Das von Aminosäure ausgehende Darmfäulnisprodukt Xanthoprotein wird im Blutserum mit Salpetersäure in gelbe Nitroderivate überführt.
Material: 5 ml Blut.
Normalwert: Unter 35 XE (Vergleich mit der Farbintensität einer Standardlösung, die dunkler ist).
Bewertung:
Pathologisch über 35 XE bei: Leberparenchymschäden und hepatorenalem Syndrom, Niereninsuffizienz, bei Salizylabusus, nach einigen Sulfonamiden.

Harnsäure im Serum und Urin

Harnsäure ist das Endprodukt des Purinstoffwechsels. Zur Hyperurikämie kann es durch angeborene Purinstoffwechselstörungen, durch vermehrten Zellabbau oder Zellzerfall, durch eine vermehrte Nukleinsäurezufuhr durch die Nahrung oder durch verminderte Urinausscheidung kommen. Chronischer Alkoholismus und Überernährung verstärken die Neigung zur Urikämie. Die Harnsäurebestimmung kann chemisch mit Phosphorwolframsäure oder enzymatisch mit Urikase und Katalase erfolgen.
Material: Je nach Methode 0,2–1 ml Serum oder 0,02–0,05 ml Urin.
Normalwerte:
Chemische und Urikase-Methode
2,6–6,8 mg/dl = 150–410 μmol/l Männer
2,0–6,3 mg/dl = 120–370 μmol/l Frauen
Urica-quant (Boehringer)
3,4–7,0 mg/dl = 200–420 μmol/l Männer
2,4–5,7 mg/dl = 140–340 μmol/l Frauen
24 Std.-Urin: 0,25–0,75 g (1,5–4,5 mmol).

Bewertung:
Erhöht: Primäre Hyperurikämien (mit und ohne Gichtanfälle). Sekundäre Hyperurikämien: unter Diuretika, Zytostatika, Röntgenstrahlen, bei Reduktionskost und Nulldiät, bei Niereninsuffizienz, bei Leukämien und Polyzythämien, bei Fettsucht, Hyperlipidämien, Hypertonie, Alkoholismus, evtl. bei Malignomen, Nekrosen.
Erniedrigt: Fanconi-Syndrom, Morbus Wilson, nach urikosurisch wirkenden Medikamenten wie Probenecid, Phenylbutazon, Salizylate, Steroide, weiterhin in der Schwangerschaft.

Harnsediment, s. Urinsediment

Harnstoff im Serum, s. Harnpflichtige Substanzen

Harnzucker, s. Blut- und Harnzucker

HBDH, s. Laktatdehydrogenase

HCG-Bestimmung, s. Choriongonadotropinbestimmung

HCG-Test, s. Chorion- und Gonadotropinteste

HDL-Cholesterin, s. Xanthelasmen, Teil 1

Hemmtest (vgl. Hirst-Test)

Die hämagglutinierende Wirkung von bestimmten Antigenen wird durch spezifisch dagegen gerichtete Antikörper gehemmt. Diese Hemmung der Agglutination ist also Maß für die vorliegenden Antikörper.
Besonders wichtig ist der Test zum Nachweis von Virusantikörpern.

Heparintoleranztest

Besondere In-vitro-Bestimmung der Gerinnungszeit nach Zusatz einer bestimmten Heparinmenge.
Ausführung: Nach der dem Gerinnungsbesteck beiliegenden Anweisung.
Material: 3 ml Venenblut, aufgezogen in 0,3 ml einer 4 mg%igen (40 mg/l) Heparinlösung.
Bewertung:
Verlängert: Koagulopathien (wie unter „Gerinnungszeit"); zusätzlich: bestimmte Thrombopenien und -pathien.

Hepatitisantigene, s. Akute Hepatitis, S. 73

Hepatitisantikörper, s. Akute Hepatitis, S. 73

Herzfermente, s. Aldolase; CPK; SGOT, SGPT; LDH und HBDH; weiter: HBDH/LDH-Quotient; De Ritis-Quotient

Herzkatheteruntersuchungen

Bestimmung der Drucke, der Druckkurven und der Blutgase in verschiedenen Herzhöhlen: Feststellung der Druckvolumenbeziehung, Bestimmung des Herzzeitvolumens, des PCP (pulmonaler Kapillardruck), des enddiastolischen Druckes und Volumens und davon abhängig die *Stadieneinteilung der Herzinsuffizienz:*

Stadium 0	=	normale Hämodynamik in Ruhe und Belastung,
Stadium I	=	abnorme Ventrikelfunktion während Belastung,
Stadium II	=	abnorme Ventrikelfunktion in Ruhe,
Stadium III	=	Belastungsinsuffizienz,
Stadium IV	=	Ruheinsuffizienz.

Hickey-Hare-Test, s. Ellworth-Howard-Test

Hirst-Test

Durch Grippeviren werden Hühnererythrozyten agglutiniert. Diese Agglutination findet nicht statt, wenn die Viren vorher mit antikörperhaltigem Serum inkubiert wurden.
Material: Etwa 10ml Blut.
Bewertung:
Positiv bei Grippe, Mumps.

Histamintest (vgl. Regitintest; Cold-pressure-Test)

Nach 24stündiger Medikamentenkarenz (besonders von Sedativa) und einstündiger Ruhe (der Blutdruck soll nicht 170/110 überschreiten!) wird 1 mg Histamin subkutan gespritzt. Beim Phäochromozytom kommt es dann innerhalb 1–3 Min. zu einem Anstieg des systolischen Blutdrucks um mindestens 60mmHg, des diastolischen um mindestens 40mmHg. Die im Cold-pressure-Test erreichten RR-Werte sollen überschritten werden. Hinzu tritt Blässe und Schweißausbruch. Evtl. kann der Test auch mit 0,05 mg Histamin in 0,5 ml physiologischer Kochsalzlösung intravenös nach negativem Ausfall des s.c.-Tests wiederholt werden.
Der Test ist nicht ungefährlich. Immer sollte Regitin bereit gehalten werden! Negativer Testausfall schließt ein Phäochromozytom nicht aus!

Histoplasmintest

Hauttest mit Histoplasminantigen. Der Test ist spezifisch, jedoch oft negativ.
Bewertung:
Positive Hautreaktion bei Histoplasmose.

HLA-Antigen-W 27 (B 27)

Bei den HLA-Antigenen handelt es sich um Gewebsantigene, die erblich determiniert sind. Sie werden nachgewiesen, indem spezifisches Testserum mit Lymphozyten, Granulozyten oder Thrombozyten zusammengebracht wird. Es kommt bei Vorhandensein des HLA-Antigens an den Zellen zur Leukozyten- und Thrombozytenagglutination, bei Zugabe von Komplement zur Abtötung von Lymphozyten bzw. durch Ablenkung des Komplements bei Zugabe von sensibilisierten Hammelerythrozyten durch HLA-tragende Thrombozyten zur Verhinderung einer Hämolyse.
Der Nachweis verschiedener HLA-Antigene hat Bedeutung bei der Verhinderung von Transfusionszwischenfällen einschließlich einer Verkürzung der Thrombo- und Leukozytenüberlebenszeit und von Abstoßung von Transplantaten. Es besteht das Risiko für bestimmte HLA-Antigen tragende Personen, an bestimmten Krankheiten zu erkranken. Speziell Träger des HLA-Antigen W27 tragen das Risiko in sich, an einer Yersinia-Arthritis, etwa 90mal häufiger an Morbus Bechterew, 36mal häufiger am Morbus Reiter, 9mal häufiger an akuter Uveitis gegenüber Normalpersonen zu erkranken.

Bewertung:
HLA-Antigen-W27-Nachweis bedeutet:
1. erhöhtes Risiko an oben genannten Krankheiten,
2. bei Verdacht auf Vorliegen obiger Krankheiten Hinweis auf, wenn auch nicht Beweis der Richtigkeit der Diagnose.

HMG-Test, s. Chorion- und Gonadotropinteste

Homogentisinsäure im Urin

Bei der durch eine intermediäre Eiweißstoffwechselstörung bedingten Alkaptonurie wird Homogentisinsäure im Urin ausgeschieden. Bei Anwesenheit verfärbt sich nach Zusatz von Natronlauge der Urin dunkelbraun bis schwarz.
Material: 2 ml Urin.

Hungerversuch bei funktioneller Hyperbilirubinämie, s. S. 96

Hungerversuch bei Hypoglykämie

Vorbereitung: s. S. 89.
Durchführung unter klinischer Kontrolle.
Sollte der Patient an den 3 Vorbereitungstagen nicht unter 50 mg/dl (2,78 mmol/l) mit dem Blutzucker abfallen, fastet er am 4. Tag. Am 5. Tag morgens wird möglichst nach zweistündiger muskulärer Belastung der letzte Nüchternwert bestimmt. Liegen die Blutzuckerwerte noch im Normalbereich, muß der Hungerversuch bis auf 72 Stunden ausgedehnt werden.
Vorsichtsmaßnahme: Überwachung auch nachts. Bei hypoglykämischen Zeichen Blutzuckerbestimmung und Abbruch des Versuchs bei Werten unter 40 mg/dl (2,22 mmol/l).

α-Hydroxybutyratdehydrogenase (HBDH) im Serum, s. Laktatdehydrogenase

5-Hydroxyindolessigsäure im Urin

Die 5-Hydroxyindolessigsäure ist ein Abbauprodukt des Gewebshormons Serotonin (5-Hydroxytryptamin). Sie läßt sich u.a. in einem Farbtest mit 1-Nitroso-2-Naphthol nachweisen. Unspezifischer ist der Nachweis mit $FeCl_3$, wobei eine starke Rotfärbung des Urins auftritt.
Die Bestimmung erfolgt am besten nach Provokation mit 3–5 mg Reserpin oral.
Material: 50 ml Urin vom 24 Std.-Urin (Gesamtmenge angeben!).
Normalwert: 2–10 mg/24 Std.-Urin (10–50 μmol/24 h).
Bewertung:
Erhöht: Benignes und malignes Karzinoid (Karzinoidsyndrom), evtl. Bronchial- und Magen-Darmkarzinome.
Falsche Werte: Nach Genuß von Ananas, Bananen, Tomaten, bestimmten Käsesorten, Abusus von Phenacetin (negativ!), Acetanilid, Mephesin.

17-Hydroxykortikoidausscheidung im 24-Stunden-Urin, s. Kortikoidausscheidung

Hydroxyprolinausscheidung im 24-Stunden-Urin

Hydroxyprolin wird wahrscheinlich aus Glutaminsäure und Ornithin über Prolin gebildet und normalerweise in Leber und Nieren umgebaut. Es wird zum kleinen Teil unverändert durch die Nieren ausgeschieden.
Material: 24 Std.-Urin.
Normalwerte: 15–40 mg/24 Std. (115–300 μmol/24 h)
Bewertung:
Hydroxyprolinausscheidung vermehrt: Hyperthyreose, Osteogenesis imperfecta, Ostitis fibrosa generalisata, primärer Hyperparathyreoidismus.

5-Hydroxytryptaminbestimmung, s. 5-Hydroxyindolessigsäure

IgM-FTA, s. Lues-Reaktionen

IgM-FTA-ABS-Test, s. Lues-Reaktionen

Immunelektrophorese (nach Grabar und Williams)

Prinzip der Methode: Im 1. Schritt der Untersuchung erfolgt die elektrophoretische Auftrennung des Patientenserums und eines Vergleichsserums im Agarmilieu. Im 2. Schritt diffundieren die so aufgetrennten Serumeiweißfraktionen passiv gegen ein zwischen die Auftragsstellen der Seren in eine Rinne gegebenes Antiserum (s. unten). Im Äquivalenzbereich entstehen im Agar durch Antigen-Antikörper-Reaktion Präzipitationslinien, die nach Lage und Form typisch sind für einzelne Serumproteine. Durch Verwendung von trivalentem IgG-, IgA- oder IgM-Antiserum, H- und L-kettenspezifischen monovalenten Antiseren oder Antiseren gegen Bruchstücke von Immunglobulinen lassen sich Paraproteinämien durch die atypische Präzipitation mit dem entsprechenden Antiserum klassifizieren.
Bewertung:
Paraproteinnachweis bei: Plasmozytom (IgG-, IgA-Plasmozytom, Bence-Jones-Plasmozytom, Schwerkettenkrankheit), Makroglobulinämie Waldenström (IgM), rudimentären und fakultativen Paraproteinämien.

Immunglobulinbestimmung, quantitative (IgG, IgA, IgM, IgE), radiale Immundiffusionsmethode nach Mancini

Prinzip der Methode: Eine definierte Menge Patientenserum wird in ein Auftragloch einer Agarplatte (Partigenplatte) gefüllt und diffundiert radiär in die ein monovalentes Antiserum (Anti-IgG, -A, -M, -E) enthaltende Agargelschicht.

Im Äquivalenzbereich kommt es durch Antigen-Antikörper-Reaktion zur Ausbildung eines Präzipitatringes, dessen Durchmesser proportional ist zur Konzentration des im Patientenserum enthaltenen Immunglobulins. An einer mit standardisierten Proteinpräparaten gewonnenen Eichkurve kann dann der zu bestimmende Immunglobulingehalt des Patientenserums abgelesen werden.

Normalwerte:

IgG 800–1800 mg/dl (8–18 g/l),
IgA 90– 450 mg/dl (0,9–4,5 g/l),
IgD 0,3– 40 mg/dl (3–400 mg/l),
IgE 20– 800 mg/dl (0,2–8,0 g/l),
IgM 60– 250 mg/dl (0,6–2,5 g/l) bei Männern,
70– 280 mg/dl (0,7–2,8 g/l) bei Frauen.

Indikationen:

1. **Verlaufskontrolle bei Plasmozytom und Morbus Waldenström.**
2. **Differentialdiagnose von Paraproteinämien in obligate, rudimentäre und fakultative Formen** (s. S. 147 f).
3. **Nachweis eines Antikörpermangels.**
4. **Differentialdiagnose und Verlaufsbeobachtung chronischer Lebererkrankungen**

	IgG	IgA	IgM
Akute Virushepatitis			↑
Chronisch persistierende Hepatitis	↑		↑
Chronisch aktive Hepatitis	↑↑	↑	↑
Alkoholische Zirrhose		↑↑	
Chronische nichteitrige Cholangitis, primär biliäre Zirrhose			↑↑
Hepatitische Zirrhose	↑↑	↑	

5. **Ätiologische Differenzierung von Rhinopathien und unspezifischen Atemwegserkrankungen.**

Erhöhte *IgE*-Werte sind Hinweis auf die allergische Genese eines dieser Krankheitsbilder. Weitere Aussagen über die allergische Pathogenese und Art des Antigens durch Bestimmung des *allergenspezifischen IgE* möglich (*Radio-Allergo-Sorbent-Test*).

Indikan im Serum, s. Harnpflichtige Substanzen

Indikan im Urin

Indikan wird als Abbauprodukt des Tryptophans im Urin ausgeschieden und dort nach Obermayer bestimmt.

Material: 50 ml (qualitativ) oder 100 ml (quantitativ) Urin vom 24 Std.-Urin.

Normal: Keine Farbreaktion (qualitativ), 10–70 mg (40–280 μmol) quantitativ in 24 Std.

Bewertung:

Positiver Ausfall (rosa-rotviolette Färbung der Chloroformschicht): Achylie, chronische Obstipation, Darmstenosen, Darminfarkte, Ileus, Enteritis, Cholera, Typhus, Pellagra, Hartnup-Syndrom, Leberparenchymschäden, Pankreasinsuffizienz, Pleuritis, Abszesse in großen Körperhöhlen, Niereninsuffizienz.

Insulin-Antikörperbestimmung

Die einfachsten und empfindlichsten Nachweismethoden für Insulin-Antikörper sind unter Verwendung radioaktiv markierten Insulins möglich geworden. Die antikörperbedingte Insulinbindung des Serums kann durch Ausschütteln des nicht gebundenen Hormons mittels Cellulosepulver oder Anionenaustauscher (etwa Amberlite CG 400-1 in der OH-Form) bestimmt werden. Dabei besteht das methodische Vorgehen im Prinzip darin, daß in einer Reihe von Ansätzen mit aufsteigender Konzentration nichtmarkierten Insulins bei konstantem Zusatz einer Tracer-Dosis von ^{125}J-Insulin bzw. ^{131}J-Insulin und des Probandenserums die bei Anwesenheit von Insulin-Antikörpern absteigende Radioaktivität in den Überständen gemessen und in Form einer Extrapolationskurve auf ein Koordinatensystem aufgetragen wird. Der durch Extrapolieren gewonnene Schnittpunkt der Kurve mit der Abszisse zeigt die antikörperbedingte Insulin-Bindungskapazität des Serums an. Graphisch lassen sich auch die Anteile der Bindungsstellen vom Typ Ak1 und Ak2 an der gesamten Bindungskapazität darstellen. Verschiedene Firmen stellen in ihrem RIA-Programm Enzymimmunoassays für diese Bestimmung von Insulin-Antikörpern her (z.B. monotest Insulin-Antikörper, Boehringer, Mannheim), zu denen zusätzlich Insulin-Jod-125 zu bestellen ist.

Insulinbelastungstest

Wegen der Gefahr eines hypoglykämischen Schocks ist dieser Test nicht ungefährlich. Er dient zur Überprüfung der Insulinempfindlichkeit. Immer Glukose bereithalten!

Ausführung: Nach Abnahme eines Nüchternblutzuckerwertes werden 1/2 E alt-Insulin/kg KG i.v. injiziert und nach 10, 20, 30, 40, 90 und 120 Min. wieder die Blutzuckerwerte bestimmt.

Normal: Initialer Abfall der Blutzuckerwerte auf 20–60% des Ausgangswertes (= 100%), Wiederanstieg der Werte nach 30 Min. und Erreichung des Ausgangswertes nach 60–90 Min.

Bewertung:
Insulinempfindlichkeit: Erhöht: (schneller Abfall der Blutzuckerwerte um mehr als 60% des Ausgangswertes und verzögerter Wiederanstieg der Blutzuckerwerte): Glykogenspeicherkrankheit, Hyperinsulismus (Inselzelladenom und -hyperplasie), Hypophysen- und Nebenniereninsuffizienz, Hypothyreosen (besonders sekundäre H.), Retroperitoneale Fibrome, Sarkome, Seminome, Zwischenhirnerkrankungen, unter β-Rezeptorenblockern.
Vermindert: (Blutzuckerabfall) um weniger als 20% des Ausgangswertes), Akromegalie, Diabetes mellitus (bei Insulinresistenz durch Insulinantikörper), fieberhafte Zustände, Hyperthyreose, Intoxikationen, Lebererkrankungen mit stärkeren Parenchymschäden, Nebennierenrindenüberfunktion (Morbus Cushing), Phäochromozytom, Schwangerschaft.

Insulinbestimmung (radioimmunologisch)

— Vgl. auch Serum-C-Peptid-Bestimmung —

Zu radioimmunologischen Insulinbestimmungen werden als spezifische Reagentien ^{125}J-markiertes Insulin (ca. 100mCi/mg = 3,7GBq/mg), Insulinantikörper vom Meerschweinchen sowie hochgereinigtes Humaninsulin benötigt. Bekannte Konzentrationen von Humaninsulin (10–200μE/ml (= mE/l) entsprechend 0,4–8ng/ml(= mE/l)) bzw. Serum unbekannten Insulingehaltes (0,1 ml) werden mit ^{125}J-markiertem Insulin und Insulinantikörpern in entsprechender Verdünnung je nach Verfahren 2–60 Std. inkubiert. Durch entsprechendes Vorgehen erfolgt danach die Trennung des freien von antikörpergebundenem Insulin (Elektrophorese, Gelfiltration, Salzfällung, Alkoholfällung, Adsorption an Anionenaustauscher, Cellulose, Aktivkohle, Sephadex). Man gewinnt dadurch eine Eichkurve, auf der unbekannte Proben abgelesen werden können. Von verschiedenen Firmen sind Testkombinationen auf dem Markt, die die für die radioimmunologische Insulinbestimmung notwendigen Reagentien enthalten (Boehringer/Mannheim, Farbwerke Hoechst/Frankfurt, The Radiochemical Centre/Amsterham, England u.a.).

Bewertung:
Nach 12- bis 16stündigem Fasten beträgt der Insulingehalt des Serums 12,3 ± 4,8μE/ml(= mE/l) (n = 20). Nach Glukosebelastung steigt er in Abhängigkeit vom Körpergewicht auf 80–180μE/ml(= mE/l) an. Beim Diabetes mellitus ist die Reaktion des Seruminsulins auf Glukosebelastung entsprechend dem Schweregrad der Erkrankung vermindert.
Von klinischer Bedeutung ist die Insulinbestimmung hauptsächlich bei der Differentialdiagnose des Inselzelladenoms (S. 89). Allerdings ist zu beachten, daß ein einzelner Wert keine Aussagekraft hat, es vielmehr auf die Beurteilung der Seruminsulinkonzentration im Verlaufe eines Hungerversuches (s. dort) oder einer Tolbutamidbelastung (s. dort) ankommt.

Intrinsic-Faktor-Antikörper, s. Perniziöse Anämie, S. 7

I.V. GTT, s. Glukose-Belastungstest

Kalium im Serum

Material: 2ml Serum.
Normalwert: 3,3–5,5mval/l bzw. 16–21,5mg/dl(= 3,3–5,5mmol/l).

Bewertung:
Erhöht: Anurie und Oligurie, Azidose, diabetische Azidose, Exsikkose, Hämolytische Anämie und Hämolyse der Blutprobe (hier Pseudohyperkaliämie!), Hämolyse nach Transfusionen, Hypoaldosteronismus, iatrogen nach übermäßiger Kaliumzufuhr, Leberdystrophie, Nebennierenrindeninsuffizienz, Nekrosen und schwere Gewebsläsionen (oft postoperativ!), Nierenerkrankungen (akute tubuläre Nekrose, Niereninsuffizienz und Verlegung der Harnwege), Status epilepticus, starke Thrombozytose (Pseudohyperkaliämie).
Erniedrigt: AGS-Syndrom, Alkalose (respiratorische, metabolische Alkalose, Ursachen, S. 200), chronische Lebererkrankungen, Darmerkrankungen (Entzündungen, besonders Colitis ulcerosa, Ileus), diabetisches Koma unter Insulin (in der Erholungsphase), Diabetes insipidus, Diarrhöen, Digitalisintoxikation, Erbrechen, Gallen- und Pankreasfisteln, nach Absaugen intestinalen Inhalts und wiederholten Punktionen, familiäre hypokaliämische Muskellähmung, Fanconi-Syndrom, Hyperaldosteronismus, Hyperkalziämie, Hyperthyreose, iatrogen (nach Zufuhr von ACTH, Bikarbonat, Diuretika und Kationenaustauschern, Dauerinfusionen kaliumfreier Lösungen, Digitalistherapie, Laxantien, Nebennierenrindensteroiden und Testosteron, Salizylaten, Magentherapeutika, Lakritzengenuß), Nebennierenrindenüberfunktion, Nierenerkrankungen (akute tubuläre Nekrose in der diuretischen Phase, chronische Niereninsuffizienz mit Polyurie, Fanconi-Syndrom, Pyelonephritis, renale tubuläre Azidose), Pankreatitis, Polyurie, Unterernährung (Anorexia nervosa, Hungerzustände, konsumierende Krankheiten.

Kalium im Urin (vgl. Na/K-Quotient im Urin)

Die alleinige Bestimmung der Kaliumausscheidung im Urin läßt nur geringe diagnostische Schlüsse zu. Diagnostisch wichtig aber ist der Natrium/Kalium-Quotient im Urin.
Normalwert: Um 70mval(mmol)/24Std. (65–90mval = mmol) = 2,7g/24Std. (2,5–3,5g).

Bewertung:
Erhöht: AGS-Syndrom (evtl.), Digitalisintoxikation. Hyperkaliämie, Nebennierenrindenüberfunktion, evtl. auch bei -unterfunktion, Nierenerkrankungen mit Hypokaliämie, primärer (Conn-Syndrom) und sekundärer Hyperaldosteronismus (bei Herz-, Leber- und Niereninsuffizienz).
Erniedrigt: Bei allen Hypokaliämien mit gleichzeitig normaler Nebennierenrinden- und Nierenfunktion, Nebennierenrindeninsuffizienz, Anurie und Oligurie.

Kälteagglutinine

Einer Verdünnungsreihe des Patientenserums mit physiologischer Kochsalzlösung werden Testerythrozyten (0) zugesetzt und der Ansatz gemeinsam mit einer Kontrolle im Eiswasserbad inkubiert. Nach 8 Stunden wird der Titer der Verdünnung abgelesen, bei der gerade noch eine Agglutination stattfand. Titer bis 1 : 16 sind noch normal.

Bewertung:

Titererhöhung bei: Idiopathischer Kälteagglutininkrankheit, Morbus Waldenström (monoklonale IgM-Antikörper), als Begleitsymptom bei atypischen Pneumonien, Viruserkrankungen, malignen Lymphomen (polyklonale Autoantikörper).

Kalzium im Serum

Die Bestimmung ist mehrfach durchzuführen, weil sie sehr unsichere Ergebnisse ergibt.

Material: 3–5 ml Blut.

Normalwert: 4,3–5,5 mval/l (2,15–2,75 mmol/l) bzw. 9,0–11,0 mg/dl, als Gesamt-Ca. 2,1–2,6 mval/l (1,05–1,30 mmol/l) bzw. 4,2–5,2 mg/dl als ionisiertes Ca.

Bewertung:

Erhöht: Akromegalie, Hyperproteinämie, Hyperthyreose (selten), Hypophosphatasie, iatrogen nach übermäßiger Zufuhr von: AT-10, Kalzium, Vitamin A und D, idiopathische Hyperkalziämie, Inaktivitätsatrophie der Knochen, Knochentumoren und -metastasen (einschließlich Plasmozytom und Leukämien), Malignome ohne Knochenmetastasierung – selten – (Ovarien, Lungen, Bronchien, Niere), Milchtrinker- und Alkalisyndrom, Morbus Boeck, Nebennierenrindenüberfunktion (selten), Polycythaemia vera, primärer Hyperparathyreoidismus, Ostitis fibrosa generalisata und Rachitis.

Erniedrigt: Anazidogenese (Albright und Lightwood), chronische Niereninsuffizienz (renale tubuläre Azidose), Darmerkrankungen: Malabsorptions-Syndrom, Sprue, Steatorrhoe, Zöliakie, Gallengangsatresie, Hypoparathyreoidismus und Pseudohypoparathyreoidismus, Hypophosphatasie, Hypoproteinämie (S. 215), idiopathische Hyperkalziurie, Knochentumoren, Krampus-Syndrom, Osteomalazie und Rachitis, Pankreasinsuffizienz, paroxysmale hypokaliämische Muskellähmung, postazidotische Hypokalziämie, sekundärer Hyperparathyreoidismus, Vitamin-D-Mangel.

Kalzium im Urin

Zur Groborientierung kann Kalzium im Urin mit dem Sulkovitch-Reagenz bestimmt werden.

Material: Für die Sulkovitch-Probe einige ml Nüchternurin; für die quantitative Bestimmung 24 Std.-Urin bzw. 10 ml Urin unter Angabe der 24 Std.-Urinmenge.

Normalwert: Sulkovitch-Probe: leichte Trübung, quantitativ: 100–400 mg bzw. 5–20 mval (2,5–10 mmol)/24 Std.-Urin.

Bewertung:

Erhöht, bzw. milchige, sofortige Trübung bei der Sulkovitch-Probe: wie bei Serum Ca-Erhöhung, sekundärer Hyperparathyreoidismus;

erniedrigt, bzw. keine Trübung bei der Sulkovitch-Probe: wie bei Serum-Ca-Erniedrigung.

Kapillarteste

Mit diesen Testen wird die Durchlässigkeit der Kapillarwand für Erythrozyten bestimmt.

Am gebräuchlichsten ist der Rumpel-Leede-Versuch: Über 5 Min. wird beim liegenden Patienten der venöse Rückfluß durch Anlegen einer Blutdruckmanschette unterbunden, indem der Manschettendruck unterhalb des systolischen Blutdruckwertes gehalten wird. Es wird dann die Anzahl der aufgetretenen Petechien registriert. Wenige Petechien = (+) bis zu massenhaft Petechien mit Einbeziehung des Handrückens = ++++.

Beurteilung:

Rumpel-Leede deutlich positiv ++–++++: Hinweis auf Vasopathien (DD S. 66), aber auch unter physiologischen Bedingungen wie Menstruation. Bei Frauen treten positive Reaktionen ohne das Vorliegen von Vasopathien häufiger als bei Männern auf.

Im Prinzip läßt sich die Gefäßfragilität auch durch andere Methoden, so mit Saugmethoden (Unterdruckkapillar-Resistrometrie) mit Saugnäpfen, Vakuumpumpe u.a., bestimmen.

Karzinoembryonales Antigen (CEA)

Das CEA ist ein Serumeiweiß, das oft frühzeitig Hinweis auf das Vorliegen besonders von Kolon- und Pankreaskarzinomen, Bronchialkarzinomen, verschiedenen anderen Karzinomen, aber auch Darmentzündungen gibt. Tumorrezidive zeigen sich oft durch den Anstieg des CEA im Serum.

Normalwert: bis 5 µg/l

Katecholamine im 24-Std.-Urin (vgl. Adrenalin-, Noradrenalin-, Dopaminbestimmung im Urin)

Die Katecholamine Adrenalin und Noradrenalin werden im Nebennierenmark und bei Vorliegen eines Phäochromozytoms auch in Paraganglien gebildet. Sie werden – hauptsächlich als Vanillinmandelsäure – im Urin ausgeschieden und können durch Oxydation zur Fluoreszenz gebracht werden.

Material: 50 ml vom mit Schwefelsäure auf pH = 1,0 angesäuerten 24 Std.-Urin.
Normalwerte: Bis 60 μg (0,4 μmol) Gesamtkatecholamine oder bis 6 mg (30 μmol) Vanillinmandelsäure.

Bewertung:
Stark erhöht (über 100 μg (0,65 μmol)-Gesamt-Katecholamine oder über 8 mg (40 μmol) Vanillinmandelsäure): Beweisend für ein Phäochromozytom.
Evtl. leichter erhöht: Nach Bananen- und Bohnenkaffeegenuß, nach Muskelarbeit und in Stress-Situationen, nach Insulingaben; fieberhafte Erkrankungen, Herzinfarkt, Hypertonie, paroxysmale Tachykardien.

1 Woche vor der Bestimmung dürfen keine Bananen oder α-Methyldopa-Präparate gegeben werden!

KBR, s. Komplementbindungsreaktion

Ketonkörper (Azeton und Azetessigsäure) in Blut und Urin

Die qualitative **Untersuchung des Harns auf Ketonkörper** sollte besonders bei jugendlichen Diabetikern und bei Komplikationen, wie Infekten etc. durchgeführt werden. Hierfür stehen Schnelldiagnostika zur Verfügung (Azetest, Ketostix, Ketur-Test, Keto-Merckognost).
Falsch-positive Ergebnisse in Harnproben von Patienten, die mit hohen Dosen von L-Dopa behandelt werden. Vereinzelte Medikamente und diagnostische Farbstoffe können mit dem alkalischen Puffer Färbungen ergeben, so z.B. Phenolphtalein (Laxans), Phenolsulfonphtalein (Nierenfunktionstest) und Bromsulfonphtalein (i.v. zur Prüfung der Leberfunktion).
Die **Ketonkörper im Blut** können mit dem **Tränen-Azeton-Test** (Berger) grob geschätzt werden. Dazu wird ein entsprechender Teststreifen (s. oben) wie beim Tränenglukosetest (s. dort) in den unteren Konjunktivalsack gelegt. Die Ablesung erfolgt 1/2–1 Min. nach Anfeuchtung: ist die Verfärbung mittelstark bis stark, beweist dies eine erhebliche Blutketose. Ausbleiben der Verfärbung ist gleichbedeutend mit einer fehlenden oder geringen Blutketose.
Plasmaketontest: Muß 1/2 Std. nach Blutentnahme durchgeführt werden, da die für die Reaktion vor allem ausschlaggebende Azetessigsäure flüchtig ist. 5 ml Vollblut, das mit Heparin oder Zitrat ungerinnbar gemacht wird, zur Sedimentation 2–3 Min. stehenlassen. Eintauchen eines Ketostixstreifens in die obere Plasmaschicht oder einen Tropfen Plasma auf eine Acetesttablette geben. Reaktion nach 2–3 Min. ablesen. Eine mäßig starke bis violette Verfärbung zeigt eine erhebliche Blutketose an.

In der Klinik kann der Plasmaazetontest semiquantitativ mit Hilfe einer Verdünnungsreihe durchgeführt werden: in erstes Reagenzglas 2 ml Plasma geben; davon 1 ml in 2. Reagenzglas, dazu 1 ml Wasser; davon 1 ml in 3. Reagenzglas, dazu 1 ml Wasser. Auf diese Weise entsteht eine Verdünnungsreihe 1 : 2, 1 : 4, 1 : 8.

Bewertung:
Positive Reaktion: Diabetische Azidose, Hungerazidose, azetonämisches Erbrechen, Fieber, Hypoglykämien; bei bestimmten Narkosen, Schwangerschaftsintoxikationen, Thyreotoxikose, starke Fettzufuhr.
Bei der Gerhardtschen Probe falsch positiv: Unspezifische Medikamentenreaktion besonders nach Antipyrin, Phenacetin, Pyramidon, Salizylsäure, Tannin.
Sonstige falsch-positive oder abnorme Farbreaktionen bei den übrigen Proben: L-Dopa, Phthalein, Phenylketone, 8-Hydroxychinolin.

17-Ketosteroide im 24-Std.-Urin

Die 17-KS entstammen normalerweise den Androgenen der Nebennieren (Dehydroepiandrosteron = DHA, s. unten) und Gonaden (Hoden). Sie werden quantitativ chemisch (Zimmermann) oder durch Farbreaktionen bestimmt.
Material: 100 ml vom 24 Std.-Urin.
Normalwerte: 4–17 mg (14–60 μmol) / 24 Std.-Urin bei geschlechtsreifen Frauen (25–35 Jahre), 7–25 mg (24–87 μmol) / 24 Std.-Urin bei Männern (25–35 Jahre). Vor dem 25. und nach dem 35. Lebensjahr liegen die Normalwerte niedriger).

Bewertung:
Erniedrigt:
Anorexia nervosa, Kachexie, Hungerzustände und konsumierende Erkrankungen, Hypogonadismus, Gonadenentwicklungsstörungen, Hypophysen- und Nebennierenrindeninsuffizienz, Hypophysen-Zwischenhirnkrankheiten, Leberparenchymschäden (schweren Grades).
Erhöht: Adipositas und essentielle Hypertonie (nach einigen Ruhe- und Fastentagen normale Werte), Adrenogenitales Syndrom (evtl. erhöhter DHA-Anteil), Hodentumoren und primärer Hypergonadismus, Nebennierenrindenüberfunktion (bei Tumoren starke Erhöhung des DHA-Anteils, geringer evtl. auch bei NNR-Hyperplasie mit adrenogenitalem Syndrom), Ovarialtumoren und Arrhenoblastom (evtl.), maskulinisierende Nebennierenrindentumoren, Pubertas praecox. Stein-Leventhal-Syndrom (evtl.) leicht erhöht mit eventueller leichter Erhöhung des DHA-Anteils.

Knochenmarksausstrich (Myelogramm)

Die semiquantitative Auswertung eines Knochenmarkpunktates erfolgt als Ergänzung zur qualitativen Bewertung des Ausstrichs. Für klinische Zwecke genügt die Auszählung und Differenzierung von 200 Zellen. In der Auswertung ist ein Granulopoese/Erythropoese-Index von 3 : 1 normal.

Abweichungen zugunsten der Granulopoese finden sich bei: Infektionen, leukämoider Reaktion, chronischer Myelose, Verminderung der Erythropoese.
Abweichungen zugunsten der Erythropoese finden sich bei: Hämolytischer Anämie, akuter oder chronischer Blutung, Eisenmangel, Verminderung der Granulopoese.

Richtwerte des Myelogramms (nach Rohr) in %

Proerythroblasten	3,5
basophile Erythroblasten, polychrome Erythroblasten	7,0
orthochromatische Erythroblasten	12,0
Gesamt:	22,5
Myeloblasten	1,0
Promyelozyten	3,0
Myelozyten	15,0
Metamyelozyten	15,0
Stabkernige	15,0
Segmentkernige	7,0
Gesamt:	56,0
eos. Myelozyten, eos. Granulozyten	4,0
bas. Myelozyten, bas. Granulozyten	0,5
Monozyten	2,0
Lymphozyten	7,5
Plasmazellen	1,0
Andere	7,0

Weiterführende qualitative Diagnostik durch zytochemische Reaktionen möglich.

Berliner-Blau-Reaktion:
Prinzip: Die in üblicher Weise nach Pappenheim gefärbten Knochenmarksausstriche werden mit einer frisch angesetzten Mischung aus 1 g Ferrozyankalium, 1 ml reinster Salzsäure (37%ig ≙ 10 mol/l), 100 ml Aqua dest. 4 Min. behandelt. dann abgespült. In unterschiedlichem Maße lassen sich dann in den kernhaltigen roten Vorstufen Eiseneinlagerungen in Form blau gefärbter Granula erkennen (Sideroblasten).
Normalwert: 20–40% Sideroblasten.

Vermehrung der Sideroblasten: Sideroachrestische Anämie, hämolytische Anämie, perniziöse Anämie, Erythrämie, Panmyelopathie, Bleianämie.

Verminderung der Sideroblasten: Eisenmangelanämie, Tumor- und Infektanämie (hier Eiseneinlagerungen in Retikulumzellen!).

Esterase-, Peroxydasereaktionen (s. dort)

Knochenmarkfunktionstest (Pyrifer- bzw. Pyrexal-Test)

Lipopolysaccharide bewirken nach Injektion bei normaler Knochenmarkfunktion einen Anstieg der Leukozyten im peripheren Blut.
Ausführung: Nach Anfertigung eines Blut- und Differentialblutbildes werden 0,04 μg Pyrexal bzw. 25 E Pyrifer intravenös verabreicht. Darauf erfolgt erneute Leukozytenzählung und Anfertigung eines Differentialblutbildes nach 2,4 und 8 Stunden.
Normal: Starker Leukozytenanstieg (um mehr als 3000/μl (3 x 10^9/l) und Linksverschiebung nach 2–4 Std.
Bewertung:
Kein wesentlicher Leukozytenanstieg, keine Linksverschiebung: Agranulozytose, Panmyelopathien und -phthise, perniziöse Anämie, splenomegale Markhemmung, toxische Knochenmarksschädigung (nach Bestrahlung, Zytostatika u.a., s. Panmyelopathie).

Dieser Test ist heute fast in Vergessenheit geraten, deswegen aber nicht unbedingt wertlos!

Koller-Test

Prinzip: Eine Erniedrigung des Quick-Wertes kann Folge einer Leberfunktionsstörung, aber auch einer verminderten Resorption des zur Prothrombinbildung notwendigen fettlöslichen Vitamin K sein. Voraussetzung für die Durchführung des Tests ist eine Erniedrigung des Quick-Wertes unter 60% (0,60).
Bewertung:
Anstieg des Quick-Wertes nach parenteraler Gabe von 1 mg Vitamin K innerhalb von 24 Std. spricht für eine Vitamin K Resorptionsstörung (z.B. Sprue, Gallengangsverschluß).
Fehlender Anstieg ist typisch für eine Leberfunktionsstörung (z.B. Leberzirrhose).

Komplementbindungsreaktion

Prinzip: Eine Verdünnungsreihe von Patientenserum wird mit dem Antigen und einer definierten Menge Komplement inkubiert. Kommt es zur Antigen-Antikörper-Reaktion, wird Komplement verbraucht. Bei fehlender Reaktion hingegen bleibt Komplement verfügbar und hämolysiert die als Indikator zugesetzten, mit Ambozeptor beladenen Hammelerythrozyten.
Anwendung: Zur Diagnose von Autoimmunkrankheiten, Infektionskrankheiten.

Kongorotprobe

Injiziertes Kongorot wird von amyloidhaltigem Gewebe gebunden. Die Farbstoffkonzentration des Serums wird dadurch vermindert. Photometrisch wird der Farbstoffverlust bestimmt.
Ausführung: Nach Blasenentleerung und Abnahme von 3 ml Blut (Leerwert) wird 10 ml einer 1%igen (10 g/l) Kongorotlösung i.v. injiziert, nach 3 und 60 Min. p.i. nochmals 3 ml Blut abgenommen. Nach 60 Min. wird noch einmal die Blase entleert. Die Kongorotfarbe kann dann photometrisch bestimmt werden.
Hämolytisches Serum ist nicht verwertbar.
Die Diagnose „*Amyloidose*" wird besser histologisch durch Probeexzision aus der Rektumschleimhaut gestellt. Die Kongorotprobe ist heute weitgehend verlassen!
Normalwert: 15–35% Farbstoffschwund, deutliche Rotfärbung der 2. Harnportion.
Bewertung:
Werte über 35%: Verdacht auf Amyloidose, Amyloidnephrose, nephrotisches Syndrom.
Werte über 65% Farbstoffschwund: Amyloidose.
Nur geringe oder fehlende Färbung der 2. Harnportion: Amyloidose.

Konzentrationsversuch (Durstversuch)

Nach 12stündigem Dursten (Beginn des Durstens mit Blasenentleerung) wird das spezifische Harngewicht in 1 Std.-Portionen bestimmt.
Normalwert: Anstieg des spezifischen Harngewichts auf 1,027–1,030.
Bewertung:
Verminderte Konzentrationsfähigkeit: Diabetes insipidus, tubuläre Niereninsuffizienz.

Kolloidkurven, s. Liquoruntersuchungen

Kortikoidausscheidung im 24-Std.-Urin (17-OH-CS)

Durch die mit Farbreaktionen nachweisbaren Kortikoide (17-OH-Kortikosteroide) im Urin werden die wichtigsten Metaboliten des Kortisolstoffwechsels sowie die Abbauprodukte einiger Vorstufen erfaßt.
Material: 24 Std.-Urin.
Normalwert: Im Durchschnitt 3–17 mg/24 Std. (8–47 μmol/24 h) nach Reddy, 6–11 mg/24 Std. (16,6–30 μmol/24 h) (Porter-Silber-Reaktion).
Bewertung:
Erhöht: Primäre und sekundäre Nebennierenrindenüberfunktion.
Evtl.: Adipositas (Normalisierung nach einigen Ruhetagen unter Reduktionskost), idiopathischer Hirsutismus, Stein-Leventhal-Syndrom.
An der unteren Normgrenze: Adrenogenitales Syndrom, Anorexia nervosa, konsumierende Erkrankungen.
Erniedrigt: Adrenogenitales Syndrom, Hypophysen-Zwischenhirnkrankheiten, primäre und sekundäre Nebennierenrindenunterfunktion.

Kortisol, s. Cortisol

Kreatin in Serum

Kreatinphosphat dient als energiereiche Phosphatbindung in der Muskulatur. Es wird photometrisch im Farbtest bestimmt.
Material: 20 ml Blut.
Normalwert: Im Vollblut: bis 0,9 mg/dl (bis 69 μmol/l).
Im Serum: 0,17–0,5 mg/dl (13–38 μmol/l) bei Männern, 0,35–0,93 mg/dl (27–71 μmol/l) bei Frauen.
Bewertung:
Erhöht: Akuter Schub einer chronischen Polyarthritis rheumatica (selten), Dermatomyositis, fieberhafte Zustände, Hyperthyreose, Kachexie, Muskelerkrankungen (Muskeldystrophie, Myasthenie, Myositis, Myotonia atrophicans), Poliomyelitis.
Erniedrigt: Myotonia congenita, Myxödem, Niereninsuffizienz.

Kreatin im 24-Std.-Urin

Vorkommen bei Kindern; besonders während Schwangerschaft und Laktation, bei Greisen sowie bei allen Erkrankungen mit erhöhtem Kreatin im Serum oder Vollblut.
Material: 20 ml vom 24 Std.-Urin.
Normal: Keine Ausscheidung.
Bewertung:
Ausscheidung bei: Hypogonadismus, Muskelkrankheiten: Dystrophia myotonica, Dermatomyositis, Myasthenie, Myodegenerationen und -pathien und nach Muskelverletzungen, progressive Muskeldystrophie.

Kreatinin im Serum, s. Harnpflichtige Substanzen

Kreatinin im Urin

Verminderte Ausscheidung bei allen Krankheiten mit erhöhtem Serumkreatinin.

Kreatininbelastungstest, s. Muskeldystrophie, S. 123

Kreatinphosphokinase, s. CPK

Kryoglobuline im Serum

Es handelt sich um Serumeiweißkörper, die in Kälte reversibel ausfallen. Zum Nachweis wird Venenblut 30Min. bei 37 °C inkubiert, dann zentrifugiert und das Serum im Kühlschrank abgekühlt. Hierbei fallen Kryoglobuline als amorphes Präzipitat aus.

Bewertung:

Kryoglobulinnachweis bei: Morbus Waldenström, Plasmozytom, chronischen Infekten, Kollagenosen, Erkrankungen des lymphatischen Systems.

Beachte: Kryoglobuline können verschiedene Laboruntersuchungen durch Gelieren des Serums stören, z.B. BSG, Hämatokrit, Blutgruppenbestimmung, Elektrophorese, Gerinnungszeit.

Kupfer im Serum

Das Kupfer ist im Serum mit einem spezifischen Globulin zum Komplex gebunden, der Coeruloplasmin genannt wird. Es wird photometrisch in einem Farbtest mit Bathocuproin bestimmt.

Material: 2ml Serum.

Normalwert: 65–165 µg/100ml bzw. 10,2–26,0 µmol/l.

Bewertung:

Erhöht: Anämie, cholostatische Hepatose (evtl.), Gravidität, Hämochromatose, Infektionen (besonders chronische Infektionserkrankungen), Kollagenkrankheit, Leberzirrhose, Leukämien, maligne Retikulose, Malignome, Rechtsinsuffizienz des Herzens, Herztumoren, Kugelthromben, Stauungsikterus.

Erniedrigt: Coeruloplasminmangel, Kupfermangelanämie bei Kindern, Morbus Gaucher, Nephrosen, Spondylarthrosis ancylopoetica, Wilsonsche Krankheit.

Laktatdehydrogenase (LDH und HBDH) im Serum

Das LDH ist in verschiedene organspezifische Isoenzyme zu trennen, von denen das HBDH für die Herzinfarkt-Diagnostik große Bedeutung hat. Von diagnostischer Wichtigkeit ist auch der HBDH/LDH-Quotient.

Das für die verschiedenen Laktatdehydrogenasen typische Substrat ist das Pyruvat, das mit $NADH_2$ zu Laktat hydriert wird. Aus der photometrischen Extinktionsänderung des $NADH_2$ läßt sich die LDH-Aktivität berechnen. Als weiteres Substrat fungiert das α-Ketobutyrat, das aber bevorzugt nur durch das aus dem Herzmuskel stammende LDH-1-Isoenzym HBDH zu α-Hydroxybutyrat umgewandelt wird.

Material: 0,1 ml Serum im Makrotest, 0,02ml Serum im Mikrolitertest.

Normalwerte:

1. **LDH:** 120–240 U/l.
2. **HBDH:** bis 140 U/l.
3. **HBDH/LDH-Quotient:** 0,63–0,81.

Bewertung:

1. **LDH erhöht bei:** Blutkrankheiten (besonders hämolytische und perniziöse Anämie, akute Leukämien, chronische myeloische Leukämien, selten Polycythaemia vera und Mononucleosis infectiosa) – besonders HBDH erhöht –, Herzkrankheiten (besonders Herzinfarkt, aber auch Myo- und Perikarditis) – besonders HBDH erhöht –, metastasierende Malignome – ohne Leberbeteiligung HBDH erhöht! – und Metastasenleber.
2. **LDH selten und wenig deutlich erhöht:** Akute Leberkrankheiten und toxische Leberschäden, Leberkarzinom und Metastasenleber, intrahepatische Cholostase, akute Rechtsherzinsuffizienz, Lungenembolien (HBDH nicht erhöht! DD Herzinfarkt) – in etwa 20%! Muskelatrophien und progressive Muskeldystrophie, evtl. Dermatomyositis, schwere Schockzustände.
3. **HBDH erhöht bei:** Herzinfarkt, Myokarditis, Blutkrankheiten (wie unter I), Myopathien, schweren Schockzustände.
4. **HBDH/LDH-Quotient über 0,81:** Herzinfarkt, Blutkrankheiten (wie unter 1.), **seltener und weniger deutlich:** Myo- und Perikarditis.

Landsteiner-Versuch, s. Donath-Landsteiner-Test

LAP, s. Leuzinaminopeptidase

LDH, s. Laktatdehydrogenase

LDL, s. S. 189

Leberfermente

1. Als Zeichen der unmittelbaren Leberzellschädigung

S. Aldolase; SGOT; SGPT; Glutamatdehydrogenase (GLDH); SDH; DeRitis-Quotient =

$$\frac{\text{SGOT + SGPT}}{\text{GLDH}}\text{-Quotient.}$$

2. Als Indikator reaktiver Veränderungen bzw. Abflußstörungen

Alkalische Serumphosphatase; Leuzinaminopeptidase; 5-Nukleotidase; γ-Glutamyl-Transpeptidase (γ-GT).

3. Als Ausdruck der Syntheseleistung bzw. deren Ausfall:

Cholinesterase.

Beachten Sie:

Die Auswahl der Fermentbestimmungen bei Verdacht auf Leberkrankheiten sollte schon aus wirtschaftlichen Gründen gezielt erfolgen. Normalerweise reicht die Bestimmung je eines Fermentes der Gruppe 1 und 2 aus. Die Cholinesterasebestimmung ist nur sinnvoll, wenn ein schwerster Leberschaden bereits nachgewiesen ist. Sie ist als letztes aller Fermente verändert bzw. erniedrigt.

Leberteste

1. Farbstoffteste

Bei diesen Testen wird die Ausscheidungsfunktion nach Belastung geprüft. Die nuklearmedizinische Prüfung mit markierten Farbstoffen ist möglich, aber klinisch bisher ohne Bedeutung.

Bromthaleintest
Ausführung: 5 mg/kg KG Bromthalein wird intravenös injiziert und der noch nach 45 Min. vorhandene Farbstoff im Serum bestimmt.

Bewertung:
3/4 Stunden p.i. darf nicht mehr als 6% des Farbstoffs retiniert sein.
Retention über 6%: Leberparenchymerkrankungen, aber auch bei gestörtem Gallenabfluß, Herzinsuffizienz, Schockzuständen, portokavalen Anastomosen, Albuminverminderung, rheumatischen Krankheiten.
Nicht bewertbar beim Ikterus.

Bilirubinbelastungstest
Der Bromthaleintest ist einfacher durchführbar und deshalb empfehlenswerter. Der Test ist nicht bewertbar bei einem Serumbilirubin über 2,0 mg/dl (34 μmol/l).
Normalwert: Retention über 15%.

2. Leberstoffwechselteste (entbehrlich)

Bei diesen Testen wird die Einschränkung oder die Ausscheidung zugeführter Substanzen bzw. der Umsatz von Stoffwechselprodukten geprüft. (Bei Verminderung der Syntheseleistung: s. unter 3. Leberfermente [s. oben]; Prothrombinzeit).

Galaktosebelastungstest (entbehrlich!)
Ausführung: Nach der Blasenentleerung trinkt der Patient innerhalb 10 Minuten 40 g (220 mmol) Galaktose in 1 l Tee. Im nach 2 und 3 Std. gelassenen Urin wird die Galaktoseausscheidung gemessen.

Bewertung:
Eine Galaktoseausscheidung über 3 g (16,7 mmol) gesamt ist pathologisch bei: Lebererkrankungen, Störungen durch Nierenfunktionsstörungen.

Hippursäuretest (entbehrlich!)
Ausführung: Nach oraler Belastung mit 5,9 g (48,4 mmol) oder intravenös mit 1,77 g (14,5 mmol) Benzoesäure wird bei oraler Applikation die Hippursäure in 4 aufeinanderfolgenden 1 Std.-Harnportionen, bei intravenöser Applikation im 1 Std.-Urin bestimmt.
Normalwert: Bei oraler Gabe: zusammen mindestens 3,0 g (24,6 mmol) als Benzoesäure berechnete Hippursäureausscheidung.
Bei intravenöser Gabe: mindestens 0,7 g (5,7 mmol) Ausscheidung in der ersten 1 Std.-Harnportion.

Bewertung:
Pathologisch: Bei Leberkrankheiten, Niereninsuffizienz, aber auch Anämie, Kachexie.

3. Leberszintigraphie
Die Leber läßt sich szintigraphisch mit radioaktiv markierten Substanzen, die sich in der Leber bzw. RES binden, darstellen. Sie soll der Größenbestimmung, Feststellung raumfordernder Prozesse (möglich bei einem Durchmesser über 2 cm) dienen. Durch die Beherrschung der *Palpation* und durch die *Sonographie* ist diese Untersuchung entbehrlich.

4. Leberfunktionsszintigraphie
Durch Einsatz gallengängiger Isotopen lassen sich durch eine Bilderfolge (sequentielle Aufnahmen) Geschwindigkeit bzw. Abflußstörungen (etwa durch Tumoren, Steine u.a.) feststellen. Diese Untersuchung ist nur dann indiziert, wenn eine ERCP nicht durchgeführt werden kann, bei Verdacht auf intrahepatisch hochsitzende Abflußhindernisse oder wenn eine PTC kontraindiziert ist.

LEBK, s. Eisenbindungskapazität

LE-Test, s. Antinukleäre Faktoren

Leukozyten, s. weißes Blutbild

Leukozytenphosphatase, s. Alkalische Leukozytenphosphatase

Leuzinaminopeptidase (LAP) im Serum

Durch eine Gruppe von Enzymen, die unter dem Namen LAP bekannt sind, wird L-Leuzin-p-Nitranilid gespalten in L-Leuzin + p-Nitranilin. Letzteres kann optisch gemessen werden. Es kommt in zahlreichen Organen, u.a. Leber, Gallenepithelien, Pankreas, Darmschleimhaut, Nieren, Mammadrüsengewebe vor. Erhöhte Werte finden sich im Serum, vor allem bei Verschlußikterus.
Material: 2 ml Serum.
Normalwert: bis 33 U/l (optimierter Test).

Bewertung:
Erhöht bei: Cholostasen (bei Konkrementen, Tumoren, Cholangitiden, cholostatischen Hepatosen);
Evtl.: Akute bzw. chronische aktive Hepatitis und Leberzirrhose, Alkoholleber und Zieve-Syndrom, Lebermetastasen, Pankreatitis, Pankreas-, Mamma- und andere maligne Tumoren, Nephrosen, Schwangerschaft, nach Gabe von Ovulationshemmern und bei allen Östrogenerhöhungen.

Im Gegensatz zur alkalischen Serumphosphatase ist dieses Enzym bei Cholostasen, nicht aber bei Knochenprozessen erhöht.

Leuzintest

Ausführung: Der Proband erhält 3 Tage eine kohlenhydratreiche Nahrung und danach 150mg (1,14mmol) L-Leuzin/kg KG in 500ml Wasser per os. Der Blutzucker wird über anderthalb Stunden lang alle 10Min. bestimmt.

Bewertung:
Bei organischem Hyperinsulinismus kommt es fast stets zu einem deutlichen Abfall des Blutzuckers um mindestens 25% maximal nach 20–80Min. mit oder ohne klinische Zeichen der Hypoglykämie. Der Blutzuckerabfall ist bei Insulinompatienten von einem Insulinanstieg auf das 3fache begleitet. Hypolykämien allerdings auch bei gegen diese Aminosäure empfindlichen, sonst stoffwechselgesunden Probanden.
Bei Kindern mit idiopathischer Hypoglykämie kann ein positiver Ausfall des Testes einen Hinweis auf die Therapie mit L-Leuzin-armer Kost geben.

LH-Bestimmung, s. Gonadotropin im 24-Std.-Urin und Plasma

LH-RH-Test

Das LH-releasing-Hormon wird im Hypothalamus gebildet und stimuliert die Gonadotropinausschüttung (LH, FSH) aus der Hypophyse. Durch Gabe von LH-RH läßt sich deshalb diese Hypophysenfunktion überprüfen.

Ausführung: 100μg eines synthetischen LHRH-Präparates werden intramuskulär verabreicht. Unmittelbar vor und 30 und 60Min. nach der Injektion wird Blut zur LH-Bestimmung entnommen.

Normalwert: Anstieg der LH-Ausgangswerte auf mindestens das Vierfache (etwa 20mIE/ml = IE/l).

Pathologisch: Kein oder nur verzögerter LH-Anstieg:
Hypophyseninsuffizienz und verminderte hypophysäre Ansprechbarkeit bei länger anhaltender Suppression der Gonadotropinproduktion durch Östrogenüberproduktion (z.B. durch östrogenbildende Tumoren).
Bei hypogonadotropem Hypogonadismus (DD s. Teil 1): Bei verminderter Gonadotropinproduktion läßt sich durch den Test differenzieren zwischen hypothalamischen Schäden (positiver LH-RH-Test) und Hypophyseninsuffizienz (negativer LH-RH-Test).

Lipase im Duodenalsaft, s. Pankreozym-Sekretintest

Lipase im Serum (vgl. Diastase)

Das Enzym hydrolysiert Fettsäureester. Es wird vom Pankreas sezerniert. Die spezifische Pankreaslipase wird erfaßt, wenn Serum mit einer Olivenölemulsion inkubiert wird.

Material: 0,2ml Serum.

Normalwert: Bis 150U/l oder Abschätzung der Aktivität anhand einer Farbskala.

Bewertung:
Erhöht: Akute und floride chronische Pankreatitis, Pankreaskarzinom, ins Pankreas penetrierende Ulzera;
Evtl. erhöht: Cholezystitis und -lithiasis, akute Hepatitis und Leberzirrhose, hochsitzender Darmverschluß, Stenose der Papilla Vateri.

Lipide im Serum

Die Gesamtlipide (4,0g/l–7,0g/l = 400–700mg/dl) setzen sich zusammen aus:

Triglyzeriden (Neutralfette):	50–150mg/dl(0,56–1,7mmol/l)
Cholesterin:	150–250mg/dl(3,9–6,9mmol/l)
Fettsäuren:	100–500mg/dl(3,5–17,7mmol/l)
Phosphatide:	150–250mg/dl(1,9–3,2mmol/l).

Im Rahmen der Diagnose von Fettstoffwechselstörungen haben Cholesterin und Triglyzeride besondere Aussagekraft. Auf die Bestimmung anderer Fraktionen kann im allgemeinen verzichtet werden. Pathologische Befunde müssen zu weiteren Untersuchungen veranlassen (Diätteste, Lipidelektrophorese [S. 232], Ultrazentrifugenuntersuchung, Suche nach einer Grundkrankheit). Wichtig ist die Unterscheidung zwischen *primären und sekundären Hyperlipoproteinämien.*

Bewertung:
Erhöht: Primäre Hyperlipoproteinämien, DD s. Xanthelasmen; sekundäre Hyperlipidämien; s. auch LP-X.
Vorwiegend Cholesterinerhöhung: Hypothyreose, intra- und extrahepatische Cholostase, biliäre Zirrhose, nephrotisches Syndrom, Gicht, Diabetes mellitus, Alkoholismus.
Vorwiegend Triglyzeriderhöhung: Diabetes mellitus, Pankreatitis, Alkoholismus (inkl. Zieve-Syndrom), Schwangerschaft, Einnahme von Ovulationshemmern, Hypothyreose, Gicht, multiples Myelom, nephrotisches Syndrom, Morbus Waldenström.

Vorwiegend Phosphatiderhöhung: Biliäre Zirrhose, intra- und extrahepatische Cholostase, Hypothyreose, nephrotisches Syndrom.
Freie Fettsäuren: Diabetes mellitus, Adipositas, Hyperthyreose, Phäochromozytom, frischer Herzinfarkt, Glykogenspeicherkrankheit, Akromegalie, Cushing-Syndrom.

Erniedrigt: A-β-Lipoproteinämie, An-α-Lipoproteinämie (Tangier-disease), Hyperthyreose, Gallensäurenverlust-Syndrom, schwere Leberparenchymerkrankungen, Steatorrhö, Kachexie, Mangelernährung, Malabsorptions- und Maldigestionssyndrom.

Lipidelektrophorese

Lipoproteine werden aufgrund ihrer unterschiedlichen Wanderungsgeschwindigkeit in der Elektrophorese differenziert. Der Proteinanteil der Lipoproteine ist für die elektrophoretische Beweglichkeit verantwortlich. Praktische Durchführung der Lipidelektrophorese in verschiedenen Apparaturen:

Agarosegel-Lipidelektrophorese:
1. *Durchführung:* Herstellung des Agarosegels. Inkubieren der Serumprobe: je 20 μl pro Objektträger. Elektrophorese: 180 Volt. Laufzeit etwa 60–90 Min. Trennstrecke (Bromphenolblau): 6,5 cm (bezogen auf das Albumin).
2. *Fixierung:* Fixieren der Gelschicht während 30 Min. in 3%iger (0,5 mol/l) Essigsäure. Abspülen mit Leitungswasser. Trocknen auf transparentem Trägermaterial (Glas, Film) unter Filterpapier während 12 Std. bei 30 °C.
3. *Färbung:* 60 Min. mit Sudanschwarz (1 g/l in 60% Äthanol). 10 Min. Entfärben (60% Äthanol), dargestelltes Pherogramm anschließend pressen, trocknen (60 Min. bei 60 °C). Vor dem Beschriften in absolutem Äthanol säubern (nach Undeutsch).

Bei der **Zonengelelektrophorese** spielt sowohl Dichte (Konzentration) als auch die Reinheit des verwandten Trennmediums für die Ergebnisse des Pherogramms eine besondere Rolle. Agarosegel bietet von den zur Zeit angewandten Gelen (Stärke, Acrylamid, Agar und Agarose) für die Routineanwendung die besten Voraussetzungen.

Liquorchlor, s. Liquoruntersuchungen

Liquordruck, s. Liquoruntersuchungen

Liquoreiweiß, s. Liquoruntersuchungen

Liquorelektrophorese, s. Liquoruntersuchungen

Liquorkolloidkurve, s. Liquoruntersuchungen

Liquoruntersuchungen (Punktion nicht ambulant durchführen!)

Der Liquor ist normalerweise klar, farblos, evtl. artifiziell leicht blutig. Das spezifische Gewicht beträgt 1,003–1,009. Bei Stauungspapille ist eine Liquorpunktion kontraindiziert. Diagnostisch wichtig sind folgende Untersuchungen:

1. **Liquordruck,**
2. **Liquoreiweißuntersuchungen,**
3. **Liquorzellen,**
4. **Liquorchlor,**
5. **Liquorzucker,**
6. **Erreger im Liquor,**
7. **Lues-Reaktionen im Liquor**

Alle Liquoruntersuchungen sollten nach Entnahme möglichst schnell gemacht werden!

1. Liquordruck
Die Messung ist sofort nach erfolgreicher Punktion vorzunehmen. Durch das Queckenstedt-Phänomen (bei doppelseitigem Jugularvenendruck Anstieg des Liquordrucks = Queckenstedt+) ist die Durchgängigkeit des Liquors von den Ventrikeln her zu prüfen.
Normalwert: Kinder: 70–100 mmH_2O (5,15–7,4 mmHg); Erwachsene: 100–150 mmH_2O (7,4–11,1 mmHg).
Queckenstedt (im Liegen) positiv.
Bewertung:
Liquordruck erhöht: Hirnblutungen und -tumoren, meningeale Reizungen bei Intoxikationen, Infektionskrankheiten, Meningitiden und Enzephalomeningitiden. Hydrozephalus.
Liquordruck erniedrigt: Aliquorrhö, Nonne-Froin-Kompressionssyndrom (hier Queckenstedt negativ), postpunktionell.

2. Liquoreiweißuntersuchungen

2.1. Menge des Gesamteiweißes
Qualitativ gibt darüber die Pandyreaktion (Ausfällung der Albumine und Globuline mit gesättigter Phenollösung) Auskunft, während die Nonne-Apelt-Reaktion das Globulin ausfällt und besonders bei Globulinvermehrung positiv ist. Quantitativ wird das Eiweiß mit der Biuret-Methode bestimmt.

2.2. Verhältnis Globulin/Albumin
Dieses Verhältnis wird üblicherweise nach Kafka bestimmt. Bei dieser Reaktion gibt Röhrchen 1 das Gesamteiweiß, Röhrchen II die Globuline an. Gesamteiweiß minus Globuline = Albumine.

Weiterhin können Albumine und Globuline liquorelektrophoretisch bestimmt werden.
Normalwert: Gesamteiweiß: 15–45 mg/dl (150–450 mg/l) (Pandy und Nonne negativ).
Eiweißquotient Albumine/Globuline: 4 : 1,
Globulin/Albumin (Kafka): 0,1–0,6.

2.3. Differenzierung der Lipoproteinfraktionen
Die inzwischen durch die *Liquorelektrophorese,* durch Immunopräzipitationsverfahren und die Immunodiffusion überholten Goldsol- und Mastixkolloidkurven entsprechen lediglich in etwa den Serumlabilitätsproben, die unspezifisch sind. Linkszacken in den Kolloidkurven bedeuten eine Vermehrung der Gammaglobuline, mittelständige Kurven eine Vermehrung des Gesamtproteins, Rechtskurven eine Albuminvermehrung. Eine genaue quantitative Bestimmung ist insbesondere durch die Liquorelektrophorese möglich.
Normalwerte:

Vorfraktion:	4–7 rel. %,
Albumine:	etwa 51 rel. %,
α_1-Globuline:	etwa 5 rel. %,
α_2-Globuline:	etwa 8 rel. %,
β-Globuline:	etwa 20 rel. %,
γ-Globuline:	etwa 6 rel. %.

Bewertung:
Eiweiß erhöht: Akustikusneurinom, Enzephalitis, Guillain-Barré-Syndrom, Hirn- oder Rückenmarkstumoren, Lues (geringe Vermehrung!), Meningitis (besonders Meningo-, Pneumokokkenmeningitis und tuberkulöse Meningitis), Multiple Sklerose (evtl. geringe oder keine Vermehrung), Nonne-Froin-Kompressionssyndrom, Poliomyelitis, Polyneuritis (ohne Pleozytose!).
Albuminvermehrung: Akute Meningeal- oder Hirnprozesse.
Globulinvermehrung: Chronische Meningeal- oder Hirnprozesse (Tumoren), bei multipler Sklerose IgG-Vermehrung.
IgM-Vermehrung: Akutes Stadium,
IgG-Vermehrung: Chronisches Stadium.
Spinngewebsgerinnsel: Seröse Meningitis (selten), tuberkulöse Meningitis.

3. Liquorzellen

Normalwert: Bis 9/3 Zellen oder bis 3 Zellen pro μl (3×10^6 Zellen/l).
Bewertung:
Erythrozyten (Blutiger oder xanthochromer Liquor): akute Meningitis, artifizielle Blutbeimengungen, hämorrhagische Diathese, Hirn-, Meningeal- und Subarachnoidalblutungen (Enzephalorrhagien, auch Leptomeningosis und Pachymeningosis haemorrhagica interna), Hirn- und Rückenmarkstumoren, Meningitis tuberculosa, Toxoplasmose.
Granulozyten: Akute Enzephalitis und Meningitis, Poliomyelitis.
Lymphozyten: Chronische Enzephalitis und Meningitis (Lues, Tuberkulose, Poliomyelitis u.a.).
Eosinophile: Parasitäre und allergische Meningitis.
Plasmazellen: Lues.
Tumorzellen: Hirn- und Rückenmarkstumoren.

4. Liquorchlor

Normalwert: 120–130 mval/l (mmol/l).
Bewertung:
Erhöht: Enzephalitis und Enzephalomyelitis, multiple Sklerose, Hirntumoren, Urämie.
Erniedrigt: Akute Infektionserkrankungen, Chorea, Kleinhirntumoren, Meningitiden, Nonne-Froin-Syndrom, Poliomyelitis, bei Salzverlust (s. Natrium im Serum).

5. Liquorzucker

Normalwert: 40–80 mg/dl (2,2–4,4 mmol/l) (ca. 50% des Blutzuckers. Deshalb ist immer eine gleichzeitige Blutzuckerbestimmung notwendig!).
Bewertung:
Erhöht: Akute Infektionserkrankungen mit Fieber, Chorea, Diabetes mellitus, Enzephalitis, Hirntumoren, Nonne-Froin-Syndrom, Poliomyelitis acuta.
Erniedrigt: Hypoglykämie, Lues II, Meningitiden (besonders bei eitriger und tuberkulöser), progressive Paralyse.

6. Erreger im Liquor

Die Differenzierung erfolgt durch Färbung nach Gram, Ziehl-Neelsen (Tuberkelbazillen), weiterhin kulturell und tierexperimentell.
Nachweis: Enzephalitiden (selten) und Meningitiden.

7. Lues-Reaktionen im Liquor
(s. unten)

LP-X

Abnormes Lipoprotein, das nur bei Cholostase und bei genetischem Lecithin-Cholesterin-Acyltransferasemangel nachweisbar ist.

Lues-Reaktionen im Serum und Liquor

Für die Lues-Diagnostik stehen neben dem *direkten Erregernachweis* im Dunkelfeld (nach Zentrifugieren des Untersuchungsmaterials) oder im histologischen Schnitt mit Silberimprägnations- und Fluoreszenzmethoden der Nachweis von *Lipoidantigenen* (Wassermann-Reaktion und Nebenreaktionen wie Cardiolipin-, Citochol-, Meinicke-Klärungsreaktion u.a.) – die alle sehr unspezifisch sind – der *Treponema-pallidum-Immobilisations-(TPI-)Test,* der *Trepo-*

nema-pallidum-Hämagglutinations-(TPHA-)Test, der *Fluoreszenz-Treponema-Antikörper-Absorptions-FTA-ABS-)Test,* der *IgM-FTA-ABS-Test* und *IgM-FTA-195-Test* und zur Schnell- und Verlaufsdiagnostik der *Cardiolipin-Mikroflokkungstest (VDRL-Test)* bzw. *KBR* zur Verfügung.
Material: Blut, Liquor, evtl. Gewebsschnitte.
Normal: Alle Teste negativ.
Bewertung:
1. Direkter Erregernachweis: Meist nicht möglich bei der floriden Lues.
2. Lipoid-Antigene (WaR und Nebenreaktionen): Für die Lues nicht spezifisch und nicht in allen Lues-Stadien nachweisbar.
Falsch positive Reaktionen u.a.: Angina Plaut-Vincenti, Bronchitiden, Colitis ulcerosa, Dermatomyositis, Endokarditiden, Fleckfieber, Impfungen gegen Salmonellen, Pocken u.a., Injektion artfremder Proteine, Kollagenosen (Lupus erythematodes, chronische Polyarthritis, Sklerodermie, Dermatomyositis, Panarteriitis nodosa), Lepra, lymphozytäre Choriomeningitis, Malaria, Mononucleosis infectiosa, Myasthenia gravis, Parotitis epidemica, progressiv-aggressive Hepatitis, Rattenbißkrankheit, Rückfallfieber, Trypanosomeninfektionen, Viruspneumonien, Wassermann-positives Lungeninfiltrat, Sjögren-Syndrom.

3. Cardiolipin-Mikroflockungstest (VDRL-Test) und KBR
Bei positivem Ausfall ist die Durchführung spezifischer Teste notwendig. Eignen sich zur Schnelldiagnostik (positiv 4–8 Wochen post infectionem) und erfassen dann eine unbehandelte Lues in der Frühlatenz, die L. connata, mit steigendem Titer unbehandelte Zweitinfektionen in der Frühlatenz.
Geeignet zur Verlaufsdiagnostik: Mehr als der 2fache Titerabfall zeigt ausreichende Therapie an!

4. TPHA-Test
Spezifischer, hochempfindlicher Test. Erfaßt nur schwach reaktiv die unbehandelte Frühlues, evtl. nicht die ausreichend behandelte Frühlues.

5. FTA-ABS-Test
Wie TPHA-Test, s. dort.

6. TPI (Nelson)-Test
Erfaßt nicht oder nur schwach reaktiv die unbehandelte oder nicht ausreichend behandelte Frühlues (erst positiv nach 6–8 Wochen nach der Infektion).

7. IgM-FTA-ABS-Test und IgM-FTA-195-Test
Erfaßt nicht immer die unbehandelte L. in der Spätlatenz, die Neurolues und die ausreichend behandelten Luesformen.
Hinweis: Für die Lues-Ausschlußdiagnose reicht heute die Durchführung des TPHA- oder FTA-ABS-Testes (nicht VDRL). Bei zweifelhaftem Ausfall des TPHA-Testes ist der FTA-ABS-Test notwendig. Der VDRL-Test läßt die Behandlungsbedürftigkeit beurteilen. Evtl. hier zusätzlich Durchführung des IgM-FTA-Testes notwendig.

Lupus-erythematodes-Faktor (LE)-Nachweis (vgl. auch Antiglobulinkonsumptionstest; Antinukleäre Antikörper)

Spezifische serologische Reaktion zum Nachweis von (am besten mit Latex-Nukleoproteinreagenz im Latex-LE-Schnelltest) Autoantikörpern gegen Desoxyribronukleinsäure.
Normalwert: Keine Agglutination.
Bewertung:
Positive Reaktion bei Agglutination der Latexpartikel: Lupus erythematodes disseminatus;
Evtl. positiv: Chronische Polyarthritis rheumatica, Dermatomyositis, Periarteriitis nodosa, Sklerodermie, Sjögren-Syndrom, Immunthyreoiditis, chronisch-aggressive Hepatitis.
Weiterhin: Leberzirrhose, Lymphogranulomatose, Makroglobulinämie Waldenström.

Magensaftuntersuchung

Die Aussagekraft der zur Orientierung über die Magensaftsekretion angebotenen *Desmoidpillen-* bzw. *Gastrazidteste* ist zu grob, um bei den wichtigen Indikationen (z.B. Anazidität) zu genügen.

1. Magensaftuntersuchung

Bestimmung der Basalsekretion und der Sekretion nach maximaler Stimulation mit Pentagastrin.
Normal: Basalsekretion/Std.: Über 20 mval (= mmol) vermehrt beim Zollinger-Ellison-Syndrom.
Maximale Säuresekretion nach Stimulation: 0 mval (= mmol) Anazidität, 0–20 mval (= mmol) deutliche Einschränkung der Sekretion, jedoch noch keine sichere Aussage; über 35 bzw. über 60 mval (= mmol) Verdacht auf Zollinger-Ellison-Syndrom.
Möglichst röntgenologische Kontrolle der Sondenlage.
Bewertung:
Hyperazidität: Funktionelle Magenstörungen, Ulcus ventriculi, vor allem duodeni, Zollinger-Ellison-Syndrom. Milchsäurenachweis durch Uffermann-Reaktion bei Magenkarzinom möglich.
Subazidität, Anazidität und Achylie: häufiger bei älteren Patienten, atrophische Gastritis, Perniziosa, Myxödem, Pellagra, Felty-Syndrom, nach Gastrektomie, Magenkarzinom.

2. Sedimentuntersuchung

Bakterien: Bei Anazidität möglich.
Milchsäurestäbchen (Boas-Oppler): Bei Magenkarzinom möglich.
Tuberkelbakterien: Tuberkulose des Respirationstraktes und der Lunge.
Leukozyten: Unverdaut bei Subazidität, Magenschleimhautentzündung.
Blut: Artifiziell, hämorrhagische Gastritis bzw. sonstige Blutungsquellen.

Magnesium im Serum

Magnesium ist wie das Kalium ein wichtiges intrazellulär-lokalisiertes Kation, das biochemische Reaktionen aktiviert. Ein Mangel bewirkt eine Erhöhung, eine Zunahme eine Verminderung der neuromuskulären Erregbarkeit.
Normalwerte: 1,6–2,0 mval/l bzw. 0,8–1,0 mmol/l bzw. 19–24 mg/l.
Bewertung:
Erhöht: Schwere Niereninsuffizienz, Exsikkose, nach Mg-, Parathormonzufuhr, nach Glukoseinfusionen, bei Hyperlipidämien, Hyperthyreose, Nebennierenrindenüberfunktion, diabetisches azidotisches Koma, Leberparenchymschäden.
Erniedrigt: Polyurische Phase einer Niereninsuffizienz, Insulintherapie, Pankreatitis, Hungerzustände, iatrogen durch Kationenaustauscher, Mg-freie Infusionstherapie oder Sondenernährung, Hypoproteinämie, diabetische Azidose, Sprue, chronischer Alkoholismus, Erbrechen, Durchfälle, nach Darmresektion, Kolitiden, primärer Hyperparathyreoidismus, Gravidität, Hyperthyreose, bei Hyperkalzämien, bei manchen Osteolysen.

Mastix-Kolloidkurve, s. Liquoruntersuchungen

MCH, MCHC, MCV, s. Erythrozytenindizes

Mechanokardiographie

Registrierung des EKG, des Phonokardiogramms und des Apexkardiogramms zur Bestimmung der Anspannungszeit, Austreibungszeit u.a. als Parameter für die myokardiale Insuffizienz (von untergeordneter Bedeutung). Aufzeichnung typischer Insuffizienzzeichen des Myokards: 3. und 4. Herzton, Galopprhythmus. Aufzeichnung pathologischer Venenkurven.
Ansonsten Aufzeichnung des Phonokardiogramms zur Feststellung und Dokumentation typischer Herzgeräusche bei Vitien (umfangreiche Kenntnisse erforderlich, s. Spezialliteratur).

Melaninbestimmung im Urin

Bei dem Vorliegen metastasierender Melanome werden Melaninvorstufen oft in den Urin ausgeschieden. Beim Stehenlassen des Urins dunkelt dieser deshalb durch Oxydation ein.
Ausführung: Zu 10 ml Urin werden (Thomälenprobe) 3–5 Tropfen Nitroprussidnatrium und 1–2 ml NaOH zugegeben. Die jetzt bestehende tiefrote Färbung wird nach Zugabe von 1–2 ml Eisessig in blau umgewandelt (positive Probe). Grünfärbung ist ohne Bedeutung.
Bewertung:
Positive Probe (Blaufärbung – Grünfärbung ohne Bedeutung) – Melanom (nicht immer positiv!).
Blaugrünfärbung: Urobilinogenurie.

Methämoglobinnachweis

Das Methämoglobin ist braungefärbt, hat eine Absorptionsbande bei 642 nm, die nach Zusatz von Dithionit durch Reduktion zu Hämoglobin auf 540 nm verschoben wird.
Material: 1 ml Blut (geschüttelt mit wenig Natriumzitrat).
Normal: 1,7% des Gesamthämoglobins.
Bewertung:
Erhöht: Hämoglobin-M-Krankheit.
Intoxikationen mit: Aminoverbindungen (nach Inhalation), Anilin (Acetanilid), Chinonen, Chloraten, Nitriten und Nitroverbindungen, Phenacetin, Sulfonamiden.

3-Methoxy-4-Hydroxymandelsäure im Urin, s. Katecholamine

Metopirontest

Metopiron hemmt die 11β-Hydroxylase in der Nebennierenrinde. Durch die dadurch bedingte Verhinderung der Cortisol-Synthese sinkt der Cortisol-Plasmaspiegel ab, wodurch im Rückkopplungsmechanismus die ACTH-Sekretion stimuliert wird. Folge ist der Anstieg der Steroidausscheidung im 24 Std.-Urin gegenüber den Ausgangswerten.
Ausführung: Über 1–2 Tage orale Gabe von je 750 mg Metopiron in 4stündigen Abständen oral nach dem Essen oder in Milch verabreicht. Vor und nach Beendigung des Tests erfolgt die Bestimmung der 17-KS- und 17-OH-CS-Ausscheidung im 24 Std.-Urin. Die Testdurchführung ist nur bei positivem ACTH-Test sinnvoll.
Bewertung:
Keine oder nur geringe Reaktion: Hypophyseninsuffi-

zienz, Nebennierenrindenkarzinom und – evtl. – -adenom.
Verstärkte Reaktion: Nebennierenrindenhyperplasie.

Milchsäure im Blut

Milchsäure entsteht bei der anaeroben Glykolyse aus Brenztraubensäure und kann photometrisch mit Laktatdehydrogenase und NAD bestimmt werden.
Material: 0,5 ml Blut (aus der ungestauten Vene).
Normalwert: 90–160 mg/l(1,0–1,78 mmol/l).
Bewertung:
Erhöht bei: Diabetes mellitus, Hypoxämien (O_2-Mangel, Herzinsuffizienzen u.a.), Leberparenchymschäden, bei Muskelarbeit und evtl. Erregungszuständen, Vitamin-B_1-Mangelzuständen.

Milchsäuredehydrogenase, s. Laktatdehydrogenase

Millon-Probe im Urin

Bei der Millon-Probe werden Tyrosin und andere Phenolderivate durch das Millon-Reagenz angefärbt.
Normal: Rotanfärbung allein des Niederschlags.
Bewertung:
Positive Reaktion bei Rotfärbung auch des Überstandes: Schwere Leberschäden (Coma und Praecoma diabeticum, Leberdystrophie, toxische Leberschäden durch Chloroform, Phosphor und Pilze).
Die Probe findet nur noch selten Anwendung.

Minirin-Test, s. DDAVP-(Minirin-)Test

Mononukleosetest (Schnelltest)

Im Serum von Patienten mit infektiöser Mononukleose finden sich sog. heterophile Antikörper, die Erythrozyten anderer Spezies (z.B. Schaf- oder Pferdeerythrozyten) agglutinieren.
Ausführung: 1 Tropfen des Reagens (Suspension formalinisierter Pferdeerythrozyten) wird auf einer Testplatte mit 1 Tropfen Patientenserum vermischt. Positiver Ausfall des Tests bei Agglutination der Erythrozyten (ca. 75% der Krankheitsfälle).

Murexid-Probe

Nachweis von Harnsäure in Harnsäuresteinen oder im Tophiinhalt (bei Gicht) durch Übergießen von Salpetersäure und anschließendem Zusatz von Ammoniak. Auf Zusatz von NaOH kommt es zur Violettfärbung.
Bewertung: Reaktion positiv bei purpurroter Verfärbung.

Muskelfermente, s. CPK; SGOT; Aldolase (Fruktose-1,6-phosphat-Aldolase); Laktatdehydrogenase (LDH)

Myelogramm, s. Knochenmarksausstrich

Na/K-Quotient, s. Natrium/Kaliumquotient im 24-Std.-Urin

Natrium im Serum

Material: 3 ml Blut.
Normalwert: 135–155 mval/l(mmol/l) bzw. 3,10–3,55 g/l.
Bewertung:
Erhöht: Anurie und Oligurie, Durchfälle, Diabetes insipidus, fieberhafte Zustände und Schwitzen, generalisierte Krämpfe, Hirnerkrankungen (zerebrales Natrium-Speicher-Syndrom besonders bei Enzephalitis, bulbärer Poliomyelitis, Hirnblutungen, -entzündungen, -traumen und -tumoren), Hyperventilation, Nebennierenrindenüberfunktion und nach Nebennierenrindensteroid- bzw. ACTH-Behandlung, Nierenerkrankungen und -funktionsstörungen (akute tubuläre Nekrose, Niereninsuffizienz und Pyelonephritis), Ödeme bei Herz-, Leber- und Niereninsuffizienz, primärer (Conn-Syndrom) und sekundärer Hyperaldosteronismus (bei Herz-, Leber- und Niereninsuffizienz), Schwangerschaft, Sondenernährung, Wassermangel (besonders bei Schwerkranken), nach Zufuhr von Kochsalzlösungen.
Erniedrigt: Diabetische Azidose (meist unter Insulin), Durchfälle, Erbrechen, nach Aszitespunktion, bei Gallen- und Pankreasfisteln, nach starkem Schwitzen und Wasserzufuhr, Fanconi-Syndrom, ausgedehnte Hautläsionen und -verbrennungen, Herzinsuffizienz (bei starker Verdünnungshyponatriämie), Hirnerkrankungen (zerebrales Salzverlustsyndrom besonders bei Enzephalitis, Traumen und Tumoren), Hyperkalzämie, Hyperprotein- und -lipämie, Hypokaliämie, iatrogen (durch Diuretika, übermäßige Ammoniumchlorid-, Bikarbonat-, HCL-Glukose-, Mannitlösung- und Wasserzufuhr, bei Pitressinüberdosierung), nach Sulfat, konsumierende Erkrankungen, Leberzirrhose, Mediastinaltumoren (vermehrte ADH-Produktion), metabolische Azidose (S. 200), Nebennierenrindeninsuffizienz und Hypoaldosteronismus, Nierenerkrankungen (akute tubuläre Nekrose, Glomerulonephritis, interstitielle und Pyelonephritis, nephrotisches Syndrom, Niereninsuffizienz mit Polyurie, Salzverlustniere), Plasmozytom, postoperativ, Unterernährung.

Natrium im Urin

Die alleinige Bestimmung der Natriumausscheidung im Urin hat nur geringe diagnostische Bedeutung. Wichtig ist dagegen der Natrium/Kalium-Quotient im Urin (s. dort).

Natriumchlorid im Serum, s. Natrium im Serum

Natriumchlorid im Urin

Diese Bestimmung hat nur geringe diagnostische Bedeutung. Zur qualitativen Bestimmung eignet sich die Reaktion mit einigen Tropfen Salpetersäure und einigen Tropfen 1/10 Silbernitratlösung in einigen ml Urin, wobei normalerweise eine Trübung durch Ausfall von Silberchlorid auftritt.

Natrium/Kalium (Na/K)-Quotient im Urin

Der Na/K-Quotient im Urin ergibt sich bei normaler Nierenfunktion aus der Summenwirkung aller mineralokortikoidwirkenden Steroide der Nebennierenrinde. Somit kann aus Veränderungen des Na/K-Quotienten (evtl. im ACTH-Test), der auch in kleineren Laboratorien bestimmt werden kann, auf die Funktion der Nebennierenrinde geschlossen werden.
Material: 24 Std.-Urin.
Normalwerte: Na/K-Quotient: 2–4.
Im ACTH-Test: Erniedrigung des Quotienten auf unter 1,0 (bzw. 1,3).
Bewertung:

Na/K-Quotient erniedrigt:	*Na/K-Quotient im ACTH-Test:*
Adipositas (Quotient evtl. unter 1,0)	weitere Abnahme unter 1,0
Bronchialkarzinom mit ACTH-ähnlicher Aktivität (Quotient meist unter 1,0)	keine weitere wesentliche Abnahme
Nebennierenrindenüberfunktion Tumoren	keine weitere Abnahme
Hyperplasien (Quotient meist unter 1,0)	evtl. geringe weitere Abnahme
Nierenerkrankungen mit tubulärer Schädigung und bei diuretischer Therapie	nicht verwertbar
Primärer (Conn-Syndrom) und sekundärer Hyperaldosteronismus (bei Herz-, Leber-, Niereninsuffizienz) (Quotient unter 1,0)	keine wesentliche weitere Abnahme
Normal oder erhöht: adrenogenitales Syndrom	keine oder nur geringe Abnahme
Primäre Nebennierenrindeninsuffizienz	keine signifikante Abnahme
Sekundäre Nebennierenrindeninsuffizienz (Hypophysenvorderlappeninsuffizienz)	verzögerte Abnahme

Nebenschilddrüsen-Stimulationstest

Durch Senkung des Kalziumspiegels in der extrazellulären Flüssigkeit wird die Parathormonproduktion stimuliert. Durch mehrere Infusionen von Äthylendiamintetraazetat (EDTA) wird das Kalzium abgebunden und als Komplex ausgeschieden. Kalzium sinkt im Blut ab. Bei normaler Nebenschilddrüsenfunktion jedoch wird dann gleichzeitig Kalzium aus dem Skelettsystem mobilisiert.
Normal: Nach EDTA-Infusionen nur kurzfristiger und schwacher Abfall des Serumkalziums.
Bewertung:
Lang anhaltender und starker Serumkalziumabfall: Hypoparathyreoidismus.

Nebenschilddrüsensuppressions-Test (nach Kyle) mit Kalziuminfusionen

Durch künstliche Erhöhung des Serumkalziumspiegels wird die Parathormonsekretion der Nebenschilddrüse blockiert. Es kommt zu einem Abfall der renalen Phosphatausscheidung. Bei dem Test muß Rücksicht auf den Tagesrhythmus der Phosphatausscheidung genommen werden.
Ausführung: Morgens um 8 Uhr entleert der ruhende Patient die Blase und trinkt 1 l Tee. Anschließend wird im von 8–10 Uhr (die Harnmenge von 8–9 und 9–10 Uhr soll gleich groß sein) gesammelten Urin die P-Ausscheidung bestimmt. Um 9 Uhr wird Blut zur P-Bestimmung entnommen. Am Abend in der Zeit von 21–24 Uhr erfolgt eine Infusion von 10 mg/kg Körpergewicht Kalzium als Kalziumglukonat in 500 ml physiologischer Kochsalzlösung. Vor und nach der Infusion wird Blut zur Phosphatbestimmung entnommen.
Am nächsten Morgen erfolgt abermals nach Blasenentleerung die Phosphatbestimmung im von 8–10 Uhr gesammelten Urin. Um 9 Uhr wird zusätzlich Blut zur Phosphatbestimmung entnommen.
Normalwert: Abfall der Phosphatclearance um mindestens 48% gegenüber dem Vortag.

$$\text{Phosphat-clearance} = \frac{\text{Urin-P (8–10 Uhr) mg}}{\text{Clearancezeit (min.) x Serum-P/mg/dl}}$$

Clearance = durch die Nierentätigkeit von P befreite Plasmamenge/ml/Min.

Clearance-Zeit = 120 Min.

Bewertung:
P-Clearance-Abfall geringer als 48% (meist unter 25%): Hyperparathyreoidismus.

Nelson-Immobilisationstest, s. Lues-Reaktionen

Neutralfett, s. Triglyzeride, S. 231 f

Neutralisationsteste

Durch Neutralisationsteste können neutralisierende (schützende) Antikörper gegen Erreger und Toxine nachgewiesen werden. Das geschieht durch intrakutane Injektionen der Antigene (bei Vorliegen von neutralisierenden Antikörpern tritt keine Hautreaktion ein) oder durch Injektion eines Gemisches von Patientenserum und Antigen an Tieren, die dann bei Vorliegen von neutralisierenden Antikörpern keine Krankheitssymptome zeigen. (S. unter den verschiedenen Hauttesten.)

Nickerson-Kveim-Test

Die Injektion einer sterilen Aufschwemmung menschlichen Boeck-Gewebes aus Lymphomen oder Milz ergibt meist innerhalb 4 Wochen ein Boeck-Knötchen bei Vorliegen eines Morbus Boeck. Der Test kann aber nur selten Anwendung finden, weil gewöhnlich Boeck-Gewebe nicht zur Verfügung steht!

Nierenclearance, s. Nierenfunktionsuntersuchungen

Nierenfunktionsuntersuchungen

1. Auf Störungen der Nierenfunktion hinweisende einfache Untersuchungen

Urinstatus (vgl. S. 132ff und S. 258f) einschließlich der Bestimmung des spezifischen Harngewichts und Osmolalität.

Harnpflichtige Substanzen im Serum (s. dort)
Die Kreatininbestimmung gibt Hinweise auch auf tubuläre Funktionsstörungen, die übrigen harnpflichtigen Substanzen und Kreatinin zeigen glomeruläre Funktionsstörungen an.

Besonderheit:
Urinosmolalität
Die Molalität gibt die Konzentration eines Stoffes in mol/kg Lösungsmittel an. Diese läßt sich z.B. anhand der Gefrierpunktserniedrigung mit Hilfe eines Osmometers bestimmen, der mit Lösungen bekannter Osmolalität geeicht wird. Der Urin wird dabei schnell thermoelektrisch abgekühlt und eine Kristallbildung durch Vibration eines Metalldrahtes erreicht. Die durch Eisbildung freigesetzte Wärme wird elektronisch gemessen und sofort in mosm/kg(mmol/kg) angegeben.
Normalwert: Nach Dursten über 12–14 Std. etwa 800 mosm/kg(= mmol/kg) (entsprechend einem spez. Gewicht von 1,024). *Osmolalität um 300 mosm/kg(= mmol/kg) Lösungsmittel* (entsprechend Serumosmolalität): fortgeschrittene Niereninsuffizienz.

2. Untersuchungen zur Feststellung von Lage, Form, Größe, lokalisierten Prozessen wie Tumoren, Zysten, Entzündungen

Am einfachsten und den Patienten wenig belastend ist die **Sonographie**, die **statische Nierenszintigraphie** (mit beschränkter flächenhafter und räumlicher Auflösung), **röntgenologisch** die Nierenleeraufnahme. Belastender sind: **Pyelogramm, Angiogramme,** sehr teuer **Computertomogramme** (s. Spezialliteratur). Die **perkutane Nierenbiopsie** und die operative Nierengewebsentnahme erlaubt eine histologische Diagnose.

3. Untersuchungen, die die Globalfunktion der Nieren erfassen

Konzentrationsversuch (s. dort)
Eine verminderte Konzentrationsfähigkeit deutet auf eine (tubuläre) Niereninsuffizienz hin.

Phenolrotprobe
Es wird das Phenolrotausscheidungsvermögen der Niere geprüft, das durch einen verminderten Blutdurchfluß der Niere oder eine Tubuluszellschädigung gestört sein kann.
Ausführung: Der Patient trinkt nüchtern 1 l Tee. Nach 60 Min. läßt der Patient Wasser, das als Leerwert aufgehoben wird. Danach wird 6 mg (~ 17 μmol) Phenolsulfonphthaleinlösung i.v. injiziert. Nach 15, 45 und 160 Min. wird spontan die Blase entleert und, in Urinportionen getrennt, die Farbstoffausscheidung kolorimetrisch gemessen.
Normalwert: In der 15 Min.-Urinportion p.i. sollte 25–30%, in der 45 Min.-Urinportion 50–65%, in der 160 Min.-Urinportion 80–95% der injizierten Farbstoffmenge enthalten sein.
Bewertung:
Geringere Farbstoffausscheidung bei: Nierenerkrankungen mit tubulären Schädigungen, besonders: Pyelonephritis, interstitielle Nephritis, aber auch bei glomerulären und vaskulären Schädigungen; *evtl.:* schwere Herzinsuffizienz.

Diese Untersuchung wird heute ersetzt durch die aussagekräftigere

Nierenfunktionsszintigraphie
24 Std. vor dieser Untersuchung sollten alle die Nierenfunktion beeinflussenden Medikamente wie Diuretika abgesetzt werden.
Im *Prinzip* wird unter fortlaufender bildlicher Darstellung der renale Durchgang, die Anreicherung und die Ausscheidung eines geeigneten Isotops (z.B. ^{99m}Tc-Pertechnetat [zur Erfassung der Gefäßfunktion] oder ^{131}J-Hippurat zur Erfassung der tubulären Funktion und der Ausscheidung eingesetzt (evtl. beide Isotope gemeinsam). In der ersten Phase wird die Gefäßphase, dann die intrarenale und dann die postrenale Phase erfaßt. Neben der bildlichen Darstellung kann durch Zeitaktivitätskurven eine quantitative Aussage über die verschiedenen Phasen erfolgen. Diese Untersuchung gibt Hinweise auf Nierengefäßstörungen, auf renale oder postrenale Abflußstörungen (Näheres s. Spezialliteratur).

Radioisotopennephrographie (RING)
Simultan über beiden Nieren wird der zeitliche Aktivitätsverlauf eines rasch tubulär ausgeschiedenen Isotops wie Hippurat (^{131}J-HP) erfaßt. Aus der Zeitaktivitätskurve lassen sich seitengetrennt der effektive Nierenplasmastrom, die tubuläre Sekretion und Urinabfluß durch z.T. komplizierte Auswertungsverfahren seitenvergleichend, besser quantifizierend, erkennen.
Man erkennt global nicht krankheitsspezifische einseitige oder beidseitige leichte, mäßige oder schwere Funktionsstörungen bzw. Abflußbehinderungen (s. Spezialliteratur).

4. Spezielle Nierenfunktionsuntersuchungen

Clearance-Bestimmungen
Diese Untersuchungen messen die Befähigung der Nieren, eine Substanz aus dem Blut in den Urin zu eliminieren. Dabei beträgt die *Clearance* (Cl):

Konzentration der Clearance-Substanz im Urin (U) mal Harnvolumen pro Zeiteinheit (V), geteilt durch Konzentration der Clearance-Substanz im Plasma (P)

d.h.:

$$Cl = \frac{U \times V}{P}$$

Als Clearance-Substanzen werden benutzt:
Zur Prüfung der glomerulären Funktion: Inulin, Kreatinin (nur grobes Maß der glomerulären Funktion), besser mit dem Isotop ^{51}Cr-EDTA u.a.
Zur Prüfung der tubulären Funktion: PAH (Paraaminohippursäure), nuklearmedizinisch ^{131}J-Orthojodhippursäure (renaler Plasmafluß).
Zur Prüfung der Nierendurchblutung: ^{133}Xenon (durch Injektion in eine Nierenarterie und Registrierung einer „Auswaschkurve").
Prinzipiell werden die Clearance-Substanzen im Urin und Blut, bezogen auf die Zeiteinheit, chemisch oder besser durch Radioaktivitätsmessungen bestimmt.
Bei den nuklearmedizinischen Clearance-Bestimmungen wird nach i.v.-Gabe der Clearance-Substanz aus der Abfallrate der Blut- bzw. Plasmaaktivität auf die Clearance-Funktion der Niere geschlossen. Dies kann auch in einer Ganzkörperclearance durchgeführt werden, indem der Aktivitätsabfall nach einmaliger Injektion statt im Blut bzw. Plasma insgesamt über der unteren und oberen Körperhälfte gemessen wird. Bei der Methode der indirekten Infusions-Clearance wird durch Vorinfusion der Clearance-Substanz ein Verteilungsgleichgewicht hergestellt. Dann entspricht die pro Zeiteinheit zugeführte Clearance-Substanz der ausgeschiedenen.
Bewertung: s. Nierenkrankheiten, S. 132 ff.

Nikotinsäure-Test

Nikotin stimuliert die ADH-Ausscheidung.
Ausführung: Nach 4stündiger Nikotin- und Flüssigkeitskarenz wird 20 ml Wasser/kg KG verabreicht. Durch einen Dauerkatheter wird alle 1/4 Std. Urin in Portionen gesammelt und Menge und spezifisches Gewicht bestimmt. Bei 5 ml Ausscheidung pro Minute wird 1 mg Nikotinbase i.v. injiziert.
Normalwert: Starke Verminderung der Harnausscheidung über 3 Std. und Anstieg des spezifischen Gewichts.
Bewertung:
Keine Reaktion: Nephrogener Diabetes insipidus mit ADH-Resistenz und zentraler Diabetes insipidus.

Nitur-Test, s. Griesssche Probe

Nonne-Reaktion, s. Liquoruntersuchungen

Noradrenalinbestimmung im 24-Std.-Urin und Plasma

Noradrenalin hat auf das Minutenvolumen keinen Einfluß, und es wirkt bradykardisierend. Es

steigert die periphere Gefäßresistenz und damit den systolischen und diastolischen Blutdruck. Es kann fluorimetrisch im Urin und Plasma bestimmt werden.
Normalwerte: Im Plasma: 0,45 µg/l (2,7 nmol/l), im Urin: 10–70 µg (60–420 nmol)/24 Std.-Urin. Adrenalin + Noradrenalin = unter 100 µg (600 nmol)/24 Std.-Urin.
Bewertung:
Erhöht: Beim Phäochromozytom, weniger im Streß; *vgl.:* Adrenalinbestimmung; Dopaminbestimmung; Katecholaminbestimmung.

5'-Nukleotidase im Serum

Die 5'-NTD ist nach verschiedenen Autoren bereits bei geringen Gallenretentionen erhöht. Ihre Aktivität wird sehr einfach im UV-Bereich anhand der Adenosinfreisetzung aus dem 5'-Nukleotid-Adenosin-5-Phosphat im Spektralphotometer gemessen. Im Gegensatz zur alkalischen Serumphosphatase, die auch bei Knochenkrankheiten erhöht sein kann, ermöglicht die Bestimmung dieses Fermentes die spezifische Diagnose einer Gallenretention bzw. Cholostase.
Material: 0,5 ml Serum
Normalwert: 4–16 U/l (37 °C).
Bewertung:
Erhöht: Bei allen Leberkrankheiten mit geringer Cholostase, z.B. Lebermetastasen, -tumoren (häufig einzig auffälliger Laborbefund!), Stauungsleber, Gallengangsaffektionen.
Nicht erhöht (im Gegensatz zur alkalischen Serumphosphatase) bei Knochenkrankheiten!
Die Bestimmung der LAP-Aktivität wird zum gleichen Zweck bevorzugt.

OGTT, s. Glukosebelastungsteste

17-OH-CS-Ausscheidung im 24-Std.-Urin, s. Kortikoidausscheidung im 24-Std.-Urin

Osmolalität des Urins, s. Nierenfunktionsuntersuchungen

Osmotischer Erythrozytenresistenz-Test

In diesem Test wird bestimmt, bei welcher Verdünnungsstufe einer hypotonen Kochsalzlösung fallender Konzentration Erythrozyten hämolysieren. Dabei werden der Beginn der Hämolyse und die vollständige Hämolyse (d.h. Minimal- und Maximalresistenz) bestimmt.
Normalwert: Beginnende Hämolyse bei 0,46–0,42% NaCl (78,7–71,9 mmol/l NaCl), vollständige Hämolyse bei 0,34–0,30% NaCl (58,2–51,3 mmol/l NaCl).
Bewertung:
Erhöhte Resistenz: Akute Blutungsanämie, nach Splenektomie, perniziöse Anämie, Erythroblastose.
Verminderte Resistenz: Kugelzellanämie, hämolytische Anämien.
Vergrößerte Resistenzbreite: Thalassämie.

Östrogenausscheidung im 24-Std.-Urin

Östrogene sind Steroide mit 18 C-Atomen und werden hauptsächlich in den Ovarien, aber auch in der Nebennierenrinde gebildet. Sie werden im Urin ausgeschieden, wo sie quantitativ durch biologische Teste oder chemisch als Phenolsteroide bestimmt werden können. Die Östrogene können chromatographisch aufgetrennt werden.
Material: 24 Std.-Urin.
Normalwerte:
bei Männern:
6,0–17,8 µg (21–62 nmol)/24 Std.-Urin;
bei Frauen:
Zyklusbeginn: 4,0–25 µg (14–87 nmol)/24 Std.-Urin; Ovulation: 28–100 µg (97–350 nmol)/24 Std.-Urin; Lutealphase: 22–50 µg (76–173 nmol)/24 Std.-Urin; Menopause: 3,2–9,0 µg (11–31 nmol)/24 Std.-Urin.
Bewertung:
Erhöhte Ausscheidung: Chorionepitheliom des Hodens, feminisierende Nebennierenrindentumoren, Granulosa- und Thekazelltumoren, Pubertas praecox, Schwangerschaft.
Erniedrigte Ausscheidung: Arrhenoblastom, Laurence-Moon-Biedl-Syndrom, Menopause, Panhypopituitarismus, weiblicher Hypogonadismus.

Pandy-Reaktion, s. Liquoruntersuchungen

Pankreassaftuntersuchung, s. Pankreozym-Sekretin-Test

Pankreozym-Sekretin-Test

Untersuchung des Duodenalsaftes nach Reizung des Pankreas durch intravenöse Gabe von Pankreozym und Sekretin.
Ausführung: Unter Röntgenkontrolle wird eine Sonde gelegt (Doppelballonsonde nach Bartelheimer, Sonden nach Lagerlöf, nach Sarles (Eynare-Sonde). Leersammelperiode, Injektion von 1 Einheit Sekretin/kg KG, Sammelperiode von 60 Min., Injektion von 1 Einheit Pankreo-

zym-Cholezystokemin/kg KG über 5 Min., Sammlung des Saftes über weitere 20 Min. Aufbewahren der gesammelten Säfte eisgekühlt.

Kriterien:

1. Flüssigkeitsbildung in ml pro Min. während 60 Min. nach Sekretin.
2. Maximale Bikarbonat-Konzentration in einer der 4 Fraktionen nach Sekretin.
3. Bikarbonatausschüttung in μval/min., berechnet aus den Bikarbonatmengen 60 Min. nach Sekretin.
4. Enzymausschüttung pro Zeiteinheit in Einheiten (U)/Min. während 20 Min. Sekretion nach Pankreozymin.
   Leitenzyme Trypsin und Amylase, weitere Enzymbestimmungen empfohlen.

Normalwerte:

Volumen in ml pro Min. 1,8 (3,2–5,8) max. Bikarbonatkonzentration in mval (= mmol)/l: 90(70–125. Bikarbonatsekretion in μval(= μmol)/min: 230(130–400). Diastase (Alpha-amylase) (Olivenöl) U/min: 967(434–2150). Trypsin (BAEE) U/min: 31 (13,2–74. Chymotrypsin (BPEE) U/min: 90(34–236).

Die Fermenteinheiten und Normalwerte ändern sich in gewissen Grenzen je nach Methode (Substrate), von welchen nur eine ausreichend aufgezählt werden kann.

Bewertung:

Verminderte Gesamtmenge, maximale Bikarbonatkonzentration und evtl. verminderte Enzymmenge: Pankreasfunktionsstörung beim Pankreaskarzinom und bei der chronischen Pankreatitis.

Isoliert verminderte Gesamtmenge: Pankreasgangeinengung bei Papillitis, Steinen, Tumoren, Zysten.

Papaintest, s. Trypsin- und Papaintest

Parathormonbestimmung im Serum und Plasma

Das Parathormon wird in der Nebenschilddrüse produziert. Es bewirkt einen Serum-Ca-Anstieg durch Ca-Mobilisation aus dem Knochen. Es stimuliert die P-Elimination aus den Nieren, damit eine P-Erhöhung im Urin bei Abfall des P im Plasma. Die Bestimmung im Plasma erfolgt radioimmunologisch nach Berson und Yalow, wobei Antikörper gegen das Hormon von Schweinen und Rindern Verwendung finden. Mit menschlichem Parathormon haben diese Antikörper nur beschränkt Reaktionen. Der Plasma-Ca-Spiegel bestimmt über die Höhe der Produktionsrate. Ist er erhöht (wie auch Mg und Calcitonin), sinkt die Parathormonkonzentration im Serum ab, ist er erniedrigt, steigt die Hormonkonzentration an. Deshalb müssen bei der Bewertung der Hormonkonzentrationen Ca-Konzentration und Hormonkonzentration in Beziehung zueinander gesetzt werden.

Bewertung:

Bei Hyperkalziämie und Parathormon nicht nachweisbar bzw. bei höchstfalls 50 μl eq/ml Serum oder Plasma: Kein Hyperparathyreoidismus. Verdacht auf Tumorhyperkalziämie.

Bei Hyperkalziämie und (evtl. nur leicht) erhöhten Parathormonkonzentrationen (etwa über 50 μl eq/ml): Primärer oder sekundärer Hyperparathyreoidismus.

Serum-Ca erniedrigt, Parathormon nicht nachweisbar oder erniedrigt (etwa weniger als 5 μl eq/ml): Hypoparathyreoidismus (nach Strumektomie, idiopathischer).

Serum-Ca-erniedrigt, Parathormonkonzentration normal: Pseodohypoparathyreoidismus, enterogene, nephrogene, iatrogene Tetanie (S. 181f).

(Vgl. Ellsworth-Howard-Test, Nebenschilddrüsenstimulationstest und -suppressionstest).

Parathormontest, s. Ellsworth-Howard-Test

Partielle Thromboplastinzeit, s. PTT-Zeit

Paul-Bunnel-Test, s. Hanganutziu-Deicher-Reaktion

PBJ, s. Proteingebundenes Jod

pCO_2, s. Alkalireserven

Pentagastrintest, s. Magensaftanalyse

Perchlorattest

Das Thyreostatikum Perchlorat bewirkt eine Verdrängung des von der Schilddrüse aufgenommenen Jodids und des noch nicht durch Oxydation zur Hormonsynthese vorbereiteten Jods.

Ausführung: 2–3 Std. nach Radiojodgabe (wie zum Radiojodtest) wird 2 g Perchlorat (Irenat) verabreicht und viertelstündlich die Schilddrüsenaktivität und die Serumaktivität bestimmt.

Normalwert: Nach Perchloratgabe kein Abfall der Aktivität in der Schilddrüse, kein Anstieg der Serumaktivität.

Bewertung:

Abfall der Schilddrüsenaktivität um mehr als 25% und entsprechender Anstieg der Serumaktivität: Störung der Jodoxydation und -konzentration, bei Defekt der Jodbindung (Pendred-Syndrom), chronische Struma lymphomatosa (Hashimoto und Immunthyreoiditis).

Peroxydasereaktion (vgl. Esterasereaktion)

Prinzip: Benzidin wird durch Spaltung von H_2O_2 durch die Zellkatalase zu Benzidinfarbstoffen oxydiert. Hierdurch werden die Granula aller Granulozyten (Promyelozyten bis Segmentkernige, z.T. auch Monozyten) markiert. Lediglich junge Myeloblasten sind peroxydase-negativ.
Indikation: Die Peroxydasereaktion dient der differentialdiagnostischen Abgrenzung von lymphatischen und myeloischen Leukämien, wobei zu berücksichtigen ist, daß eine negative Peroxydase-Reaktion eine akute Myeloblastenleukämie nicht ausschließt.

Phenolrotprobe, s. Nierenfunktionsuntersuchungen

Phenylbrenztraubensäure im Urin

Phenylbrenztraubensäure wird bei angeborenem Phenylalaninoxydase-Mangel (Oligophrenia phenylpyruvica) im Urin ausgeschieden und kann dort durch die Fölling-Probe (auf Zugabe von Eisenchlorid zum Urin bei Anwesenheit von Phenylbrenztraubensäure tritt eine blaugrüne Verfärbung auf) oder durch einen Schnelltest mit Teststreifen nachgewiesen werden.

Philadelphia-Chromosom

Es handelt sich um eine charakteristische Veränderung am Chromosom 22, das nach dem Ort seiner Entdeckung als Philadelphia-(Ph^1) Chromosom bezeichnet wird.
Die Chromosomenanomalie ist typisch für die chronische Myelose, findet sich seltener aber auch bei anderen Formen des myeloproliferativen Syndroms.

Phonokardiogramm, s. Mechanokardiogramm

Phosphat im Serum

Material: 4 ml Blut.
Normalwerte: 2,4–4,4 mg/dl ≙ 1,4–2,6 mval/l ≙ 0,77–1,42 mmol/l.
Bewertung:
Erhöht: Akromegalie, akute Osteoporose, Vit-D- und Phosphatüberdosierung, diabetisches Koma, Hypoparathyreoidismus und Pseudohypoparathyreoidismus, Hypoproteinämie; *evtl.:* Hypophosphatasie, idiopathische Hyperkalziämie, Knochenmetastasen und Plasmozytom, Milchtrinkersyndrom, Niereninsuffizienz, Rachitis (in der Heilphase), sekundärer Hyperparathyreoidismus.
Erniedrigt: Anazidogenese, AT-10-Überdosierung, chronische Niereninsuffizienz mit Polyurie, Darmresorptionsstörungen, Fanconi-Syndrom, Hyperinsulismus, Hypophosphatasie, idiopathische Hyperkalziurie, Karzinome ohne (Bronchialkarzinom, Hypernephrom) oder mit Knochenmetastasierung, Osteomalazie und Rachitis, Pankreasinsuffizienz, Phosphatdiabetes, postazidotische Hypokalzämie, primärer, evtl. sekundärer Hyperparathyreoidismus und Ostitis fibrosa generalisata, Vitamin-D-Mangel und -Intoxikation.

Phosphat im Urin

Normalwert: 0,7–1,5 g/24 Std.-Urin bzw. 23–48 mmol/24 Std. (als anorganisches P bei pH = 7,4).
Bewertung:
Erhöht: Akute Osteoporose, AT-10-Überdosierung, Fanconi-Syndrom, Hyper- und Hypothyreose, Milchtrinkersyndrom, Ostitis deformans Paget, Phosphatdiabetes, primärer Hyperparathyreoidismus und Ostitis fibrosa generalisata.
Erniedrigt: Chronische Niereninsuffizienz, Darmresorptionsstörungen und Pankreasinsuffizienz, Hypoparathyreoidismus und Pseudohypoparathyreoidismus, Hypophosphatasie, Leberatrophie, Niereninsuffizienz, Osteomalazie, postazidotische Hypokalziämie, Rachitis, sekundärer Hyperparathyreoidismus.

Phosphatasen, s. Alkalische Leukozytenphosphatase; Alkalische Serumphosphatase; Saure Serumphosphatase und spezifische Prostataphosphatase

Phosphatide, s. Lipide im Serum

Phospholipoide, s. Lipide im Serum

Pitressin-Test, s. DDAV-Test

PKG, s. Mechanokardiographie

Plasmacortisol, s. Cortisol im Plasma

Plasmacortisoltagesrhythmus, s. Cortisol-Tagesrhythmus im Plasma

Plasmaketontest, s. Ketonkörper

Polyvinylpyrrolidin-Test, s. PVP-Test

Porphyrin im Urin, s. Porphyrie, S. 154 f

Porphyrinreaktion, s. Porphyrie, S. 154 f

Präzipitationsreaktion

Bei dieser Reaktion wird ein gelöstes Antigen mit antikörperhaltigem Serum oder Liquor zusammengebracht. Bei positivem Ausfall kommt es zu einer Flockung durch Bildung eines unlöslichen Antigen-Antikörperkomplexes.

Diagnostische Bedeutung besitzt die Reaktion hauptsächlich bei:
Leishmaniosen, Meningokokkenmeningitis (Liquor), Wurmerkrankungen: Distomiasis, Echinokokken und Trichinose.

Predalon-Test, s. Choriongonadotropin-Test

Prednisolon-Test, S. 146

Price-Jones-Erythrozytenverteilungskurve

Graphische Darstellung einer Erythrozytenverteilungskurve nach Bestimmung des Durchmessers von mindestens 100 Erythrozyten.
Normalwert: 5,8–9,2 μm mit dem Maximum bei 7,0–7,5 μm.
Bewertung:
Rechtsverschiebung bei: megaloblastären Anämien, Thalassämie, Retikulozytose, diversen makrozytären Anämien.
Linksverschiebung bei: Kugelzellanämie, hypochromer mikrozytärer Anämie, Polycythaemia vera.

Prostataphosphatase, s. Saure Phosphatase

Prostigmintest

Prostigmin steigert die Pankreassekretion, ohne daß normalerweise die Serumdiastase im Blut wesentlich ansteigt.
Ausführung: Nach Abnahme eines Nüchternwertes um 8 Uhr wird 1 mg Prostigmin intramuskulär injiziert, darauf in 30minütigen Abständen 4 x abermals Blut zur Serumdiastasebestimmung abgenommen.
Bewertung:
Normaler Testausfall = keine oder nur geringe Schwankungen der Serumdiastasewerte.
Pathologischer Testausfall: Akute und chronische Pankreatitis.
Aber auch: Asthma bronchiale, Cholelithiasis, Diabetes mellitus, Leberzirrhose, Multiple Sklerose, Verschlußikterus.
Kritik: Der Test ist wenig spezifisch und besitzt daher nur einen geringen diagnostischen Wert.

Prostigmintest bei der Myasthenie, S. 126

Proteingebundenes Jod (PBJ) im Serum

Das proteingebundene Jod enthält nicht nur biologisch wirksame Schilddrüsenhormone – diese werden durch Butanolextraktion bestimmt (s. Butanolextrahierbares Jod) –, sondern auch andere jodhaltige Substanzen. Da der Anteil des Hormonjods am PBJ fast immer gleich ist, kann normalerweise auf die Bestimmung des BEJ verzichtet werden. Der Test ist wegen jetzt zuverlässigerer Schilddrüsenuntersuchungsmethoden völlig entbehrlich.
Material: 2 ml Serum.
Normalwert: 4,0–8,0 μg/dl (315–630 nmol/l).
Bewertung:
Erhöht: Hyperthyreosen.
Selten: Enzymdefekte in der Schilddrüse (BEJ-Erniedrigung), iatrogen nach Jod- (z.B. Rö-Kontrastmittel) und Östrogengabe, Schwangerschaft, Thyreoiditiden (hier evtl. BEJ-Erniedrigung).
Erniedrigt: Hypothyreosen.
Selten: nach starken Belastungen („Stress"), Hypophysentumoren, Sheehan-Syndrom, Hypoproteinämien, iatrogen nach Androgenbehandlung, Thyreostatika, einseitiger Kohlernährung, Jodmangel und Schilddrüsenhormon-Synthesestörungen, Leberzirrhose, Nierenerkrankungen (Nephrose, chron. Nephritis), Pneumonien, Thyreoiditiden.

Prothrombinverbrauchstest

Prinzip: Nach Abschluß einer regelrecht abgelaufenen Blutgerinnung findet sich im Serum nur noch ein geringer Prothrombinrest, da der größte Teil des Prothrombins in Thrombin umgewandelt ist. Werte über 10% Rest-Prothrombin finden sich bei Störungen im endogenen Gerinnungssystem, bei Anwesenheit von Hemmstoffen (z.B. Heparin), ferner bei Thrombozytopenie oder -pathie.

Prothrombinzeit (Thromboplastinzeit) nach Quick

Prinzip: Bestimmung des Prothrombins (aber auch der Faktoren I, V, VII und X) durch Ermittlung der Gerinnungszeit nach Zugabe von Thrombokinase und Kalzium im Überschuß.
Normalwert: 12–13 Sek. bzw. 80–100% (0,88–1,00).
Bewertung:
Quick-Wert erniedrigt bei: Antikoagulantientherapie mit Vitamin-K-Antagonisten, Resorptionsstörungen von Vitamin-K, Leberfunktionsstörungen, Mangel an Faktor I, V, VII, X.

PTT-Zeit (Partielle Thromboplastinzeit)

Prinzip: Nach Zugabe von Thrombozytenfaktor 3, kontaktaktivierendem Kaolin oder Celit und einem Überschuß an Kalziumionen wird die Gerinnungszeit dieses Gemisches bestimmt (Koagulometer). Normalwert abhängig von der Art des Reagenz. (Gebrauchsanweisung des Herstellers.)
Beurteilung: Die PTT ist abhängig von den Gerinnungsfaktoren I, II, V, VIII, IX, X, XI und XII. Ein Mangel dieser Faktoren, aber auch die Anwesenheit von Inhibitoren führt zum pathologischen Ausfall des Tests.
Indikationen: Globaltest bei Verdacht auf Koagulopathie, Überwachung von Heparin- und Streptasetherapie. In Kombination mit dem Quick-Test Differentialdiagnose der Hämophilie: Normaler Quickwert bei verlängerter PTT spricht für Hämophilie A oder B.

PTZ, s. Prothrombinzeit (Thromboplastinzeit) nach Quick

PVP-(Polyvinylpyrrolidin-)Test

^{131}J-markiertes PVP (Periston) wird – ähnlich wie im Albumintest mit ^{51}Cr- oder ^{131}J- bzw. ^{125}J-markiertem Albumin – intravenös injiziert und die Ausscheidung im Stuhl bestimmt. Vor Beginn des Testes muß die Schilddrüse durch Jod oder Irenat blockiert werden.
Normale Ausscheidung: Weniger als 1,1% der injizierten Dosis in den vier folgenden Tagen.
Bewertung:
Vermehrte Ausscheidung durch den Stuhl: Exsudative Enteropathie und bei ihren verschiedenen Ursachen, z.B. durch umschriebene Schleimhautveränderungen, Lymphabflußstörungen, portale Hypertension u.a.
Die Ausführung des Testes ist an ein entsprechend eingerichtetes nuklearmedizinisches Institut in unmittelbarer Nähe des Untersuchungsortes gebunden!

Pyrexal-Test, s. Knochenmarksfunktionstest

Pyrifer-Test, s. Knochenmarksfunktionstest

Pyruvat im Blut, s. Brenztraubensäure

Quick-Wert, s. Prothrombinzeit; vgl. auch Koller-Test

Radiale Immundiffusionsmethode, s. Immunglobulinbestimmung

Radio-Allergo-Sorbent-Test, s. Immunglobulinbestimmung

Radioimmunologische Bestimmungen (Radioimmunassays = RIA)

Den radioimmunologischen Bestimmungsmethoden liegt das Prinzip einer kompetitiven Proteinbindungsanalyse zugrunde. Um die Bindungsstellen am Protein konkurrieren radioaktiv markierte und nicht markierte Moleküle der zu bestimmenden Substanz. Antikörper bzw. Hormonrezeptoren oder Eiweißkörper des Blutserums dienen als Bindungsproteine. Diese Bindungsproteine sind spezifische Antikörper gegen die zu bestimmende Substanz, die bei der Reaktion das Antigen darstellt.
Eine unbekannte Menge der im Serum zu bestimmenden Substanz wird mit einer bekannten Menge eines Antikörpers gegen diese Substanz gekoppelt. Nach Bildung dieses AG-AK-Komplexes wird eine bekannte Menge der radioaktiv markierten Substanz zugesetzt. Je nach dem Verhältnis der Menge der radioaktiv-markierten zur unmarkierten Substanz wird bereits gebundene nicht markierte Substanz durch markierte vom Bindungsprotein verdrängt. Auf verschiedene Weise (durch Bindung an Aktivkohle, einen Substanz-AK-AK z.B.) wird die gebundene von der ungebundenen Substanz getrennt. Es läßt sich dann die Aktivität der gebunden oder ungebundenen Substanz bestimmen. Aus Eichkurven läßt sich hieraus schließlich die Konzentration der zu bestimmenden Substanz ermitteln.

Radiojodtest

Nach oraler Gabe von Radiojod (gewöhnlich ^{131}J) wird über der Schilddrüse das aufgenommene Radiojod (in % der gegebenen Joddosis) nach 2 Std., 24 und 48 Std. (evtl. auch später) und gleichzeitig die Abgabe des Radiojods aus der Schilddrüse an das Blut bestimmt (Serumgesamtaktivität).
Normalwert: ^{131}J-Aufnahme in die Schilddrüse (Jodspeicherwerte):
nach 2 Std.: 10–40%, nach 24 Std.: 20–60%, nach 48 Std.: 15–60%.
Serumgesamtaktivität: nach 48 Std. bis 0,20% der Dosis/l, davon 40–85% PB^{131}J.
Die Umwandlungsrate davon ist durch Eiweißfällung erhältlich.
Bewertung:
1. Normale Jodspeicherwerte und Serumgesamtaktivität: Euthyreoter Schilddrüsenfunktionszustand.
2. Erhöhte Jodspeicherwerte bei meist normaler, evtl. erhöhter Serumgesamtaktivität und erniedrigter Umwandlungsrate: Jodeinbaustörungen in die Schilddrüse

(Enzymdefekte), Jodmangel (hier normale Serumgesamtaktivität).
3. Erhöhte Jodspeicherwerte und Erhöhung der Serumgesamtaktivität: Hyperthyreote Funktionszustände der Schilddrüse.
4. Erniedrigte Jodspeicherwerte, erhöhte Serumgesamtaktivität bei erniedrigter Umwandlungsrate: Hypothyreote Funktionszustände der Schilddrüse, herabgesetzter Jodpool der Schilddrüse: nach Strumektomie, RJ-Therapie und bei sonstiger Verminderung des aktiven Schilddrüsengewebes (Malignome, Entzündungen), chronische Jodzufuhr.

Fehlermöglichkeiten:
Vorangegangene Jodgabe (Medikamente, Rö-Kontrastmittel, jodhaltige Zahnpasten), thyreostatische Therapie, TSH- und Schilddrüsenhormon-Therapie, nach Salizylaten, PAS-Gaben; Nieren- und Leberinsuffizienz.
Beachte: Der Radiojodtest ist durch zuverlässigere Schilddrüsenfunktionsuntersuchungen wie RIA-T_3 und -T_4 und den TRH-Test sowie die Technetium-Schilddrüsenszintigraphie weitgehend entbehrlich geworden.

Rastinon-Test, s. Tolbutamid-Test

Regitintest (vgl. Histamintest)

Der Test dient zur Feststellung eines Phäochromozytoms.
Ausführung: Bei Blutdruckwerten über 180mm Hg systolisch injiziert man nach medikamentenfreien Tagen 5mg Regitin i.v. und mißt über 15 Minuten den Blutdruck.

Beurteilung:
Für den Phäochromozytom spricht: Abfall des systolischen Blutdruckwertes um mindestens 35mmHg, des diastolischen um 25mmHg. Dieser Abfall muß mindestens 5 Minuten lang anhalten. Falsch positiver Testausfall in etwa 5%.

Rekalzifizierungszeit und Heparin-Rekalzifizierungszeit (vgl. Gerinnungszeit)

Zeit von der Zugabe von $CaCl_2$-Lösung zu Oxalat- und Zitratplasma bis zum Gerinnungseintritt. Dieser Test ist ein relativ unempfindlicher Globaltest.
Material: 0,5ml Plasma.
Normalwert: 120–180 Sekunden.

Bewertung:
Verlängert: Koagulopathien (Mangel an Faktor VIII, IX, X, Fibrinogen) und bei ausgeprägten Thrombozytopenien, Anwesenheit von Heparin.

Reserpin-Test (vgl. Hydroxyindolessigsäure im 24Std.-Urin)

Das *Karzinoidsyndrom* zeigt manchmal eine normale Ausscheidung an Hydroxyindolessigsäure im 24Std.-Urin, weil in manchen Fällen die Ausscheidung nur intermittierend erhöht ist. Deshalb kann bei Verdacht auf Karzinoidsyndrom bei normaler Hydroxyindolessigsäure-Ausscheidung die Stimulation beim Karzinoidsyndrom durch Reserpin erfolgen.
Ausführung: 2–5mg Reserpin werden i.m. injiziert. Während 3 Tagen wird 24Std.-Urin gesammelt und darin die Hydroxyindolessigsäure bestimmt.
Normalwert: Auch nach Reserpingabe normale bzw. leicht erhöhte Ausscheidung.

Bewertung:
Hydroxyindolessigsäure über 15mg (78 μmol)/24Std.-Urin: Karzinoid-Syndrom.
Evtl. kann der Test mit 5–10mg Reserpin i.m. wiederholt werden.

Resistenzbestimmung der Erythrozyten, s. Osmotischer Erythrozytenresistenz-Test

Rest-N, s. Harnpflichtige Substanzen

Retikulozyten, s. Rotes Blutbild

Retraktilität des Blutkuchens (vgl. Thrombelastogramm)

Normalerweise wird Venenblut, das in paraffinierten Schälchen 10–12Std. in feuchter Kammer aufbewahrt wird, einen auf dem Serum schwimmenden Blutkuchen ergeben.
Material: 20ml Blut.

Bewertung:
Verminderte Retraktilität (erkennbar an fehlender Trennung von Serum und Blutkuchen): Thrombozytopathien und -penien.

Rheumafaktoren (RF)

Zur Differentialdiagnose rheumatischer Erkrankungen werden verschiedene serologische Reaktionen verwendet, die sich das Auftreten verschiedener Faktoren zunutze machen. Wir unterscheiden 3 Gruppen von Reaktionen (Christ):

1. **Akute-Phase-Protein-Nachweis (C-reaktives Protein = CRP),**
2. **Bakterienantikörper-Nachweismethoden,**
3. **Serumfaktoren-Nachweismethoden.**

1. Akute-Phase-Protein-Nachweis (C-reaktives-Protein = CRP)

Das C-reaktive Protein ist ein unspezifisches Lipoprotein, bei dessen Anwesenheit im Patientenserum dieses eine Präzipitation mit bestimmten Pneumokokkenstämmen oder mit spezifischem, an Latex-Partikeln adsorbiertem Anti-CRP-Serum bewirkt.
Material: Einige Tropfen Patientenserum.
Normal: Negativ.
Bewertung:
Positiv: Alle Entzündungsprozesse, Kollagenosen, Infarkte, Tumoren.
Wichtig ist diese Reaktion für die Rheumadiagnostik lediglich zur Beurteilung der Aktivität rheumatischer Prozesse, die aber klinisch ebenso gut durch die Symptomatik erkennbar ist. Diese Untersuchung wird oft durchgeführt. Diese Tatsache sagt nichts über die Nützlichkeit der Untersuchung aus.

2. Bakterienantikörper-Nachweismethoden

Bei diesen Reaktionen werden Antikörper gegen Streptokokken oder deren Enzyme nachgewiesen. Streptokokken sind mit ziemlicher Sicherheit für die Entstehung des rheumatischen Fiebers verantwortlich zu machen.
Material: 10 ml Blut.
Normalwert:
Antistreptolysintiter bis 1 : 300 (nach Standardserum) = **200 IE/ml** (200 kIE/l).
Antistreptokinasetiter bis 1 : 400.
Antihyaluronidasetiter bis 1 : 250.
Anti-Streptokokken-NADase (ANADase) bis 100 E/ml (100 KE/l).
Anti-Streptokokken-Desoxyribonuclease B (ADNase B)-Titer bis 1 : 85,
Anti-Staphylolysin-Reaktion: bis 2 I.E./ml (2 kIE/l).
Bewertung:
Erhöhte Titer: Purpura-Schönlein-Henoch und Majocchi, rheumatisches Fieber (akute Polyarthritis rheumatica und rheumatische Endokarditis), Streptokokkeninfektionen (z.B. Scharlach);
Antistreptolysintiter evtl. erhöht: Akuter Schub einer chronischen Polyarthritis rheumatica, Periartheritis nodosa, Spondylarthritis ancylopoetica (40%).
Diese Höhe des Titers gibt keine Auskunft über die Aktivität des entzündlichen Prozesses.

3. Serumfaktoren-Nachweis

Wichtig für die Differentialdiagnose rheumatischer Erkrankungen sind:
a) der Nachweis eines **LE-Faktors** (s. S. 202),
b) der Nachweis des **Rheumafaktors.**
Beim **Rheumafaktor** handelt es sich um ein makromolekulares 19S-Gamma-Globulin, das besonders bei Patienten mit einer chronischen Polyarthritis rheumatica nachgewiesen werden kann. Die verschiedenen Nachweismethoden machen sich die Fähigkeit des Rheumafaktors zunutze, mit tierischem und menschlichem 7S-Gamma-Globulin zu reagieren. Wird dieses Gamma-Globulin an mit Tannin vorbehandelte Hammelerythrozyten (**Hämagglutinationstest**), an Latex-Partikel (**Latex-RF-Test** und **Schnelltest mit einer Objektträgermethode**) gebunden, kann der Rheumafaktor durch Agglutination sichtbar gemacht werden.
Im **Inhibitionstest** nach Ziff wird die Hämagglutination von Hammelerythrozyten mit bekanntem RF-positivem Serum durch Zugabe der einen Hemmfaktor enthaltenden Euglobulinfraktion von Normalserum gehemmt, während die Euglobulinfraktion von einem Rheumatikerserum die Agglutination der Hammelerythrozyten nicht verhindert.

Waaler-Rose-Test: Zunächst werden Kaninchen-AK an Hammelerythrozyten gebunden. Diese sensibilisierten Hammelerythrozyten agglutinieren bei Anwesenheit des RF.
Normalwerte und Treffsicherheit bei der chronischen Polyarthritis rheumatica:
Waaler-Rose-Test: Titer bis 1 : 32 (in 70–90%),
Hämagglutinationstest: bis 1 : 28,
Latex-RF-Test: negativ (+-+++ in etwa 80%),
Schnelltest (Objektträgermethode): (in etwa 60%)
Inhibitionstest: Titer bis 1 : 28 (in 90%).
Bewertung:
Rheumafaktornachweis positiv: Caplan-Syndrom, Chronische Polyarthritis rheumatica, Silikose, Still-Felty-Syndrom;
Seltener: Arthritiden nichtrheumatischer Genese, bakterielle Endokarditis, Dermatomyositis (30%), Leberkarzinom, Lues, Lupus erythematodes, Morbus Bechterew, Periarteriitis nodosa, Sklerodermie.

RIA, s. Radioimmunologische Bestimmungen

RIA-T_3-T_4, s. Schilddrüsenhormonbestimmungen

RIA-TSH, s. TRH-Test ung

RING, s. unter Nierenfunktionsuntersuchungen „Radioisotopennephrographie"

Rivalta-Probe

Nur in Exsudaten befindet sich ein durch Essigsäure fällbares Eiweiß.
Ausführung: 1 Tropfen Punktatflüssigkeit wird in 15 ml Aqua dest. + 1 Tropfen Eisessig gegeben.
Bewertung:
Rivalta positiv (Schleierbildung): Bei Exsudaten (DD s. S. 47).
Rivalta negativ: Bei Transsudaten (DD s. S. 47).

Robinson-Kepler-Power-Test (vgl. Wasserbelastungstest!)

Bei der Nebenniereninsuffizienz besteht eine vermehrte Wasserretention.
Ausführung: Die Nachturinmenge (23 Uhr letzte Blasenentleerung) von 23 Uhr bis 8 Uhr wird gemessen. Anschließend Zufuhr von 20 ml/kg KG Flüssigkeit innerhalb einer 3/4 Std. Nach 1, 2, 3 und 4 Std. nach Versuchsbeginn wird Urin gelassen und die jeweilige Harnmenge bestimmt. Während des Versuches muß der Patient Bettruhe einhalten und nüchtern bleiben. Um 11 Uhr wird Blut zur Harnstoff- und Chloridbestimmung entnommen, falls die Stundenportion kleiner als die Nachturinmenge ist.
Normalwerte:
1. Urinportion > Nachturinmenge.
2. Produkt der Formel:

$$\frac{\text{mg/dl Harnstoff/Nachturin}}{\text{mg/dl Serumharnstoff}} \times \frac{\text{mg/dl Serum-Cl}}{\text{mg/dl Cl/Nachturin}} \times \frac{\text{cm}^3 \text{ der größten Urinportion}}{\text{cm}^3 \text{ Nachturinmenge}} = \textit{größer als 25.}$$

Werden die Konzentrationen von Harnstoff und Chlorid in mmol/l (statt mg/dl) ausgedrückt, so ergibt sich ebenfalls die Zahl 25.
Bewertung:
Pathologisch: Keine Urinportion größer als die Nachturinmenge, Produkt der Formel unter 25: Nebennierenrindeninsuffizienz, aber auch bei Dehydration, Leber- oder Niereninsuffizienz.

Rosettenphänomen (s. auch Antinukleäre Faktoren)

Hierunter werden um eine freie Kernmasse gelagerte neutrophile Granulozyten in Blut- und Knochenmarkausstrichen verstanden.
Bewertung:
Vorkommen bei: Lupus erythematodes;
Evtl.: Chron. Polyarthritis rheumatica, Dermatomyositis, Periarteriitis nodosa, Sklerodermie, chronisch-aggressive Hepatitis, Sjögren-Syndrom oder familiär.

Rotes Blutbild (vgl. Erythrozytenindices MCV, MCH [Hb_E], MCHC)

Normalwerte:
1. **Hämoglobingehalt (Hb):** 12,5–18 g/dl (125–180 g/l) bei Männern (16 gHb = 100% Hb), 11,5–16,4 g/dl (115–164 g/l) bei Frauen.
2. **Erythrozyten in $10^6/\mu l$ ($10^{12}/l$):** 4,2–5,5 bei Männern, 3,6–5,0 bei Frauen.
3. **Erythrozytenindizes** *MCV, MCH, MCHC:* s. dort!

(Hb_E = Hb-Gehalt des Einzelerythrozyten =

$$\frac{\text{Ges. \% Hb x 10}}{\text{Erythrozytenzahl in (Mill/mm}^3)} = 27\text{–}34\,\text{pg}$$

$$\textit{Färbeindex} = \frac{\text{Hb in \%}}{\text{Erythrozytenzahl (in Mill/mm}^3)} = 0{,}9\text{–}1{,}1).$$

4. **Retikulozyten:** 7–15‰ (oder 35000–75000/mm³ = 35–75 x 10^9/l).
5. **Hämatokrit** = Relation zwischen Erythrozyten- und Plasmavolumen (bestimmt mit Hämatokritröhrchen nach van Allen oder der Methode nach Strumia):
   43–49 Vol % bei Männern (0,43–0,49),
   37–47 Vol % bei Frauen (0,37–0,47).

Bewertung:
Verminderung der roten Blutwerte: s. Anämie, S. 7ff.
Vermehrung der roten Blutwerte: s. Polyzythämie und -globulie, S. 153f.
Veränderungen der Erythrozyten:
Anisochromasie = Verschiedene Anfärbung der Erythrozyten: evtl. bei allen Anämien.
Anisozytose = Verschiedene Erythrozytengröße: bei allen stärkeren Anämien.
Anulozyten = Pessar-(Ring-)form der Erythrozyten: bei schweren hypochromen Anämien.
Basophil punktierte oder getüpfelte Erythrozyten: Gesteigerte Regeneration bei Anämien, besonders Bleiintoxikation.
Cabot-Ringe in den Erythrozyten: Regeneration bei Blutneubildung, besonders bei Bleiintoxikation.
Drepanozyten = Sichelzellen: Sichelzellanämien.
Elliptozyten = Ovalozyten: entweder belangloser Befund oder Elliptozytenanämie.
Heinz-Innenkörper: (meist exzentrisch angeordnete Kugeln): Bei vielen toxisch hämolytischen Anämien.
Jolly-Körper = Mit Giemsa rot anfärbbare Chromatinreste: Bei verstärkter Blutbildung, nach Splenektomie oder Milzatrophie.
Makrozyten = Vergrößerte, runde, oft polychromatische Erythrozyten: makrozytäre Anämien.
Megalozyten = Große, elliptische, mit Hb stark gefüllte Erythrozyten: Megalozytäre Anämien.
Mikrozyten: Kugelzellanämie, Eisenmangelanämien und evtl. hämolytische Anämien.
Ovalozyten = Elliptozyten, s. oben.
Planozyten = Erythrozyten mit großer Delle wegen

mangelnder Hb-Füllung: Bei hypochromen Anämien.
Poikilozytose = Birnen- oder halbmondförmige Erythrozyten: Bei allen schweren Anämien möglich.
Polychromasie (stark angefärbte Erythrozyten): Vermehrte Regeneration der Erythropoese bei schweren Anämien.
Sichelzellen = Drepanozyten, s. oben.
Siderozyten = (Erythrozyten mit zarten Eisengranula nach Berliner-Blau-Reaktion): Normal: –1‰. Vermehrt bei hämolytischen Anämien, Bleivergiftungen, bei der perniziösen Anämie, nach Splenektomie.
Kernhaltige Vorstufen der Erythropoese im peripheren Blut: Bei Erythroblastose, Osteomyelosklerose und Mamorknochenkrankheit, hämolytischen Anämien in der Krise.
Retikulozytose: (Retikulozyten über 15‰): Gesteigerte Blutbildung bei: hämolytischen Anämien, nach Blutungen, nach Eisen- und Vitamin-B_{12} (evtl. Folsäure)-Substitution.
Retikulozytopenie: (Retikulozyten weniger als 7‰): Aregeneratorische Anämien.

Rumpel-Leede-Test, s. Kapillarteste

Sabin-Feldmann-Test (Serofarbtest nach Sabin-Feldmann)

Prinzip: Lebende, bei Mäusen intraperitoneal gezüchtete Toxoplasmen lassen sich normalerweise mit Methylenblau anfärben. Werden sie zuvor mit Patientenserum behandelt, das spezifische Antikörper enthält, verlieren sie ihre Färbbarkeit.
Bewertung:
Bei Titerwerten über 1:1000 besteht der Verdacht auf Toxoplasmose. Bei akuten Infektionen Titeranstieg innerhalb von 2–4 Wochen. Wegen Persistenz eines positiven Serofarbstofftests über Jahre nach der Infektion Interpretation stets im Zusammenhang mit dem klinischen Bild.
Anmerkung: Als weitere Untersuchungsmethode bietet der *indirekte Immunfluoreszenztest nach Coons* ähnliche Ergebnisse.

Samenanalyse und Fruktose-Test im Spermaplasma

Zur Beurteilung der Hodenfunktion ist eine mikroskopische Untersuchung von Ejakulat und evtl. der Fruktosetest notwendig.
Normalwert: 60–300 Mill Spermien/ml (60–300 x 10^9/l) Ejakulat mit 70–85% normalen Zellformen und 60–90% bewegliche Spermien.
Beurteilung:
1. **Hypozoospermie**: 40–60 Mill. Sp/50% Motilität.
2. **Azoospermie** (Fehlen reifer Spermien), Oligospermie und Aspermie: Hypogonadismus des Mannes (s. Hodenerkrankungen), Verlegung der ableitenden Samenwege (durch Entzündungen wie Gonorrhö, Narben, Tumoren u.a.), Erschöpfungsazoospermie.
3. **Fruktosetest im Spermaplasma**: Im Ejakulat ist Fruktose nachweisbar, die durch die Samenblase durch Wirkung von kleinsten Mengen von Hodenandrogenen gebildet wird.
Normal: 1200–5000 µg/ml ≙ 6,7–27,8 mmol/l (altersabhängig); keine Mehrbildung im Choriongonadotropintest oder nach Testosterongabe.
Bewertung:
Vermindert: Hodeninsuffizienz (Zwischenzellstörungen); bei sekundärer Hodeninsuffizienz Normalisierung der Fruktosewerte nach Testosterongabe oder im Choriongonadotropintest; Panhypopituitarismus.

Saralasin-Test

Das Saralasin (Sarkosin[1]-Alanin[8]-Angiotensin II), ein Strukturanalog zu Angiotensin II, kann als kompetitiver Angiotensin-Inhibitor in einem Test verwendet werden, der Angiotensin-II-bedingte Hypertonieformen erkennbar macht.
Ausführung: Saralasin (Sarenin) wird zuerst in einer Konzentration von 0,1 µg/kg Körpergewicht pro Minute über 15 Min., sofort anschließend in der Dosierung 1,0 µg/kg/KG pro Minute abermals über 15 Min. infundiert. Der Patient ist während der gesamten Testzeit, bei stärkerem Blutdruckabfall auch anschließend noch, zu überwachen. Sowohl Antihypertensiva als auch Vasodilatatoren müssen 12 Std. vor dem Test abgesetzt werden.
Kontraindikationen: Phäochromozytom, salzverarmte Patienten.
Bewertung:
Starker Blutdruckabfall: Angiotensin-II bedingte Hypertonie.

Saure Phosphatase und spezifische Prostataphosphatase im Serum

Die saure Phosphatase stammt aus Prostata, Milz, Niere, Erythro- und Thrombozyten. Im sauren Milieu katalysiert das Enzym die Hydrolyse von Phosphorsäureestern. Ihre Aktivität kann photometrisch in einem Farbtest bestimmt werden. Durch Tartrat wird spezifisch die Aktivität des aus der Prostata stammenden Anteils der sauren Phosphatase gehemmt.
Material: Etwa 1 ml hämolysefreies Serum (stabilisiert mit 5 mg $NaHSO_4$/1 ml Serum).
Normalwert: Gesamt: Bis 11 U/l (37 °C).
Prostataphosphatase: Bis 4 U/l (37 °C).

Bewertung:
1. Erhöhte spezifische Prostataphosphatase: Prostatakarzinom (besonders bei Metastasierung) *evtl.* bei Prostatitis, nach Prostatamassage, selten bei Prostatahypertrophie, evtl. bei Knochenmetastasierung anderer Malignome, Morbus Paget.
2. Erhöhte Gesamtphosphatase ohne Erhöhung der spezifischen Prostataphosphatase: Akute myeloische Leukämie und akuter Thrombozytenzerfall, metastasierende Malignome (besonders der Mammae), Morbus Paget, Hyperparathyreoidismus, Morbus Gaucher, in der akuten Phase von Embolien und Thrombosen, sonst wie unter 1.

Schickscher Intrakutantest

Nach intrakutaner Injektion von Diphtherietoxin kommt es nach 2–5 Tagen bei nicht immunen Kindern und Erwachsenen häufig zu Rötung und Infiltration der Haut, während bei Immunität Kinder keine Hautreaktionen zeigen.

Schilddrüsenantikörper-Nachweis im Serum

Bei Schilddrüsenerkrankungen können zuweilen im Patientenserum Antikörper gegen Thyreoglobulin, mikrosomale Antikörper (AK), AK evtl. gegen Kolloid, gegen das Zelloberflächenantigen, aber auch gegen die Schilddrüsenhormone T_3 und T_4 nachgewiesen werden. *Im Boyden-Test* erfolgt der Nachweis von Thyreoglobulinantikörpern, indem antikörperpositives Patientenserum in einer Verdünnungsreihe mit Schafserythrozyten zusammengebracht wird, die mit Thyreoglobulin beladen sind. Bei positivem Ausfall kommt es zur Hämagglutination.
Im *Latexteilchentest* agglutiniert thyreoglobulinantikörperhaltiges Patientenserum mit thyreoglobulinbeladenen Latexteilchen. Antikörper gegen Schilddrüsenmikrosomen können durch *indirekte Immunfluoreszenteste* mit Schilddrüsenschnitten oder einen Komplementfixationstest nachgewiesen werden.
Weiter finden *Präzipitationsteste* und *radioimmunologische AK-Bestimmungen* (S. 244) Anwendung. *Mikrosomale Antikörper* werden auch durch KBR, AK gegen Oberflächenantigen in einem gemischten *Hämabsorptionstest* bestimmt. *Empfehlenswert,* weil von nachgewiesener pathognomischer Bedeutung, sind die AK-Bestimmungen gegen Thyreoglobulin und das mikrosomale Antigen.
Material: Etwa 6 ml Serum.
Normalwerte: Negativer Testausfall oder Thyreoglobulin im Serum normal: 10 bis etwa 60 ng/ml = 10–60 µg/l).

Bewertung:
Positiver AK-Nachweis: Immunthyreoiditis, Myxödem (häufig!), alle Formen der übrigen Thyreoiditiden.
Seltener: Hyperthyreose (wahrscheinlich besonders nach Radiojodbehandlung), Schilddrüsenmalignome, aber selten auch bei euthyreoten Strumen.

Schilddrüsenfunktionsteste, s. Radiojodtest; Perchlorattest; Schilddrüsenstimulationstest; Schilddrüsensuppressionstest; TRH-Test

Schilddrüsenhormonbestimmungen (vgl. auch TSH-Bestimmung)

Die Schilddrüsenhormone Trijodthyronin (T_3) und Tetrajodthyronin (= Thyroxin-T_4) sind im Serum fast vollständig an spezifische Eiweiße, insbesondere an das Transportprotein TBG = thyroxinbindendes Globulin gebunden.
Der gebundene Anteil der Schilddrüsenhormone ist biologisch inaktiv, während das freie T_3 und T_4 biologisch aktiv und damit verantwortlich für Dysfunktionssymptomatik ist. Somit erscheint die Bestimmung des freien T_3 und T_4 zur Abschätzung der Schilddrüsenfunktion klinisch entscheidend. Oft empfiehlt sich zusätzlich die Bestimmung der Konzentration des TBG im Serum.
Die Hormonkonzentrationen lassen sich auf verschiedene Weise bestimmen. Sie erfolgen am zuverlässigsten radioimmunologisch (vgl. S. 244).
Normalwerte (die je nach genutztem RIA-Test variieren können).
RIA-T_4 (Gesamt-T_4): 55–135 µg/l Serum (71–174 nmol/l),
RIA-T_3 (Gesamt-T_3): 0,6–2,0 µg/l Serum (0,9–3,1 nmol/l),
RIA-freies-T_4 (FT_4): 8–23 µg/l Serum (10–30 pmol/l).
Bewertung:
Erhöhte Hormonkonzentrationen: Hyperthyreote Funktionszustände.
Erniedrigte Hormonkonzentrationen: Hypothyreote Funktionszustände (vgl. Schilddrüsenvergrößerungen, S. 162ff).

Fehlermöglichkeiten der RIA-Bestimmung:
RIA-T_3 normal, RIA-T_4 erhöht: Hyperthyreosen bei schweren oder akuten Zweitkrankheiten.
RIA-T_3 erhöht; T_4 normal oder erniedrigt: T_3-Hyperthyreose, Hormonsynthesestörungen; Schilddrüsenhormontherapie; Autoantikörper gegen T_3.
Normales RIA-T_4, erniedrigtes RIA-T_3: Kachexie und Hungerzustände, Alter, Neugebo-

rene, Zweiterkrankungen, Operationen, Nebennierenrindensteroid-Behandlung.
RIA-T_3 und -T_4 erniedrigt: Hypothyreote Funktionszustände. Eiweißverlust bei Enteropathien und Nephrosen (TBG-Verlust); sonstiger TBG-Mangel (angeboren); schwere konsumierende Krankheiten und dekompensierte Leberzirrhose.

Schilddrüsenstimulationstest (TSH-Test, TSH-Stimulationstest) – vgl. TRH-Test

Das schilddrüsenstimulierende Hormon des Hypophysenvorderlappens steigert die Radiojodaufnahme in die Schilddrüse. Beim sekundären Myxödem bzw. bei Ausfall von Schilddrüsenbezirken bei toxischem Adenom (die Überproduktion von Schilddrüsenhormon durch toxische Adenome bewirkt durch Blockierung der TSH-Produktion den szintigraphisch nachweisbaren Ausfall der übrigen Schilddrüsenbezirke) werden nach 4tägiger Gabe von je 5–10 IE TSH die vorher aktiven Bezirke szintigraphisch dargestellt, während beim primären Myxödem und bei kalten Bezirken (z. B. Schilddrüsenzysten, Schilddrüsenmalignome und -metastasen) im TSH-Test keine Steigerung der Schilddrüsenaktivität zu erreichen ist.
Normalwerte: Steigerung der Aktivität um 28–40%.

Bewertung:
Steigerung um mehr als 40%: Schilddrüsenüberfunktion, sekundäre Unterfunktion.
Steigerung um weniger als 28%: Primäre Schilddrüsenunterfunktion.

Schilddrüsensuppressionstest (T_3-Suppressionstest, Thybon-Test)

Eine endogene Überproduktion von Schilddrüsenhormonen bei Hyperthyreosen oder toxischen Schilddrüsenadenomen bremst die thyreotrope Partialfunktion des Hypophysenvorderlappens. Eine zusätzliche exogene T_3-Zufuhr bleibt deshalb ohne Einfluß auf den thyreoidalen Jodumsatz und die ^{131}J-Aktivitätsbelegung. Dagegen sinkt bei normal funktionierendem Schilddrüsengewebe nach exogener T_3-Zufuhr durch Hemmung der TSH-Produktion die Aktivitätsbelegung in der Schilddrüse ab.
Ausführung: Nach unklarem Ausfall des RJ-Tests wird 10 Tage lang je 3 x 20 μg (3 x 31 nmol) Trijodthyronin (Thybon) verabreicht und anschließend der RJ-Test wiederholt.
Es können auch 3 x 50 μg (3 x 77 nmol) T_3 über 4 Tage verabreicht werden.

Bewertung:
Absinken des thyreoidalen ^{131}J-Speicherungsmaximums um mehr als 33%: Normalfunktion der Schilddrüse.
Keine Beeinflussung des Maximums: Hyperthyreose.
Szintigramm: Gleichbleibende Aktivitätsbelegung bei autonomem Schilddrüsengewebe, also bei Hyperthyreosen und lokal bei toxischen Adenomen.

Schilling-Test (Vitamin-B_{12}-Resorptionstest)

Prinzip: Die Resorption von oral zugeführtem radioaktiv markiertem Vitamin B_{12} wird durch seine prozentuale Ausscheidung im 24 Std.-Urin ermittelt. Zur Absättigung der B_{12}-Bindungskapazität des Serums wird 2 Std. nach oraler Einnahme zusätzlich 1000 μg nichtmarkiertes Vitamin B_{12} i.m. injiziert.
Normalwert: Ausscheidung von 10% und mehr der verabreichten ^{57}Co-Vitamin-B_{12} Dosis im 24 Std.-Urin.
Bei verminderter Ausscheidung Wiederholung der Untersuchung mit Zugabe von Intrinsic-Faktor.

Beurteilung:
Erniedrigte Ausscheidung bei:
1. Intrinsic-Faktor-Mangel (chronisch-atrophische Gastritis, Zustand nach Magenresektion, Achylie, besonders Perniziosa).
2. Vitamin-B_{12}-Resorptionsstörung bei Dünndarmerkrankungen (Ileitis terminalis, Ileumresektion, Sprue, Fischbandwurm).

Normalisierung einer erniedrigten ^{57}Co-Vitamin-B_{12}-Ausscheidung nach Zugabe von Intrinsic-Faktor spricht für Intrinsic-Faktor-Mangel, ein fehlender Effekt für eine Dünndarmerkrankung.
Beachte: Ein pathologisches Testergebnis kann durch eine Niereninsuffizienz vorgetäuscht werden.

Schwangerschaftsteste, s. Choriongonadotropinbestimmung im Urin

SDH (Sorbitdehydrogenase) im Serum

Das Enzym findet sich fast ausschließlich in der Leber. Es katalysiert die Reaktion d-Fruktose + $NADH_2$ + H ⇌ D-Sorbit + NAD. Maß für die Enzymaktivität ist die Extinktionsänderung durch Abnahme des $NADH_2$.
Material: 0,2–2 ml Serum.
Normalwert: Bis 0,4 U/l.

Bewertung:
Erhöht: Akute Hepatitis und schwere Leberintoxikationen sowie Coma hepaticum.

Seltener und weniger stark ausgeprägt: Akuter Schub einer chronischen Hepatitis und Zirrhose, cholostatische Hepatose, Verschlußikterus, evtl. auch Rechtsinsuffizienz des Herzens.

Der Test hat sich nicht durchgesetzt, da genügend andere Leberenzymbestimmungsmethoden zur Verfügung stehen.

Sekretintest, s. Pankreozym-Sekretintest

Serotonin im Urin, s. Hydroxyindolessigsäure im Urin

Serum-C-Peptid-Bestimmung

Die gleichzeitige Bestimmung von Insulin und C-Peptid im Serum erleichtert die Differentialdiagnose hypoglykämischer Zustände: Bei endogenem Hyperinsulinismus sind beide Substanzen im Serum erhöht, bei Hypoglycaemia factitia infolge exogener Insulinzufuhr ist lediglich Insulin im Serum erhöht, C-Peptid niedrig, da die endogene C-Peptidsekretion wegen der Hypoglykämie fast zum Erliegen gekommen ist (s. unten).

Methodik: Als Standard enthält der Reagentiensatz (Fa. Byk-Mallinckrodt, Dietzenbach) synthetisches C-Peptid. Als Tracer wird ^{125}J-Tyrosyl-C-Peptid verwendet. Die Trennung von freier und gebundener Radioaktivität geschieht nach der Doppelantikörpermethode. Man erhält einen gut sichtbaren Antikörperkomplex, der sich fest sedimentieren läßt, wodurch der Überstand sich leichter absaugen läßt. Das Doppelantikörperpräzipitat wird zum Schluß mit 2 ml gepufferter Kochsalzlösung mit 0,5 Rinderserumalbumin gewaschen. Unter diesen Bedingungen liegt die Intraassay-Varianz bei 4,4, die Interassay-Varianz bei 11,5. Die Nachweisgrenze liegt bei 0,3 ng/ml (= μg/l). Man muß wissen, daß eine gewisse Kreuzreaktion mit Proinsulin und proinsulinähnlichen Substanzen vorkommen kann.

Den oben erwähnten Suppressionseffekt der Hypoglykämie auf die C-Peptid-Sekretion kann man in der *Insulinomdiagnostik* verwenden. Nach i.v. Gabe von Insulin wird eine Hypoglykämie erzeugt (Test nur bei stationären Patienten!). In kurzen Abständen wird Blutzucker und C-Peptid bestimmt. Beim Stoffwechselgesunden sinken Blutzucker und C-Peptid während der ersten halben Stunde stark ab, der Blutzucker steigt danach wieder an, C-Peptid fällt weiter ab. Beim *Insulinom* ist die C-Peptidsekretion durch die Hypoglykämie nicht zu unterdrücken, die Spiegel bleiben unbeeinflußt. Dem *Hungerversuch* (s. dort) gegenüber hat dieser Kurztest den Vorteil, daß er in 1–2 Std. beendet ist.

Serumelektrophorese (vgl. Immunelektrophorese)

Trennung der Serumeiweißfraktionen auf Zelluloseacetatfolien (früher Papier als Träger).

Material: Serum 0,2–1 ml.

Normalwerte: Sie können in rel. % berechnet werden unter Kenntnis des Gesamteiweißgehaltes, aber auch in g/l. Es bestehen geringe Schwankungen der Normalwerte von Autor zu Autor.

Albumine: 55–70 rel% (0,55–0,70); 3,7–5,2 g/100 ml Serum (37–52 g/l).

Globuline:

α_1-Globuline: 2–5 rel% (0,02–0,05); 0,1–0,4 g/100 ml Serum (1–4 g/l);

α_2-Globuline: 5–10 rel% (0,05–0,10); 0,5–1,0 g/100 ml Serum (5–10 g/l);

β-Globuline: 10–15 rel% (0,10–0,15); 0,6–1,2 g/100 ml Serum (6–12 g/l);

γ-Globuline: 12–20 rel% (0,12–0,20); 0,6–1,6 g/100 ml Serum (6–16 g/l).

Bewertung:

1. Albumine:

Erhöht: Exsikkose, Hypoglobulinämien (s. unten).

Erniedrigt: Alle Hypoglobulinämien, Analbuminämie, alle Hypoproteinämien (s. Gesamteiweiß).

2. α-Globuline:

Erhöht: Akute Entzündungen (auch rheumatisches Fieber), allergische Krankheiten, nach Blutspenden, chronische Entzündungen (mit gleichzeitiger deutlicher γ-, aber auch β-Globulinerhöhung), Diabetes mellitus, essentielle Hyperlipämie, Gewebsuntergang (Traumen, Herzinfarkt, Knochenfrakturen, nach Strahlen- und evtl. zytostatischer Therapie), Kollagenosen, Malignome und Leukämien (bes. lymphatische L. – hier auch β- und γ-Globulinerhöhung –), Morbus Boeck, Lymphogranulomatose, nephrotisches Syndrom.

Erniedrigt: Hypoproteinämien, schwere Lebererkrankungen (besonders Leberzirrhose und Leberdystrophie).

3. β-Globuline:

Erhöht: Akute Entzündungen (evtl. nur gering erhöht), Amyloid, Heavy-Chain-Disease, Hypercholesterinämien, Hyperlipämien, Hypothyreose, idiopathische Paraproteinämien, Leberparenchymschäden (besonders Zirrhosen, Fettleber und Hepatitiden), lymphatische Leukämien, Makroglobulinämie Waldenström (schmalbasig), Malignome (auch α- und γ-Globulinerhöhung), nephrotisches Syndrom (breitbasig), Periarteriitis nodosa, β-Plasmozytom (schmalbasig), Schwangerschaft.

Erniedrigt: Antikörpermangelsyndrom, Atransferrinämie, Leberdystrophie.

4. γ-Globuline:

Erhöht: *Breitbasig:* Chronische Entzündungen (besonders Lungentuberkulose), Bilharziose, Leishmaniosen

und Malaria, chronische rheumatische Erkrankungen.
Mittelbasig erhöht: Exsudative Enteropathie, Kollagenerkrankungen (chronische), Kryoglobulinämie (mittelbasig), Lebererkrankungen, Malignome, Morbus Boeck, Lymphogranulomatose, Morbus Gaucher, Purpura hyperglobulinaemica.
Schmalbasig: Idiopathische Paraproteinämie, lymphatische Leukämie (evtl.), Makroglobulinämie Waldenström, γ-Plasmozytom, Heavy-chain-disease, Retikulosarkom, Retikulosen.
Erniedrigt: Allergische Krankheiten, Agammaglobulinämie, Antikörpermangelsyndrom und essentielle Hypoproteinämie, akute Entzündungen, Amyloidose, Benzolvergiftungen, Knochenmarksmetastasen, chronisch-lymphatische Leukämie, Morbus Cushing, Morbus Hodgkin, Nephrotisches Syndrom, β-Plasmozytom, nach Steroidbehandlung

Entscheidend für die Beurteilung:
1. Die Albumine sind generell erniedrigt – weil in Relativprozent bestimmt –, wenn Globuline erhöht sind.
2. Bei Erhöhung der α_2- oder γ-Globuline sind oft gleichzeitig entweder die α_1- und β-Globuline oder (bei γ-Globulinvermehrung) die β-Globuline mit erhöht.
3. Eine isolierte β-Globinerhöhung spricht entweder für eine Paraproteinämie oder Hyperlipidämie.

Serumlabilitätsproben (vgl. Serumelektrophorese)

Die Serumlabilitätsproben geben nur unspezifisch Aufschluß über Änderungen des kolloidalen Zustands des Plasmaserums, die wiederum von der Zusammensetzung der Plasmaeiweißkörper abhängen.
Besser wird die Plasmaeiweißzusammensetzung durch die Serumelektrophorese bestimmt, und die Labilitätsproben müssen als völlig veraltet und entbehrlich angesehen werden.
Die wichtigsten dieser Proben waren: Cephalotin-Cholesterinreaktion, Formolgelprobe, Großsche Probe, Kadmiumsulfattrübungstest, Takata-Reaktion nach Mancke-Sommer, Thymoltrübungs- und -flockungstest, Weltmann-Koagulationsband, Zinksulfatreaktion.
Diese Proben besitzen nur noch medizinhistorische Bedeutung!

SGOT (Serum-Glutamat-Oxalazetat-Transaminase)

Das Enzym findet sich im Zytoplasma und in den Mitochondrien der Zellen besonders von Herzmuskel, Skelettmuskulatur und der Leber. Diese Transaminase katalysiert die Reaktion Glutamat + Oxalazetat ⇌ α-Ketoglutarat + Asparaginat. Die Bestimmung erfolgt photometrisch im Farb- oder UV-Test mit $NADH_2$.
Material: 0,5 ml Serum.
Normalwerte: Bei der konventionellen Methode bis 12 U/l, bei der optimierten Standardmethode bis 18 U/l.
Bewertung:
Erhöht: Herzinfarkt (Anstieg nach 4–6 Std.), Myokarditis, Hepatitis epidemica, chronische Hepatitis, Leberzirrhose, toxische Leberschäden, Verschlußikterus, Muskelkrankheiten, insbesondere Muskeldystrophie und Dermatomyositis, schwere Schockzustände.
Seltener: Kongenitale hämolytische Anämien, Fettleber, Leberabszess, -stauung und -tumoren, Mononucleosis infectiosa, Niereninfarkt, Hyperthyreose.

Bei Verdacht auf akute Hepatitis, s. DeRitis Quotient, zur Differentialdiagnose der Leberkrankheiten s. SGOT + SGPT/GLDH-Quotient.

SGOT/SGPT-Quotient, s. DeRitis-Quotient

$\frac{\text{SGOT+SGPT}}{\text{GLDH}}$-Quotient (vgl. GLDH = Glutamatdehydrogenase)

Wichtig zur Differentialdiagnose der Lebererkrankungen, weil die verschiedenen Enzyme je nach Krankheitsbild unterschiedlich stark im Serum vermehrt sind.
Bewertung:
Unter 10: Metastasenleber und Verschlußikterus,
10–20: Aktive, dekompensierte oder biliäre Zirrhose, akuter Schub einer chronischen Hepatitis oder subakute Hepatitis,
30–40: Akuter Schub einer chronischen Hepatitis oder Leberzirrhose, Mononucleosis infectiosa,
40–50: cholostatische Hepatose,
Über 50: Akute Hepatitis und akute Hepatitis mit cholostatischem Einschlag.

SGPT (Glutamat-Pyruvat-Transaminase) im Serum

Das Enzym findet sich im Zytoplasma der Leber-, Skelett-, Harzzellen u.a. Als Transaminase katalysiert es die Reaktion: L-Glutamat + Pyruvat ⇌ α-Ketoglutarat + α-Alanin.
Seine Aktivität kann im Farb- oder UV-Test mit $NADH_2$ photometrisch bestimmt werden.
Material: 0,5 ml Serum.
Normalwert: Nach der konventionellen Methode: bis 12 U/l nach der optimierten Standardmethode: bis 22 U/l.

Bewertung:
Erhöht: Herzinfarkt, Myokarditis, Hepatitis epidemica, akuter Schub einer chronischen Hepatitis, chronisch-aggressive Hepatitis, toxische Leberschäden (z.B. Alkohol), Verschlußikterus und Cholostase, schwere Schockzustände.
Seltener und/oder weniger stark erhöht als die SGOT: Fettleber, Lebertumoren, Herzinfarkt, Muskeldystrophie, *evtl.:* Dermatomyositis, Rechtsherzinsuffizienz, Lungenembolie.

Bei der Differentialdiagnose der Lebererkrankungen s. SGOT + SGPT/GLDH-Quotient und/oder DeRitis-Quotient.

Sia-Probe

Bei der Makroglobulinämie Waldenström tritt beim Hereinfallen eines Tropfens Serum in Aqua dest. eine Trübung auf (Sia bedeutet: Serum in aqua).

Bewertung:
Positiv: Makroglobulinämie Waldenström, evtl. Plasmozytom, *evtl. falsch-positiv:* bei Verunreinigung des Wassers mit Schwermetallen.

Smith-Dietrich-Reaktion, s. Morbus Niemann-Pick, S. 72

Somatotropes Hormon (Somatotropin) s. STH-Bestimmung

Sonographie-(Ultraschall-)Diagnostik
(vgl. Echokardiographie)

Mit Hilfe von Ultraschallwellen lassen sich Organe und Organ- und Gewebsstrukturen über Monitoren mit großem Auflösungsvermögen (bei modernen Geräten mit Grauabstufungen) bildlich darstellen, sofern sie nicht von Knochen, Luft oder Schallverdichtungen unterhalb flüssigkeitsgefüllter Gebilde wie Zysten, Blutgefäße, Gallenblase, Niere überlagert sind. Es lassen sich dann nicht nur Organgröße und Form, sondern auch Außenkonturen und Innenstrukturen parenchymatöser, flüssigkeitsreicher Organe oder Gebilde wie Tumoren, Zysten, Angiome, Abszesse, Phlegmonen u.a. beurteilen. Gewebsläsionen wurden bei dem bei der diagnostischen Sonographie verwendeten Frequenzbereich von 0,5–10 MHZ nicht nachgewiesen. Die Sonographie hat z.T. gegenüber der Röntgen- und Isotopendiagnostik an den erfaßbaren Organen und Strukturen den Vorteil der fehlenden Strahlenbelastung, des meist wesentlich geringeren Zeitaufwandes, der fehlenden Notwendigkeit der Gabe von Kontrastmitteln, die zu Komplikationen führen können (Galle, Niere z.B.). Sie ist wirtschaftlicher als die Computertomographie, die im Abdominalbereich häufig keine größere Aussagekraft besitzt, evtl. sogar bei manchen Organen wie beim Pankreas und der Unterscheidung von Tumoren und Zysten der Sonographie unterlegen ist. Die Belastung schwerkranker Patienten ist deutlich geringer. Vorteil ist weiterhin eine variable Schnittführung. Denn es werden wie bei der Computertomographie Schnittflächen (wie wenn ein Körper [z.B. ein Brot] quer, längs, halbschräg durchschnitten und wir die Schnittfläche betrachten könnten) dargestellt.
Man unterscheidet zwischen dem Real-Time-Verfahren und Compound-Scan-Verfahren. Im ersten Verfahren erfolgt ein schneller Bildaufbau, so daß eine Beurteilung von Bewegungsabläufen (Gefäße, Herz transhepar u.a.) und eine Zuordnung der Organe oder pathologischen Strukturen zueinander durch Verschieben des Applikators möglich ist. Im Compound-Scan-Verfahren erfolgt ein langsamer und summierender Bildaufbau mit einem Schallkopf, dessen Bewegung vorgegeben erfolgt. Vorteil dieser aufwendigeren Methodik ist eine Gesamtquer-, -längs- oder -schrägschnittdarstellung.
Bisher bekannte Möglichkeiten der Organerfassung: Nieren, Nebennieren, Gallenblase, Gallengänge (einschließlich Konkremente, Tumoren), Bauchgefäße (z.B. Aneurysmen), Pankreas (Entzündungen, Tumoren, Zysten und Pseudozysten), Leber (Hepatopathie, besonders Metastasen und Tumoren, Zysten, Abszesse, auch subphrenische). Milz, Abdominaltumoren (auch Blasen-, Pankreas-, Ovarial-, Uterus-, retroperitoneale Tumoren, paraaortale Lymphome), Weichteilkrankheiten, Restharnbestimmungen, Schilddrüsenknoten (Zysten, solide Knoten), Perikard- und Pleuraergüsse u.a.

Sorbitdehydrogenase im Serum, s. SDH

Sperma-Analyse, s. Samenanalyse

Spezifisches Harngewicht (relative Dichte des Harns)

Normal: 1,012–1,030 bei 15 °C Harntemperatur (1 Urometereinheit mehr für je 3 °C über bzw. 1 Urometereinheit weniger für 3 °C unter 15 °C Harntemperatur).

Bewertung:
Erhöht: Diabetes mellitus mit über 2,5 g (14 mmol)

Zuckerausscheidung in 24 Std., Proteinurie mit über 3‰ (3 g/l) Esbach.
Erniedrigt: Diabetes insipidus, Niereninsuffizienz, Polyurie.

Spezifische Prostataphosphatase, s. Saure Phosphatase

Spirolakton-Test, s. Aldaktone-Test

Spirometrie (s. Spezialliteratur)

Eine pulmonale Ateminsuffizienz kann durch Spirometrie, eine erst bei Belastung erkennbare Ateminsuffizienz durch die *Ergospirometrie* (unter standardisierter Belastung des Patienten, s. Ergometrie) durch eine fortlaufende, direkt sichtbare oder errechnete Registrierung aus den Ventilationsgrößen qualitativ und quantitativ erkennbar gemacht werden. Die Spirometrie ist heute unverzichtbar für gutachterliche Fragestellung zur Objektivierung geklagter Beschwerden und Verdachtsdiagnosen und zur Verlaufskontrolle. Ventilationsgrößen sind *Vitalkapazität* bzw. forcierte Vitalkapazität, im dynamischen Test die maximale Ausströmungsgeschwindigkeit der Luft und die in den ersten Sekunden ausgeatmete Luftmenge, gemessen in Prozent der Vitalkapazität oder in Litern, dazu evtl. das Verhalten der O_2-Aufnahme und der CO_2-Abgabe u.a. Diese Werte können bei Belastungsinsuffizienz auch bei der *Spiroergometrie* bestimmt werden.
Unter dem *Tiefenau-Test* versteht man die in der ersten Sekunde forciert ausgeatmete Luftmenge in Prozent der forcierten Vitalkapazität.

Bewertung: (speziellere Bewertung s. Spezialliteratur): Normalwerte richten sich nach Alter, Größe, Gewicht. Sie sind mit den Grenzwerten Normogrammen zu entnehmen.
Verminderte Vitalkapazität bei normaler, prozentual zur Vitalkapazität gemessener Ausströmungsgeschwindigkeit: Einschränkung der Atemfläche (z.B. Pneumonien, Emphysem, Pleuraschwarten, Atelektasen u.a.) = **restriktive Ateminsuffizienz.**
Vitalkapazität normal, prozentual zur Vitalkapazität verminderte Ausströmungsgeschwindigkeit: Verengung der Atemwege z.B. beim Asthma bronchiale = **obstruktive Ateminsuffizienz.**
Durch Auswertung der Steilheit des Kurvenverlaufs in verschiedenen Abschnitten läßt dazu auf Einengung oder Verlegung der großen und kleinen Atemwege schließen.
Vitalkapazität und prozentual dazu Ausströmungsgeschwindigkeit vermindert: Kombinierte obstruktive und restriktive Ateminsuffizienz (z.B. bei der asthmatoiden Emphysembronchitis).

Die *Auswertung* erfolgt durch prozentualen Vergleich der bei der Untersuchung bestimmten Werte mit Standardwerten und durch Angabe des Grades und der Art der Ateminsuffizienz (leichte, mittelgradige, schwere [obstruktive, restriktive, gemischte] Ateminsuffizienz) u.a..

Sputumuntersuchung

(vgl. Bronchial- und Trachealkrankheiten S. 36 ff, Lungenkrankheiten S. 39 ff)

Bei der Sputumuntersuchung ist auf Menge, Konsistenz, Farbe und Geruch und Schichtung im Spitzglas zu achten. Weiterhin ist bei Verdacht auf Asthma bronchiale auf Eosinophile, Charcot-Leyden-Kristalle und Curschmann-Spiralen, bei Verdacht auf Herzlinksinsuffizienz auf Herzfehlerzellen, bei Tuberkuloseverdacht Ziehl-Neelsen-Färbung, tierexperimentell zu untersuchen.
Bei Entzündungen sind mikroskopische oder kulturelle Erregernachweise nur bei bronchoskopisch entnommenem Sekret aussagekräftig! Der Versuch eines Erregernachweises im normalen Sputum ist irreführend!
Material: Mindestens 3 ml Sputum aus den Bronchien.
Normal: Kein Sputum.
Bewertung: Wie oben angegeben oder:
Sputumkonsistenz: zäh beim Asthma bronchiale, Bronchial- und Lungenerkrankungen; *schaumig:* beim Lungenödem; *dünnflüssig:* bei Herzerkrankungen;
Schichtung: Zweischichtung bei Lungenabszessen, *Dreischichtung* bei Bronchiektasen, eitriger Bronchitis, Lungengangrän.
Blutnachweis: s. Hämoptoe.
Elastische Fasern (nach Kochen mit Lauge), viel Sputum und fötider Geruch: Bronchiektasen, Lungenabszess, Lungengangrän, Lungenkavernen.

Standard-Bikarbonat, s. Alkalireserve

Stärkebelastungstest

Test für die exogene Pankreasfunktion. Der Test kann nur kritisch als Suchtest gewertet werden.
Ausführung: Nach Gabe von 100 g reiner ungekochter Stärke, in Tee aufgeschwemmt, wird nach 30, 60, 120 und 180 Min. der Blutzucker bestimmt, nachdem vor Beginn des Testes ein Nüchternblutzuckerwert bestimmt wurde.
Am folgenden Tag wird zum Vergleich ein Glukosebelastungstest mit 100 g Glukose durchgeführt.
Normalwert: Die Differenz zwischen Nüchternzuckerwert und maximalem Blutzuckeranstieg

nach Stärkebelastung liegt über 50% des Wertes nach Glukosebelastung.

Bewertung:
Anstieg des Blutzuckers unter 50% des Anstiegs beim Glukosebelastungstest: Pankreatitis, Pankreaskarzinom, Anazidität des Magensaftes.

Staub-Traugott-Test, s. Glukosebelastungstest

STH-(Somatotropin-)Bestimmung im Plasma

Das Wachstumshormon (Somatotropes Hormon, Somatotropin, üblicherweise abgekürzt STH) ist ein hoch artspezifisches Hormon des Hypophysenhinterlappens, das im Kaninchen Antikörper bildet. Es wird radioimmunologisch (S. 244) im Plasma bestimmt. Es wirkt auf den Eiweiß-, Kohlenhydrat- und Fettstoffwechsel ein und wirkt synergistisch auf andere Hormonproduktionen. Es beeinflußt wesentlich das Wachstum und wird stoßweise ausgeschüttet.

Normalwert: nach 12stündiger Nahrungskarenz in mehr als 90% 0–3 ng/ml (= 0–3 μg/l) (hoch besonders nachts).

Bewertung:
Erhöht: s. Akromegalie; Riesenwuchs (1. Teil).
Erniedrigt: s. Zwergwuchs (1. Teil). Unter Insulin-, Tolbutamid- oder Glukosebelastung kommt es zu keiner STH-Konzentrationsänderung bei Akromegalie.

Stuhluntersuchungen

Bei gemischter Kost wird normalerweise in 24 Std. 100–150 g Stuhl entleert. Er enthält mikroskopisch Bakterien, Epithelien, Nahrungsreste (Zellulose, Fett, Stärke, Muskelfasern in geringer Menge), Kalk und Phosphorsäure.

Hinzuweisen ist auf die Notwendigkeit der Untersuchungen des Stuhls auf Wurmeier besonders bei nachgewiesener Eosinophilie im Blutbild und auf pathogene Keime (z.B. Salmonellen) bei Verdacht auf Darminfektionen.

Bewertung:
1. **Stuhlbeschaffenheit:** *Schafskotartig* bei spastischer Obstipation, *breiig-voluminös* bei Pankreasinsuffizienz und Steatorrhö, *bleistiftartig* bei Tumoren und Strikturen, *hell-schaumig und säuerlich riechend* bei Gärungsdyspepsie, *fötide riechend* bei Fäulnisdyspepsie, *pastenartig, grau-gelblich (Fettstuhl)* bei Gallen- und Pankreaskrankheiten, Sprue, Zöliakie.
Teerstuhl (schwarz-glänzend und zähflüssig wie Teer): Blutungen im oberen Gastrointestinaltrakt, z.B. bei Magen- und Duodenalulzera, Hämangiomen u.a. *Pseudomembranen:* Colitis ulcerosa.
2. **Stuhlfarbe:** *Schwarz-glänzend* und zähflüssig bei Teerstuhl, *acholisch* bei Gallengangsverschluß, *schwarz (aber nicht glänzend)* evtl. nach Eisen, Kohle, Heidelbeeren, Kirschen, Wismuth, Rotwein, *rot* bei Blutstuhl (s. dort).
3. **Stuhlgewicht:** *Eindeutig über 300 g/24 Std.:* Pankreasinsuffizienz.
4. **Blut im Stuhl:** Blut- oder Teerstuhl (s. dort). Nachweis von Blut erfolgt evtl. mit fertigen Reagenzkarten (Occulttest, Hämocult oder mit o-Tolidin, Essigsäure, Perhydrolreagenz). Der Nachweis *okkulten Blutes* sollte erst nach 3 fleischfreien Tagen erfolgen!
Bei Blutnachweis ist zu denken an: Magen-Darm-Ulzera, -tumoren und Hämangiome, Colitis ulcerosa und Morbus Crohn, Proctitis haemorrhagica, Hämorrhoiden, Divertikulitis, blutende Polypen, Hiatushernie, hämorrhagische Diathese und evtl. gynäkologische Blutungen.
5. **Stuhl auf Ausnutzung** (nach 3 Tagen Schmidtscher Probekost [ungenaue Suchreaktion]): *Fettnachweis* (mit Sudan oder Nilblau), *Eiweißnachweis bei erhaltener Querstreifung der Muskulatur, Kohlehydrat positiv* (wertbar nur bei deutlicher Vermehrung): Gallenkrankheiten, Pankreasinsuffizienz bzw. Maldigestion aus verschiedener Ursache einschließlich Anazidität des Magensaftes.
6. **Evtl. Enzyme im Stuhl,** s. Pankreozym-Sekretintest (Trypsin und Chymotrypsin).

Sulfhämoglobinnachweis

Das Sulfhämoglobin ist grünlich gefärbt und wird spektroskopisch bei 618 nm bestimmt. Es findet sich im Blut.
Nach Acetanilid-, Phenacetin- und Sulfonamidtherapie, bei Obstipation, Sepsis durch Cl. welchii, Schwefelwasserstoff-Intoxikation.

Sulkovitch-Probe, s. Kalzium im Urin

Syphilis-Reaktionen, s. Lues-Reaktionen

Szintigraphie

Nach Gabe von Isotopen, die jeweils isoliert von den zu untersuchenden Organen aufgenommen bzw. durch sie ausgeschieden werden, werden die Organe mit einem Flächenszintilationszähler automatisch abgetastet. Auf Impulskarten wird die Größe des Organs, Funktionsausfälle (etwa durch Entzündungen, Tumoren u.a.) oder eine verstärkte Aktivität (etwa bei toxischem Adenom der Schilddrüse) erkennbar. Heute können so Nebenschilddrüse, Nieren, Milz, Schilddrüse, Knochen, Leber, Lunge, Gehirn, verschiedene Tumoren und Hämoblastosen z.B. durch Galliumszintigraphie dargestellt werden.

TBG = Thyroxinbindendes Globulin, s. Schilddrüsenhormonbestimmung; -antikörper

TEBK, s. Eisenbindungskapazität

TEG, s. Thrombelastogramm

Testazid-Probe, s. Leberteste

Testosteron in Plasma und Urin, s. Androgenbestimmung

Thorn-Test, s. ACTH-Test

Thrombelastogramm

Die Thrombelastografie bietet die Möglichkeit, den Gerinnungsvorgang und ggf. eine Hyperfibrinolyse objektiv (fotokymografisch) aufzuzeichnen. In der Auswertung werden folgende Kriterien berücksichtigt:

1. **Reaktionszeit (R):** Sie entspricht der Gerinnungszeit und wird im TEG als strichförmige Linie registriert.
Normalwert: 10–16 Min.
2. **Thrombusbildungszeit (K):** Es handelt sich um die Zeit vom Ende der Reaktionszeit bis zur Verbreiterung des Kurvenschenkels auf 20 mm.
Normalwert: 4–6 Min.
3. **Maximalamplitude (m_a):** Maß für die maximale Thrombuselastizität.
Normalwert: 45–60 mm.

Beurteilung:
Verkürzung der Reaktionszeit R bei: Hyperkoagulabilität, *Verlängerung von R bei:* Hypokoagulabilität (z.B. bei Verminderung von Gerinnungsfaktoren, starkem Fibrinogenmangel, bei Anwesenheit von Fibrinogenspaltprodukten oder Hemmstoffen wie Heparin).
Verlängerung der Thrombusbildungszeit K bei: Thrombozytopenie und -pathie sowie schweren plasmatischen Gerinnungsstörungen.
Verbreiterung der Maximalamplitude m_a bei: Hyperfibrinogenämie, Thrombozytose.
Verschmälerung von m_a bei: Verminderung des Fibrinogens, bei Thrombozytopenie, Thrombozytopathie, Mangel an Faktor XIII, Anwesenheit von Fibrinogenspaltprodukten, Paraproteinen.
Typische „Zwiebelform" des TEG: bei Hyperfibrinolyse.

Thromboplastinzeit (Quick-Wert), s. Prothrombinzeit; PTT (arterielle Thromboplastinzeit)

Thrombozyten (vgl. Thrombozytäre Krankheiten, S. 65f)
Normalwert: 200000–300000/mm³ (200–300 x 10^9/l)
Bewertung: Vermehrung der Blutplättchen bei:
1. **Thrombozytose (über 450000/m³ ≙ 450 x 10^9/l)**

Ursachen: Gesteigerte Thrombozytenproduktion bei: Eisenmangel, Colitis ulcerosa, granulomatosa, Kollagenosen, paraneoplastischer Thrombozytose, hämolytischen Anämien, vincristininduzierter Thrombozytose.
Vermehrte Freisetzung von Thrombozyten bei: Akuter Blutung, postoperativ, Thrombozytose nach Splenektomie.

2. **Thrombozythämie (über 1 Mill. Thrombozyten/mm³ = über 1000 x 10^9/l)**
Einzelheiten s. „Hämorrhagische Diathese".
3. **Verminderung der Blutplättchen** (Thrombozytopenie bei Werten unter 120000/mm³ (120 x 10^9/l) s. „Hämorrhagische Diathese".

Ursachen: Verminderte Thrombopoese bei: Panmyelopathie, Leukosen, Plasmozytom, Knochenmarkskarzinose, Osteomyelosklerose, Vitamin-B_{12}-Mangel.
Gesteigerter Abbau der Thrombozyten im peripheren Blut bei: Immunthrombozytopenie, medikamenteninduzierter Thrombopenie, posttransfusioneller Thrombopenie, Lupus erythematodes, Verbrauchskoagulopathie, Hypersplenismus.

Thrombozytopathie
Meist normale Plättchenzahl, jedoch morphologische Abnormitäten.

Thybon-Test (T_3-Suppressionstest) s. Schilddrüsensuppressionstest

Thyroxin (T_4)-Bestimmung im Blut, s. Schilddrüsenhormonbestimmungen

Thyroxinbindendes Globulin (TBG), s. Schilddrüsenhormonbestimmungen, Schilddrüsenantikörper

T_3-^{131}J-Test, s. Trijodthyronintest

Tolbutamid-Test (nach Unger u. Madison)

Das *Prinzip* des Testes beruht darauf, daß Sulfonylharnstoffe zu einer Stimulierung der Insulinfreisetzung aus den B-Zellen der Langerhansschen Inseln führen und nach einer i.v. Tolbutamidgabe der Nüchternblutzucker beim Stoffwechselgesunden stärker gesenkt wird als bei Personen mit pathologischer Glukosetoleranz.
Ausführung: Nach Abnahme des Nüchternblutzuckers werden 20 ml einer 5%igen Tolbutamidlösung innerhalb von 2–3 Min. i.v. injiziert und nach 20 und 30 Min. weitere Blutzuckerabnahmen durchgeführt. Sämtliche Blutzuckerbestimmungen müssen als Doppelwerte (besser Dreifachwerte) gemessen werden.
Bewertung: Während es beim Gesunden rasch zu einem Blutzuckerabfall kommt, ist dieser beim Diabetiker verzögert.

Diagnostische Kriterien des i.v. Tolbutamidtestes: Blutzuckerbestimmung im Kapillarblut (angegeben in Prozenten des Ausgangswertes, nüchtern)

	20 Min.-Wert		30 Min.-Wert
Normal	< 80%		
Fraglich	> 80%	aber	< 77%
Diabetisch	> 80%	und	> 77%

Pathologisch bei: Diabetes mellitus, s. Hyperglykämie (S. 84ff), Hypoglykämie (S. 89f). Pathologisch ist auch ein zu schneller Abfall der Blutzuckerwerte über 50% des Nüchternwertes und eine evtl. über Stunden anhaltende Hypoglykämie (S. 89f). Ein so ausgelöster hypoglykämischer Schock sollte sofort durch hochprozentige i.v. Glukosegaben behoben werden. Der Proband sollte unmittelbar nach der Untersuchung eine kohlenhydratreiche Mahlzeit zu sich nehmen.

o-Tolidinprobe, s. Blutnachweis

Toxoplasmin-Hauttest

Bei der Toxoplasmose fällt der Hauttest mit Toxoplasmin (vergleichbar den Tuberkulinproben) positiv aus.

TPHA-Test, s. Lues-Reaktionen

TPI-Test, s. Lues-Reaktionen

Tränenglukosetest (Berger)

Nützlich in der Notfallpraxis zur Abschätzung einer Hyperglykämie und Ketonämie.
Durchführung: Harnzuckerteststreifen (Glukosetest oder ähnliche) wird in den unteren Konjunktivalsack eingelegt und so lange belassen, bis er auf einer Länge von 2–3 mm angefeuchtet ist (1. Reaktion, Basalsekret). 1 und 3 Min. nach Beendigung der 1. Reaktion nochmals Teststreifen einlegen (2. und 3. Reaktion, Reizsekret).
Beurteilung:
Basalsekret negativ oder lediglich blaßgrüne Verfärbung = Blutglukose unter 300 mg/dl (16,7 mmol/l); *Basalsekret negativ oder schwach positiv, Reizsekret deutlich grüne bis dunkelgrüne Verfärbung (++ oder +++):* Blutzucker 300–600 mg/dl (16,7–33,3 mmol/l); *Basalsekret bereits stark grün oder dunkelgrün (++ oder +++):* Blutzucker über 600 mg/dl (33,3 mmol/l).

TRH (Thyreotropin-releasing-Hormon)-Test

TRH ist ein Hormon des Hypothalamus, das die Hypophyse zur TSH-Produktion und -Inkretion anregt.
Ausführung: Nach Blutentnahme zur radioimmunologischen TSH-Bestimmung wird 200 (besser 400) μg TRH intravenös injiziert und nach 30 Min. abermals Blut zur RIA-TSH-Bestimmung abgenommen.
Normalwert: Normaler TSH-Ausgangswert (je nach Kit, meist zwischen 3–5 μE/ml (mE/l), nach TRH-Gabe Anstieg um mindestens 2,5 μE/ml (mE/l) TSH-RIA (positiv!).
Bewertung:
Pathologisch: Erniedrigte TSH-Ausgangskonzentration, nach TRH-Gabe kein oder nur geringer TSH-Konzentrationsanstieg (negativer Testausfall): Hyperthyreote Funktionslage, endokrine Ophthalmopathie, Hypophyseninsuffizienz mit sekundärem Myxödem (extrem selten!), falsch negativer Test bei zu geringer TRH-Gabe.
Erhöhte TSH-Ausgangskonzentration, nach TRH-Gabe weiterer TSH-Konzentrationsanstieg: Primäres Myxödem.

Trijodthyroninbestimmung, s. Schilddrüsenhormonbestimmungen

Trijodthyronintest (T_3-Test oder T_3-^{131}J-Test)

Schilddrüsenhormone werden im Blut an ein spezifisches Protein gebunden. Dessen Bindungskapazität ist bei Hyperthyreosen ausgeschöpft, während beim Myxödem vermehrt Bindungskapazität frei ist. Dem Blut in vitro zugefügtes radioaktives Schilddrüsenhormon Trijodthyronin wird die noch freie Bindungskapazität besetzen, während das nicht am Eiweiß fixierte Trijodthyronin sich durch verschiedene Trennverfahren bestimmen läßt.
Material: 10 ml Blut.
Normalwert: Je nach angewandter Methode.
Bewertung:
Erhöhte freie Aktivität: Hyperthyreote Funktionszustände.
Selten: Dysproteinämien: chronische Polyarthritis rheumatica, Leberzirrhose und schwere Leberschäden, Lymphogranulomatose, Nephrosen, Tumoren, kardiale Dekompensation, Polyzythämie und -globulie.
Erniedrigte Aktivität: Hypothyreote Funktionszustände.
Selten: Akute Hepatitis, iatrogen nach Östrogengabe, Schwangerschaft.

Dieser Test ist durch die radioimmunologische Schilddrüsenhormonbestimmung überholt und hat nur noch historische Bedeutung.

Trypsin im Duodenalsaft, s. Pankreozym-Sekretintest

Trypsin- und Papaintest

Mit Trypsin oder Papain vorbehandelte Erythrozyten werden durch frei im Serum vorkommende – also nicht an die Erythrozytenoberfläche fixierte – inkomplette Antikörper agglutiniert. Vgl. „indirekter“ Coombs-Test.

TSH-Bestimmung im Blut, s. TRH-Test; radioimmunologische Bestimmungen

T_3-Suppressionstest, s. Schilddrüsensuppressionstest

TSH-Test, s. Schilddrüsenstimulationstest

Tuberkulinproben

Durch eine positive Tuberkulinreaktion kann eine durchgemachte Tuberkuloseinfektion und die gleichzeitig entstandene Immunisierung nachgewiesen werden, sofern sie nicht Folge einer BCG-Impfung ist. Die Reaktion tritt 48–72 Std. nach intrakutaner Injektion von Tuberkulin (Mendel-Mantoux-Reaktion, Tine-Test) oder nach epikutaner Einreibung (Moro-Probe) in Form einer umschriebenen entzündlichen Infiltration der Haut auf.

Bewertung:

Positiver Ausfall: Durchgemachte oder noch aktive Tuberkulose, erfolgreiche BCG-Impfung.

Beachte: Das Ausmaß einer positiven Tuberkulinreaktion korreliert nicht mit dem Aktivitätsgrad einer noch floriden Tuberkulose.

Negativer Ausfall: Nicht infizierte Personen, frische Infektion (Umschlag der Tuberkulinreaktion ca. 5 Wochen nach der Infektion).

Negative oder abgeschwächte Reaktion bei: Sarkoidose, Lymphogranulomatose, Masern, Röteln, Keuchhusten, Varizellen, infektiöser Mononukleose, Scharlach, Grippe, Kachexie, schweren tuberkulösen Krankheitsbildern (Tuberkulosepsis, Miliartuberkulose, Meningitis tuberculosa).

Tyramin-Test

Der Test dient der Phäochromozytomdiagnostik und gehört wie der Cold-pressure-Test (s. dort), und Histamin-Test (s. dort) zu den Provokationstesten. Denn Tyramin mobilisiert die Katecholamine aus den Nervenendigungen. Vorteil gegenüber dem Histamintest sind fehlende Nebenwirkungen wie Hitzewallung und Kopfschmerz.

Ausführung: Unter Blutdruckkontrolle wird zuerst 20 ml physiologische Kochsalzlösung injiziert. Anschließend werden nacheinander 0,25, dann 0,5, dann 1 mg Tyramin verabreicht, wobei die vier einzelnen Injektionen in 15 Min. Abstand erfolgen. Der Blutdruck sollte jede Minute während des Testes gemessen werden.

Normalwert: Evtl. nur geringer RR-Anstieg (unter 50/30 mmHg).

Bewertung:

Stärkerer RR-Anstieg als 60/40 mmHg: Hinweis auf Phäochromozytom (in 5% falschpositive, in 25% falschnegative Ergebnisse!).

Unterdruckkapillarresistrometrie, s. Kapillarteste

Urinosmolalität, s. Nierenfunktionsuntersuchungen

Urinsediment (Katheterurinsediment)

Normal: Physiologisch können sich im Sediment finden: vereinzelte Erythrozyten, Leukozyten, wenig Plattenepithelien, Hefezellen, weiterhin vereinzelte hyaline Zylinder, Fettkügelchen, Kristalle (Harnsäure, Urat-, Kalziumphosphat-Kristalle, kohlensaurer Kalk, Phosphate und Kalziumoxalate). Am besten werden im nativen Urin Zellen und Bakterien in der Rosenthalkammer gezählt.

Bewertung:

1. Bakterien:

Pathologisch: Konstant über 10000/ml (10 x 10^6/l) oder über 100000/ml (100 x 10^6/l) im frischen Nativurin: Blasen- und Harnwegsinfektionen, Nephritis.

2. Erythrozyten:

Pathologisch: Über 3000/ml (3 x 10^6/l) Nativurin: Blasenkrankheiten (hämorrhagische Zystitis, Karzinome und Papillome, Steine, Tuberkulose), Diabetes mellitus (Kimmelstiel-Wilson), Endometriose der Harnwege, Genitalblutungen: Menses, gynäkologische Leiden. Hämorrhagische Diathese, maligne Nephrosklerose, Nierenarterienembolien und -thrombosen, Nierenbefall bei rheumatischen Krankheiten, Nierenkrankheiten, Nieren-, Ureter- und Blasensteine, Pankreatitis, Prostatakrankheiten: Hypertrophie, Karzinom; Rechtsinsuffizienz des Herzens, Vitamin-D-Intoxikation, Wegenersche Granulomatose.

3. Leukozyten:

Pathologisch: Über 10000 Zellen/ml (10 x 10^6/l) Nativurin: Blasen-, Harnwegs-, Niereninfektionen, Pankreatitis, Prostatitis, tubuläre Nekrose.

4. Epithelien:

Nierenepithelien: Möglich bei allen Nierenerkrankungen mit Nierenparenchymbeteiligung, Vitamin-A-Mangel.

Viele Plattenepithelien: Harnwegsinfektionen, Pankreatitis, Vitamin-A-Mangel.

5. Kristalle:
Leuzin: Schwere Leberparenchymschäden.
Tyrosin: Schwere Leberparenchymschäden (s. Millonsche Probe).
Zystin: Zystinurie.

6. Zylinder:
(In Verbindung mit einer Proteinurie)
Erythrozytenzylinder: Bei allen Nierenerkrankungen mit Hämaturie möglich.
Granulierte Zylinder: Bei allen Nierenentzündungen möglich.
Hyaline Zylinder (mehrere): Bei allen Nierenerkrankungen und Erkrankungen mit sekundärer Nierenbeteiligung (z.B. Rechtsinsuffizienz des Herzens mit Proteinurie) möglich.
Leukozytenzylinder: Bei eitrigen Nierenentzündungen (besonders Pyelonephritis).
Wachszylinder: Besonders bei der akuten Glomerulonephritis, Amyloidniere.

Urinzucker, s. Blut- und Urinzucker

Urobilin im Urin, s. Harnfarbstoffe

Urobilinogen im Urin, s. Harnfarbstoffe

Vanillinmandelsäure im 24-Std.-Urin, s. Katecholamin im 24-Std.-Urin

Vasopressin-Plazebo-Test (s. auch DDAVP-Test)

Bei positivem Ausfall des Vasopressin-, besser DDAVP-Testes wird zum Ausschluß eines psychogenen Diabetes insipidus der DDAVP-Test wiederholt, wobei anstelle von Minirin als Plazebo z.B. physiologische NaCl-Lösung intranasal verabreicht wird. Der positive Testausfall spricht für eine psychogene Polydipsie.

VDRL-Test, s. Lues-Reaktionen

VLDL-Bestimmung, s. Xanthome, Teil 1

Wachstumshormonbestimmung, s. STH-Bestimmung

WaR, s. Lues-Reaktionen

Wärmeresistenztest (nach Hegglin und Maier)

Einige ml Blut werden bei 37 °C während 6–24 Std. inkubiert.
Normal: Kein Austritt von Hb in das Serum.

Bewertung:
Rotfärbung des Serums nach 6 bzw. 24 Stunden: Marchiafava-Anämie; evtl.: erworbene hämolytische Anämien mit positivem Coombs-Test.

Wasserbelastungstest (vgl. Robinson-Kepler-Power-Test)

Von innerhalb von 20 Min. getrunkenen 1500 ml Wasser werden normalerweise etwa 80% (etwa 1200 ml) innerhalb von 4 Std. wieder ausgeschieden.

Bewertung:
Ungenügende Ausscheidung bei: Dehydration, Herzinsuffizienz, Hypophyseninsuffizienz, Leberinsuffizienz, Nebenniereninsuffizienz, Niereninsuffizienz.

2 Stunden nach Gabe von 100 mg Cortisol sollte der Test bei Verdacht auf eine primäre Nebenniereninsuffizienz wiederholt werden, weil dann die Harnausscheidung normalisiert wird.
Cave! Auf den Test sollte bei allen mit Ödemen einhergehenden Erkrankungen verzichtet werden.

Wassermann-Reaktion (WaR), s. Lues-Reaktion

Weil-Felix-Reaktion

Paraagglutinationsreaktion des Fleckfieberpatientenserums mit Proteus X 19.
Material: 5 ml Blut.

Bewertung:
Titer über 1 : 200: Fleckfieber, Wolhynisches Fieber (evtl.).

Weißes Blutbild und Differentialblutbild

Normalwerte:

Leukozyten	4000–8000/mm³	($4 \times 10^9 - 8 \times 10^9$/l),
Stabkernige	2– 4%	(0,02–0,04),
Segmentkernige	50–70%	(0,50–0,70),
Eosinophile	2– 4%	(0,02–0,04),
Basophile	0– 1%	(0 –0,01),
Monozyten	2– 6%	(0,02–0,06),
Lymphozyten	15–45%	(0,15–0,45).

Bewertung:

1. **Leukozytose (Granulozytose),**
2. **Leukozytopenie (Granulozytopenie),**
3. **Abweichungen vom Differentialblutbild,**
4. **Morphologische Veränderungen der Granulozyten,**
5. **Lymphozytose,**
6. **Lymphozytopenie,**
7. **Monozytose.**

1. Leukozytose (Granulozytose) bei Leukozytenwerten über 9000/mm³ (9×10^9/l)

Bakterielle Infekte (insbesondere Erysipel, Phlegmone, Appendizitis, Scharlach, Meningitis, Peritonitis, Endokarditis, Sepsis), diabetisches Koma, Urämie, Arthritis urica, Eklampsie, Epilepsie, Delirium tremens, Hirnblutungen, Hyperkortizismus, Steroidtherapie, Hyperthyreose, Myokardinfarkt, Schockzustände (z.B. Verbrennungen), nach akuter Blutung, postoperativ, Leukosen, Tumoren, Intoxikationen, Heilungsstadium der allergischen Agranulozytose u.a.m.

2. Leukozytopenie (Granulozytopenie) bei Leukozytenwerten unter 4000/mm³ (4 x 10⁹/l)

Bakterielle Infekte (Typhus, Paratyphus, Brucellosen, Sepsis u.a. schwer verlaufende Infektionskrankheiten mit begleitender Knochenmarksschädigung), Virusinfekte (Grippe, Masern), parasitäre Erkrankungen (Toxoplasmose), Kollagenkrankheiten (LE), Perniziöse Anämie, Panmyelopathie, akute Leukosen, Haarzell-Leukämie, Knochenmarkskarzinose, maligne Lymphome, medikamenteninduziert (toxisch, allergisch), Strahlenexposition, chemische Gifte, „zyklische Agranulozytose".

3. Abweichungen des Differentialblutbildes

Linksverschiebung (Auftreten und Vermehrung jugendlicher Neutrophiler im peripheren Blut): Reaktive (reversible) Linksverschiebung u.U. bis zum Auftreten von Myelozyten und Promyelozyten („leukämoide Reaktion") bei Infektionskrankheiten, Sepsis, Verbrennungen, Azidose, hämolytischen Krisen, Karzinomen, im Heilstadium der allergischen Agranulozytose.

Pathologische Linksverschiebung: Bei Hämoblastosen (akute, chronische Myelose, Osteomyelosklerose).

Beachte: Fehldiagnose „Linksverschiebung" bei Pelgerscher Kernanomalie.

Rechtsverschiebung (Vermehrung der stark segmentierten Granulozyten)
Bei megaloblastärer Anämie, Hungerzuständen, konstitutionell.

Eosinophilie (Anstieg der Eosinophilen über 4%)
Bei parasitären Erkrankungen, allergischen Reaktionen, Hautkrankheiten (Pemphigus vulgaris, Dermatitis herpetiformis), malignen Lymphomen, Hämoblastosen (chronische Myelose, Polyzythämia vera, Eosinophilenleukämie), Kollagenkrankheiten (Periarteriitis nodosa, Dermatomyositis), Endokrinopathien (Morbus Addison, Hyperthyreose, Myxödem), metastasierenden Karzinomen (Gastrointestinaltrakt, Schilddrüse), postinfektiös („eosinophile Heilphase"), nach Splenektomie.

„Eosinophiles Leukämoid"
Hypereosinophilie bei allergischen Reaktionen.

Eosinopenie (Verminderung oder fehlender Nachweis eosinophiler Granulozyten)
Streßsituationen, akute Infektionen („akute Kampfphase"), Hyperkortizismus (Morbus Cushing, Steroidbehandlung), Stoffwechselkomata (Urämie, Coma diabeticum).

Basophilie (selten)
Chronische Myelose, Polyzythämie, Diabetes, Nephrotisches Syndrom, Myxödem, Basophilenleukämie (umstrittenes Krankheitsbild).

4. Morphologische Veränderungen der Granulozyten

Toxische Granulationen
Mittelgrobe dunkelviolette zytoplasmatische Granula als Zeichen von Reifungsstörungen, Zellschädigung.
Bei schweren infektiösen oder toxischen Erkrankungen.

Beachte: Auftreten einer „toxischen Granulation" nach Einnahme von Atebrin oder Resochin wird durch Ablagerung der Medikamente in den Zellen vorgetäuscht.

Doehle-Einschlußkörper
Längliche basophile Schlierenbildung im Zytoplasma der Granulozyten.
Bei Infektionskrankheiten, Zytostatikatherapie, Verbrennungen.

5. Lymphozytose (Erhöhung der absoluten Lymphozytenzahl im peripheren Blut auf über 3600–4000/mm³ [3,6 x 10⁹ – 4,0 x 10⁹/l])

Initialstadium von Infektionskrankheiten (Keuchhusten, Masern, Röteln, Mumps, Virushepatitis, Viruspneumonie, infektiöse Mononukleose), Endstadium von Infektionskrankheiten („lymphozytäre Heilphase"), chronisch verlaufende Infektionskrankheiten (Tuberkulose, Lues), chronische Lymphadenose.

Beachte: Bei Säuglingen und Kleinkindern höhere Lymphozytenwerte als bei Erwachsenen.

6. Lymphozytopenie (Erniedrigung der Lymphozytenzahl auf weniger als 1000/mm³ [1 x 10⁹/l])

Lymphogranulomatose, Polycythaemia vera, Lupus erythematodes, Tuberkulose mit schwerem Verlauf, Initialstadium verschiedener Infektionskrankheiten, Morbus Cushing, Behandlung mit Kortikosteroiden, Zytostatika, Strahlentherapie.

7. Monozytose (Erhöhung der Monozytenzahl auf über 600/mm³ [0,6 x 10⁹/l])

Infektionskrankheiten (infektiöse Mononukleose, Endocarditis lenta, Virushepatitis, Viruspneumonien, Typhus, Parotitis epidemica, Sarkoidose), maligne Lymphome, Karzinome.

Xanthoprotein im Serum, s. Harnpflichtige Substanzen

Xeno-Test, s. Chagas-Krankheit, S. 114

Xylose-Belastungstest (α-Xyloseabsorptionstest)

Die Xylose wird im Duodenum und oberen Jejunum absorbiert unabhängig von Pankreas- und Gallensekretion. Die Absorption korreliert bei normaler Nierenfunktion mit der Ausscheidung im Urin.

Ausführung: Dem nüchternen Patienten wird nach Blasenentleerung 25 g (166,5 mmol) D-Xylose in 200 ml Wasser, anschließend 200 ml Wasser verabreicht. Im 5 Std.-Urin nach Versuchsbeginn wird die Xylose bestimmt.

Bewertung:
Normalwert: Bei Erwachsenen über 5,5 g (36,6 mmol) Ausscheidung.
Pathologisch bei geringen Ausscheidungswerten bei: Duodenal- und Jejunalerkrankungen, Malabsorptionssyndrom, nach Magen- und Dünndarmresektion, Whipplesche Erkrankung.

Cave: Der Test wird durch eine gestörte Nierenfunktion, verzögerte Magenentleerung oder Schwangerschaft gestört.

Zuckerbelastungstest, s. Glukosebelastungstest

Zylinder im Urinsediment, s. Urinsediment

Sachverzeichnis

Die fettgedruckten Zahlen geben die Seiten an, auf denen die entsprechenden Stichworte zusammenfassend behandelt werden.